LE RÉFÉRENTIEL | MED-LINE

LIVRE OFFICIEL DU **COLLÈGE**

**Collège National des Universitaires
de Médecine d'Urgence (CNUMU)**
**Collège National des Enseignants
de Thérapeutique (APNET)**

UE 11

Urgences

Défaillances viscérales aiguës
Situations exceptionnelles

(Épidémies, attentats, exposition nucléaire-radiologique-chimique)

3e édition actualisée

iECN

**Ouvrage coordonné
par le Pr Dominique Pateron**

Collection dirigée par le Pr Serge Perrot
Centre hospitalier Cochin, Paris

MED-LINE Editions

Éditions MED-LINE
Tél. : 09 70 77 11 48
e-mail : inline75@aol.com
www.med-line.fr

URGENCES ET DÉFAILLANCES VISCÉRALES AIGUËS
ISBN : 978-2-84678-278-4

Mise en pages : Meriem Rezgui

Achevé d'imprimer sur les presses de Pulsio en Février 2020. Dépot légal : Février 2020.

Sommaire

Préface

Le thème de l'UE 11 « Urgences et défaillances viscérales aiguës » nous fait plonger au cœur de la médecine d'urgence où chaque patient doit être pris en charge dans les meilleurs délais.

Dans cet espace de temps initial, il convient de :

- ***Trier*** les urgences en fonction de la gravité,
- ***Maîtriser*** la démarche diagnostique, étiologique, clinique et para-clinique, en choisissant les examens complémentaires disponibles, les plus efficients et en les hiérarchisant, du cas le plus fréquent au plus rare à partir d'un même motif de recours ou d'une situation pathologique,
- ***Agir*** en mettant en œuvre des moyens thérapeutiques adaptés à chaque situation en les hiérarchisant chronologiquement et par niveau d'efficacité,
- ***Orienter*** le patient dans la filière de soin la plus adaptée après avoir assuré sa mise en condition dans la phase initiale pour la prise en charge en aval la plus appropriée.

Il s'agit de l'étape initiale du parcours de soin.

Cette prise en charge se fait en lien de complémentarité avec de nombreuses spécialités médicales, chirurgicales et médico-techniques.

Dans cette perspective, l'Association Pédagogique Nationale pour l'Enseignement de la Thérapeutique (APNET) qui comprend en son sein des urgentistes ainsi que de nombreux spécialistes, tous thérapeutes, et le Collège National des Universitaires de Médecine d'Urgence (CNUMU) ont logiquement collaboré pour réaliser cet ouvrage. Des référents universitaires de chaque domaine de compétence ont été choisis pour traiter chacun des items.

Ce travail collaboratif répond à la demande des responsables de l'ECN et met à la disposition des étudiants un enseignement formalisé en proposant un support pédagogique adapté et des données actualisées. La nature de l'APNET et du CNUMU ainsi que la diversité des enseignants universitaires impliqués permettent d'en faire une référence nationale.

Il répond également à l'attente des étudiants qui recherchent un enseignement adapté à l'évolution récente des objectifs de l'ECN. Chaque item est structuré de façon identique. Il présente des données épidémiologiques et physio-pathologiques, une démarche diagnostique, des éléments pronostiques et la prise en charge thérapeutique. Les principales références et recommandations sont indiquées. S'y ajoute le « coup de pouce de l'enseignant », basé sur les principaux pièges à éviter et les points principaux à retenir qui ponctuent chaque item. Une riche iconographie accompagne chaque texte.

Dans cette troisième édition, les dernières recommandations concernant les thématiques de l'UE 11 ont été intégrées et quatre chapitres concernant les situations exceptionnelles et la médecine de catastrophe complètent l'ouvrage. Il s'agit d'un domaine où la médecine d'urgence joue un rôle central. À l'heure où le DES de Médecine d'urgence se crée, cette thématique n'est traitée dans aucun ouvrage du 2e cycle à ce jour alors que l'actualité nous invite, enseignants et étudiants, à se l'approprier le plus rapidement possible.

Les auteurs souhaitent que l'enthousiasme et le plaisir qu'ils ont eus à réaliser cet ouvrage transparaissent lors de sa lecture et donnent du dynamisme à l'étudiant préparant l'ECN.

Pr Dominique Pateron

Les auteurs

Pr Frédéric Adnet
Urgences Samu 93, Hôpital Avicenne, Bobigny, Université Paris 13

Pr Éric Batard
PU-PH, Service des Urgences, CHU de Nantes, Université de Nantes

Pr Benoit de Billy
PU-PH, Service de Chirurgie infantile, Hôpital Jean Minjoz, CHU de Besançon, Université de Franche-Comté

Dr Karima Bouaza
PHA, Service de Psychiatrie adulte, Hôpital Saint-Antoine, AP-HP, Paris

Dr Adeline Cambon-Binder
CCA, Service de Chirurgie orthopédique et traumatologique, Hôpital Saint-Antoine, AP-HP, Sorbonne-Université

Pr Ricardo Carbajal
PU-PH, Service Urgences pédiatriques, Hôpital Armand Trousseau, AP-HP, Sorbonne-Université

Pr Alain Cariou
PU-PH, Service de Réanimation Médicale, Hôpitaux Universitaires Paris Centre (site Cochin), AP-HP, Université Paris Descartes, Paris 5

Pr Hélène Chappuy
PU-PH, Service d'Urgences pédiatriques, Hôpital Armand Trousseau, AP-HP, Sorbonne-Université

Pr Sandrine Charpentier
PU-PH, Service des Urgences de Rangueil, CHU Toulouse, Université Paul Sabatier

Dr Anthony Chauvin
PHC, Service des Urgences, Hôpital Lariboisière, AP-HP, Paris

Dr Hélène Coignard
Mission nationale COREB (Coordination Opérationnelle du Risque Epidémique et Biologique) - AP-HP Paris - SAMU 69, Hospices Civils de Lyon, Hôpital Edouard Herriot, Lyon

Dr Julie Contenti
MCU-PH, Département hospitalo-universitaire de Médecine d'Urgence, CHU Pasteur 2, Université de Nice Sophia Antipolis

Dr Hervé Corraze
PH, Pôle Urgences, SAMU/SMUR, CHU de Nice

Pr Pierre-François Dequin
PU-PH, Service de Médecine intensive - Réanimation, Hôpital Bretonneau, CHU de Tours, Université François Rabelais, Tours

Pr Thibaut Desmettre
PU-PH, Service d'accueil des Urgences, SAMU 25, CHRU de Besançon, Université de Bourgogne-Franche Comté

Dr Benoît Doumenc
PH, Service des Urgences, Hôpital Cochin, AP-HP

Pr François Dubos
PU-PH, Urgences pédiatriques et maladies infectieuses, CHRU de Lille, Université de Lille

Dr Florence Dumas
MCU-PH, Service des Urgences, Hôpital Cochin, AP-HP, Université Paris Descartes, Paris 5

Pr Alain Durocher
PU-PH, Pôle de Réanimation, CHRU de Lille, Université de Lille

Pr Meyer Elbaz
PU-PH, Fédération de Cardiologie de Rangueil, CHU Toulouse, Université Paul Sabatier

Pr Raphaël Favory
PU-PH, Pôle de Réanimation, CHRU de Lille, Université de Lille

Pr Yonathan Freund
PU-PH, Service des Urgences, Hôpital Pitié-Salpêtrière, AP-HP, Sorbonne-Université

Dr Claire Gast
CCA, Service d'accueil des Urgences, Hôpital Tenon, AP-HP, Université Pierre et Marie Curie, Paris 6.

Dr Pauline Gatterre
PHC, Service des Urgences pédiatriques, Hôpital Armand Trousseau, AP-HP, Paris

Dr Séverine Gosselin
CCA, Centre régional universitaire des urgences, CHU Dijon, Université Bourgogne

Dr Pierre Gosselin
PH Urgentiste, chef de service de l'UHCD, Clinique et Service des Urgences Adultes, Pôle de l'Urgence CHU de Lille et Département Universitaire d'Anesthésie-Réanimation et Médecine d'Urgence, Faculté de Médecine de Lille et Université Lille 2

Dr Romain Guedj
PHC, Service d'Urgences pédiatriques, Hôpital Armand Trousseau, AP-HP, Sorbonne-Université

Dr Vincent Guinard-Samuel
CCA, Service de Nutrition et Gastroentérologie pédiatriques, Hôpital Trousseau, AP-HP, Université Pierre et Marie Curie, Paris 6

Pr Pierre Hausfater
PU-PH, Service des Urgences, Hôpital Pitié-Salpêtrière, AP-HP, Sorbonne université, Sorbonne-Université

Dr Landry Jacquet
CCA, SAMU 69, CHU Edouard Herriot, Lyon, Université Claude Bernard, Lyon 1

Dr Romain Jouffroy
PH, SAMU de Paris, Service d'Anesthésie-Réanimation, Hôpital Necker-Enfants Malades, AP-HP, Paris

Dr Lionel Lamhaut
MCU-PH, Département d'Anesthésie Réanimation, SAMU de Paris, Hôpital Necker-Enfants Malades, AP-HP, Université Paris Descartes, Paris

Dr Geoffrey Ledoux
PH, Pôle de Réanimation, CHRU de Lille, Université de Lille

Pr Jérémie Lefevre
PU-PH, Service de Chirurgie générale et digestive, Hôpital Saint-Antoine, AP-HP, Sorbonne-Université

Dr Fabien Lemoël
PH, Pôle Urgences, SAMU/SMUR, CHU de Nice

Pr Jacques Levraut
PU-PH, Pôle Urgences, SAMU/SMUR, CHU de Nice, Université de Nice Sophia Antipolis

Dr Solène Loschi
CCA, Service des Urgences pédiatriques, Hôpital Armand Trousseau, AP-HP, Sorbonne-Université

Dr Anna Maignan
Interne, Service de Psychiatrie adulte, Hôpital Saint-Antoine, AP-HP, Paris

Dr Maxime Maignan
MCU-PH, Urgences adultes, Service des Urgences, CHU de Grenoble, Université de Grenoble

Dr Jean-Baptiste Marc
PH Urgentiste, responsable de l'UF UHCD, Clinique et Service des Urgences Adultes, Pôle de l'Urgence CHU de Lille et Département Universitaire d'Anesthésie-Réanimation et Médecine d'Urgence, Faculté de Médecine de Lille et Université Lille 2

Dr Anjali Mathur
PH, Centre de Thérapie brève, Service des Urgences psychatriques, CHU de Toulouse, Hôpital Purpan, Toulouse.

Dr Irwin Mewasing
PHC, Service d'accueil des Urgences, Hôpital Tenon, AP-HP, Paris

Dr Caroline Mion-Nolin
PH, Pôle Urgences, SAMU/SMUR, CHU de Nice

Dr Thomas Moumneh
CCA, Service des Urgences, SAMU49, Département de Médecine d'Urgence, CHU Angers, L'UNAM Université

Dr Farès Moustafa
PH, Service des Urgences adultes, CHU Clermont-Ferrand

Dr Nathalie Nasr
MCU-PH, Département de Neurosciences, Unité Neurovasculaire, CHU Toulouse, Université Paul Sabatier

Dr Céline Occelli
CCA, Département hospitalo-universitaire de Médecine d'Urgence, CHU Pasteur 2, Université de Nice Sophia Antipolis

Pr Dominique Pateron
PU-PH, Service des Urgences, Hôpital Saint-Antoine, AP-HP, Sorbonne-Université

Dr Gaël Piton
PH, Service de Réanimation Médicale, CHRU de Besançon

Dr Bluenn Quillerou
PH, Service de Psychiatrie adulte, Hôpital Saint-Antoine, AP-HP, Paris

Pr Mathieu Raux
PU-PH, SSPI - Accueil des Polytraumatisés, Hôpital Pitié Salpêtrière, AP-HP, Sorbonne Université

Pr Patrick Ray
PU-PH, Centre régional universitaire des urgences, CHU Dijon, Université Bourgogne

Pr Jean-Philippe Raynaud
PU-PH, Service universitaire de Psychiatrie de l'enfant et de l'adolescent (SUPEA), CHU de Toulouse, Hôpital La Grave, Université de Toulouse

Dr Elise Robeley
Assistante Spécialiste, Service d'accueil des Urgences, SAMU 25, CHRU de Besançon

Pr Pierre-Marie Roy
PU-PH, Département de Médecine d'Urgence, CHU Angers ; L'UNAM Université

Dr Jennifer Saint-Denis
CCA, Service des Urgences adultes, CHU Clermont-Ferrand, Université d'Auvergne

Pr Jeannot Schmidt
PU-PH, SAMU/SMUR/Urgences, CHU Clermont-Ferrand, Université d'Auvergne

Dr Marie-Laure Souquet
CCA, Service des Urgences, CHU Edouard Herriot, Lyon, Université Claude Bernard, Lyon 1

Pr Karim Tazarourte
PU-PH, Service des Urgences, CHU Edouard Herriot, Lyon, Université Claude Bernard, Lyon 1

Dr Maelle Valentian
PHC, Service d'accueil des Urgences, Hôpital Tenon, AP-HP, Paris

Dr Damien Viglino
PHU, Service d'accueil des Urgences médicales et traumatologiques, CHU Grenoble-Alpes, Université de Grenoble

Pr Benoît Vivien
PU-PH, SAMU de Paris, Service d'Anesthésie Réanimation, Hôpital Necker-Enfants Malades, Université Paris Descartes, Paris 5

Dr Anne Warot
PHC, Service de Médecine polyvalente, Département de Médecine d'Urgence, CHU Angers

Pr Eric Wiel
PU-PH, Département universitaire d'Anesthésie-Réanimation et Médecine d'Urgence, CHRU de Lille, Université Lille 2

Dr Youri Yordanov
MCU-PH, Service des Urgences, Hôpital Saint-Antoine, AP-HP, Sorbonne-Université

CHAPITRE 1

Arrêt cardio-circulatoire

OBJECTIFS ECN

- Connaître l'épidémiologie de la mort subite de l'adulte, l'importance de la chaîne de survie dans le pronostic.
- Diagnostiquer un arrêt cardio-circulatoire.
- Prise en charge immédiate pré-hospitalière et hospitalière (posologies).
- Connaître l'épidémiologie de l'arrêt cardio-respiratoire chez l'enfant et les spécificités de sa prise en charge.

Dr Lionel Lamhaut*, Pr Alain Cariou**

*MCU-PH, Département d'Anesthésie Réanimation, SAMU 75, Université Paris Descartes, Hôpital Necker – Enfants Malades, AP-HP, INSERM U970 (équipe 4),Paris

**PU-PH, Service de Réanimation Médicale, Hôpitaux Universitaires Paris Centre (site Cochin), AP-HP, INSERM U970 (équipe 4) Université Paris Descartes

Mots clés : arrêt cardiaque, mort subite, massage cardiaque externe, choc électrique externe, défibrillation, adrénaline, hypothermie thérapeutique

1. Définition

- Indépendamment de la cause, l'arrêt cardio-circulatoire (ACC) est habituellement défini par **l'interruption, en général brutale, de toute activité mécanique efficace du cœur**. Pendant cette interruption d'activité mécanique, l'activité cardiaque électrocardiographique est très variable (fibrillation ou tachycardie ventriculaire, autre rythme sans pouls, asystolie).
- Cette affection est fréquente et son pronostic est très sombre.

> Seul le rétablissement précoce d'une circulation suffisante procure une chance de survie. Le massage cardiaque externe (MCE) pratiqué par les premiers témoins (formés ou non) constitue ainsi la pierre angulaire du traitement.

- En l'absence de rétablissement rapide d'une activité cardio-circulatoire efficace, des lésions irréversibles s'observent en quelques minutes dans les organes les plus sensibles à l'anoxo-ischémie (cerveau en particulier). À ces lésions initiales s'ajoutent, surtout en cas d'ischémie prolongée, des lésions spécifiques de reperfusion qui aggravent encore les dommages initiaux. Ces phénomènes peuvent aggraver les lésions viscérales (notamment cérébrales) au cours des premières heures et des premiers jours.

2. Épidémiologie

- L'incidence demeure difficile à préciser mais varie probablement entre 60 et 100 cas pour 100 000 habitants. Concernant l'Europe et les États-Unis, on estime ainsi qu'il survient entre 250 000 et 350 000 cas d'ACC par an dans chacune de ces zones géographiques. En France, les données disponibles sont rares mais l'incidence serait d'environ 30 à 40 000 morts subites par an.
- L'âge moyen des victimes (masculines 2 fois sur 3) est d'environ 65 ans, et la majorité des arrêts cardiaques surviennent au domicile. La réanimation initiale permet une survie immédiate dans environ 15 à 20 % des cas, mais la survie à un mois reste actuellement très faible, de l'ordre de 8 %. Ce faible taux de survie pourrait être augmenté grâce à une meilleure prise en charge par les témoins et les professionnels de santé, comme cela a déjà été montré dans différents pays.

- La survie obtenue grâce à la réanimation initiale se fait au prix d'éventuelles séquelles dont la forme la plus sévère est représentée par les états végétatifs chroniques post-anoxiques, conséquence de l'anoxo-ischémie cérébrale initiale. Ces séquelles ne sont pas prévisibles pendant la réanimation cardio-pulmonaire.

3. Principales causes d'arrêt cardiaque

- Sur le plan étiologique, les mécanismes pouvant être à l'origine d'un ACC sont multiples mais sont essentiellement d'origine primitivement cardiaque ou respiratoire (Tableau I).

Tableau I. MÉCANISMES ET CAUSES PRINCIPALES DES ACC

Causes respiratoires	Causes cardiovasculaires
Obstruction des voies aériennes – Bronchospasme – Comas – Corps étrangers – Traumatisme maxillo-facial – Œdème ou abcès pharyngien – Laryngospasme	**Atteintes primitives** – Ischémie myocardique – Cardiopathie arythmogène – Troubles de la conduction – Atteintes valvulaires – Cardiomyopathie
Atteintes ventilatoires – Lésions de la commande (*coma*) – Lésions de la mécanique (*trauma*) – Lésions de l'échangeur pulmonaire (*œdème, pneumopathie*)	**Atteintes secondaires** – Hypoxie – Hypovolémie – États de choc – Intoxications – Troubles hydro-électrolytiques

- Parmi ces étiologies, il faut isoler le concept de mort subite de l'adulte, d'origine essentiellement cardiaque et qui résulte principalement d'une fibrillation ventriculaire de survenue brutale. La majorité de ces morts subites survient chez des patients atteints d'une maladie cardiovasculaire préexistante, qu'elle soit connue ou inconnue, parfois totalement silencieuse. Elle peut survenir très brutalement, « à l'emporte-pièce », mais elle est parfois précédée de prodromes (douleur, lipothymies, syncopes, palpitations).

4. Chaîne de survie

- **La « chaîne de survie » constitue un concept essentiellement pédagogique et organisationnel** qui identifie les différentes actions et acteurs susceptibles d'améliorer la survie des patients en ACC. **Elle est composée des 4 maillons suivants** :
  - Premier maillon = reconnaissance de l'ACC et alerte rapide des secours ;
  - Deuxième maillon = MCE précoce par les premiers témoins ;
  - Troisième maillon = défibrillation cardiaque immédiate ;
  - Quatrième maillon = réanimation médicalisée précoce et réanimation post-ACC.
- Au cours de la dernière décennie, l'impact de la chaîne de survie sur l'amélioration du pronostic a été établi au travers de larges études en population, le bénéfice semblant principalement reposer sur **l'alerte, le massage cardiaque et la défibrillation précoces**.

5. Reconnaissance et alerte rapide

La **reconnaissance rapide** de l'ACC et l'alerte des secours par les témoins sont indispensables.

- **La reconnaissance par le témoin doit reposer sur des éléments simples mais fiables, permettant à toute personne de porter le diagnostic d'ACC en quelques secondes.** Les modalités suivantes sont recommandées :
  - **pour le public et pour les témoins non entraînés à la recherche du pouls,** l'ACC doit être reconnu devant une personne inconsciente et qui ne respire pas ou qui respire de manière anormale (« gasps »). En effet, lors de la phase initiale de l'ACC, il existe fréquemment une respiration agonique et inefficace, appelée « gasp ». Ce « gasp » ne doit pas être confondu avec la persistance d'une respiration.
  - **pour les personnels de secours et les professionnels de santé (entraînés à la recherche du pouls),** la reconnaissance de l'ACC repose sur la constatation d'une personne inconsciente sans pouls central (carotidien ou fémoral). Dans tous les cas, cette reconnaissance de l'ACC doit être la plus rapide possible (moins de 10 secondes pour la prise du pouls), imposant alors le déclenchement des secours par une alerte au 15 (SAMU), ou au 112 (numéro d'urgence européen), ainsi que le début immédiat de la réanimation cardio-pulmonaire (RCP) de base par les personnes présentes (Figure 1).

Figure 1. Algorithme de la RCP de base

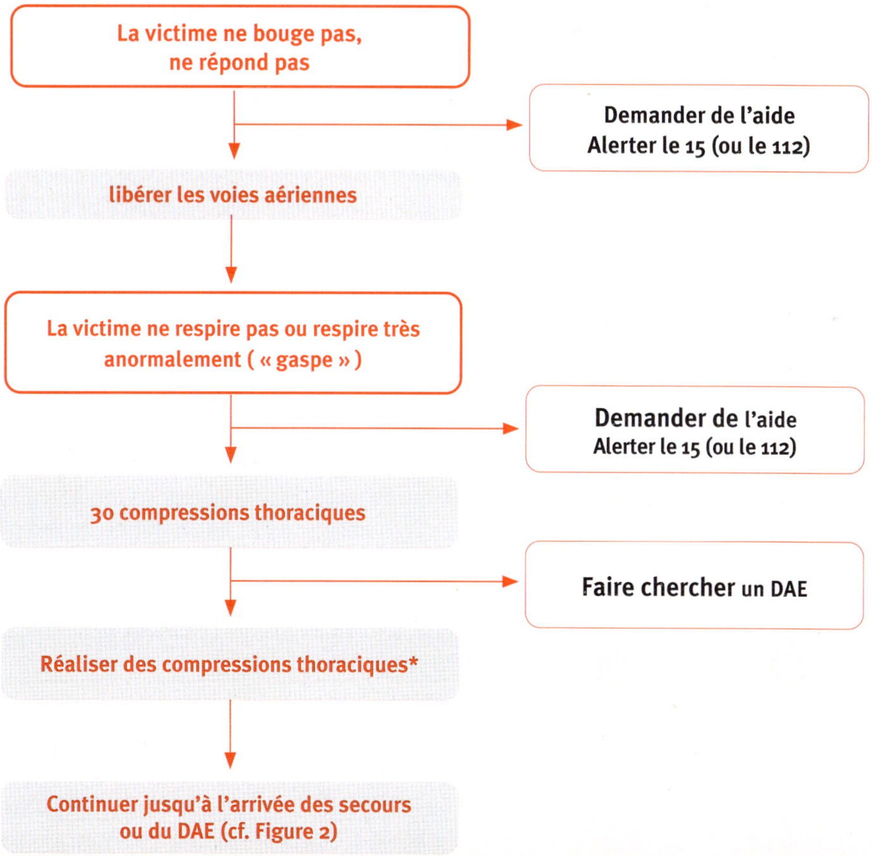

***** *Possiblité de réaliser une RCP alternant 30 compressions et 2 ventilations*

- Les centres de réception et de régulation des appels (CRRA) des SAMU, doivent avoir des procédures de reconnaissance de l'ACC par téléphone et fournir à l'appelant les consignes nécessaires pour faire débuter des manœuvres de RCP de base (massage cardiaque externe) dès lors qu'il suspecte un ACC. Dans certaines régions, des programmes d'envoi de « bon samaritain » via l'activation de smartphones ont été mis en place.

6. Réanimation cardio-pulmonaire de base

- **Les manœuvres de la RCP de base devraient être connues du plus grand nombre et la généralisation de son apprentissage est l'affaire de tous.** Une formation courte (environ 1 heure) permet à toute personne de savoir reconnaître un ACC et de savoir pratiquer le massage cardiaque.
- **La RCP comporte une série de mesures** visant à vérifier la liberté des voies aériennes (LVA), à assurer une ventilation minimale, et surtout, à engendrer une circulation minimale grâce à la création d'un débit sanguin réduit (ou « low flow »). Son objectif essentiel est de maintenir une perfusion et une oxygénation tissulaires suffisantes pour protéger les principaux organes (et notamment le cerveau) d'altérations irréversibles, en attendant la reprise d'une activité circulatoire spontanée (RACS) efficace. Ces manœuvres de RCP doivent engendrer un débit sanguin systémique minimal, notamment cérébral et coronaire.

6.1. Massage cardiaque externe

- Le rétablissement d'un débit circulatoire constituant un élément incontournable de la RCP, **les compressions thoraciques sont prioritaires**. Elles doivent être réalisées même en l'absence d'autre geste de réanimation, notamment même en l'absence de ventilation.

> La RCP de l'adulte doit toujours commencer par le MCE manuel, auquel succède éventuellement une alternance de compressions et de manœuvres de ventilation.

- Les sauveteurs formés peuvent en effet réaliser la ventilation artificielle avec une alternance de 30 compressions pour 2 insufflations. Pour les sauveteurs non formés, le MCE seul (sans ventilation) est possible, par exemple dans le cadre d'une RCP assistée par téléphone.
- À chaque compression, le sauveteur doit obtenir une dépression thoracique d'environ 5 cm (maximum 6 cm) à une fréquence **comprise entre 100 et 120 compressions par minute**, tout en assurant la relaxation passive complète du thorax et en **minimisant au maximum les interruptions** de compression thoracique (en particulier lors des insufflations, des défibrillations et des relais entre sauveteurs).
- **La compression-décompression active (CDA) constitue une alternative au MCE traditionnel.** Elle fait appel à l'utilisation d'une ventouse appliquée sur le thorax, qui permet après la compression de réaliser une décompression active du thorax. Cette décompression active s'accompagne d'une amélioration du remplissage du cœur par augmentation du retour veineux, elle-même responsable d'une augmentation du débit cardiaque lors de la compression suivante, et d'une élévation de la pression artérielle en périphérie. Lorsqu'elle est couplée à l'emploi d'une valve d'impédance placée sur le circuit respiratoire, la CDA augmente l'efficacité hémodynamique du MCE mais n'est utilisable qu'au sein d'équipes régulièrement entraînées.
- **Massage cardiaque automatisé :** Différents systèmes ont été récemment développés pour faciliter la poursuite du MCE sur des périodes de temps prolongées en automatisant sa réalisation soit à l'aide d'une bande constrictive placée autour du thorax, soit à l'aide d'un piston pneumatique. Ces systèmes automatisés sont utilisables dans le contexte d'un ACC prolongé ou lors du transport vers l'hôpital d'une victime d'un ACC réfractaire (en attendant la mise en place d'une assistance mécanique circulatoire), ou encore dans le cadre de programmes visant à préserver une perfusion viscérale optimale avant la réalisation de prélèvements d'organes à visée thérapeutique (situation du « donneur décédé après arrêt cardiaque non contrôlé » ou DDAC). Ces systèmes n'ont pas démontré d'amélioration de la survie dans le cadre d'une utilisation systématique.

6.2. Ventilation

- **La ventilation n'est pas prioritaire par rapport au MCE**, en particulier lors des toutes premières minutes de la RCP. Ainsi, lorsque les sauveteurs ne veulent pas ou ne savent pas réaliser le bouche-à-bouche, il est préférable qu'ils entreprennent le MCE seul.
- Si elle est employée, la ventilation débute par l'ouverture des voies aériennes supérieures qui doit se faire par l'hyperextension de la tête et par surélévation du menton. À ce stade, seule la visualisation d'un corps étranger solide dans l'oropharynx impose la désobstruction des voies aériennes par la méthode des « doigts en crochet ».
- Après vérification de la liberté des voies aériennes, la ventilation artificielle peut ensuite être réalisée par le bouche-à-bouche, le bouche-à-nez, ou encore le bouche-à-trachéotomie le cas échéant. Pour les professionnels qui en sont équipés, elle est d'emblée réalisée à l'aide d'un insufflateur manuel (ballon autoremplisseur à valve unidirectionnelle ou BAVU) et un masque au mieux reliés à une source d'oxygène.

Lorsque la ventilation est employée, l'alternance recommandée est de **30 compressions pour 2 insufflations chez l'adulte.**

6.3. Défibrillation précoce

- **La défibrillation par choc électrique externe (CEE)** a pour but de transformer les rythmes dits « choquables » (FV et TV sans pouls) en un rythme organisé et mécaniquement efficace. C'est un maillon crucial car c'est celui qui possède la plus grande chance de restaurer l'activité cardio-circulatoire de ces victimes et d'améliorer très significativement leur survie. En effet, chez ces patients, les chances de récupération diminuent très rapidement au fil des minutes écoulées en l'attente de la défibrillation, et la survie est inversement proportionnelle à la durée de l'arythmie cardiaque. Le CEE doit donc être réalisé le plus rapidement possible (Figure 2). Bien entendu, la RCP doit être systématiquement débutée et poursuivie jusqu'à l'arrivée du défibrillateur.

Figure 2. Algorithme de la défibrillation

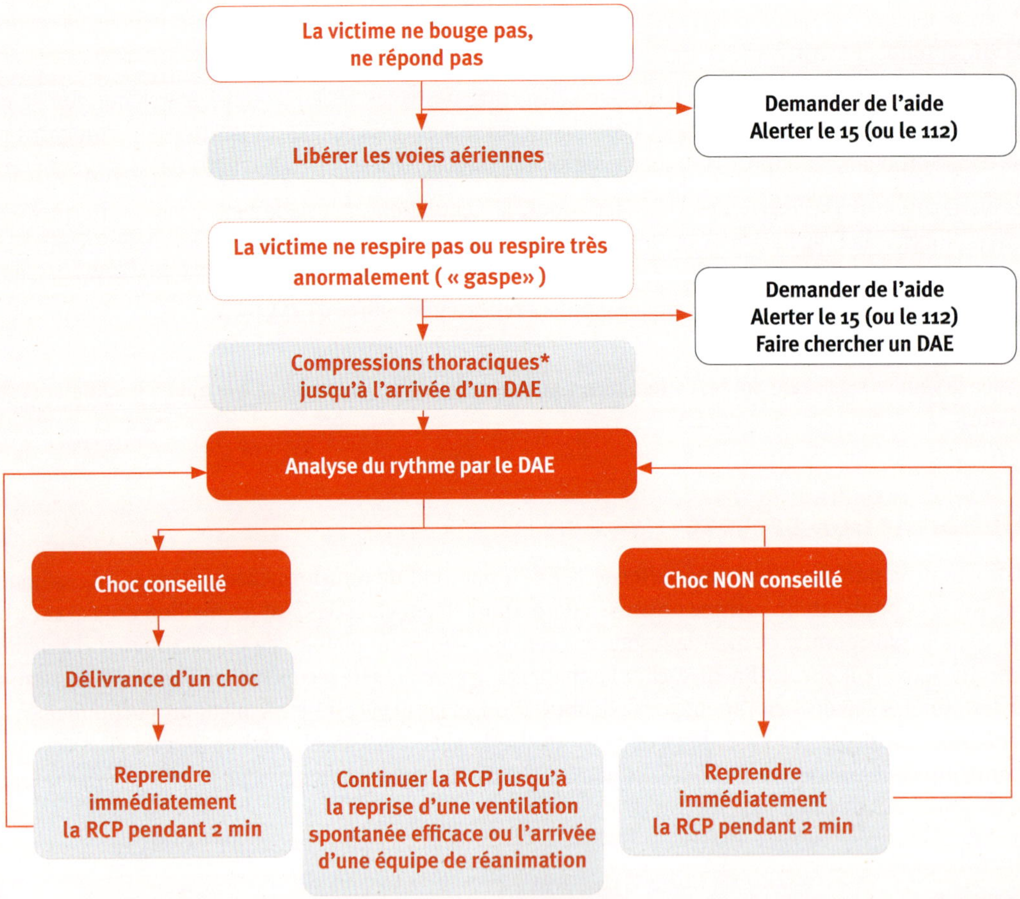

** Possiblité de réaliser une RCP alternant 30 compressions et 2 ventilations*

- **Les points suivants sont très importants :**
  - **MCE et défibrillation :** Fréquentes et nuisibles, les interruptions de RCP (pour la détection du pouls, l'analyse du rythme ou la recharge du défibrillateur) doivent être impérativement minimisées. Les pauses avant et après chaque choc doivent être réduites au minimum, et il ne faut pas interrompre le MCE pendant que le défibrillateur manuel se charge. Idéalement, la délivrance du choc électrique doit être obtenue avec une interruption du MCE de moins de 5 secondes.
  - **Nombre et énergie du CEE :** Il faut réaliser un CEE unique suivi immédiatement de 2 minutes de RCP, sans contrôle du pouls. L'utilisation d'une salve de 3 CEE doit cependant être envisagée lorsque la FV-TV se produit devant un témoin et que le patient est déjà connecté à un défibrillateur manuel, ou dans un contexte de post-chirurgie cardiaque immédiat. L'énergie à utiliser est de 150 Joules pour le premier choc et peut être augmentée jusqu'à 200 Joules pour les chocs suivants.
  - **Vérification du résultat de la défibrillation :** Toujours pour réduire la fréquence et la durée des interruptions du MCE, le rythme cardiaque et la présence d'un pouls ne doivent désormais être vérifiés qu'après ces 2 minutes de RCP post-CEE.
  - **Défibrillation automatisée externe (DAE) :** La défibrillation peut être réalisée par les témoins présents sur les lieux à l'aide de défibrillateurs automatisés externes (DAE) lorsqu'ils sont disponibles. Ces appareils, désormais déployés dans de nombreux lieux publics, ont la capacité d'analyser la nature du rythme cardiaque

de la victime, d'indiquer la nécessité éventuelle d'une défibrillation et de délivrer un ou plusieurs CEE. Leur utilisation en extrahospitalier par des non-médecins est possible et sans risque, améliorant significativement la survie des patients atteints de FV. L'emploi généralisé des DAE permet la réalisation d'une défibrillation précoce dans de nombreuses situations, avant même l'arrivée des secours médicalisés. Ces appareils de DAE peuvent aussi guider la RCP par des messages vocaux, notamment pour encourager la réalisation des compressions thoraciques. Un décret datant de 2007 autorise leur utilisation par n'importe quel citoyen formé ou non. Il existe 2 types de DAE : les défibrillateurs semi-automatiques (DSA) et les défibrillateurs entièrement automatisés (DEA). Dans les deux cas, l'analyse du rythme cardiaque et la charge sont réalisées par la machine. Dans le cas du DSA, l'opérateur doit appuyer sur un bouton pour délivrer le choc électrique, tandis que dans le cas d'un DEA, le choc (s'il est indiqué) est délivré automatiquement à la fin de l'analyse.

7. Réanimation médicalisée

- La réanimation médicalisée constitue le dernier maillon de la « chaîne de survie ». Réalisée par une équipe médicale préhospitalière formée et régulièrement entraînée, elle comporte plusieurs volets. L'agencement de ces différents volets entre eux et leur séquence d'utilisation sont résumés dans un algorithme global (Figure 3).

Figure 3. Algorithme universel

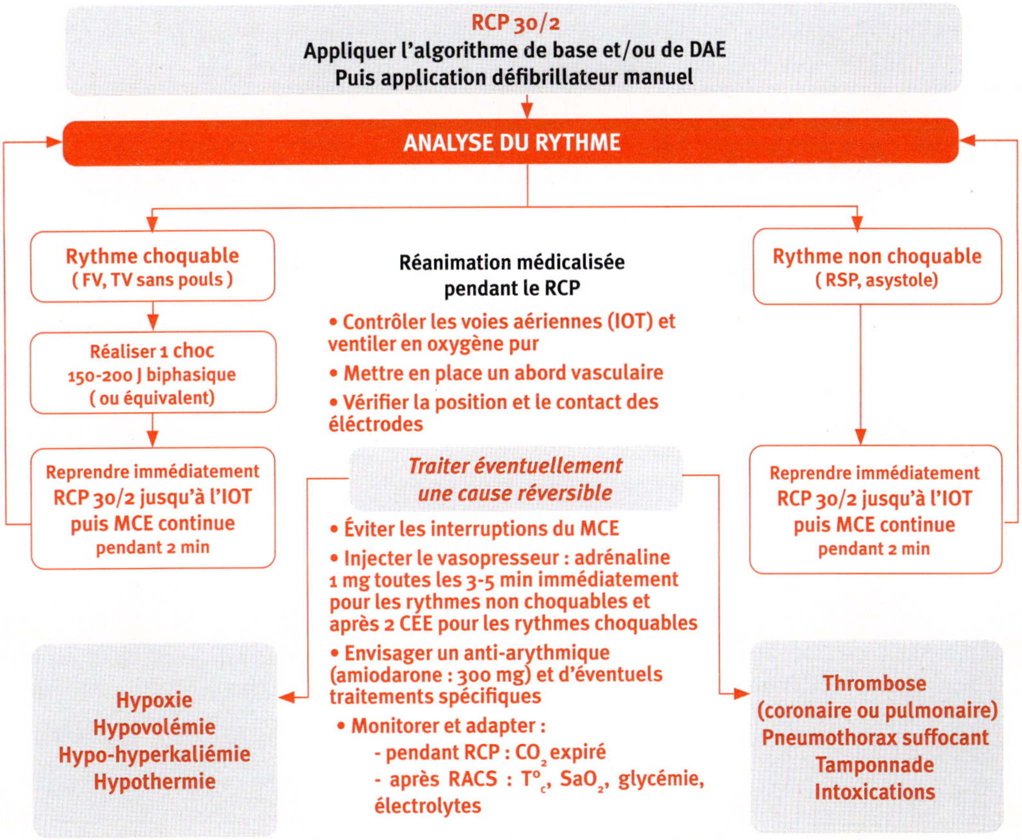

7.1. Ventilation

- Réalisée par un personnel entraîné avec une interruption minimale du MCE, l'intubation trachéale reste la technique recommandée en France pour améliorer les échanges gazeux et assurer une protection des voies aériennes. Une fois l'intubation réalisée et vérifiée, elle permet une ventilation sans interruption du MCE à l'aide d'un respirateur automatique.

7.2. Abord vasculaire

- La mise en place d'un abord vasculaire est indispensable pour la poursuite de la réanimation, notamment pour l'administration des médicaments injectables (catécholamines et anti-arythmiques, en particulier). La voie privilégiée reste la **voie veineuse périphérique (VVP)** située dans le territoire cave supérieur, sauf si une voie veineuse centrale est déjà en place. Si l'abord veineux périphérique est retardé ou ne peut être obtenu, l'abord intra-osseux doit être envisagé et nécessite chez l'adulte un dispositif approprié. La voie intra-trachéale n'est pas recommandée.

7.3. Médicaments

- Les traitements médicamenteux utiles au cours de la réanimation sont essentiellement les vasopresseurs et les anti-arythmiques :
  - **Vasopresseurs :** Malgré l'absence d'étude clinique ayant démontré son efficacité, l'adrénaline demeure la drogue à utiliser en première intention, quelle que soit l'étiologie de l'ACC. La dose recommandée est de 1 mg tous les 2 cycles de RCP, soit environ toutes les 3 à 5 minutes. Elle est débutée le plus rapidement possible pour les rythmes non choquables et après le second choc pour les rythmes choquables.
  - **Anti-arythmiques :** l'amiodarone est actuellement le médicament recommandé en cas de FV ou de TV sans pouls résistante à la cardioversion électrique. Elle est utilisée immédiatement avant le troisième choc à la dose de 300 milligrammes en IVD. En cas de persistance du trouble du rythme, un nouveau bolus de 150 milligrammes en IVD est administré, relayé par une dose de 900 milligrammes IVSE sur 24H. La lidocaïne n'est plus l'anti-arythmique de référence dans l'ACC et ne doit être utilisée que si l'amiodarone n'est pas disponible. Il n'existe pas d'étude ayant démontré l'efficacité de l'amiodarone sur la survie des ACC.

8. Quand stopper la réanimation ?

- Arrêter la réanimation constitue une décision difficile, qui doit prendre en considération les circonstances de survenue, l'organisation des premiers gestes de secours et le contexte lié au patient et à son environnement. Lorsque cela est possible, il convient d'y intégrer une éventuelle volonté exprimée par le patient. Il est usuel de stopper la réanimation en cas **d'asystolie persistante malgré 30 minutes** de réanimation bien conduite, sauf en cas de neuroprotection (hypothermie, intoxication) ou de persistance d'une cause favorisante et curable. Cette décision est si possible collégiale (médecin régulateur du SAMU/médecin sur place, réanimateur et médecin du service…) et elle est mise en œuvre avec l'accord de l'ensemble des personnels impliqués (pompiers, paramédicaux…).
- Exceptionnellement, certains patients en ACC réfractaire sont transportés rapidement pour la mise en place d'une assistance mécanique circulatoire (circulation extra-corporelle veino-artérielle). Cette stratégie, qui nécessite l'emploi d'un dispositif de massage cardiaque automatisé (voir paragraphe 6.1), est réservée à certains centres ultra-spécialisés et dans des contextes très particuliers. Il faut en effet que le pronostic neurologique soit encore préservé.
- En l'absence d'espoir thérapeutique et sous couvert de l'emploi d'un dispositif de massage cardiaque automatisé, certains patients, présentant des conditions drastiques de sélection sont parfois orientés vers un centre hospitalier capable de réaliser un prélèvement d'organe (reins) destiné à une greffe. Dans la nomenclature française, ce type de donneur d'organes est appelé « donneur décédé après arrêt cardiaque non contrôlé » (ou DDAC).

9. Réanimation post-arrêt cardiaque

- Les heures qui suivent la reprise d'une activité circulatoire spontanée après un ACC sont fréquemment marquées par la survenue d'un syndrome post-arrêt cardiaque qui peut, à lui seul, entraîner le décès. Ce syndrome est caractérisé par un ensemble de manifestations viscérales, notamment neurologiques, cardio-circulatoires, respiratoires et rénales, qui peuvent conduire à des défaillances d'organes multiples.

Outre les traitements symptomatiques habituels, le **contrôle ciblé de la température** (hypothermie thérapeutique) et le traitement éventuel d'une **cause coronaire** sont les deux aspects principaux de cette réanimation post-arrêt cardiaque.

9.1. Contrôle ciblé de la température

- La mise en œuvre rapide d'une hypothermie modérée par refroidissement externe pendant 24 heures est recommandée chez les victimes de FV ou TV extra-hospitalière, toujours comateuses lors de leur admission à l'hôpital. Pour toutes les autres situations (pour lesquelles le niveau de preuve est plus bas), l'hypothermie thérapeutique peut également être proposée mais elle doit être discutée au cas par cas, en tenant compte du rapport risque-bénéfice individuel. Le niveau de température qui doit être ciblé est compris entre 32 et 36°C.

9.2. Détection et traitement immédiat de la cause

- Le syndrome coronaire aigu étant la cause la plus fréquente d'ACC extra-hospitalier, l'indication de coronarographie doit être évoquée en fonction du contexte clinique, dès la prise en charge pré-hospitalière, de manière à orienter le patient vers un centre susceptible de pouvoir réaliser ce geste lorsque celui-ci s'avère nécessaire.

10. Conclusion

- Le pronostic de l'ACC dépend de la rapidité avec laquelle la circulation spontanée est rétablie. L'enseignement de la RCP de base au grand public est indispensable pour améliorer le pronostic des ACC. C'est un élément crucial de la « chaîne de survie » au même titre que la défibrillation précoce.

▸ Références

- Nolan JP, Hazinski MF, Aickin R, Bhanji F, Billi JE, Callaway CW, Castren M, de Caen AR, Ferrer JM, Finn JC, Gent LM, Griffin RE, Iverson S, Lang E, Lim SH, Maconochie IK, Montgomery WH, Morley PT, Nadkarni VM, Neumar RW, Nikolaou NI, Perkins GD, Perlman JM, Singletary EM, Soar J, Travers AH, Welsford M, Wyllie J, Zideman DA. Part 1: Executive summary: 2015 International Consensus on Cardiopulmonary Resuscitation and Emergency Cardiovascular Care Science with Treatment Recommendations. Resuscitation. 2015 Oct;95:e1-31.
- Perkins GD, Handley AJ, Koster RW, Castrén M, Smyth MA, Olasveengen T, Monsieurs KG, Raffay V, Gräsner JT, Wenzel V, Ristagno G, Soar J; Adult basic life support and automated external defibrillation section Collaborators. European Resuscitation Council Guidelines for Resuscitation 2015: Section 2. Adult basic life support and automated external defibrillation. Resuscitation. 2015 Oct;95:81-99.
- Soar J, Nolan JP, Böttiger BW, Perkins GD, Lott C, Carli P, Pellis T, Sandroni C, Skrifvars MB, Smith GB, Sunde S, Deakin CD; Adult advanced life support section Collaborators. European Resuscitation Council Guidelines for Resuscitation 2015: Section 3. Adult advanced life support. Resuscitation. 2015 Oct;95:100-47.
- Nolan JP, Soar J, Cariou A, Cronberg T, Moulaert VR, Deakin CD, Bottiger BW, Friberg H, Sunde K, Sandroni C; European Resuscitation Council; European Society of Intensive Care Medicine. European Resuscitation Council and European Society of Intensive Care Medicine 2015 guidelines for post-resuscitation care. Intensive Care Med. 2015 Dec;41(12):2039-56.

POINTS CLÉS

Algorithme universel

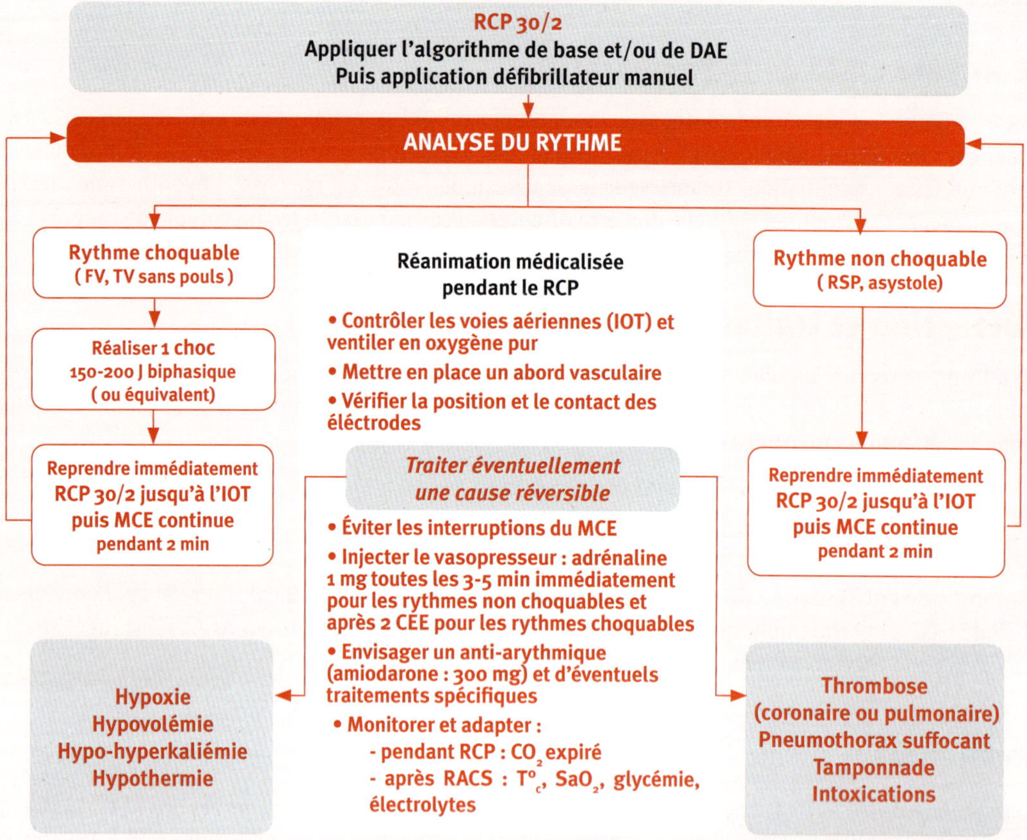

+++ LE COUP DE POUCE DE L'ENSEIGNANT

1. La présence de témoins, un rythme initial à type de fibrillation ventriculaire (FV) et la réalisation immédiate des gestes de survie constituent les principaux facteurs pronostiques favorables.

2. La RCP et la défibrillation réalisées dans les 3 à 5 minutes suivant la perte de connaissance peuvent effectivement permettre d'obtenir des taux de survie élevés allant de 49 à 75 %. Mais chaque minute perdue en matière de délai de défibrillation diminue la probabilité de survie de 10 à 15 %.

3. Les « interlocuteurs » des Centres de Réception de Réception des Appels d'Urgence (15, 112) sont désormais formés pour interroger les appelants selon un protocole strict, centré sur la reconnaissance d'un ACC. Les conseils à la réalisation des manœuvres de RCP de base par le médecin régulateur au téléphone sont certainement bénéfiques car ils augmentent la proportion de victimes bénéficiant des gestes de survie.

4. Il est communément admis qu'il vaut mieux prendre le risque de débuter une RCP par excès que de retarder la prise en charge d'un ACC méconnu. De plus, il sera toujours possible de stopper la RCP si la réalité de l'ACC ne se confirme pas.

5. Si plus d'un sauveteur est présent, un relais de la RCP doit être effectué toutes les deux minutes afin de limiter la fatigue, cause d'inefficacité.

Pièges à éviter

- Le remplissage vasculaire ne doit pas être systématique, mais doit être réservé uniquement aux situations d'hypovolémies évidentes (ACC sur choc hémorragique, par exemple). Il s'agit alors d'un traitement étiologique.

- L'alcalinisation n'est pas indiquée en routine lors de la RCP. Le soluté de bicarbonate de sodium équimolaire doit être réservé aux cas d'hyperkaliémie et/ou d'acidose métabolique préexistants ou encore en cas d'AC par overdose de drogues à effet stabilisant de membrane, notamment les antidépresseurs tricycliques.

Chapitre 2

État de choc

Principales étiologies : hypovolémique, septique (voir item 154), cardiogénique, anaphylactique

OBJECTIFS ECN

- ➔ Principales étiologies : hypovolémique, spetique, cardiogénique, anaphylactique.
- ➔ Diagnostiquer un état de choc chez l'adulte et chez l'enfant.
- ➔ Prise en charge immédiate pré-hospitalière et hospitalière.
- ➔ Reconnaître et traiter un choc méningococique - purpura fulminans (posologie)(voir item 148).

Dr Julie Contenti*, Dr Celine Occelli, Dr Hervé Corraze***, Pr Jacques Levraut******

*MCU-PH, Département hospitalo-universitaire de Médecine d'Urgence, CHU Pasteur 2, Université de Nice Sophia Antipolis

**CCA, Département hospitalo-universitaire de Médecine d'Urgence, CHU Pasteur 2, Université de Nice Sophia Antipolis

***PH, Pôle urgences, SAMU/SMUR, CHU Pasteur 2

****PU-PH, Pôle urgences, SAMU/SMUR, CHU Pasteur 2, Université de Nice Sophia Antipolis

MOTS CLÉS : Insuffisance circulatoire, défaillance d'organe, acidose lactique, remplissage vasculaire, catécholamine

1. Définition

- L'état de choc se définit par une **insuffisance circulatoire aiguë** entraînant une altération de l'oxygénation et du métabolisme des différents tissus et organes. De cette insuffisance circulatoire découle une inadéquation entre la délivrance et la consommation en oxygène de l'organisme responsable d'une **défaillance d'organe** pouvant aller jusqu'au tableau de défaillance multi-viscérale. La diminution de perfusion tissulaire entraîne une **anoxie tissulaire** et donc une déviation anaérobie du métabolisme cellulaire responsable d'une augmentation de production de lactate. On peut schématiquement distinguer deux situations responsables d'un état de choc :
  - **La chute du transport global en oxygène secondaire à une chute du débit cardiaque qui peut être secondaire à :**
    - ➢ Une atteinte de la pompe cardiaque → choc cardiogénique
    - ➢ Une diminution du volume sanguin circulant → choc hypovolémique
  - **Une mauvaise répartition des débits sanguins locaux malgré le maintien, voire une augmentation du débit cardiaque.** Il s'y associe parfois une atteinte de la respiration tissulaire
    - ➢ Effondrement du tonus vasculaire → choc anaphylactique
    - ➢ Vasoplégie et trouble de l'extraction tissulaire de l'oxygène → choc septique.

On classe donc théoriquement les états de choc en deux types :

- **Le choc distributif** : par dysrégulation des débits tissulaires locaux (choc septique et choc anaphylactique).
- **Le choc quantitatif** : par une baisse de l'apport tissulaire global en oxygène (choc cardiogénique, choc hypovolémique).

- Mais ces mécanismes sont régulièrement associés entre eux lorsque l'état de choc se prolonge. Il existe également toujours lors de l'état de choc une réponse inflammatoire systémique associée, pouvant elle-même créer, majorer ou prolonger l'état de choc.
- Il est important de ne pas confondre l'état de choc et le collapsus (= chute importante et brutale de la pression artérielle). L'hypotension isolée ne veut pas dire état de choc et l'état de choc ne veut pas seulement dire hypotension.

2. Diagnostic des états de choc

- L'état de choc est une **urgence**, nécessitant un diagnostic extrêmement rapide. Le diagnostic est avant tout **clinique** et peut se révéler à la phase initiale par la présence de signes de dysfonction d'organe ou être dominé par des signes en rapport avec la pathologie causant le choc (hémorragie++). Le diagnostic clinique initial associe une tachycardie, une hypotension et des signes d'hypoperfusion tissulaire. Les organes les plus sensibles à l'état de choc sont le cerveau, le cœur et le rein, et la recherche de dysfonction au niveau de ces organes va être une phase primordiale du diagnostic.

2.1. Séméiologie clinique des états de choc

2.1.1. Reconnaissance des signes cliniques de dysfonction d'organe/d'hypoperfusion tissulaire

- **Cardio-vasculaire** : hypotension artérielle définie par une PA systolique inférieure à 90 mmHg (ou une baisse de 40 mmHg ou de 30 % par rapport à la PA systolique habituelle chez le patient hypertendu), tachycardie, pouls filant, temps de recoloration cutanée > 3 secondes.
- **Neurologique** : agitation, angoisse de mort, puis somnolence, prostration et coma.

Ces signes traduisent la baisse de la perfusion cérébrale. Les troubles de conscience apparaissent à partir d'une baisse de la pression artérielle moyenne en deçà de 60 mmHg.

- **Rénale** : oligo-anurie (< 0,5 ml/Kg/h)

  Traduisant une diminution du débit de filtration glomérulaire en réponse à l'hypoperfusion.
- **Respiratoire** : Polypnée > 20/min
- **Cutanées** : extrémités froides et cyanosées, marbrures prédominantes à la face antérieure des genoux. Sueurs volontiers froides en cas de vasoconstriction.

2.1.2. Recherche d'éléments anamnestiques ou cliniques orientant vers une étiologie

- **Cardiogénique** : Signes d'insuffisance cardiaque gauche (dyspnée, orthopnée, crépitant auscultatoire, expectoration mousseuse rosée) ou droite (turgescence jugulaire, reflux hépato-jugulaire, hépatomégalie douloureuse), souffle valvulaire, douleur thoracique, dyspnée.
- **Septique** : Présence d'une dysfonction d'organe (score SOFA ≥ 2) menaçant le pronostic vital et causée par une réponse inappropriée de l'hôte à une infection. Cette dysfonction d'organe est associée à un point d'appel infectieux clinique retrouvé : toux, dyspnée, expectorations purulentes, signes fonctionnels urinaires, douleur abdominale avec défense ou contracture, lésions cutanées purpuriques, signes locaux associés à d'éventuels corps étrangers (prothèses articulaires, cathéters implantés), syndrome méningé.

- **Hémorragique/Hypovolémique**: Perte sanguine extériorisée, pâleur, pathologie digestive: diarrhées, vomissement, abdomen aigu (troisième secteur), signes de déshydratation (pli cutané, langue rôtie, soif).
- **Anaphylaxie**: Terrain atopique, prise médicamenteuse ou alimentaire précèdent l'épisode, éruption cutanée urticarienne, bronchospasme, dyspnée laryngée, douleur abdominale.

2.2. Séméiologie paraclinique des états de choc

- Aucun examen paraclinique n'est nécessaire au diagnostic de l'état de choc et le traitement doit être débuté sans attendre l'obtention des résultats. Ces derniers aident le clinicien à préciser le mécanisme d'un état de choc ou encore à en apprécier le retentissement et la gravité.

2.2.1. *Examens biologiques*

- **Le bilan initial biologique comporte habituellement**:
  - Une numération de formule sanguine, numération plaquettaire
  - Un bilan d'hémostase
  - Un ionogramme sanguin, un bilan hépatique et rénal
  - Une gazométrie artérielle avec dosage du lactate artériel
  - Un bilan cardiaque (Troponine)
- **Devant une suspicion de choc septique**, le bilan biologique initial peut être complété par le dosage de la CRP, de la procalcitonine ainsi que la réalisation de prélèvements à visée bactériologique (hémoculture, BU +/- ECBU, Ponction lombaire). Devant une suspicion de choc hémorragique il faut rajouter la détermination du groupe sanguin/Rhésus/RAI.
- **Reconnaissance des signes biologiques de dysfonction d'organe/ d'hypoperfusion**:
  - **Hématologique**: Thrombopénie < 100 000/mm^3, TP < 50 %, Coagulation Intravasculaire Disséminée (CIVD).
  - **Rénale**: Insuffisance rénale aiguë (avec augmentation du rapport urée/créatinine > 10)
  - **Hépatique**: augmentation des transaminase (= cytolyse).
  - **Métabolique**: Acidose (pH < 7,35, baisse des bicarbonates), Lactatémie > 2,5 mmol/l
  - **Cœur**: augmentation de la troponine qui peut être secondaire au choc (mauvaise perfusion myocardique) mais qui peut aussi traduire une atteinte primitive de la pompe cardiaque responsable du choc (infarctus étendu, myocardite).

2.2.2. *Autres examens paracliniques*

- Certains examens simples peuvent être réalisés en urgence afin de préciser le mécanisme de l'état de choc ou sa gravité.
  - Un électrocardiogramme, une radiographie du thorax ainsi qu'une échographie trans-thoracique (ETT) au lit du malade sont utiles devant une suspicion de choc cardiogénique. L'ETT va orienter le clinicien vers des diagnostics précis tels que la tamponnade, l'embolie pulmonaire massive ou encore l'infarctus du myocarde.
  - Une radiographie du bassin, une radiographie du thorax ainsi qu'une écho-FAST *(Focused Assessment with Sonography for Traumas)* sont utiles devant une suspicion de choc hémorragique d'origine traumatique. L'écho-FAST permettra la mise en évidence d'épanchement intra-abdominal ou péricardique responsable de l'état de choc.
- La réalisation d'un TDM thoraco-abdomino-pelvien avec injection de produit de contraste (temps artériel et veineux) peut se discuter uniquement lorsque l'état hémodynamique du patient se sera stabilisé. Il permet de préciser l'origine d'un saignement potentiel ou encore la présence d'un foyer infectieux profond.
- La réalisation de l'échographie en urgence (ETT ou écho-FAST) ne doit jamais retarder la mise en route de la thérapeutique, et elle nécessite des opérateurs entraînés (urgentistes ou réanimateurs) susceptibles de réaliser cet examen dans un délai très bref.

3. Prise en charge commune des états de choc

- Après une démarche diagnostique principalement clinique, la prise en charge thérapeutique très précoce **va s'attacher à corriger les troubles hémodynamiques afin de rétablir une perfusion tissulaire**.

3.1. Monitorage initial / Mise en condition

- La prise en charge minimale initiale de ces patients nécessite :
  - La mise en place de **deux voies veineuses périphériques** de gros calibre.
  - **Une oxygénothérapie** permettant d'assurer au minimum une saturation pulsée en oxygène de 95 %. Dans certaines conditions, une intubation trachéale avec ventilation mécanique en urgence peut être nécessaire.
  - Une surveillance continue des paramètres usuels (scope cardio-tensionel) :
    - ➢ fréquence cardiaque
    - ➢ SpO2
    - ➢ fréquence respiratoire,
    - ➢ pression artérielle (PAS, PAD, PAM)

La pression artérielle est initialement mesurée par une méthode non invasive au brassard. Cette mesure est cependant prise en défaut en cas d'arythmie ou d'hypotension sévère, et le recours à un monitorage invasif de la pression sanglante par cathétérisme artériel est préférable dans ces conditions.

  - Une surveillance de l'EtCO2 (pression partielle en CO2 dans l'air expiré), ce paramètre est intéressant à monitorer en cas d'intubation orotrachéale. Il apporte des renseignements sur l'état respiratoire et circulatoire du patient, et permet de s'assurer d'une intubation orotrachéale.

- Une fois transféré dans un **service de réanimation ou de soins intensifs**, le monitorage de ces patients pourra s'appuyer sur des techniques plus lourdes et plus invasives associant la mise en place :
  - d'un cathéter artériel pour le monitorage invasif de la pression artérielle
  - d'une voie veineuse centrale pour mesure la pression veineuse centrale
  - voire d'un cathétérisme cardiaque droit (type Swan-Ganz) pour le monitorage de la pression capillaire pulmonaire, de la saturation veineuse en oxygène (ScvO2), du débit cardiaque, et des pressions artérielles pulmonaires. À noter que les indications du cathétérisme cardiaque droit sont de plus en plus restreintes avec l'utilisation large de l'échographie cardiaque par les réanimateurs.

3.2. Thérapeutique initiale

- Les premières mesures thérapeutiques à mettre en place ont plusieurs objectifs qui sont communs à tout type d'état de choc. Le but étant de rééquilibrer la balance entre les apports et les besoins en oxygène de l'organisme.

3.2.1. Augmenter la délivrance en oxygène aux tissus

- **Augmenter la PAM > 65 mmHg :**
  - Par un **remplissage vasculaire** : 500 ml de cristalloïdes en 15-20 minutes en cas d'hypovolémie.
  - Par la mise en place de **catécholamines** vasopressives en cas de réponse insuffisante au remplissage.

Le vasopresseur de choix est la Noradrénaline *(*l'instauration de Noradrénaline nécessite un monitorage continu invasif de la pression artérielle par la mise en place d'un cathéter artériel, et doit être administrée à débit continu à la seringue auto-pousseuse, JAMAIS de bolus*)*.

- **Augmenter la PaO2 :**
  - Oxygénothérapie au masque à haute concentration 12-15 L/min.
  - Intubation orotrachéale et ventilation mécanique si l'état respiratoire du patient le nécessite.

3.2.2. *Diminuer la consommation en oxygène*

- Sédater, intuber et ventiler mécaniquement les patients en état de choc permet de diminuer la consommation d'oxygène des tissus, par exemple due à la polypnée et à l'utilisation des muscles respiratoires accessoires lors de détresse respiratoire aiguë.

4. Le choc cardiogénique

4.1. Définition

Le choc cardiogénique est défini par une défaillance de la pompe cardiaque, entraînant :
- une chute du débit cardiaque avec un index cardiaque < 2,2 L/min/m².
- et une pression artérielle pulmonaire d'occlusion (PAPO) > 18 mmHg.

- **Le choc cardiogénique peut être dû :**
  - À **un défaut d'inotropisme** du ventricule gauche : ischémie myocardique, cardiomyopathies aiguës infectieuse ou toxique (anti-arythmique, carbamates, antidépresseurs tri-cycliques).
  - À **un obstacle à l'éjection du ventricule droit** (embolie pulmonaire) ou à une **gêne au remplissage des ventricules** (épanchement péricardique).
  - À des **trouble du rythme** (TV, FV), de la conduction (BAV) ou de valvulopathie.

4.2. Prise en charge thérapeutique spécifique

- **Le but du traitement** va être de rétablir le plus rapidement possible le **débit cardiaque** permettant une amélioration de la perfusion coronaire et systémique.
- **Traitement spécifique pour augmenter le débit cardiaque :**
  - Dans l'EP : ↑ l'éjection du VD par remplissage vasculaire prudent.
  - Dans l'insuffisance ventriculaire gauche aiguë : ↑ l'éjection du ventricule gauche par vasodilatateur (dérivés nitrés) et limiter l'œdème pulmonaire par l'utilisation d'agent diurétique (Lasilix) et par ventilation non invasive de type CPAP (*Continuous Positive Airways Pressure*).
- Il est également important de contrôler et de maintenir une hémoglobinémie > 10 g/dl afin d'améliorer le transport en oxygène.
- **En cas d'échec des thérapeutiques ci-dessus il faudra augmenter l'inotropisme cardiaque par la mise en place de catécholamines :**
  - **La Dobutamine** à la posologie de 5 à 20 gamma/kg/min en perfusion continue à la seringue auto-pousseuse doit être utilisée en première intention. Elle a des propriétés inotropes positives (augmentation de la force de contraction).
  - **La Noradrénaline** doit être utilisée lors d'une hypotension persistante (PAs < 90 mmHg) malgré l'utilisation de Dobutamine. Elle est instaurée à la posologie de 0,1 à 0,3 gamma/kg/min et augmentée toutes les 5 minutes afin d'obtenir une PAs > 90 mmHg.
- **En l'absence d'évolution favorable sous traitement** la mise en place d'un ballon de contre pulsion intra-aortique peut être indiqué. Il permet d'améliorer la perfusion coronaire et systémique, et de diminuer la post-charge du ventricule gauche ainsi que la consommation en oxygène du myocarde.

Ballon de contre pulsion intra-aortique : Comment ça marche ?

Lors de la diastole, le ballonnet se gonfle provoquant un reflux de sang dans les coronaires, et donc une meilleure perfusion et oxygénation coronaire. Lors de la systole le ballonnet se dégonfle créant une dépression et donc facilite l'éjection de sang du ventricule gauche vers l'aorte.

- Enfin la mise en place **d'une assistance circulatoire** (ECMO : *ExtraCorporeal Membrane Oxygenation* ou ECLS : *ExtraCorporeal Life Support*), peut être indiquée en cas de défaillance cardiaque potentiellement réversible (myocardite fulminante ou cause toxique), ou en attente de greffe cardiaque. Le but de l'assistance circulatoire est de remplacer la fonction du cœur par une pompe et la fonction des poumons par un oxygénateur.

L'assistance circulatoire : Comment ça marche ?

Une canule veineuse est placée au niveau de l'oreillette droite pour récupérer le sang veineux appauvri en O_2, le sang veineux va être recueilli dans un réservoir (par phénomène de gravité), puis une pompe fait circuler le sang vers un oxygénateur. Le sang ainsi oxygéné est réinjecté vers l'aorte.

- **Thérapeutiques spécifiques en fonction de l'étiologie du choc cardiogénique :**
  - **l'Infarctus du myocarde (IDM):** Le choc cardiogénique complique 6 à 10 % des syndromes coronariens aigus avec sus-décalage du segment ST (STEMI), avec une mortalité intra-hospitalière qui reste proche de 50 %. L'IDM reste l'étiologie la plus fréquente de choc cardiogénique. L'urgence est d'obtenir le plus rapidement possible une **reperméabilisation de l'artère occluse** préférentiellement par angioplastie, voire par traitement thrombolytique si l'angioplastie est inaccessible.
  - **La tamponnade :** Elle va nécessiter un **drainage péricardique** en urgence pour :
    - ➢ Lever la compression sur les cavités droites
    - ➢ Faciliter le retour veineux
    - ➢ Augmenter le débit cardiaque.
  - **L'embolie pulmonaire massive :** Sa prise en charge spécifique s'appuiera sur le **traitement thrombolytique** en urgence. En cas de contre-indication à la thrombolyse, une embolectomie chirurgicale ou par cathéter peut être discutée après avis spécialisé.
  - **Les dysfonctions valvulaires :** le traitement sera le plus souvent chirurgical.
  - **Les troubles du rythme cardiaque :** ils nécessiteront la mise en place d'anti-arythmique ou de choc électrique externe en cas de tachyarythmie, et d'entrainement électro-systolique en cas de BAV de haut degrés.

5. Le choc septique

5.1. Définition

5.1.1. *Définition du sepsis*

- Le sepsis est défini par la **présence d'une dysfonction d'organe** menaçant le pronostic vital et causée par une **réponse inappropriée de l'hôte à une infection.** Tout dysfonctionnement d'organe inexpliqué devrait donc faire rechercher la présence d'une infection sous-jacente.
- La présence d'une dysfonction d'organe est quant à elle définie par une augmentation du score SOFA *(Sequential Organ Failure Assessment)* d'au moins 2 points (Tableau n°I). Cette augmentation devant être due à la présence d'une infection. Le SOFA basal est supposé être à zéro en l'absence de dysfonction d'organe, aiguë ou chronique, préexistante.
- Pour ces patients, la mortalité hospitalière est évaluée à environ 10 %.

- Il existe un score clinique simplifié, le Quick SOFA (qSOFA), permettant de dépister les patients suspects d'infection susceptible de mauvaise évolution. Il comprend trois items : pression artérielle systolique ≤ 100 mmHg et/ou fréquence respiratoire ≥ 22/min et/ou un score de Glasgow ≤ 15. Ce score est considéré comme positif lorsque deux des trois critères sont présents. Ce score bien qu'utilisé comme outils de triage ne peux en aucun cas suffire pour poser le diagnostic de sepsis, et ne peux remplacer le calcul du score de SOFA.

Tableau I. SCORE SOFA

	0 point	1 point	2 points	3 points	4 points
Respiratoire PaO2 / FiO2*	> 400	≤ 400	≤ 300	≤ 200 avec VA**	≤ 100 avec VA**
Coagulation Plaquettes ($10^3/mm^3$)	> 150	101-150	51-100	21-50	≤ 20
Hépatique Bilirubine (µmol/L)	< 20	20 – 32	33 – 101	102 – 204	> 204
Cardiovasculaire Hypotension	absence	PAM*** < 70 mmHg	Dopamine ≤ 5 Ou Dobutamine (toute posologie)	Dopamine > 5 Ou Adrénaline ≤ 0,1 Ou Noradrénaline ≤ 0,1	Dopamine > 15 Ou Adrénaline > 0,1 Ou Noradrénaline > 0,1
Neurologique Score de Glasgow	15	13 – 14	10 – 12	6 – 9	< 6
Rénal Créatinine (µmol/l) Ou Diurèse	< 110	110 – 170	171 – 299	300 – 440 ou diurèse < 500 ml/24 h	> 440 ou diurèse < 200 ml/24 h

**PaO2 : Pression partielle artérielle en oxygène, FiO2 : Fraction inspire en oxygène*
***VA : Ventilation Assistée*
****PAM : Pression Artérielle Moyenne*
Les posologies des catécholamines sont en gamma/kg/min.

5.1.2. Définition du choc septique

- Le choc septique est la cause la plus fréquente de décès en service de réanimation, avec une mortalité proche de 50 %. C'est l'étape ultime de la pathologie infectieuse, il succède au sepsis dans le cadre d'un continuum nosologique (Tableau n°II).

Le choc septique se définit par la présence de ces 3 critères :

- Sepsis
- Hypotension artérielle persistante malgré un remplissage vasculaire adapté et nécessitant des catécholamines
- Lactatémie > 2 mmol/l.

- Il est clairement démontré que le pronostic du choc septique est directement corrélé à la précocité de la prise en charge thérapeutique, notamment lors de la première heure. La gravité du choc septique est liée à l'agent pathogène causal, à la réponse inflammatoire développée par le patient, et à la présence d'une défaillance multiviscérale.

Tableau II. DIFFÉRENTS ÉTATS SEPTIQUES EN FONCTION DE LEUR GRAVITÉ

Sepsis	Présence d'une dysfonction d'organe (augmentation score SOFA d'au moins 2 points) menaçant le pronostic vital et causé par une réponse inappropriée de l'hôte à une infection.
Choc septique	Association de 3 critères : – Présence d'un sepsis – Hypotension artérielle persistante malgré un remplissage vasculaire adapté et nécessitant des catécholamines – Hyperlactatémie > 2 mmol/l

(Les données en ***gras italique*** sont relatives à l'enfant)

5.2. Prise en charge thérapeutique spécifique

- Le traitement va reposer sur deux grands principes :
  - **l'optimisation hémodynamique**
  - **le traitement étiologique**

5.2.1. *L'optimisation hémodynamique*

Durant les 6 premières heures de prise en charge du choc septique, les objectifs de la stratégie hémodynamique mise en place vont être d'obtenir :

- Remplissage vasculaire suffisant (il peut être apprécié par une pression veineuse centrale comprise entre 8 et 12 mmHg)
- Une pression artérielle moyenne > 65 mmHg
- Une diurèse > 0,5 ml/kg/h
- Une correction de l'hypoxie tissulaire qui peut être appréciée par une normalisation de la lactatemie.

Chez l'enfant les objectifs thérapeutiques seront :

- Normalisation de la pression artérielle selon l'âge
- Normalisation de la fréquence cardiaque selon l'âge
- Diurèse > 1 ml/kg/h
- Récupération d'un état de conscience normal
- TRC < 2 sec et extrémités chaudes.

- **L'optimisation hémodynamique passe par plusieurs étapes :**
  - **Le remplissage vasculaire « il doit être débuté le plus précocement possible » :** perfusion de 500 cc (ou 20 cc/kg chez l'enfant) **de cristalloïdes** toutes les 15 à 20 min (jusqu'à un volume total perfusé de 30 ml/kg, dans les trois premières heures, ou 60 ml/kg chez l'enfant), pour obtenir une PAM > 65 mmHg.
    L'utilisation des colloïdes comme soluté de remplissage lors du choc septique n'a pas démontré de supériorité par rapport aux cristalloïdes. De plus, les hydroxyethyl amidons pourraient aggraver la fonction rénale et ne sont pas recommandés dans ce contexte.
  - **Les catécholamines : la noradrénaline** reste le médicament vasoactif à utiliser en première intention lors de la persistance d'une PAM < 65 mmHg malgré un remplissage vasculaire bien conduit. Elle sera débutée à une posologie de 0,1 à 0,3 gamma/kg/min et augmentée toutes les 5 minutes pour obtenir une PAM > 65 mmHg.

5.2.2. Le traitement étiologique

- **L'antibiothérapie**: Celle-ci doit être débutée **dans l'heure** du diagnostic du choc septique (préférentiellement après deux paires d'hémocultures mais celles-ci ne doivent par retarder sa mise en place). L'antibiothérapie sera double, synergique et bactéricide, secondairement adaptée à l'antibiogramme et administrée par voie intraveineuse.

> En cas de purpura fulminans → administration de Ceftriaxone 1 g IVL ou IM en urgence.

- **Traitement de la porte d'entrée**: Une intervention chirurgicale ou un drainage sont indispensables en cas de choc septique secondaire à un abcès, une infection profonde ou une obstruction sur les voies biliaires ou urinaires. En cas de choc septique secondaire à l'infection d'un matériel implanté (DVI, pace maker) le retrait du matériel en cause est une urgence.

5.2.3. Thérapeutiques complémentaires

- **Les corticostéroïdes**: L'utilisation d'hydrocortisone intraveineuse est réservée au seul cas ou l'état hémodynamique du patient n'est pas contrôlé malgré le remplissage vasculaire et la mise en place de catécholamine. Dans ce cas l'hydrocortisone sera débutée à la posologie de 200 mg par jour, sans nécessité au préalable de faire un test au synacthène.
- **La transfusion**: Après restauration de l'état hémodynamique et correction des signes d'hypoperfusion, il est recommandé une transfusion de concentré de globules rouges si l'hémoglobine est < 7 g/dl afin de maintenir une hémoglobinémie entre 7 et 9 g/dl (en dehors d'ischémie myocardique).
- **L'épuration extra-rénale**: En cas d'insuffisance rénale aiguë sévère ou d'acidose lactique majeure.

6. Le choc hypovolémique

6.1. Définition

> Baisse brutale et importante de la masse sanguine entraînant une chute de la pression de remplissage du VG → chute du débit cardiaque → hypoxie tissulaire.

- Le choc hypovolémique survient à partir d'une perte sanguine d'environ 30 % de la masse sanguine totale. Attention il ne faut pas confondre anémie et hypovolémie, en effet la diminution de l'hémoglobinémie ne s'accompagne pas forcement d'une baisse de la volémie. Les paramètres cliniques, et notamment l'évolution de la pression artérielle et de la fréquence cardiaque vont dépendre du volume de perte sanguine. La pression artérielle reste normale jusqu'à 30 % d'hypovolémie, par contre la fréquence cardiaque augmente progressivement dès 10 % de perte de volume et représente donc le **premier signe d'alerte** à rechercher (Tableau III).

Tableau III. APPRÉCIATION CLINIQUE DE L'HYPOVOLÉMIE

Perte sanguine (ml) (%)	< 750 < 15	750-1500 15-30	1500-2000 30-40	> 2000 > 40
PA Systolique (mm Hg)	Inchangée	Normale	Diminuée	Très basse
PA diastolique (mm Hg)	Inchangée	Augmentée	Diminuée	Très basse
Fréquence cardiaque (b/min)	< 100	100-120	120 (pouls faible)	> 120 (pouls très faible)
Extrémités	Normales	Pâles	Pâles	Pâles et froides
Coloration cutanée	Normale	Pâle	Pâle	Grise
État de conscience	Normale	Anxieux	Très anxieux	Confus, Léthargique

- L'hypovolémie absolue peut être due à plusieurs situations :
  - Hémorragie aiguë
  - Déshydratation aiguë
  - Plasmorragie (brûlé ++)

6.2. Prise en charge thérapeutique spécifique

6.2.1. Prise en charge du choc hémorragique

- **Le traitement hémostatique :** En cas d'hémorragie aiguë et extériorisée, la première étape de la prise en charge thérapeutique sera **l'arrêt du saignement** par compression, suture, chirurgie ou encore endoscopie. Ce traitement doit débuter dès la phase pré-hospitalière et le transport vers l'hôpital pour une prise en charge hémostatique chirurgicale est une urgence.
- **Le remplissage vasculaire : C'est une urgence absolue** qui doit être mise en place dès la phase pré-hospitalière. Le remplissage doit être précoce et massif, mais la non-réponse hémodynamique au remplissage agressif après une perfusion de 2000 ml de soluté souligne l'urgence de l'hémostase chirurgicale et impose la perfusion de catécholamine. En effet, une quantité de remplissage trop importante entraîne une dilution des facteurs de la coagulation et des plaquettes ce qui pérennise le saignement. L'objectif tensionnel du remplissage vasculaire dépend du type de traumatisme (figure 1).

Figure 1. Objectif tensionnel en fonction de l'existence d'un traumatisme crânien

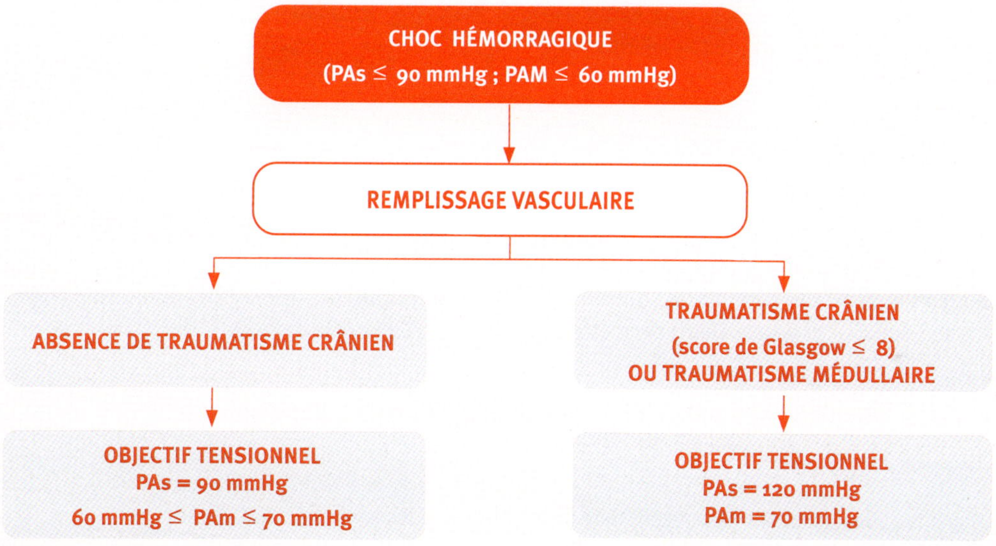

- **La transfusion de concentrés de globules rouges :**

La transfusion de CGR est indiquée après correction de l'hypoperfusion tissulaire avec comme objectif de maintenir une hémoglobinémie entre 7 et 9 g/dl et un taux d'hématocrite > 30 %.

- **Le traitement de la coagulopathie :**

La coagulopathie est un facteur important de morbi-mortalité des traumatisés sévères, d'autant plus que cette coagulopathie est associée à une hypothermie et à une acidose définissant une triade létale en traumatologie.

- Le plasma frais congelé est nécessaire pour maintenir un taux de prothrombine > 40 %.
- La transfusion de concentré plaquettaire est indiquée en dessous de 50 000/mm^3.
- L'emploi de fibrinogène est indiqué lorsque son taux plasmatique est inférieur à 1,5 g/L

7. Le choc anaphylactique

7.1. Définition

- État de choc secondaire à une réaction immunologique puissante après contact avec un allergène, entraînant une **vasoplégie** et une augmentation de la **perméabilité capillaire.**
- L'état de choc apparaît dans les minutes ou les heures suivants le contact avec l'allergène.

7.2. Prise en charge thérapeutique spécifique

- Arrêt de l'administration ou du contact avec la substance allergisante.
- **Libération des voies aériennes supérieures** pouvant aller jusqu'à l'IOT ou la trachéotomie en urgence en cas d'asphyxie.
- **Adrénaline**: 0,01 mg/kg (maximum 0,5 mg) en intramusculaire à répéter en l'absence de réponse (ou passer à la voie intra veineuse).
- **Remplissage vasculaire** par cristalloïde en débit libre.
- **Corticoïdes**: 1 mg/kg, mécanisme d'action retardé.
- Faire attention à la récidive de l'état de choc dans les 8 premières heures. Cette dernière étant possible même après amélioration clinique et éviction de l'allergène. Le patient doit donc rester sous surveillance (scope cardio-tensionel) pendant au moins 8 heures.

8. Particularité du pré-hospitalier

- Le but de la démarche préhospitalière n'est pas tant de faire un diagnostic étiologique précis de l'état de choc mais de débuter le traitement le plus précocement possible et de transporter rapidement le patient vers la structure hospitalière la plus adaptée (service de réanimation, centre de cardiologie interventionnelle ou bloc opératoire). L'état de choc se révèle souvent par une détresse d'organe (neurologique ou respiratoire) motivant l'appel et l'envoi d'un SMUR ce qui masque potentiellement le reste de la symptomatologie.
- Les premières mesures des paramètres vitaux (PA, FC, FR, SpO2) ainsi qu'un examen clinique rapide (marbrures, TRC allongé, sueurs, cyanose, pâleur) permettront au médecin de faire le diagnostic de l'état de choc.

8.1. Gestes immédiats : maintien des fonctions vitales

1. Allonger le patient (sauf détresse respiratoire aiguë) ou mettre les jambes à l'horizontale.
2. Monitorage des paramètres vitaux usuels (FC, FR, SpO2, PA).
3. Mise en place de deux voies veineuses périphériques de gros calibre avec remplissage par cristalloïdes.
4. Oxygénothérapie voire intubation orotrachéale en cas de détresse respiratoire aiguë ou de trouble de la conscience (score de Glasgow < 8).

8.2. Analyse du mécanisme du choc

- Comme vu précédemment, les antécédents du patients, l'anamnèse ainsi que l'examen clinique vont orienter le clinicien vers un diagnostic étiologique.
- L'analyse de la pression artérielle différentielle peut également aider au diagnostic étiologique :
  - Une pression artérielle diastolique basse associée à un maintien de la pression artérielle systolique est souvent synonyme de vasoplégie. Ce mécanisme est retrouvé initialement dans le choc septique ou anaphylactique.
  - Une baisse de la pression artérielle systolique associée à une pression diastolique conservée (PA pincée) sera elle retrouvée lors d'une hypovolémie ou à d'un choc cardiogénique.

8.3. Premières mesures thérapeutiques

Elles seront en tout point similaires à celles exposées précédemment en attendant l'arrivée à l'hôpital.

8.4. Transfert du patient

- Le brancardage du patient en état de choc est une étape à ne pas négliger lors de la prise en charge préhospitalière.
- Le patient doit être immobilisé dans un matelas à dépression en respectant le plus possible le plan horizontal, en gardant toujours une visibilité sur la voie veineuse et les appareils de monitorage.
- En cas d'évacuation par un escalier, le patient sera descendu la tête en bas (excepté en cas de choc cardiogénique), afin d'éviter le désamorçage de la pompe cardiaque en cas d'hypovolémie sévère.

Conclusion

- La bonne connaissance de la physiopathologie des différents états de choc permet une prise en charge thérapeutique optimale que ce soit en pré-hospitalier ou dans un service de réanimation. Le point le plus important reste la détection précoce de l'état de choc conditionnant en grande partie la morbi-mortalité des patients. Les éléments séméiologiques cliniques sont donc primordiaux dans ce contexte, et l'urgence de la situation ne doit pas faire oublier l'examen clinique. Les thérapeutiques reposent en grande partie sur une oxygénothérapie adaptée, un remplissage vasculaire et l'introduction d'agent inotrope ou vasoconstricteur selon l'étiologie en cause.

▸ Références

1. Singer M, et al. The Third International Consensus Definitions for Sepsis and Septic Shock (Sepsis-3). JAMA. 2016;315(8):801–810. doi:10.1001/jama.2016.0287
2. Rhodes A. et al. Surviving Sepsis Campaign: International Guidelines for Management of Sepsis and Septic Shock: 2016. Crit Care Med. 2017;45(3)
3. Duranteau et al. Recommandation sur la réanimation du choc hémorragique. RFE SFAR 2014
4. Plaisance P. Prise en charge des états de choc : démarche pré-hospitalière. SFAR 2001 ; 17-25.
5. ESC Guidelines on the diagnostic and managment of acute pulmonary embolism. Eur Heart J 2014.
6. ESC Guidelines for the managment of acute myocardial infarction in patients presenting with ST-segment elevation. Eur Heart J 2012 ; 33 : 2569-2619.

POINTS CLÉS

1. Le diagnostic de l'état de choc est un diagnostic CLINIQUE s'aidant des paramètres vitaux usuels.
2. C'est un tableau d'insuffisance circulatoire aiguë entraînant une dysfonction d'organe.
3. L'hypotension à elle seule ne suffit pas pour définir un état de choc.
4. Aucun examen para-clinique n'est nécessaire au diagnostic de l'état de choc.
5. Dans le choc cardiogénique, la restauration du débit cardiaque passe le plus souvent par la mise en place d'agent inotropique : Dobutamine.
6. La revascularisation est une urgence dans l'IDM compliqué de choc cardiogénique.
7. La thrombolyse est une urgence dans l'embolie pulmonaire compliquée de choc cardiogénique.
8. Dans le choc septique le remplissage vasculaire par cristalloide doit être le plus précoce possible, comme la mise en place de l'antibiothérapie.
9. L'agent vasopresseur de choix pour maintenir une PAM > 65 mmHg, dans le choc septique, est la Noradrénaline.
10. En cas de Purpura Fulminans : Ceftriaxone 1 g (IVL ou IM) en extrême urgence.
11. En cas de saignement extériorisé, le traitement d'hémostase doit être le premier geste.
12. En cas de choc hémorragique, la tachycardie apparaît avant la chute tensionelle.
13. Le choc anaphylactique nécessite Adrénaline et remplissage vasculaire précoce.
14. Le choc anaphylactique nécessite Adrénaline et remplissage vasculaire précoce.

+++ LE COUP DE POUCE DE L'ENSEIGNANT

1. Le diagnostic de l'état de choc repose avant tout sur des données cliniques.
2. Dès que possible, l'examen clinique du patient doit se prolonger par la réalisation d'une échographie (Extended FAST).
3. L'urgence de cette situation est la correction de l'hypotension artérielle par un remplissage vasculaire initial précoce et massif, en dehors du choc cardiogénique.
4. De la précocité du diagnostic va découler la bonne orientation du patient dans un secteur de réanimation ou de soins intensifs.

PRISE EN CHARGE D'UN ÉTAT DE CHOC

DIAGNOSTIC CLINIQUE

ASSOCIANT **TACHYCARDIE** + **HYPOTENSION** + SIGNES D'**HYPOPERFUSION TISSULAIRE** :
Sueurs, marbrures, TRC > 3 secondes, extrémités froides et cyanosées, trouble de la conscience, polypnée, oligo-anurie.

« L'hypotension à elle seule ne veut pas dire état de choc »

MONITORAGE INITIAL / MISE EN CONDITION

- Scope cardio-tensionnel : PA, SpO_2, FC, FR, T°C, +/- $EtCO_2$
- Mise en place de deux VVP (ou VVC) +/- KT artériel
- Oxygénothérapie pour SpO_2 > 95 % (MHC ou IOT)
- Remplissage Vasculaire

BILAN BIOLOGIQUE INITIAL

Ionogramme sanguin, bilan hépatique
NFS-plaquette bilan de coagulation
gaz du sang, lactate
+/- Groupage/ Rhésus/RAI

Choc Cardiogénique

- Si EP : remplissage vasculaire prudent
- Si OAP : dérivée nitrée + diurétique +/- CPAP
- Si IDM : Angioplastie ou Thrombolyse
- Si Tamponnade : Drainage péricardique

Dans tout les cas si hypotension réfractaire → **Catécholamine** (Dobutamine, +/- Noradrénaline)

Choc septique

- Remplissage vasculaire (NaCl: 30 ml/kg) : objectif PAM > 65 mmHg
- Antibiothérapie double, bactéricide, synergique, probabiliste par voie IV

En cas de Purpura Fulminans :
CEFTRIAXONE 1 g IV (50 mg/kg pour l'enfant)

- Si hypotension persistante → catécholamine (Noradrénaline)

Choc hypovolémique/Hémorragique

- Arrêter le saignement (compression, suture, chirurgie d'hémostase)
- Remplissage vasculaire agressif
- Transfusion de CGR +/- PFC +/- CPA +/- Fibrinogène

« Lutter contre la triade létale : Acidose, hypocalcémie, hypothermie »

Choc anaphylactique

- Libération des voies aériennes supérieures
- Remplissage vasculaire agressif
- Adrénaline 0,01 mg/kg IM (max 0,5 mg) ou 0,05 mg en IV
- Corticoïdes : 1 mg/kg en IV

Chapitre 3.1

Polytraumatisé, traumatisé abdominal, traumatisé thoracique, traumatisé oculaire

Prise en charge immédiate pré-hospitalière et à l'arrivée à l'hôpital, évaluation des complications

Dr Romain Jouffroy*, Pr Benoît Vivien**

*PH, SAMU de Paris, Service d'Anesthésie-Réanimation, Hôpital universitaire Necker Enfants Malades, Université Paris Descartes, Paris

**PU-PH, SAMU de Paris, Service d'Anesthésie Réanimation, Hôpital universitaire Necker Enfants Malades, Université Paris Descartes, Paris

I. POLYTRAUMATISÉ

OBJECTIFS ECN

→ Prise en charge immédiate pré-hospitalière et à l'arrivée à l'hôpital, évaluation des complications chez un polytraumatisé, un traumatisé thoracique, un traumatisé abdominal, un traumatisé oculaire
– Sous-chapitre polytraumatisé.

MOTS CLÉS : Accident de la voie publique, acidose, choc hémorragique, coagulopathie, damage control, hypothermie, immobilisation du rachis, mortalité, noradrénaline, polytraumatisé, remplissage vasculaire, scanner, transfusion, urgence

1. Définition

- La définition classique **d'un polytraumatisé** est celle d'un patient porteur d'une ou plusieurs lésions traumatiques, dont au moins une met en jeu le pronostic vital. En réalité, cette définition a peu d'intérêt dans l'urgence car elle suppose que le bilan lésionnel ait déjà été effectué. En pratique, **on lui préfère la notion de traumatisé grave**, qui est celle d'un patient traumatisé présentant au moins une lésion menaçant le pronostic vital ou fonctionnel, ou bien dont le mécanisme et/ou la violence du traumatisme laissent penser que de telles lésions peuvent exister. **Néanmoins, le terme « polytraumatisé » sera conservé dans la suite de ce texte pour respecter la nomenclature de l'ECN.**

La prise en charge pré- et intra-hospitalière initiale d'un polytraumatisé ne supporte aucun délai et repose sur une démarche diagnostique et thérapeutique extrêmement rigoureuse.

- Si le facteur temps est fondamental dans la prise en charge, c'est surtout la « bonne utilisation » de ce temps thérapeutique qui prime et justifie la médicalisation préhospitalière.
- La prise en charge et l'évaluation de la gravité d'un polytraumatisé doivent être précoces, rapides et de qualité.
- Le pronostic est conditionné par une prise en charge parfaitement codifiée, réalisée par des équipes entraînées et reposant sur des procédures précises.
- La difficulté essentielle lors de l'évaluation initiale d'un polytraumatisé est d'obtenir un bilan lésionnel précis et complet, mais en y consacrant un temps limité afin d'éviter tout retard thérapeutique, délétère en terme de pronostic.

2. Épidémiologie

Le polytraumatisme représente la 1re cause de décès chez les sujets moins de 40 ans, et la 4e cause de décès tous âges confondus. Par ailleurs, à gravité identique, la mortalité du patient traumatisé augmente avec l'âge.

- Près de 50 % des décès surviennent dans les premières minutes suivant l'accident; 30 % des décès surviennent les 6 h suivant l'admission à hôpital et 20 % surviennent ensuite à distance de la phase initiale.

La 1re cause de décès chez le polytraumatisé est le choc hémorragique.

- Le polytraumatisme génère des dépenses de santé importantes, essentiellement des dépenses à long terme, liées à des séquelles anatomiques et fonctionnelles personnelles, familiales et sociales parfois lourdes et prolongées.

3. Évaluation de la gravité

3.1. Scores de gravité

- L'objectif des scores de gravité est de prédire la mortalité sur une population de patients, plutôt que sur des individus en particulier.
- Le score de gravité le plus utilisé et le plus performant en traumatologie est le **Trauma Related Injury Severity Score (TRISS).**

3.2. Triage

- L'objectif du triage en préhospitalier est d'orienter le patient vers la structure la plus adaptée pour le prendre en charge: service d'urgences ou équipe spécialisée.
- En France, le triage est basé sur **les critères de Vittel** qui ont été définis en 2002 (Tableau I).

Tableau I. CRITÈRES DE VITTEL: CRITÈRES DE GRAVITÉ POUR LE TRIAGE DES PATIENTS TRAUMATISÉS

Cinq étapes d'évaluation	Critères de gravité
Variables physiologiques	Score de Glasgow < 13 Pression artérielle systolique < 90 mmHg Saturation pulsée en O2 < 90 %
Éléments de cinétique	Éjection d'un véhicule Autre passager décédé dans le même véhicule Chute > 6 m Victime projetée ou écrasée Appréciation globale (déformation du véhicule, vitesse estimée, absence de casque, absence de ceinture de sécurité) Blast
Lésions anatomiques	Traumatisme pénétrant de la tête, du cou, du thorax, de l'abdomen, du bassin, du bras ou de la cuisse Volet thoracique Brûlure sévère, inhalation de fumées associée Fracas du bassin Suspicion d'atteinte médullaire Amputation au niveau du poignet, de la cheville ou au-dessus Ischémie aiguë de membre

Réanimation préhospitalière	Ventilation assistée Remplissage > 1000 ml de colloïdes Catécholamines Pantalon antichoc gonflé
Terrain	Âge > 65 ans Insuffisance cardiaque ou coronarienne Insuffisance respiratoire Grossesse (deuxième et troisième trimestres) Trouble de la crase sanguine

- La présence d'un seul critère suffit à caractériser la gravité du traumatisme, sauf pour le terrain où il s'agit d'une évaluation cas par cas.
- Des critères de gravité extrême ont également été définis car associés à une mortalité très élevée :
  - Pression artérielle systolique < 65 mmHg : mortalité : 65 %
  - Score de Glasgow = 3 : mortalité : 62 %
  - Saturation pulsée en O2 < 80 % ou imprenable : mortalité : 76 %

3.3. Règles simples

- La gravité des lésions ne s'additionne pas mais se multiplie, en potentialisant leurs conséquences respectives.
- La sous-estimation de la gravité des lésions est un piège autant diagnostique que thérapeutique.
- La méconnaissance de certaines lésions peut avoir des conséquences vitales ou fonctionnelles dramatiques.
- Le temps perdu ne se rattrape jamais.
- Certaines associations lésionnelles peuvent nécessiter des thérapeutiques contradictoires, imposant alors une priorisation des actions, avec des choix stratégiques parfois difficiles.
- L'orientation vers des centres spécialisés « trauma centers » est associée à une augmentation des chances de survie.
- Le rôle de la régulation médicale basée sur une évaluation médicale pré-hospitalière est essentiel pour orienter au mieux ces patients.

4. Physiopathologie du choc hémorragique

- Le temps entre le traumatisme initial et le contrôle du saignement doit être **le plus court possible** pour éviter l'entretien de la coagulopathie.
- Il existe **une hystérésis** de la relation pression artérielle/volémie lorsque le choc hémorragique est important et/ou prolongé.
- Le polytraumatisme est à l'origine **de phénomènes d'ischémie-reperfusion, d'activation de la coagulation et du complément, de translocations bactériennes**..., conduisant en quelques heures à un syndrome de réponse inflammatoire systémique (SIRS), réalisant un tableau hémodynamique « sepsis-like », avec vasodilatation périphérique et altération des fonctions cardiaques systolique et diastolique, et dépression de la réponse au test au synacthène.
- Si le choc hémorragique est de loin la première cause d'un état de choc chez le polytraumatisé, il ne faut pas oublier que d'autres étiologies peuvent également être responsable d'un état de choc, à elles seules ou potentialisant le choc hémorragique : **pneumothorax, tamponnade, et/ou choc vasoplégique par lésion médullaire.**
- **Le risque majeur est l'évolution vers la triade létale ou cercle vicieux du choc hémorragique**, défini par la survenue d'une acidose, d'une hypothermie et d'une coagulopathie (Tableau II).

Tableau II. FACTEURS CONTRIBUANTS À LA COAGULOPATHIE AGGRAVANT LE CHOC HÉMORRAGIQUE CHEZ LE POLYTRAUMATISÉ

- Consommation des plaquettes et des facteurs de coagulation secondaire à l'hémorragie
- Hémodilution liée au remplissage vasculaire
- Hypocalcémie (facteur IV de la coagulation) liée au remplissage
- Transfusion de concentrés érythrocytaires dépourvus de plaquettes et de facteurs de la coagulation
- Acidose aggravant la coagulopathie dans le choc hémorragique post-traumatique
- Hypothermie
- Lésions traumatiques induisant une fibrinolyse majeure (TP < 10 %, fibrinogène < 0,1 g/l)
- Déficits congénitaux ou acquis de l'hémostase (traitement anticoagulant ou anti-agrégant plaquettaire).

5. Prise en charge pré-hospitalière en SMUR

5.1. Évaluation initiale

L'examen clinique initial est succinct et basé sur des paramètres simples et rapidement accessibles.

- **Les informations indispensables devant être immédiatement** obtenues correspondent aux critères de Vittel, permettant d'évaluer la gravité immédiate ou potentielle du traumatisme :
  - **Les paramètres physiologiques** : score de Glasgow (GCS), pression artérielle non invasive, fréquence cardiaque, fréquence respiratoire, saturation pulsée en oxygène (SpO_2), température, glycémie capillaire et taux d'hémoglobine (Hémocue©). Ces paramètres permettent en particulier de qualifier le traumatisme de « grave » (GCS < 13, PAS < 90 mmHg, SpO_2 < 90 %), voire de définir une gravité extrême associée à une mortalité très élevée (GCS = 3 : mortalité = 62 %, PAS < 65 mmHg : mortalité = 65 %, SpO_2 < 80 % ou imprenable : mortalité = 76 %).
  - **Le contexte et les circonstances de survenue du traumatisme** : cinétique, hauteur de chute… Il s'agit d'éléments essentiels à rechercher sur le terrain pour évaluer au mieux la gravité potentielle du traumatisme et orienter le patient vers une structure de soins adaptée.
  - **Les lésions anatomiques d'emblée évidentes et témoignant d'un traumatisme sévère** : traumatisme pénétrant, atteinte médullaire, fracas du bassin, amputation, brûlure étendue…
  - **Le « terrain » du patient** : âge, comorbidités, traitements interagissant avec l'hémostase et l'hémodynamique…
- Parallèlement, il faut immédiatement rechercher des défaillances vitales et/ou lésions nécessitant un traitement immédiat, en particulier sur les plans ventilatoire, hémodynamique et neurologique.

5.2. Mise en condition sur le terrain

Les actions qui sont listées dans la suite de ce paragraphe sont généralement nécessaires et effectuées par l'ensemble des membres de l'équipe SMUR, certaines simultanément, leur ordre étant déterminé par le type et la gravité du traumatisme.

- Mise en place d'un garrot sur les membres et pansements compressifs en cas de lésion hémorragique active.
- Surveillance électrocardioscopique continue : PA, FC, FR, SpO_2.
- Immobilisation en rectitude du rachis entier, par **attelle cervicothoracique ou matelas à dépression**, ainsi qu'une immobilisation des membres traumatisés.

- Mise en place de 2 voies veineuses périphériques de bon calibre (16 à 18G), voire d'un abord intra-osseux en cas d'accès veineux périphérique impossible.
- Pansement protecteur après désinfection des plaies.
- Oxygénothérapie.
- Analgésie.
- Prévention de l'hypothermie, avec en première intention utilisation d'une couverture isothermique.
- Libération et protection des voies aériennes par intubation oro-trachéale après induction en séquence rapide (sauf si arrêt cardiaque) imposée par un score de Glasgow inférieur à 8, une détresse respiratoire aiguë, une analgésie impossible en ventilation spontanée...
- Remplissage vasculaire par cristalloïdes (NaCl 0,9 %) en première intention, voire colloïdes (gélatines hydroxyéthylamidons) en cas de PAS < 90 mmHg.
- Recours à un vasoconstricteur (noradrénaline) pour limiter le remplissage, ceci de manière adaptée selon l'objectif hémodynamique : PAM ≥ 60 mmHg en l'absence de traumatisme crânien grave, PAM ≥ 90 mmHg en cas de traumatisme crânien grave associé.
- Mise en place d'une sonde gastrique avec contre-indication de la voie nasale en cas de traumatisme crânien ou maxillofacial.
- Antibioprophylaxie par amoxycilline-acide clavulanique, hors allergie, en présence d'une fracture ouverte ou d'un traumatisme pénétrant.
- Appel précoce (< 10 mn) à la régulation du SAMU pour transmettre le bilan lésionnel, permettant l'anticipation de la destination hospitalière et l'information de l'équipe hospitalière d'accueil.

5.3. Buts de l'anticipation de l'arrivée à l'hôpital

- Déterminer la structure hospitalière apte à prendre en charge le patient.
- Prévenir l'équipe hospitalière de l'arrivée de ce patient.
- Préparer le matériel nécessaire à une prise en charge rapide et adaptée du patient (transfusion massive, drainage thoracique, transfert direct au bloc opératoire...)
- Prévenir les différents intervenants potentiellement sollicités (chirurgiens, radiologue, centre de transfusion sanguine...).

6. Prise en charge hospitalière

6.1. Principes

- La prise en charge intra-hospitalière d'un patient polytraumatisé constitue idéalement un continuum avec la phase préhospitalière effectuée par l'équipe du SMUR.
- La prise en charge nécessite la mise en œuvre des traitements concomitamment avec le bilan clinique et paraclinique, nécessitant un travail d'équipe avec un médecin « superviseur » (« trauma team leader »), dont le rôle est de recueillir les informations, d'en faire la synthèse rapide et de prendre les décisions thérapeutiques en les priorisant si nécessaire.
- Le langage utilisé doit être simple, court et concis afin de ne pas générer de nuisances sonores inutiles ni d'incompréhension.
- Les informations demandées doivent être simples.

6.2. Bilan lésionnel initial (< 15 minutes)

6.2.1. Bilan clinique

- Examen clinique rapide avec évaluation hémodynamique, respiratoire et neurologique, palpation abdominale et des pouls périphériques, examen osseux du thorax, du rachis, du bassin et des membres. Des lésions peuvent passer inaperçues alors qu'elles nécessitent une prise en charge spécifique comme les lésions oculaires (figure 1).
- Vérification des gestes effectués en préhospitalier : intubation, paramètres ventilatoires, voies veineuses, immobilisation du rachis, pansements ...
- Vérification de l'identité du patient et admission administrative.

6.2.2. Bilan biologique

- Une évaluation immédiate du taux d'hémoglobine doit être effectuée (HémoCue©), car le taux d'hémoglobine à l'admission est un reflet de la gravité du choc hémorragique.
- Groupe ABO, Rhésus et RAI.
- Numération formule sanguine, plaquettes.
- Gaz du sang, lactates.
- TP, TCA, fibrinogène.
- Ionogramme sanguin, calcémie, TGO, TGP, LDH, CPK, troponine, amylase.
- Dosage éventuel de toxiques sanguins et alcoolémie.

6.2.3. Imagerie

Trois examens essentiels doivent être obtenus sans délai, sur le brancard et sans mobiliser le traumatisé :

- **Radiographie du thorax de face,** à la recherche d'un épanchement liquidien et/ou aérique, nécessitant un drainage thoracique ; cette radiographie de thorax permet également de déceler des lésions pulmonaires (contusion...), voire un élargissement médiastinal (signe d'une rupture isthmique), et sera complétée par un scanner.
- **Radiographie du bassin de face** à recherche d'une fracture pelvienne, d'une part contre indiquant le sondage vésical par voie naturelle chez l'homme, et d'autre part pouvant permettre de poser l'indication d'une artériographie ± embolisation chez un patient hémodynamiquement instable.
- **Échographie de type FAST,** à la recherche d'un épanchement abdominal, voire pleural.

6.3. Mise en condition intra-hospitalière (< 30 minutes)

- L'objectif de la mise en condition intra-hospitalière est de vérifier et si nécessaire compléter celle effectuée en préhospitalier.
- Monitorage non invasif : électrocardioscope, SpO_2, pression artérielle non invasive initialement, mesure téléexpiratoire du CO_2 ($EtCO_2$) chez le patient intubé-ventilé.
- Vérification des voies veineuses et mise en place d'une ou plusieurs voies d'abord supplémentaires de gros calibre (14G ou 16G).
- Mise en place d'une voie veineuse centrale multivoies et d'un cathéter artériel par voie fémorale (facile d'accès et faible taux de complications) pour la mesure fiable et continue de la pression artérielle invasive et la réalisation des prélèvements biologiques nécessaires.
- Oxygénothérapie, le cas échéant vérification de l'intubation trachéale et des réglages du ventilateur.
- Analgésie et sédation.
- Mise en place d'une sonde gastrique avec contre-indication de la voie nasale en cas de traumatisme crânien ou maxillofacial.
- Mise en place d'une sonde urinaire par voie naturelle en l'absence de fracture du bassin.

- Vérification du statut vaccinal vis-à-vis du tétanos, administration si nécessaire d'une sérothérapie et/ou d'une vaccination antitétanique.
- Nettoyage et pansement des plaies et excoriations cutanées: toute plaie hémorragique en particulier du cuir chevelu doit être suturée ou agrafée pour limiter les pertes sanguines.
- Occlusion des yeux chez le patient inconscient après vérification de l'absence de lentilles de contact.
- Antibioprophylaxie par amoxycilline-acide clavulanique, hors allergie, en présence d'une fracture ouverte ou d'un traumatisme pénétrant.
- Réalisation d'un ECG à la recherche de trouble du rythme, de conduction et/ou de repolarisation (contusion myocardique).

6.4. Bilan lésionnel complet

- Le bilan lésionnel complet de tout patient polytraumatisé doit comporter **un scanner corps entier:**
  - Scanner crânio-cérébral et du massif facial sans injection de produit de contraste en premier (une prise de contraste méningée pouvant être prise à tort pour une hémorragie méningée)
  - Ensuite scanner cervico-thoraco-abdomino-pelvien avec injection de produit de contraste, permettant de réaliser un angioscanner par reconstruction.
- **Une angiographie** peut être indiquée d'une part dans le cadre d'un traumatisme pelvien afin d'effectuer une embolisation vasculaire, et d'autre part dans le cas de traumatisme de l'aorte (rupture isthmique) afin de mettre en place une endoprothèse aortique.
- **Une fibroscopie bronchique** peut être indiquée à visée diagnostique et/ou thérapeutique en présence d'un traumatisme thoracique (contusion pulmonaire, rupture trachéobronchique, fibroaspiration de sécrétions et caillots).
- La conduite à tenir en cas de traumatisme oculaire est résumée sur la figure 1.

Figure 1. Traumatisme de l'œil

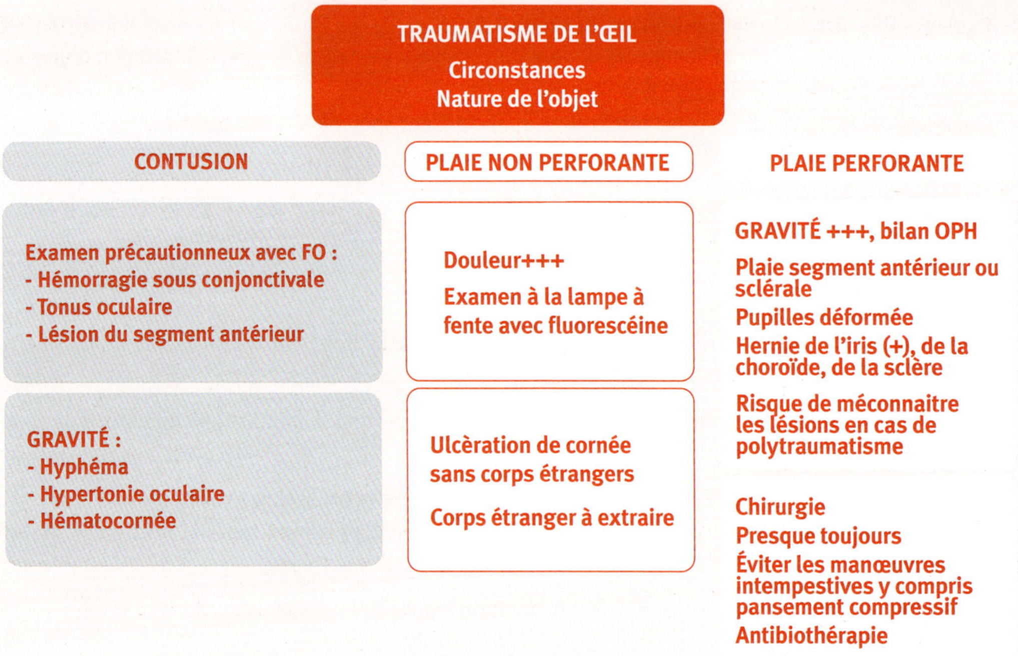

7. Traitements

7.1. Sédation et analgésie

- Les patients traumatisés graves doivent être considérés comme ayant un « estomac plein », avec risque d'inhalation du liquide gastrique, nécessitant une intubation trachéale après induction en séquence rapide (ISR) et stabilisation manuelle en ligne systématique du rachis cervical en raison du contexte traumatique.
- L'étomidate et la kétamine sont les hypnotiques recommandés car ils présentent de faibles effets dépresseurs hémodynamiques, ce qui est essentiel chez le patient traumatisé souvent en état de choc hémorragique.
- La succinylcholine est le curare de référence pour l'ISR en raison de son délai d'action court (~ 1 mn) et de sa durée d'action brève (7-10 mn), autorisant une reprise de la ventilation spontanée en cas de difficulté d'intubation.
- La sédation d'entretien est classiquement effectuée à l'aide d'une association midazolam-sufentanil.

7.2. Remplissage vasculaire et vasopresseurs

- La priorité thérapeutique est la restauration d'une pression de perfusion tissulaire correcte par augmentation du retour veineux et restauration de la pression artérielle.
- Les cristalloïdes sont recommandés en 1re intention. En cas d'hypotension artérielle initiale (PAS < 90 mmHg), il est possible de recourir d'emblée à des colloïdes dont l'effet expanseur volémique est plus important que celui des cristalloïdes.
- En cas d'hypotension artérielle persistante malgré 1 000 ml de remplissage, il est nécessaire de recourir à un vasoconstricteur, préférentiellement la noradrénaline. L'adrénaline peut être indiquée d'emblée ou en deuxième intention en cas de dysfonction cardiaque associée, de contusion ventriculaire droite ou pulmonaire sévère.

7.3. Objectif de pression artérielle

- L'objectif hémodynamique en l'absence de traumatisme crânien est une PAM ≥ 60 mmHg.
- Chez le patient traumatisé crânien grave (GCS < 8), l'objectif est une PAM ≥ 90 mmHg, ce qui correspond à une PAS ≥ 120 mmHg.

7.4. Produits sanguins labiles et adjuvants de l'hémostase

- **Culots globulaires (CG) :** le seuil transfusionnel est compris entre 7 et 10 g/dl lors du choc hémorragique traumatique (mais une anticipation est essentielle selon la dynamique du saignement) et de 10 g/dl en cas de traumatisme crânien associé.
- **Plasmas frais congelés (PFC) :** la transfusion doit être effectuée selon un ratio PFC/CG entre 1/1 et 1/2.
- **Plaquettes :** le seuil habituellement considéré est de 50 G/l, voire 100 G/l en cas de traumatisme crânien associé.
- **Fibrinogène :** l'administration de 50 mg/kg de fibrinogène est indiquée en cas de saignement majeur associé à un taux de fibrinogène inférieur à 1,5 ou 2 g/l.
- **Calcium :** l'objectif est un taux de calcium ionisé ≥ 0,9 mmol/l en cas de choc hémorragique.
- **Facteur VII activé recombinant :** le FVIIr est un traitement de seconde intention indiqué en cas de traumatisme fermé, après échec du traitement conventionnel (chirurgie, radiologie interventionnelle), optimisation de la coagulation (hématocrite > 24 %, plaquettes > 50 G/l, fibrinogène > 1,5 à 2 g/l) et correction d'une acidose sévère, d'une hypothermie profonde et d'une hypocalcémie.

- **Traitement antifibrinolytique**: l'administration d'un antifibrinolytique (acide tranexamique) est recommandée dans les 3 heures suivant le traumatisme (1 g IVL en 10 min. puis 1 g/8 h IVSE), au mieux débutée en pré-hospitalier ; ce traitement ne doit pas attendre la documentation biologique ou sur un thromboélastogramme d'une authentique fibrinolyse.

7.5. Chirurgie et concept de « damage control »

- Le principe de la chirurgie de « damage control » est de ne pas viser un rétablissement anatomique immédiat mais un rétablissement fonctionnel physiologique (hémodynamique) par une intervention la plus rapide possible (laparotomie écourtée) comportant des techniques rudimentaires mais efficaces (packing), associées à une prise en charge incomplète des lésions mais ne posant pas de problème immédiat d'hémostase.

Les 4 règles du « damage control » sont les suivantes :

- Priorité absolue à l'hémostase interventionnelle,
- Réanimation pour corriger les altérations hémodynamiques et l'hémostase,
- Objectif chirurgical limité dans un premier temps (laparotomie écourtée, mise en traction orthopédique simple, utilisation de fixateurs externes) avec renoncement au traitement chirurgical complet et idéal immédiat, puis reprise chirurgicale à distance, une fois l'hémorragie et ses conséquences contrôlées,
- Contre-indication à la phase initiale chez un patient instable de toute intervention dont le but n'est pas l'hémostase.

▸ Références

1. Jouffroy R, Langeron O, Riou B, Vivien B. Prise en charge hospitalière du traumatisé grave au cours des vingt-quatre premières heures – EMC 36-725-C-50. 2014.

2. B. Riou B, Vivien B, Langeron O. Choc hémorragique traumatique. Congrès national d'anesthésie et de réanimation. Conférences Médecins. Les Essentiels 2005, p. 457-474. 2005 Elsevier SAS, et SFAR.

3. Riou B, Vivien B, Langeron O. Quelles priorités dans la prise en charge initiale du polytraumatisé ? Congrès national d'anesthésie et de réanimation. Médecins. Conférences d'actualisation 2006, p. 217-227. 2006 Elsevier Masson SAS, SFAR.

POINTS CLÉS

1. L'évaluation de la gravité initiale repose sur l'analyse de 5 éléments : les variables physiologiques (pression artérielle, SpO2, score de Glasgow), la violence du traumatisme, les lésions traumatiques cliniquement décelables, la réanimation entreprise, les antécédents du patient.

2. Tout traumatisé grave est suspect de lésion rachidienne nécessitant l'immobilisation systématique du rachis en rectitude.

3. La priorité est la correction des détresses respiratoires et circulatoires.

4. Au cours du bilan biologique, le taux d'hémoglobine doit être mesuré sans délai (HémoCue®), les examens les plus urgents sont l'hémostase, les gaz du sang, et la détermination du groupe sanguin.

5. Le bilan lésionnel initial comprend une radiographie de thorax, une radiographie du bassin et une échographie selon la technique FAST.

6. Le bilan lésionnel complet nécessite un scanner corps entier (« body TDM ») sans puis avec injection de produit de contraste.

7. Une réévaluation clinique complète est nécessaire dans les 24 premières heures.

8. La prise en charge d'un traumatisé grave nécessite une équipe multidisciplinaire médicale et paramédicale entraînée et un plateau technique complet.

+++ LE COUP DE POUCE DE L'ENSEIGNANT

1. La prise en charge du polytraumatisme est une urgence multidisciplinaire nécessitant des équipes pré- et intra-hospitalières entraînées.
2. La rapidité de la prise en charge influence directement le pronostic.
3. L'évaluation pré-hospitalière conditionne l'orientation du patient.
4. Tout polytraumatisé est un traumatisé du rachis jusqu'à preuve radiologique du contraire, imposant l'immobilisation systématique en rectitude du rachis dans sa totalité.
5. La prise en charge initiale vise à maintenir l'hémodynamique et l'oxygénation.
6. L'objectif hémodynamique est une PAM ≥ 60 mmHg en l'absence de traumatisme crânien, ou une PAM ≥ 90 mmHg (PAS ≥ 120 mmHg) en présence d'un traumatisme crânien.
7. Le maintien de l'hémodynamique repose initialement sur le remplissage vasculaire, puis au-delà de 1000 cc de remplissage sur l'administration d'un vasoconstricteur type noradrénaline.
8. L'intubation trachéale et la ventilation mécanique sont impératives en cas de score de Glasgow inférieur à 8.
9. Le traitement du choc hémorragique repose sur la transfusion de produits sanguins labiles et le traitement étiologique par la chirurgie ou la radiographie interventionnelle.
10. La chirurgie initiale repose sur le concept du « damage control ».
11. L'hypothermie, l'acidose, l'hypocalcémie et la coagulopathie doivent être combattues précocement.

II. TRAUMATISMES THORACIQUES

OBJECTIFS ECN

→ Prise en charge immédiate préhospitalière et à l'arrivée à l'hôpital, évaluation des complications chez un polytraumatisé, un traumatisé thoracique, un traumatisé abdominal,
– Sous-chapitre traumatisé thoracique.

MOTS-CLÉS : Chirurgie d'hémostase, choc hémorragique, contusion pulmonaire, douleur, drainage thoracique, hémothorax, oxygénation, pneumothorax, polytraumatisme, rupture aortique, scanner thoracique, tamponnade

1. Définition – Épidémiologie

- Un traumatisme proche des limites du thorax, qu'il soit direct ou indirect, peut engendrer des lésions thoraciques.
- Les principales causes de traumatisme thoracique, ouvert ou fermé, sont les accidents de la voie publique et les chutes de grande hauteur.
- 1/3 des patients traumatisés admis à l'hôpital présentent un traumatisme thoracique.
- 50 % des patients décédés après un accident de la voie publique avaient un traumatisme thoracique, et dans 25 % des cas la cause du décès est représentée par le traumatisme thoracique.

- L'atteinte thoracique directe est à l'origine de traumatismes fermés et/ou ouverts par choc, écrasement et/ou perforation.
- L'atteinte thoracique indirecte, par décélération, entraîne des lésions du contenu intrathoracique à type de contusion des organes pleins (cœur et parenchyme pulmonaire) et à type de rupture pour des organes creux (trachée, bronches, gros vaisseaux et œsophage).
- Les traumatismes pénétrants requièrent en général un acte chirurgical d'emblée.
- Le retentissement vital immédiat des lésions thoraciques ouvertes ou fermées se fait essentiellement sur l'hématose et l'hémodynamique.
- Il n'est pas rare qu'une ou des lésion(s) thoracique(s) soi(ent) à elle(s) seule(s) responsable(s) d'un polytraumatisme, la stratégie de prise en charge étant alors avant tout celle d'un patient polytraumatisé.

2. Aspects physiopathologiques

- L'épanchement pleural, liquidien et/ou aérien, sépare le poumon de la plèvre et de la paroi thoracique, entraînant un collapsus alvéolaire avec atélectasie plus ou moins complète par réduction de la compliance du système thoracopulmonaire et de l'ampliation thoracique.
- En cas d'épanchement pleural liquidien et/ou aérique uni ou bilatéral de grande abondance, il se produit une augmentation de la pression intrathoracique s'opposant au retour veineux systémique, générant une baisse de la précharge ventriculaire droite et *in fine* une chute du débit cardiaque et de la pression artérielle, voire un état de choc.
- L'atélectasie aggrave l'hypoxémie par « effet shunt ».

3. Prise en charge pré-hospitalière en SMUR

- Toute altération de l'hématose chez un traumatisé doit faire suspecter un traumatisme thoracique fermé.
- Le diagnostic de traumatisme thoracique est facilement posé alors que le diagnostic étiologique est, sauf cas évident, quant à lui moins facile.
- L'intérêt de la médicalisation pré-hospitalière est clairement reconnu pour les patients présentant un traumatisme thoracique.
- Les indications de la ventilation mécanique sont résumées dans le Tableau I.

Tableau I. CRITÈRES DE VENTILATION MÉCANIQUE APRÈS TRAUMATISME THORACIQUE (D'APRÈS BARONE)
• Fréquence ventilatoire > 25 cycles/min
• Hypotension artérielle systolique < 100 mmHg
• Hypoxémie < 60 mmHg
• Hypercapnie > 45 mmHg
• Acidose avec pH < 7,20
• Lésions associées abdominales et/ou neurologiques

- En cas d'épanchement pleural liquidien et/ou aérique, le drainage est recommandé en cas de détresse respiratoire et/ou circulatoire due à l'épanchement compressif. L'antalgie précoce est nécessaire pour préserver l'ampliation thoracique, la ventilation spontanée et l'oxygénation.
- Sur le plan hémodynamique, les recommandations préconisent une PAM ≥ 60 mmHg chez le patient traumatisé thoracique en choc hémorragique, sauf en présence d'un traumatisme crânien associé pour lequel l'objectif sera le maintien d'une PAM ≥ 90 mmHg (PAS ≥ 120 mmHg).

- Le patient traumatisé thoracique doit être orienté vers un centre habilité à prendre en charge des polytraumatisés disposant idéalement d'un service de chirurgie thoracique.
- L'orientation vers des centres spécialisés de type « trauma centers » est associée à une augmentation des chances de survie.
- Le rôle de la régulation médicale basée sur une évaluation médicale pré-hospitalière est essentiel pour orienter au mieux ces patients.

4. Prise en charge hospitalière

4.1. Principes

- La prise en charge intra-hospitalière représente un *continuum* avec celle effectuée en pré-hospitalier par l'équipe du SMUR.
- La prise en charge nécessite la mise en œuvre des traitements concomitamment avec le bilan clinique et paraclinique, nécessitant un travail d'équipe avec un médecin « superviseur » dont le rôle est de recueillir les informations, d'en faire la synthèse rapide et de prendre des décisions thérapeutiques.
- Le langage utilisé doit être simple, court et concis afin de ne pas générer de nuisances sonores inutiles ni d'incompréhension.
- Les informations demandées doivent être simples.

4.2. Bilan lésionnel clinique

- L'objectif initial chez un traumatisé thoracique est d'éliminer une tamponnade cardiaque ou un pneumothorax suffocant pouvant requérir un geste salvateur immédiat, qui est respectivement représenté par une ponction péricardique et une exsufflation pleurale.
- L'examen clinique au niveau thoracique recherche une atteinte pariétale évidente (déformation, volet costal) et un emphysème sous-cutané signe d'une lésion pleuro-pulmonaire.

4.3. Biologie

- Une évaluation immédiate du taux d'hémoglobine doit être effectuée (HémoCue©), car le taux d'hémoglobine à l'admission est un reflet de la gravité du choc hémorragique.
- Groupe ABO, Rhésus et RAI.
- Numération formule sanguine, plaquettes.
- Gaz du sang (essentiels chez le traumatisé thoracique), lactates.
- TP, TCA, fibrinogène.
- Ionogramme sanguin, calcémie, TGO, TGP, LDH, CPK, troponine, amylase.
- Dosages éventuels de toxiques sanguins et alcoolémie.

4.4. Imagerie

- Une radiographie du thorax de face sur le brancard doit être obtenue dès l'admission du patient, à la recherche d'un épanchement liquidien et/ou aérique, permettant de poser l'indication d'un drainage thoracique; cette radiographie de thorax permet également de déceler des lésions pulmonaires (contusion...), voire un élargissement médiastinal (signe d'une rupture isthmique) (Tableau II).

Tableau II. ANALYSE DE LA RADIOGRAPHIE THORACIQUE INITIALE APRÈS UN TRAUMATISME THORACIQUE (d'après Riou)
1. Analyse de la plèvre
– Pneumothorax ? – Hémothorax ? – Épanchement compressif (déviation médiastinale, hyperinflation d'un hémithorax, abaissement d'une coupole diaphragmatique) ? – Signes en faveur d'un pneumothorax antérieur limité (hyperclarté basale, visualisation de la partie antérieure du diaphragme, visualisation inhabituelle de l'apex cardiaque) ?
2. Signes de rupture aortique ?
3. Signes de rupture diaphragmatique
surélévation d'une coupole, image gazeuse anormale intra-thoracique, déviation médiastinale, position intra-thoracique de la sonde gastrique ?
4. Signes de rupture trachéo-bronchique ?
5. Fractures ?
côtes, sternum, rachis, clavicule, omoplate

- Un scanner thoracique injecté doit être réalisé dans un deuxième temps (dans le cadre d'un scanner corps entier chez un patient polytraumatisé, avec dans ce cas, réalisation première du scanner cérébral sans injection), afin de diagnostiquer un pneumothorax, un hémothorax, une contusion pulmonaire et le cas échéant d'autres lésions extra-pulmonaires (rupture isthmique, fracture du rachis…).

4.5. Mise en condition intra-hospitalière

- L'objectif de la mise en condition intra-hospitalière est de vérifier, et si nécessaire compléter, celle effectuée en pré-hospitalier.
- Monitorage non invasif : électrocardioscope, SpO_2, pression artérielle non invasive initialement, mesure téléexpiratoire du CO_2 ($EtCO_2$) chez le patient intubé-ventilé.
- Vérification des voies veineuses et mise en place d'une ou plusieurs voies d'abord supplémentaires de gros calibre (14G ou 16G).
- Mise en place d'une voie veineuse centrale multivoies et d'un cathéter artériel par voie fémorale (facile d'accès et faible taux de complications) pour la mesure fiable et continue de la pression artérielle invasive et la réalisation des prélèvements biologiques nécessaires.
- Oxygénothérapie, le cas échéant vérification de l'intubation trachéale et des réglages du ventilateur.
- Sonde gastrique avec contre-indication de la voie nasale en cas de traumatisme crânien ou maxillofacial.
- Sonde urinaire par voie naturelle en l'absence de fracture du bassin.
- Vérification du statut vaccinal vis-à-vis du tétanos, voire administration d'une sérothérapie et/ou d'une vaccination antitétanique.
- Nettoyage et pansement des plaies et excoriations cutanées : toute plaie hémorragique, en particulier du cuir chevelu, doit être suturée ou agrafée pour limiter les pertes sanguines.
- Occlusion des yeux chez le patient inconscient après vérification de l'absence de lentilles de contact.
- Antibioprophylaxie par amoxycilline-acide clavulanique, hors allergie, en présence d'une fracture ouverte ou d'un traumatisme pénétrant.
- Réalisation d'un ECG à la recherche de trouble du rythme, de conduction et/ou de repolarisation (contusion myocardique).

5. Stratégie diagnostique

La stratégie diagnostique initiale est fondée sur l'état hémodynamique du patient à son admission en service de déchocage :

- **Patient stable (Groupe I) :** exploration complète impérative avant la décision chirurgicale.
- **Patient instable (Groupe II) :** patient répondant à la réanimation initiale mais ne maintenant pas sa PAS au-dessus de 100 mmHg : minimum d'investigations, radiographie thoracique et échocardiographie avant de prendre une décision chirurgicale.
- **Patient moribond (Groupe III) :** patient en arrêt cardiaque, ou arrêt cardiaque iminent, ou avec une PAS < 60 mmHg : pas de place pour les investigations complémentaires, mais thoracotomie rapide au bloc opératoire.

- Il faut penser aux ruptures trachéobronchiques siégeant souvent au niveau de la partie distale de la trachée ou au niveau de la bronche souche droite en cas de pneumomédiastin ou d'emphysème sous-cutané sus-sternal ou cervical. Le diagnostic est effectué par la fibroscopie bronchique et œso-gastro-duodénale (vérification de l'intégrité de l'œsophage).
- Il faut évoquer une rupture diaphragmatique, plus fréquente à gauche, devant une issue intrathoracique des viscères abdominaux lors d'un geste chirurgical abdominal ou thoracique.

6. Stratégie thérapeutique

- Les traumatismes pénétrants graves du thorax nécessitent un transport pré-hospitalier rapide vers une structure chirurgicale cardiothoracique.
- Les principes généraux de la réanimation sont identiques à ceux du patient polytraumatisé.
- Une exsufflation immédiate est nécessaire avant drainage d'un pneumothorax compressif.
- Une chirurgie d'hémostase est indiquée en présence d'un hémothorax si le drainage est d'emblée important (> 1,5 L) ou s'il persiste un drainage actif (> 200 mL/h) après l'évacuation initiale de l'hémothorax.
- Une exclusion pulmonaire peut être indiquée en cas d'hémoptysie massive (complication redoutable, grevée d'une mortalité importante).

▸ Références

1. Mavroudis C, Roon AJ, Baker CC, Thomas AN. Management of acute cervicothoracic vascular injuries. J Thorac Cardiovasc Surg 1980;80(3):342-9.
2. Barone JE, Pizzi WF, Nealon TF, J.-R., Richman H. Indications for intubation in blunt chest trauma. J Trauma 1986;26(4):334-8.
3. Riou B, Goarin JP, Saada M. Assessment of severe blunt thoracic trauma. Yearbook of Intensive Care and Emergency Medicine 1993, pp 611-618.

POINTS CLÉS

1. Les traumatismes thoraciques sont fréquents, potentiellement graves, présents chez 50 % des polytraumatisés décédés, et responsables à eux seuls du décès chez 25 % des polytraumatisés.
2. La réalisation du bilan lésionnel est indissociable de la poursuite de la réanimation.
3. La radiographie thoracique initiale permet de décider si un drainage thoracique en urgence est nécessaire.
4. Un pneumothorax compressif doit être identifié et requiert un geste salvateur de décompression immédiat.
5. Il existe 6 causes principales de pneumothorax : lacération pulmonaire, rupture de bulle préexistante, fracture de côte(s) embrochant le poumon, rupture trachéo-bronchique, plaie pénétrante, plaie iatrogène.
6. Il existe 5 causes principales d'hémothorax : lésions pariétales, lacération pulmonaire, lésion médiastinale, hémopéritoine avec rupture diaphragmatique, plaie vasculaire iatrogène.
7. L'angioscanner est l'examen essentiel du bilan lésionnel d'un traumatisme grave du thorax.
8. L'échographie permet d'évaluer la volémie et la fonction cardiaque, et de diagnostiquer les hémopéricardes, les rares lésions cardiaques chirurgicales, ainsi que les ruptures de l'aorte.
9. Tout traumatisme pénétrant dont l'un des orifices est situé entre les lignes médio-claviculaires est une plaie du cœur jusqu'à preuve du contraire.

+++ LE COUP DE POUCE DE L'ENSEIGNANT

1. La radiographie thoracique initiale permet de décider si un drainage thoracique en urgence est nécessaire.
2. Un pneumothorax compressif requiert un geste de décompression immédiat.
3. Les gaz du sang sont fondamentaux pour apprécier l'oxygéno-dépendance.
4. La lutte contre l'hypoxémie est essentielle.
5. L'angioscanner thoracique est l'examen clé du bilan lésionnel d'un traumatisme grave du thorax.
6. Tout traumatisme pénétrant dont l'un des orifices est situé entre les lignes médio-claviculaires est une plaie du cœur jusqu'à preuve du contraire.

III. TRAUMATISMES ABDOMINAUX

1. Définition - Épidémiologie
2. Prise en charge pré-hospitalière en SMUR
3. Prise en charge hospitalière
4. Stratégie diagnostique
5. Démarche thérapeutique

OBJECTIFS ECN

➔ Prise en charge immédiate pré-hospitalière et à l'arrivée à l'hôpital, évaluation des complications chez un polytraumatisé,
un traumatisé thoracique, un traumatisé abdominal
– Sous-chapitre traumatisé abdominal.

MOTS-CLÉS : Chirurgie, choc, damage control, hémorragie, laparotomie, mortalité, noradrénaline, polytraumatisme, transfusion, traitement conservateur, traumatisme fermé, traumatisme pénétrant

1. Définition — Épidémiologie

- Les traumatismes abdominaux représentent 15 à 20 % des lésions observées en traumatologie, avec une mortalité de l'ordre de 20 %, du fait de la gravité des lésions abdominales et des associations lésionnelles souvent fréquentes dans le cadre d'un polytraumatisme.
- La 1re cause en fréquence des traumatismes abdominaux est représentée par les accidents de la circulation (75 à 90 %), puis viennent les chutes de grande hauteur.
- Il s'agit majoritairement de traumatismes fermés : contusion pour les organes pleins (rate, foie, reins, pancréas), perforations d'organes creux (duodénum, grêle, colon), déchirures mésentériques et déchirures diaphragmatiques.
- La gravité initiale d'un traumatisme abdominal fermé repose essentiellement sur le risque de détresse circulatoire et de choc hémorragique.
- Le principal risque est l'hémorragie en rapport avec une lésion d'un organe plein, foie ou rate (2/3 des cas) ou une rupture vasculaire.
- L'hémorragie est le plus souvent intrapéritonéale, mais dans 20 % des cas elle est rétropéritonéale.
- Les traumatismes spléniques, hépatiques et mésentériques représentent plus de 80 % des causes d'hémopéritoine.
- La principale cause des hématomes rétropéritonéaux est représentée par les traumatismes du bassin.

2. Prise en charge pré-hospitalière en SMUR

- Dans le cas d'un monotraumatisme fermé à localisation abdominale, le diagnostic clinique est généralement aisé : douleur, contracture ou défense abdominale, hématome.
- Dans le cas d'un polytraumatisme, le diagnostic clinique est rendu plus difficile en raison des lésions associées souvent au premier plan.
- Une échographie FAST peut éventuellement être réalisée en pré-hospitalier par le médecin du SMUR, facilitant l'orientation hospitalière du patient en cas d'épanchement abdominal retrouvé lors de cet examen. Mais la négativité de cet examen réalisé trop précocement ne doit pas conduire à une sous-évaluation de la gravité du patient et consécutivement à une mauvaise orientation hospitalière (« sous-triage »).
- Sur le plan hémodynamique, les recommandations préconisent une PAM ≥ 60 mmHg chez le patient traumatisé en choc hémorragique, sauf en présence d'un traumatisme crânien grave (GCS < 8) associé pour lequel l'objectif sera le maintien d'une PAM ≥ 90 mmHg (PAS ≥ 120 mmHg).
- Le patient traumatisé abdominal doit être orienté vers un centre habilité à prendre en charge des patients traumatisés H24.
- L'orientation vers des centres spécialisés de type « trauma centers » est associée à une augmentation des chances de survie.
- Le rôle de la régulation médicale basée sur une évaluation médicale pré-hospitalière est essentiel pour orienter au mieux ces patients.

3. Prise en charge hospitalière

3.1. Principes

- La prise en charge intra-hospitalière représente un continuum avec celle effectuée en pré-hospitalier par l'équipe du SMUR.
- La prise en charge nécessite la mise en œuvre des traitements concomitamment avec le bilan clinique et paraclinique, nécessitant un travail d'équipe avec un médecin « superviseur » dont le rôle est de recueillir les informations, d'en faire la synthèse rapide et de prendre des décisions thérapeutiques.

- Le langage utilisé doit être simple, court et concis afin de ne pas générer de nuisances sonores inutiles ni d'incompréhension.
- Les informations demandées doivent être simples.

3.2. Bilan lésionnel clinique

- L'examen clinique initial chez un traumatisé abdominal consiste en une évaluation hémodynamique, une palpation abdominale et des pouls périphériques, une auscultation thoracique et un examen osseux du thorax, du rachis et des membres.
- L'objectif est d'éliminer hémorragie abdominale par la recherche d'une défense ou d'une contracture pouvant indiquer un traitement chirurgical immédiat.

3.3. Biologie

- Une évaluation immédiate du taux d'hémoglobine doit être effectuée (HémoCue©), car le taux d'hémoglobine à l'admission est un reflet de la gravité du choc hémorragique.
- Groupe ABO, Rhésus et RAI.
- Numération formule sanguine, plaquettes.
- Gaz du sang, lactates.
- TP, TCA, fibrinogène.
- Ionogramme sanguin, calcémie, TGO, TGP, LDH, CPK, troponine, amylase.
- Dosage éventuel de toxiques sanguins et alcoolémie.

3.4. Imagerie

- Dès l'admission du patient, une échographie abdominale de type FAST doit être effectuée à la recherche d'un épanchement, dont le volume estimé peut permettre de poser d'emblée l'indication d'une laparotomie exploratrice au bloc opératoire.
- Une radiographie du bassin de face sur le brancard sans déplacer le traumatisé doit être effectuée à la recherche d'une fracture du bassin, dont la complication essentielle est un choc hémorragique par hématome rétropéritonéal.
- Une radiographie du thorax de face doit également être réalisée dès l'admission du patient au déchocage, à la recherche d'un épanchement liquidien et/ou aérique et/ou d'un élargissement du médiastin associé.
- Un scanner abdomino-pelvien injecté doit être réalisé dans un deuxième temps, complété par un scanner corps entier dans le cas d'un polytraumatisé, afin de diagnostiquer plus précisément un hémopéritoine, un hématome rétropéritonéal, ainsi que les lésions des organes pleins et creux abdomino-pelviens et les lésions osseuses (rachis, bassin, dernières côtes).

3.5. Mise en condition intra-hospitalière

- L'objectif de la mise en condition intra-hospitalière est de vérifier et si nécessaire compléter celle effectuée en préhospitalier.
- Monitorage non invasif : électrocardioscope, SpO_2, pression artérielle non invasive initialement, mesure télé-expiratoire du CO_2 ($EtCO_2$) chez le patient intubé-ventilé.
- Vérification des voies veineuses et mise en place d'une ou plusieurs voies d'abord supplémentaires de gros calibre (14G ou 16G).
- Mise en place d'une voie veineuse centrale multivoies et d'un cathéter artériel par voie fémorale (facile d'accès et faible taux de complications) pour la mesure fiable et continue de la pression artérielle invasive et la réalisation des prélèvements biologiques nécessaires.
- Oxygénothérapie, le cas échéant vérification de l'intubation trachéale et des réglages du ventilateur.

- Sonde gastrique avec contre-indication de la voie nasale si traumatisme crânien ou maxillofacial associé.
- Sonde urinaire par voie naturelle en l'absence de fracture du bassin. Dans le cas contraire, il peut être posé l'indication de mise en place d'un cathéter sus-pubien.
- Vérification du statut vaccinal vis-à-vis du tétanos, voire administration d'une sérothérapie et/ou d'une vaccination antitétanique.
- Nettoyage et pansement des plaies et excoriations cutanées : toute plaie hémorragique du cuir chevelu doit être suturée ou agraffée pour limiter les pertes sanguines.
- Occlusion des yeux chez le patient inconscient après vérification de l'absence de lentilles de contact.
- Antibioprophylaxie par amoxycilline-acide clavulanique, hors allergie, en présence d'une fracture ouverte ou d'un traumatisme pénétrant.
- Réalisation d'un ECG à la recherche de trouble du rythme, de conduction et/ou de repolarisation (contusion myocardique).

4. Stratégie diagnostique

- Le bilan initial d'imagerie (radiographie du thorax, radiographie du bassin et échographie abdominale de type FAST) d'un traumatisé grave vise à déterminer si une intervention ou un acte thérapeutique urgent est immédiatement nécessaire.
- L'échographie abdominale recherche un épanchement intrapéritonéal et quantifie qualitativement son importance. C'est sur son résultat que la décision de laparotomie immédiate doit être prise.
- Le scanner corps entier occupe une place essentielle dans le bilan lésionnel secondaire, en permettant de compléter les données de l'échographie FAST sur les organes pleins, diagnostiquer les hématomes rétropéritonéaux et visualiser les saignements actifs (Tableau I).
- Le principal intérêt de la cœlioscopie exploratrice est diagnostique, en permettant d'éviter une laparotomie blanche dans 2/3 des cas.

5. Démarche thérapeutique

5.1. Critères formels de laparotomie en urgence

- Choc hypovolémique non contrôlable (saignement actif).
- Autres lésions intra ou extra-abdominale(s) engageant le pronostic vital.
- Péritonite évidente.
- Hémorragie extériorisée.
- Plaie par arme blanche restée in situ (qui ne pourra être enlevée qu'au bloc opératoire).
- Plaie par arme à feu avec pénétration intra-abdominale évidente.
- Éviscération.

5.2. Critères d'abstention chirurgicale

- Stabilité hémodynamique : PAS > 90 mmHg, FC < 110/min spontanément ou après remplissage vasculaire de 2000 ml maximum.
- Transfusion sanguine inférieure à 3 CG (caractère évolutif).
- Absence d'autre lésion intra-abdominale associée imposant une laparotomie.

- Certitude d'obtenir une surveillance en réanimation.
- Plateau technique chirurgical disponible en permanence.
- Plateau technique radiologique disponible en permanence.

5.3. Indications du traitement conservateur

- Contusions hépatiques stables hémodynamiquement.
- Contusions rénales et hématomes rétro et sous-péritonéaux.

5.4. Indications au traitement conservateur de la rate

- La rate est l'organe abdominal le plus fréquemment lésé lors des traumatismes abdominaux.
- Plusieurs conditions sont requises pour le traitement conservateur :
  - patient stable hémodynamiquement sans suspicion de péritonite par perforation d'organe creux.
  - possibilité de bilan initial avec scanner par un opérateur entraîné.
  - lésions spléniques de grades 1, 2 ou 3 au scanner.
  - indication de traitement conservateur posée par un chirurgien viscéral pouvant à tout moment décider et réaliser sans délai une laparotomie.
  - possibilité de surveiller le patient en réanimation avec une équipe médicale rodée à la traumatologie.

▸ Références

1. Traumatisme abdominal fermé. Vivien B, Langeron O, Riou B. Congrès national d'anesthésie et de réanimation 2007. pages 433-443.
2. Menegaux F, Trésallet C, Gosgnach M, et al. Diagnosis of bowel and mesenteric injuries in blunt abdominal trauma : a prospective study. Am J Emerg Med 2006 ; 24 : 19-34.

POINTS CLÉS

1. Les traumatismes abdominaux représentent 15 à 20 % des lésions en traumatologie, avec une mortalité de 20 % du fait de la gravité des lésions abdominales mais également des autres lésions généralement associées.
2. Le bilan lésionnel initial comprend une radiographie de thorax, une radiographie du bassin de face et surtout une échographie abdominale sur laquelle repose la décision de laparotomie immédiate.
3. En l'absence d'indication chirurgicale immédiate, le bilan lésionnel secondaire des traumatismes abdominaux requiert un scanner avec injection de produit de contraste.
4. L'application des principes du « damage control » est essentielle pour la survie des traumatisés les plus sévères.
5. L'indication d'un traitement non-opératoire des lésions spléniques et surtout hépatiques est de plus en plus fréquente, supposant une hémodynamique stable.
6. L'angiographie avec embolisation occupe une place de plus en plus importante dans le cadre d'un traitement conservateur des lésions spléniques et/ou hépatiques.
7. Les patients traumatisés abdominaux doivent être orientés en priorité vers des centres disposant du plateau technique potentiellement nécessaire à leur prise en charge.

+++ LE COUP DE POUCE DE L'ENSEIGNANT

1. Les traumatismes abdominaux sont rarement isolés.
2. La clinique peut être prise en défaut surtout à la phase initiale de la prise en charge.
3. L'échographie abdominale (« FAST ») est l'examen de première intention de par sa rapidité et sa disponibilité.
4. En cas d'instabilité hémodynamique, l'indication chirurgicale opératoire doit être retenue.
5. La chirurgie doit respecter le concept de « damage control » en cas d'instabilité hémodynamique.
6. Les principes de la réanimation du traumatisé abdominal sont ceux de l'état de choc du polytraumatisé.
7. La radiologie interventionnelle peut représenter une alternative à la chirurgie.

CHAPITRE 3.2

Traumatisé du rachis et des membres

Prise en charge immédiate pré-hospitalière et à l'arrivée à l'hôpital, évaluation des complications

Dr Romain Jouffroy*, Pr Benoît Vivien**

*PH, SAMU de Paris, Service d'Anesthésie-Réanimation, Hôpital universitaire Necker - Enfants Malades, Université Paris Descartes, Paris

**PU-PH, SAMU de Paris, Service d'Anesthésie Réanimation, Hôpital universitaire Necker - Enfants Malades, Université Paris Descartes, Paris

I. TRAUMATISÉ DU RACHIS

1. Définition - épidémiologie
2. Conséquences de l'atteinte médullaire
3. Prise en charge pré-hospitalière en SMUR
4. Prise en charge hospitalière
5. Traitements

OBJECTIFS ECN

➔ Prise en charge immédiate pré-hospitalière et à l'arrivée à l'hôpital, évaluation des complications chez un traumatisé du rachis, un traumatisé des membres
– Sous-chapitre traumatisé du rachis

MOTS-CLÉS : Accident de la voie publique, chute de grande hauteur, chirurgie, déficit neurologique, douleur, fracture, IRM, polytraumatisme, scanner, urgence

1. Définition — épidémiologie

- Les traumatismes du rachis sont des lésions du système ostéo-disco-ligamentaire, potentiellement graves de par leurs conséquences neurologiques pouvant mettre en jeu le pronostic vital et fonctionnel.
- Il s'agit de lésions fréquentes avec près de 2000 nouveaux cas par an en France.
- La prévalence est plus élevée chez les hommes adultes, jeunes et adolescents.
- Les lésions du rachis sont le plus souvent bénignes, mais 14 à 30 % des traumatismes rachidiens graves sont associés à un traumatisme médullaire, susceptible de mettre en jeu le pronostic vital.
- Les traumatismes rachidiens surviennent lors d'accidents de la voie publique, accidents de travail et de sport (plongeon en eau peu profonde, chute de grande hauteur, sport à risque : rugby).
- Près de 10 à 15 % des accidents neurologiques surviennent lors du ramassage du traumatisé sur les lieux de l'accident.
- Ces traumatismes représentent un problème majeur de santé publique à court et long terme, en raison de séquelles personnelles, familiales et sociales, lourdes et prolongées.

2. Conséquences de l'atteinte médullaire

Les conséquences de l'atteinte médullaire dépendent du niveau lésionnel :

- **Conséquences cardiovasculaires**
  - Au-dessus de T6 : disparition de l'activité sympathique, responsable de vasoplégie avec hypovolémie relative, bradycardie voire asystolie lors des stimulations vagales.
  - En dessous de T6 : compensation hémodynamique et tachycardie préservées.
- **Conséquences ventilatoires**
  - Au-dessus de C4 : paralysie diaphragmatique.
  - En dessous de C5 et lésions dorsales hautes : autonomie ventilatoire suffisante.
  - Au-dessous de T12 : fonction des muscles abdominaux intacte.
- **Conséquences digestives**
  - Iléus paralytique et atonie gastrique avec distension abdominale.
- **Conséquences urinaires**
  - Rétention aiguë d'urine.
- **Conséquences thermiques**
  - Hypothermie par vasodilatation sous-lésionnelle, absence de frisson et de contraction musculaire.

3. Prise en charge pré-hospitalière en SMUR

- Les circonstances de survenue et le type d'accident sont des éléments d'anamnèse indispensables.
- Il faut évoquer et rechercher un traumatisme vertébromédullaire chez tout blessé grave au décours d'un accident à cinétique élevée (éjection, chute d'une hauteur supérieure à 5 mètres, accident avec hyperextension ou hyperflexion du rachis).
- Les règles fondamentales à respecter sont : immobilisation en rectitude du rachis cervical, libération des voies aériennes, oxygénothérapie, dégagement et immobilisation en rectitude du rachis en entier.
- Chez le polytraumatisé inconscient, il faut prendre l'ensemble des précautions visant à ne pas entraîner ou aggraver d'éventuelles lésions médullaires.
- Tout patient suspect d'une d'atteinte rachidienne ou médullaire doit être immobilisé pendant toute la durée de la prise en charge pré-hospitalière, et ce jusqu'à la réalisation du bilan radiologique.
- Une lésion vertébromédullaire doit être suspectée chez un patient traumatisé en présence des symptômes suivants :
  - hypotension artérielle isolée et/ou bradycardie,
  - paralysie flasque avec béance anale et aréflexie ostéotendineuse sous-lésionnelle,
  - respiration diaphragmatique (= respiration paradoxale abdominale),
  - réponse motrice à la douleur au-dessus mais pas au-dessous de la clavicule,
  - priapisme ou béance anale.
- Une évaluation neurologique complète doit être effectuée sans prolonger la durée de la prise en charge pré-hospitalière, en notant les horaires d'examen et l'évolution éventuelle durant la prise en charge pré-hospitalière :
  - score de Glasgow,
  - diamètres et réflexes pupillaires,
  - réflexes ostéo-tendineux et cutanés plantaires, examen de la sensibilité et de la motricité,
  - sensibilité anale et contraction du sphincter anal.
- Le score ASIA (figure 1) doit être établi dans la mesure du possible avant toute anesthésie.

Figure 1. Score ASIA (American Spinal Injury Association)

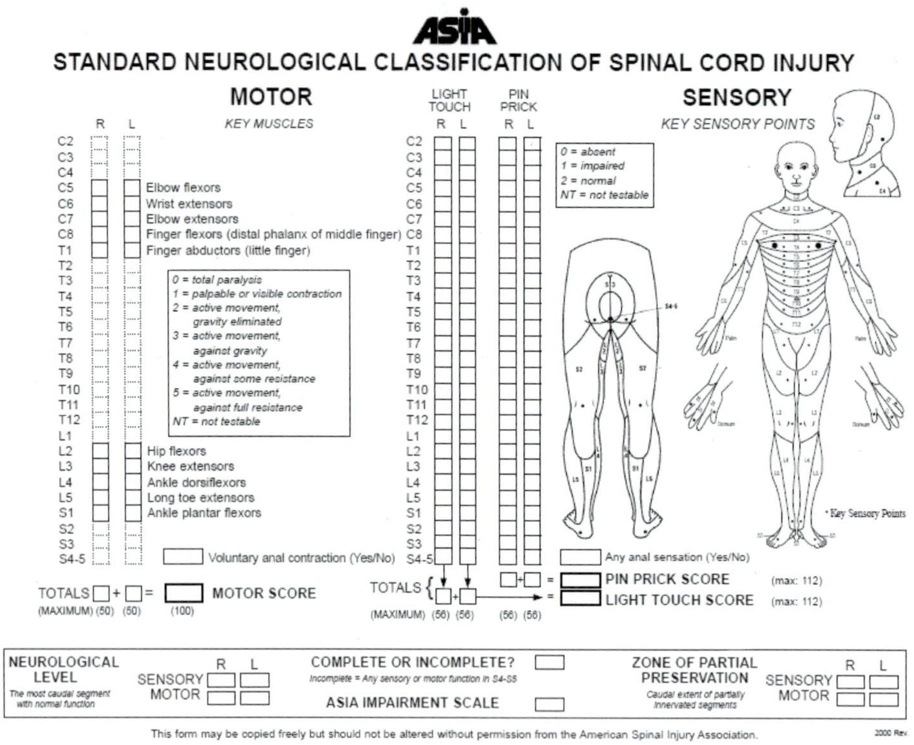

- L'évaluation de la fonction respiratoire est impérative. Si l'intubation trachéale est nécessaire (polytraumatisé avec un score de Glasgow < 8, détresse respiratoire et/ou circulatoire), une stabilisation manuelle en ligne du rachis doit être maintenue durant ce geste afin d'éviter toute aggravation d'une éventuelle lésion cervicale.

L'objectif hémodynamique est de maintenir une pression artérielle « optimale » afin d'éviter les AMSOS (Agressions Médullaires Secondaires d'Origine Systémique) :

1. Éviter une PAS < 90 mmHg et maintenir une PAM > 80 mmHg dès la prise en charge extra-hospitalière.
2. Remplissage vasculaire par des solutés de remplissage non hypotoniques : NaCl 0,9 % en priorité.
3. Recours à un vasopresseur (noradrénaline) si le remplissage vasculaire seul est insuffisant.
4. Mais a contrario éviter une PAM > 110 mmHg qui favorise l'œdème et l'hémorragie médullaires.

- L'orientation hospitalière doit être effectuée rapidement vers un centre de traumatologie de référence ayant la capacité de prendre en charge des traumatisés vertébromédullaires.

4. Prise en charge hospitalière

- La prise en charge d'un traumatisme vertébromédullaire dans le cas d'un polytraumatisme a été envisagée dans un chapitre précédent. Ce paragraphe ne traitera donc que du cas d'un patient victime d'un traumatisme vertébromédullaire isolé.

4.1. Interrogatoire

- Mécanisme lésionnel, date et heure du traumatisme.
- Douleurs rachidiennes spontanées : préciser le niveau.
- Torticolis.
- Paresthésies des membres supérieurs et/ou inférieurs.
- Antécédents médicaux et chirurgicaux.
- Traitements.
- Allergie médicamenteuse.
- Profession.
- Circonstances de l'accident (accident de travail).

4.2. Examen physique

- **L'examen physique doit être effectué sur un patient totalement déshabillé :**
  - Inspection et palpation complète du rachis.
  - Bilan neurologique complet systématique consigné par écrit, servant d'examen de référence pour la suite de la prise en charge.
  - Recherche d'une atteinte neurologique :
    - Niveau moteur et/ou sensitif.
    - Caractère complet ou incomplet des déficits.
    - Périnée (sensibilité et motricité des sphincters anal et vésical).
    - Réflexes ostéotendineux.
- **À l'issue de l'examen neurologique, un diagnostic précis de l'attente médullaire doit être établi :**
  - **Lésions médullaires complètes**
    - Syndrome de section médullaire : perte de toutes les fonctions médullaires au niveau sous-lésionnel.
  - **Lésions médullaires incomplètes**
    - Syndrome central de la moelle épinière (le plus fréquent) : dysfonction motrice plus importante au niveau des membres supérieurs que des membres inférieurs.
    - Syndrome de Brown-Séquard (hémisection de moelle) : paralysie motrice homolatérale et dysfonction de la colonne sensitive dorsale avec perte de la sensibilité thermoalgésique controlatérale.
    - Syndrome antérieur de la moelle épinière : fonction motrice et perception thermoalgésique altérée alors que la proprioception est préservée.
    - Syndrome postérieur de la moelle épinière (très rare) : atteinte de la proprioception.
    - Syndrome de la queue de cheval (atteinte des racines nerveuses au-delà de l'extrémité de la moelle épinière) : sciatique uni- ou bilatérale, incontinence anale et vésicale, hyperesthésie ou analgésie avec distribution hétérogène dans la région anorectale.

4.3. Bilan lésionnel

- Les radiographies standard du rachis sont insuffisantes pour poser complètement les indications thérapeutiques.
- Le scanner permet de visualiser les fractures des corps vertébraux, le recul du mur vertébral postérieur et les fragments intracanalaires discaux et osseux.
- L'IRM est l'examen de prédilection pour la moelle épinière ; elle est indiquée en urgence dans le cas d'une atteinte médullaire sans lésion osseuse visualisée sur le scanner.

5. Traitements

5.1. Principes du traitement chirurgical

- Lésion médullaire incomplète ou aggravation progressive dans les premières heures : intervention chirurgicale en urgence, au mieux dans les 6 premières heures.
- Lésions médullaires complètes d'emblée : chirurgie en urgence discutée.
- Le caractère stable ou instable des lésions osseuses et disco-ligamentaires, conditionnant le risque d'aggravation des lésions médullaires, doit être pris en compte pour déterminer le caractère urgent ou non de la chirurgie.
- Une intervention chirurgicale rachidienne est contre-indiquée en cas d'instabilité hémodynamique majeure liée à des lésions viscérales hémorragiques, de lésions thoraciques hypoxémiantes, et/ou d'un traumatisme crânien avec des lésions cérébrales hémorragiques.

5.2. Traitement médical

- Antalgiques.
- Prévention des complications de decubitus (escarre et thromboembolie).
- Il n'y a aucune indication à la corticothérapie lors d'un traumatisme vertébromédullaire.
- Remplissage ± vasopresseurs afin d'éviter les AMSOS.

▶ Références

1. SFAR - Prise en charge d'un blessé adulte présentant un traumatisme vertébro-médullaire (CE 2003) (http://www.sfar.org/article/252/prise-en-charge-d-rsquo-un-blesse-adulte-presentant-un-traumatisme-vertebro-medullaire-ce-2003).
2. Petitjean - Les traumatismes graves du rachis – SFAR 2002 (http://www.sfar.org/acta/dossier/archives/ca02/html/ca02_32/ca02_32.htm).

POINTS CLÉS

1. Tout traumatisé grave est suspect de lésion rachidienne nécessitant une immobilisation systématique du rachis en rectitude.
2. L'évaluation et la prise en charge du traumatisme rachidien chez un polytraumatisé constituent une priorité.
3. Les lésions incomplètes représentent une urgence chirurgicale devant bénéficier d'un traitement dans les premières heures.
4. Le scanner révèle les lésions osseuses et des disques intervertébraux.
5. L'IRM révèle les lésions médullaires et les compressions fragmentaires résiduelles.
6. L'ostéosynthèse réduit les risques, prévient les complications de decubitus et les déformations rachidiennes.
7. Le facteur pronostique le plus important en terme de récupération fonctionnelle est le caractère complet ou incomplet de la lésion médullaire primaire.

+++ LE COUP DE POUCE DE L'ENSEIGNANT

1. Un peu plus de 50 % des blessés vertébromédullaires présentent des lésions incomplètes et conservent un certain degré de fonction sensitive et motrice.
2. L'examen d'un blessé suspect d'une lésion vertébromédullaire se fait en position neutre sans mouvement du rachis.
3. L'immobilisation en rectitude doit être maintenue jusqu'à obtention de la preuve radiologique de l'absence de lésion.
4. Un schéma horodaté des données de l'examen clinique est indispensable et a une valeur médicolégale +++.

II. TRAUMATISÉ DES MEMBRES

1. Épidémiologie
2. Prise en charge pré-hospitalière
3. Prise en charge hospitalière
4. Complications
5. Traitement

OBJECTIFS ECN

→ Prise en charge immédiate pré-hospitalière et à l'arrivée à l'hôpital, évaluation des complications chez un traumatisé du rachis, un traumatisé des membres
– Sous-chapitre traumatisé des membres

MOTS-CLÉS : Accident de la voie publique, chute de grande hauteur, chirurgie, déficit neurologique, douleur, fracture, IRM, polytraumatisme, scanner, urgence.

1. Épidémiologie

- Les traumatismes des membres sont fréquents chez l'adulte et l'enfant, et le plus souvent bénins.
- Ils peuvent être isolés ou s'inscrire dans le cadre d'un polytraumatisme.
- Lorsqu'ils sont isolés, ils surviennent principalement lors d'accidents de sport, de travail ou de la vie quotidienne (chutes).

2. Prise en charge pré-hospitalière

- Les traumatismes des membres survenant dans le cadre d'un polytraumatisme ne présentent pas de spécificité de prise en charge, celle-ci devant intervenir après stabilisation des fonctions vitales dans ce contexte, excepté les rares cas où le traumatisme d'un membre est à lui seul responsable d'une détresse vitale (ex : choc hémorragique sur amputation traumatique d'un membre) et devient alors une priorité thérapeutique.
- La prise en charge pré-hospitalière d'un traumatisme isolé d'un membre relève de mesures généralement simples, habituellement effectuées par des secouristes :
  - immobilisation.
  - pansement éventuel en cas de traumatisme ouvert.
  - administration d'antalgiques mineurs (sur prescription médicale).
  - orientation hospitalière vers un service d'accueil des urgences.

- Une prise en charge par une équipe SMUR lors d'un traumatisme isolé d'un membre peut néanmoins être nécessaire dans certaines circonstances :
  - administration d'antalgiques majeurs pour la mobilisation du patient.
  - réduction ou réalignement d'une fracture ou d'une luxation.
  - membre incarcéré et/ou amputé (accident de travail).

3. Prise en charge hospitalière

3.1. Interrogatoire

- Circonstances du traumatisme
- Date et heure
- Type d'accident (traumatisme à haute ou à basse énergie, écrasement, polytraumatisme, accident de travail)
- Mécanisme fracturaire : direct ou indirect
- Terrain et comorbidités
- Traitement(s)
- Allergies médicamenteuses
- Profession
- Membre dominant en cas de traumatisme du membre supérieur

3.2. Examen clinique

- **L'examen doit être systématique et global :**
  - signes fonctionnels : douleur, impotence fonctionnelle,
  - signes physiques :
    - ➢ inspection : type de déformation, attitudes vicieuses, œdème, ecchymoses, lésions cutanées et tissulaires.
    - ➢ palpation : points douloureux, mobilité anormale, pouls périphériques, déficit sensitivo-moteur.
- **Il faut également bien préciser le côté, le siège du traumatisme** (extrémité supérieure ou inférieure, articulaire, diaphysaire, épiphysaire,...), **le caractère ouvert ou fermé, le déplacement éventuel.**

3.3. Biologie

- Le bilan biologique est adapté au type de traumatisme, à la prise en charge prévue, et au terrain du patient.
- Aucun bilan n'est nécessaire pour un traumatisme mineur ne nécessitant aucune intervention chirurgicale.
- Le bilan préopératoire minimal classique comporte :
  - Numération formule sanguine plaquettes,
  - TP, TCA, fibrinogène,
  - Ionogramme sanguin,
  - Groupe sanguin RH RAI en cas de lésion potentiellement hémorragique.

3.4. Imagerie

- Le bilan radiographique d'un membre fracturé comporte toujours une incidence de face et une incidence de profil, +/- une incidence de 3/4 du membre lésé, incluant les articulations sus- et sous-jacentes.
- Les autres examens d'imagerie (scanner, IRM, artériographie,....) sont effectués selon le contexte.

4. Complications

4.1. État de choc hémorragique

En dehors du contexte du patient polytraumatisé, un état de choc hémorragique peut survenir lors d'un traumatisme isolé d'un membre avec plaie vasculaire et/ou délabrement majeur (amputation, écrasement…).

4.2. Embolie graisseuse

- L'embolie graisseuse est rare mais potentiellement grave.
- Sur le plan physiopathologique, elle est due à la migration au niveau pulmonaire et cérébral de macro-embols de lobules graisseux.
- Elle survient après des fractures des os longs (fémur +++), classiquement chez un adulte jeune après un intervalle libre de 48 h.
- La clinique associe une détresse respiratoire aiguë avec troubles de conscience, hypertonie, troubles neurovégétatifs et hémorragie sous-conjonctivale, purpura et pétéchies, œdème maculaire, taches blanches et hémorragies rétiniennes au fond d'œil.
- Sur le plan biologique, il existe une anémie, une hyperleucocytose, une thrombopénie, une lipurie et une hypercholestérolémie.
- La radiographie pulmonaire permet d'objectiver un syndrome alvéolaire ou alvéolo-interstitiel.
- Le traitement de l'embolie graisseuse est essentiellement préventif et consiste en une fixation précoce des fractures des os longs.

4.3. Ouverture cutanée

- L'ouverture cutanée est définie par une communication entre le foyer de fracture et l'environnement extérieur, exposant au risque d'infection.
- Il faut préciser le sens de l'ouverture cutanée : de dedans en dehors (extériorisation) ou de dehors en dedans (traumatisme pénétrant).
- Il existe un risque important de pullulation microbienne à partir de la 6e heure.

La classification classiquement utilisée pour décrire les ouvertures cutanées est celle de **Cauchoix** :

- **type I** : plaie simple franche sans décollement linéaire ou punctiforme ;
- **type II** : plaie plus large avec bords parfois contus nécessitant l'excision pour permettre la suture ;
- **type III** : perte de substance cutanée large avec fermeture cutanée primitive impossible.

4.4. Complications vasculaires

- Les complications vasculaires des traumatismes des membres doivent être systématiquement recherchées.
- L'atteinte est le plus souvent artérielle que veineuse, et les sites les plus souvent lésés sont le fémur et le genou.
- Il peut s'agir d'une lésion simple par compression, d'une section artérielle ou d'une dissection intimale, toutes pouvant être responsables d'une ischémie d'aval.

4.5. Syndrome des loges

- Le syndrome des loges est une urgence des premières heures suivant un traumatisme d'un membre en raison du risque de lésions ischémiques, nerveuses et musculaires.

- Il est dû à une augmentation de la pression intra-tissulaire dans une loge anatomique ostéo-membraneuse inextensible, compromettant la vascularisation des tissus, avec ischémie nerveuse et musculaire.
- L'examen clinique met en évidence une douleur, une hypertension douloureuse de la loge concernée, une hyper- puis une hypoesthésie cutanée souvent tardive, et une abolition tardive des pouls.
- Le diagnostic est porté par la mesure des pressions intratissulaires dans les loges suspectées.
- Le traitement doit être mis en œuvre en urgence et consiste généralement en la réalisation d'aponévrotomie(s) de décharge.

4.6. Syndrome de Volkmann

- Le syndrome de Volkmann est défini par une rétractation ischémique des longs fléchisseurs des doigts, aboutissant à une main caractéristique en forme de griffe irréductible.
- Les signes d'appel sont : une main cyanosée avec dysesthésies, des douleurs de l'avant-bras, la disparition des mouvements de la main puis la rétraction ischémique des fléchisseurs avec apparition de la griffe caractéristique du syndrome.

4.7. Complications nerveuses

- Diverses complications nerveuses sont possibles, par compression, élongation ou rupture nerveuse, responsables de déficits moteurs et/ou sensitifs.
- Les nerfs les plus fréquemment atteints lors de traumatismes des membres sont :
  - nerf axillaire après fracture ou luxation de l'épaule ;
  - nerf radial après fracture de l'humérus ;
  - nerf médian après fracture du poignet ;
  - nerf sciatique après fracture du cotyle ou luxation coxofémorale ;
  - nerf fibulaire commun après traumatisme ligamentaire du genou ou fracture de l'extrémité proximale du tibia.

4.8. Ruptures musculaires et tendineuses

- Des ruptures musculaires et/ou tendineuses peuvent survenir après un traumatisme d'un membre.
- La lésion la plus classique est la rupture de la coiffe des rotateurs notamment lors d'une luxation d'épaule.

4.9. Syndrome d'écrasement « crush syndrome »

- Le risque essentiel du « crush syndrome » est lié à la rhabdomyolyse, qui peut se compliquer d'une insuffisance rénale aiguë par nécrose tubulaire aiguë secondaire à la précipitation intra-tubulaire des chaînes légères de myoglobine.

5. Traitement

- Le traitement des traumatismes des membres est adapté au type de lésion (fracture fermée ou ouverte, plaie, délabrement), à ses complications (vasculaire, « crush syndrome »...), ainsi qu'aux éventuelles lésions associées (polytraumatisme).
- Il s'agit essentiellement d'un traitement fonctionnel, orthopédique et/ou chirurgical.
- Des traitements médicamenteux sont souvent nécessaires : antalgiques, antibiotiques en cas de fracture ouverte ou de plaie, SAT VAT.
- En cas d'immobilisation, une prévention des complications de decubitus doit être effectuée.

Référence

Garcia J. Traumatismes du membre inférieur. EMC, appareil locomoteur, 31-030-G-20,2003, 27 p.

POINTS CLÉS

1. Les traumatismes des membres sont fréquents et le plus souvent bénins.
2. L'examen clinique permet d'orienter les examens complémentaires notamment l'imagerie.
3. Les complications sont d'ordre vasculaire, nerveux, cutané, musculaire, osseux et ligamentaire.
4. La gravité initiale est liée à l'état de choc hémorragique initial le cas échéant.
5. Le risque à moyen terme des fractures osseuses est la survenue d'une infection ostéo-articulaire.

+++ LE COUP DE POUCE DE L'ENSEIGNANT

1. Il faut toujours préciser le mécanisme du traumatisme, le siège, le côté, le caractère ouvert ou fermé, et le déplacement éventuel.
2. Une déclaration d'accident de travail doit être établie le cas échéant.
3. L'immobilisation du membre traumatisé constitue le premier traitement antalgique.
4. En cas d'ouverture cutanée, il ne faut ne pas oublier antibiothérapie et SAT VAT.
5. En cas d'immobilisation, il faut penser à la prévention des complications de decubitus (escarres et complications thrombo-emboliques).

Chapitre 3.3

Brûlé, patient présentant une plaie des parties molles

Prise en charge immédiate pré-hospitalière et à l'arrivée à l'hôpital, évaluation des complications

Dr Romain Jouffroy*, Pr Benoît Vivien**

* PH, SAMU de Paris, Service d'Anesthésie-Réanimation, Hôpital universitaire Necker - Enfants malades, Université Paris Descartes, Paris.

**PU-PH, SAMU de Paris, Service d'Anesthésie- Réanimation, Hôpital universitaire Necker - Enfants Malades, Université Paris Descartes, Paris.

I. BRÛLÉ

OBJECTIFS ECN

→ Prise en charge immédiate pré-hospitalière et à l'arrivée à l'hôpital, évaluation des complications chez un brûlé, un patient présentant une plaie des parties molles – Sous-chapitre brûlé.

MOTS-CLÉS : Brûlure, dénutrition, degré, douleur, hypothermie, hypovolémie, infection, règle des 9, remplissage vasculaire, séquelles.

1. Définition - épidémiologie

- La brûlure est une lésion du revêtement cutané générée par la chaleur, l'électricité, l'eau, des rayonnements ou des produits chimiques.
- Les brûlures résultent le plus souvent d'accidents domestiques, puis viennent ensuite les accidents de travail ou de la voie publique.
- Il y a environ 500 000 patients brûlés chaque année en France, générant 2 000 hospitalisations en centre spécialisé et 1 000 décès annuels.
- Chez l'enfant, la brûlure concerne le plus souvent des garçons âgés de 1 à 3 ans suite à un ébouillantement.

2. Étiologies

- **Brûlures thermiques (90 %) :**
  - Liquidiennes : eau bouillante, huile chaude… ;
  - Solides : métal chaud (fer à repasser, plaques électriques et four…) ;
  - Autres : feu, gaz chaud.
- **Brûlures électriques (5 %) :**
  - Arc électrique ;
  - Contact direct avec le conducteur.

- **Brûlures chimiques (5 %) :**
  - produits d'entretien (industrie chimique) ;
  - radiations ionisantes.

3. Physiopathologie

- **Toute brûlure s'accompagne d'une réaction inflammatoire locale constante et d'une inflammation systémique (figure 1) généralisée (SIRS) dès que la surface cutanée brûlée (SCB) atteint 20 %.**
- **La perte secondaire du revêtement cutané est à l'origine de plusieurs conséquences physiopathologiques :**
  - extravasation d'eau, électrolytes et protéines en dehors du secteur vasculaire → hypovolémie voire choc hypovolémique ;
  - diminution de la pression oncotique → oedème tissulaire (notamment pulmonaire → SDRA ; et/ou cérébral → HTIC) ;
  - hyperactivité métabolique → dénutrition et complications infectieuses ;
  - contamination bactérienne et risque infectieux (choc septique).

Figure 1. Médiateurs impliqués dans la réponse inflammatoire à la brûlure

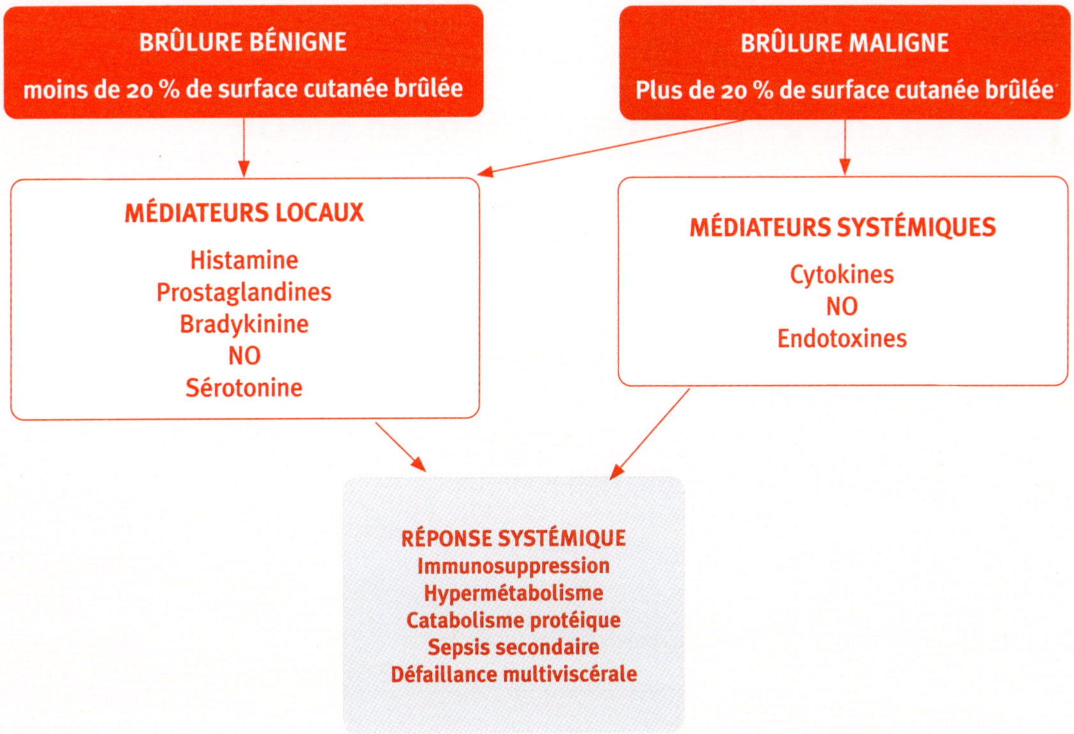

- **Conséquences des lésions associées :**
  - polytraumatisme ;
  - inhalation de suie et de fumée → œdème pulmonaire lésionnel, brûlures des voies aériennes, intoxications oxycarbonée et/ou cyanhydrique.

4. Complications

- **À court terme**
  - Choc hypovolémique et troubles hydroélectrolytiques ;
  - Insuffisance rénale aiguë ;
  - Œdème aigu pulmonaire lésionnel, SDRA, pneumopathie infectieuse ;
  - Surinfection locale et choc septique ;
  - Ischémie aiguë de membre et syndrome des loges ;
  - Hypothermie ;
  - Dénutrition ;
  - Complications de décubitus ;
  - SDMV (syndrome de défaillance multiviscérale) ;
  - Décès.
- **À long terme**
  - Séquelles esthétiques et fonctionnelles ;
  - Cancers cutanés ;
  - Dépression secondaire au traumatisme ;
  - Handicap social.

5. Prise en charge pré-hospitalière en SMUR

5.1. Évaluation initiale

- L'évaluation initiale de la gravité est primordiale pour adapter la prise en charge pré-hospitalière.

Les critères de gravité d'une brûlure sont :
- surface cutanée brûlée dépassant 25 % de la surface corporelle totale ou 20 % aux âges extrêmes de la vie ;
- brûlures du 3e degré dépassant 10 % de la surface corporelle totale ;
- brûlures intéressant la face, les mains, les pieds, le périnée ;
- lésions d'inhalation de fumée associées ;
- brûlures électriques ;
- traumatismes associés ;
- pathologies graves ou non équilibrées préexistantes (score ASA 2 ou plus).

- Il faut considérer :
  - la surface cutanée brûlée et sa profondeur ;
  - l'exposition éventuelle aux fumées d'incendie ;
  - les défaillances d'organes et les traumatismes associés.
- L'évaluation de la surface cutanée brûlée se fait par la « règle des 9 » de Wallace (figure 2).

Figure 2. « Règle des 9 » de Wallace permettant l'évaluation de la surface cutanée brûlée en pourcentage de la surface corporelle par un multiple de neuf chez l'adulte, et sa variante chez l'enfant

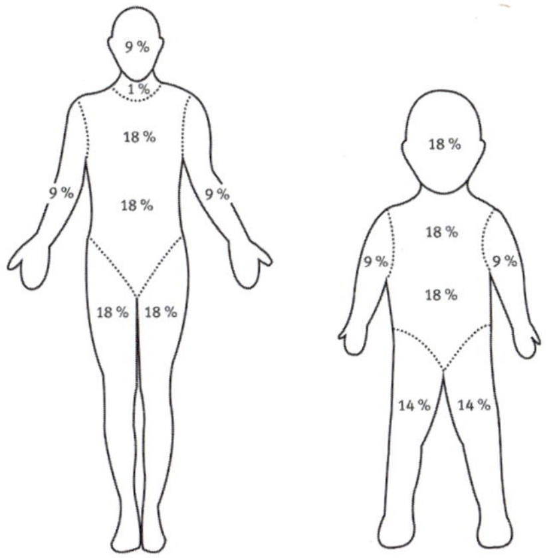

SEGMENT CORPOREL	SURFACE ATTEINTE	
	Adulte	Enfant
Tête et cou	9 %	17 %
Face antérieure du tronc	18 %	18 %
Face postérieure du tronc	18 %	18 %
Chaque jambe	18 %	14 %
Chaque bras	9 %	9 %
Périnée	1 %	1 %
TOTAL	100 %	100 %

- L'évaluation de la profondeur d'une brûlure a un intérêt surtout vis-à-vis du pronostic fonctionnel : les capacités et la qualité de la cicatrisation cutanée dépendent en effet de la profondeur de la brûlure.
- **Les 3 degrés de profondeur sont classiquement :**
  - **1re degré** : lésion isolée de l'épiderme cicatrisant spontanément en quelques jours sans séquelles :
    - érythème douloureux,
    - surface non prise en compte dans le calcul de la surface brûlée totale.
  - **2e degré** : lésion complète de l'épiderme associée à une atteinte plus ou moins profonde du derme.
    - caractéristique pathognomonique : présence de phlyctènes.
    - 2e degré superficiel : épiderme détruit jusqu'à la membrane basale avec cicatrisation obtenue en 1 à 2 semaines sans séquelles, plancher de la phlyctène après excision rouge, bien vascularisé, excessivement sensible et spontanément douloureux.
    - 2e degré profond : atteinte importante du derme, laissant intactes les annexes pilo-sébacées et les glandes sudoripares avec cicatrisation incertaine en plus de deux semaines ; plancher de la phlyctène après excision blanc-rosé, mal vascularisé et présentant une sensibilité diminuée ; cicatrice indélébile.
  - **3e degré** : destruction du derme, parfois de l'hypoderme, des muscles voire des tendons et des os sous-jacents :
    - Peau brûlée adhérente, de couleur variable et n'ayant plus aucune sensibilité,
    - Aucune cicatrisation possible,
    - Guérison après excision de la nécrose puis greffe de peau (auto ou hétérogreffe).

5.2. Prise en charge pré-hospitalière du brûlé grave

- Les objectifs de la prise en charge pré-hospitalière sont d'une part de prévenir les complications immédiates et d'autre part de préserver le pronostic vital à court et moyen terme.
- Le patient brûlé grave est un patient en choc hypovolémique et en hypothermie, avec une dette en oxygène et des douleurs intenses.
- Dans le cas d'un polytraumatisme associé à la brûlure (défenestration suite à un incendie), la prise en charge du polytraumatisme est prioritaire et le traitement local des brûlures passe au second plan.

- **Objectifs des premiers gestes secouristes :**
  - Interrompre l'exposition à l'agent brûlant ;
  - Refroidir par de l'eau à 15° C pendant 15 minutes, en faisant attention au risque d'hypothermie chez l'enfant et la personne âgée ;
  - Enlever les vêtements imprégnés de liquides brûlants ou d'agents chimiques acides ou caustiques ;
  - Ne pas enlever les vêtements brûlés adhérant aux lésions ;
  - Envelopper les zones brûlées à l'aide de draps propres et d'une couverture isothermique.

- **Premiers soins médicaux préhospitaliers effectués par l'équipe du SMUR :**
  - Objectifs : maintenir les apports hydroélectrolytiques et entretenir l'analgésie ;
  - Monitorage : électrocardioscope continu (PA, FC, FR, SpO_2), glycémie capillaire et température centrale ;
  - Mise en place d'une couverture isothermique en prévention de l'hypothermie ;
  - Recherche de lésions associées ;
  - Appel précoce à la régulation du SAMU-Centre 15 pour la transmission du bilan lésionnel, l'anticipation de la destination hospitalière et l'information de l'équipe hospitalière d'accueil.
- **Réanimation hydroélectrolytique précoce :**
  - Si possible prélèvement sanguin pour dosage du monoxyde de carbone avant oxygénothérapie en cas d'incendie et/ou fumées ;
  - Mise en place de 2 voies veineuses périphériques en zone saine ;
  - Apport hydroélectrolytique de 2 mL/kg/% SCB de cristalloïdes type Ringer lactate durant les 6 premières heures (formule du *Parkland Hospital*) ;
  - En l'absence d'évaluation précise de la SCB, apport de 20 mL/kg de cristalloïdes au cours de la 1re heure ;
  - Apport de 20 mL/kg de colloïdes non protéiques type hydroxyéthylamidon uniquement si état de choc persistant malgré l'administration de cristalloïdes.
- **Réanimation respiratoire :**
  - Oxygénothérapie par masque haute concentration ;
  - Une intoxication au CO et/ou au cyanure doit être suspectée en cas d'incendie en milieu clos ou avec des brûlures cervico-faciales ;
  - Injection d'hydroxocobalamine en cas de troubles de conscience, troubles du rythme cardiaque ou arrêt circulatoire ;
  - Intubation trachéale en cas de détresse respiratoire aiguë, de brûlures graves du visage et du cou et/ou de troubles de conscience.

- **Sédation et analgésie :**
  - La douleur du patient brûlé est importante et nécessite une analgésie profonde par agents morphiniques et/ou kétamine ;
  - En cas de ventilation mécanique, il faut instaurer une sédation profonde par benzodiazépines, morphinomimétiques et/ou kétamine.
- **Indication du transfert en milieu spécialisé :**
  - Brûlures profondes > 10 % SCB ;
  - Lésion respiratoire primitive suspectée ;
  - Brûlures du visage et/ou des mains et/ou en regard d'une articulation.

6. Prise en charge hospitalière

6.1. Bilan initial

- **Biologie**
  - NFS, TP, TCA ;
  - Groupe ABO, Rhésus, RAI ;
  - Ionogramme sanguin complet ;
  - Gaz du sang, HbCO, lactates artériels ;
  - Prélèvements bactériologiques multiples et répétés des surfaces brûlées.
- **Imagerie**
  - Radiographie thoracique à la recherche d'un œdème pulmonaire aigu ;
  - ECG ;
  - Fibroscopie bronchique systématique en cas d'inhalation de fumées et/ou brûlure des voies aériennes ;
  - Scanner corps entier en cas de polytraumatisme associé.

6.2. Réanimation au cours des 3 premiers jours

- La phase initiale des 3 premiers jours est caractérisée par une instabilité hémodynamique avec risque d'hypoperfusion tissulaire.
- **Mise en condition :**
  - monitorage multiparamétrique ;
  - oxygénothérapie ou ventilation mécanique ;
  - voie veineuse centrale à double lumière (ou plus) au-delà de 40 % SCB ;
  - monitorage de la pression artérielle sanglante ;
  - sondage urinaire (diurèse horaire) ;
  - sonde gastrique.
- **Expansion volémique :**
  - Calcul du volume de remplissage selon la formule du *Parkland Hospital* : apport de 4 mL/kg/% SCB de Ringer lactate au cours des 24 premières heures, dont 50 % durant les 6 premières heures.
  - Utilisation possible d'autres formules de calcul du volume de remplissage vasculaire (Tableau I) :

Tableau I. FORMULES DE CALCUL DU VOLUME DE REMPLISSAGE LORS DES 24 PREMIÈRES HEURES	
Réanimation à base de cristalloïdes	
Formule de Parkland	4 ml/kg/% de surface cutanée brûlée de Ringer lactate
Formule de Brooke	2 ml/kg/% de surface cutanée brûlée de Ringer Lactate
Formule de Carvajal (usage pédiatrique)	2 000 ml/m² de surface corporelle de Ringer Lactate
	5 000 ml/m² de surface cutanée brûlée de Ringer Lactate
Réanimation incluant des colloïdes	
Formule d'Evans	1 ml/kg/% de surface cutanée brûlée de NaCl à 0,9 %
	1 ml/kg/% de surface cutanée brûlée de colloïde
	2 000 ml/j de glucosé à 5 %
Formule de Brooke modifiée	1,5 ml/kg/% de surface cutanée brûlée de Ringer Lactate
	0,5 ml/kg/% de surface cutanée brûlée de colloïde
	2 000 ml/j de glucosé à 5 %

- **Catécholamines et diurétiques**
  - **Catécholamines** en cas d'état de choc persistant malgré un apport hydroélectrolytique adéquat :
    - Dobutamine si index cardiaque inférieur à 4 L/min/m² après correction de l'hypovolémie initiale ;
    - Noradrénaline pour stabiliser la PAM.
  - **Diurétiques** pour maintenir une diurèse horaire supérieure à 1 mL/kg/h.
- **Réanimation respiratoire**
  - FIO_2 = 100 % maintenue 6 heures en cas d'intoxication oxycarbonée associée.
  - Oxygénothérapie hyperbare indiquée en cas de coma ou de taux de carboxyhémoglobine supérieur à 30 %.
- **Sédation et analgésie**
- **Nutrition artificielle essentielle +++**
- **Prévention de l'infection**
  - Pansement avec des topiques antimicrobiens, type sulfadiazine argentique visant à limiter la prolifération bactérienne locale.
  - Proscrire toute antibiothérapie systématique.
- **Prévention des complications de décubitus**
- **Traitement chirurgical**
  - La seule urgence chirurgicale est la réalisation d'aponévrotomies devant des brûlures circonférentielles constrictives du tronc ou des extrémités, doigts compris.
  - L'excision-greffe précoce reste le traitement de choix des brûlures profondes étendues.
  - La réalisation précoce d'une biopsie cutanée permet de débuter dans les meilleurs délais des cultures d'épiderme autologue.

Références

1. Réanimation du brûlé à la phase aiguë. Conférence d'actualisation. SFAR, 2001 (www. sfar.org).
2. M. Bertin-Maghit. Conduite à tenir en préhospitalier et aux urgences chez un enfant brûlé. (http://sofia.medicalistes.org/spip/IMG/pdf/Conduite_a_tenir_en_prehospitalier_et_aux_urgences_chez_un_enfant_brule.pdf).
3. Benyamina Mourad et Losser Marie-Reine. Réanimation initiale du brûlé – SFAR 2011 (http://www.sfar.org/article/708/reanimation-initiale-du-brule).

POINTS CLÉS

1. L'évaluation de la gravité chez un patient brûlé prend en compte la superficie et la profondeur des lésions ainsi que les traumatismes, l'atteinte respiratoire, les intoxications associées et les antécédents.
2. L'apport hydroélectrolytique initial repose en première intention sur les cristalloïdes, et vise à maintenir l'équilibre hémodynamique sans aggraver la réaction œdémateuse.
3. La prévention de l'hypothermie est essentielle.
4. L'évaluation permanente de la douleur permet d'adapter l'analgésie.
5. La nutrition entérale est recommandée dès la phase initiale.
6. Il n'y a pas d'indication à une antibiothérapie systématique.
7. La seule indication chirurgicale urgente est la réalisation d'aponévrotomies en cas de brûlures circonférentielles constrictives du tronc ou des extrémités, doigts compris.
8. L'évolution secondaire est dominée par la dénutrition, le sepsis ainsi que les séquelles fonctionnelles et psychologiques.

+++ LE COUP DE POUCE DE L'ENSEIGNANT

1. La soustraction à l'agent vulnérant et le refroidissement initial sont les 2 points simples de la prise en charge immédiate.
2. Le remplissage vasculaire basé sur les cristalloïdes doit être débuté dès la phase pré-hospitalière.
3. L'évaluation pré-hospitalière de la surface cutanée brûlée par la « Règle des 9 » de Wallace conditionne l'orientation du patient.
4. La brûlure peut s'inscrire dans le cadre d'un polytraumatisme dont la prise en charge est alors prioritaire.
5. Les intoxications par le CO et le cyanure sont fréquentes en cas d'incendie.
6. Il n'y a pas d'indication à une antibiothérapie systématique en cas de brûlure isolée.
7. Les infections et la dénutrition aggravent le pronostic des patients brûlés.

II. PLAIES DES PARTIES MOLLES

1. Définition
2. Prise en charge pré-hospitalière
3. Prise en charge hospitalière
4. Gangrène gazeuse
5. Traitement

OBJECTIFS ECN

➔ Prise en charge immédiate pré-hospitalière et à l'arrivée à l'hôpital, évaluation des complications chez un brûlé, un patient présentant une plaie des parties molles
– Sous-chapitre patient présentant une plaie des parties molles.

MOTS-CLÉS : Antibiothérapie, antalgie, chirurgie, douleur, gangrène, hémorragie, impotence, infection, lavage, parage, polytraumatisme, SAT VAT.

1. Définition

- Une plaie est une solution de continuité des téguments produite par un agent mécanique.
- Il existe schématiquement 2 types d'agents vulnérants :
  - ceux qui agissent par un mécanisme de section (couteau) entraînant des plaies franches,
  - ceux qui agissent par un mécanisme d'écrasement, de torsion (armes à feu) responsables de plaies contuses, voire délabrantes.
- Les lésions tissulaires sont différentes selon la nature de l'agent vulnérant.
- Il faut toujours rechercher une atteinte des éléments sous-jacents (tendons, nerfs, vaisseaux, articulations).

2. Prise en charge pré-hospitalière

- Les plaies étendues et graves des parties molles sont en général rencontrées dans le cadre d'un polytraumatisme, d'un traumatisme balistique, d'un traumatisme par arme blanche ou d'un accident du travail.
- Les principes généraux de la prise en charge sont ceux d'un polytraumatisé.
- Les plaies des parties molles ne sont généralement pas au 1er plan lors d'un polytraumatisme.
- En pré-hospitalier, un corps étranger ne doit pas être extrait en raison du risque d'hémorragie incontrôlable.
- Dans le cadre de la prise en charge pré-hospitalière, le traitement repose sur des pansements à visée antiseptique et des pansements compressifs, voire un garrot en cas d'hémorragie d'un membre.
- Seule la fracture ouverte doit bénéficier d'une antibiothérapie dès le pré-hospitalier (amoxycilline-acide clavulanique hors allergie).
- La médicalisation pré-hospitalière est rarement indiquée en cas de plaie des parties molles survenant en dehors d'un polytraumatisme (à l'exception d'une nécessité d'analgésie).
- En l'absence de polytraumatisme, les éléments à recueillir en pré-hospitalier sont les mêmes que ceux recueillis à l'hôpital.

3. Prise en charge hospitalière

- Chez un patient polytraumatisé, la prise en charge des plaies des parties molles, hors hémorragie abondante active à l'origine ou contribuant au choc hémorragique, est réalisée dans un second temps.
- **Interrogatoire :**
  - âge ;
  - profession ;
  - loisirs ;
  - main dominante en cas de plaie sur un membre supérieur ;
  - date et heure du traumatisme ;
  - type d'agent(s) vulnérant(s) ;
  - comorbidités ;
  - traitement(s) en cours ;
  - allergie médicamenteuse éventuelle ;
  - signes fonctionnels : douleur, impotence ;
  - statut vis-à-vis de la vaccination anti-tétanique ;
  - notion de morsure et type d'animal (penser à la rage +++) ;
  - notion d'accident de travail.

- **Examen physique général :**
  - PA, FC, FR, SpO_2 ;
  - température +++ ;
  - examen effectué avant toute anesthésie +++ ;
  - examen cutané et vasculo-nerveux systématique bilatéral et comparatif ;
  - schéma daté des lésions ;
  - évaluation de la douleur par l'échelle numérique (EN) ou l'EVA (échelle visuelle analogique).
- **Examen cutané :**
  - localisation et nombre de lésions ;
  - taille ;
  - régularité des bords ;
  - perte de substance ;
  - souillure de la plaie ;
  - collection purulente ;
  - état du tégument en aval de la plaie.
- **Examen vasculaire :**
  - chaleur et coloration ;
  - temps de recoloration cutané ;
  - pouls distaux.
- **Examen nerveux :**
  - recherche de déficit sensitif et/ou moteur en aval de la plaie ;
  - notion de zone autonome : zone innervée par un et un seul nerf identique chez tous les individus :
    - ➢ Exemple pour l'examen de la main : nerf médian = pulpe de l'index, nerf ulnaire = pulpe de l'auriculaire et nerf radial = dos de la 1re commissure.
- **Examen tendineux :**
  - déficit uniquement en cas de rupture complète ;
  - recherche de signes en faveur d'un phlegmon : zone cutanée érythémateuse, indurée, chaude, hyperalgique au toucher, douleur lors de la mise en tension de l'appareil tendineux.
- **Examen articulaire :**
  - recherche de signes d'arthrite en cas de plaie en regard d'une articulation : douleur (lors de la mise en compression de l'articulation+++), chaleur, œdème, impotence fonctionnelle ;
- **Examen osseux :**
  - recherche de fracture(s) associée(s).
- **Examens complémentaires**
  - **si polytraumatisme** → *cf.* fiche polytraumatisé ;
  - **en l'absence de polytraumatisme :**
    - ➢ bilan biologique : NFS, hémostase, voire groupe Rh RAI si plaie extrêmement hémorragique ;
    - ➢ bilan iconographique : adapté au type et à la localisation de la ou des lésion(s) ; radiographies standards à la recherche de corps étrangers ou de lésions osseuses associées (scanner si doute sur présence d'un corps étranger - pas d'IRM si corps étranger métallique +++).

4. Gangrène gazeuse

- Possible dans les heures suivant une plaie parfois de très petite taille;
- Due à des germes anaérobies;
- Signes locaux: œdème, aspect marbré et tendu de la peau, crépitation sous-cutanée;
- Signes généraux de toxi-infection: tachycardie, hypotension, puis tableau de choc septique;

> - **Traitement en extrême urgence après éventuel scanner :**
>   - Traitement chirurgical généralement délabrant: ouverture large des aponévroses et des loges musculaires, parage et lavage après prélèvements bactériologiques;
>   - Bi-antibiothérapie parentérale ;
>   - Oxygénothérapie hyperbare à discuter afin de limiter la prolifération bactérienne.

- Pronostic souvent sévère, d'autant plus qu'existent des comorbidités.

5. Traitement

- **Mise en condition:**
  - Hospitalisation et maintien à jeun;
  - Consultation d'anesthésie;
  - Enlever les bagues en cas de plaie d'un membre +++ ;
  - SAT VAT;
  - Pose de voie veineuse sur le membre sain;
  - Antalgiques;
  - Antibiothérapie;
  - Pansement antiseptique dans l'attente du bloc opératoire;
  - Déclaration d'accident de travail le cas échéant;
  - Surveillance ;
  - Prise en charge psychologique.
- **Traitement chirurgical:**
  - Prise en charge nécessaire en urgence dans les 6 heures en cas de:
    - ➢ dévascularisation ;
    - ➢ plaie articulaire.
  - Sinon, quelle que soit la gravité de la plaie:
    - ➢ parage (excision des tissus souillés et contus, ablation des corps étrangers);
    - ➢ lavage systématique.
  - Réparation et sutures tendineuses, nerveuse et vasculaire (immobilisation).
  - Toute plaie doit être systématiquement explorée au bloc opératoire en particulier en cas de déficit sensitivomoteur d'aval, et/ou de plaie sur un trajet vasculonerveux ou tendineux ou en regard d'une articulation.

Référence

C. Wirth, P. Bouletreau. Chirurgie des traumatismes des parties molles et des plaies de la face. EMC - Techniques chirurgicales - Chirurgie plastique reconstructrice et esthétique 2011:1-13 [Article 45-505-A]"

POINTS CLÉS

1. Examen clinique systématique et consigné dans le dossier médical.
2. Toute atteinte tendineuse, nerveuse, vasculaire ou articulaire constitue un élément de gravité.
3. La vérification de la protection anti-tétanique est systématique : sérothérapie et/ou vaccination anti-tétanique.
4. Le principal risque vital immédiat est lié à l'hémorragie.
5. Le risque secondaire est la survenue d'une infection.
6. L'antibioprophylaxie a des indications larges.
7. Toute plaie située sur un trajet vasculo-nerveux ou tendineux doit être explorée chirurgicalement même en l'absence de déficit.
8. Il y a urgence chirurgicale en cas de dévascularisation ou de plaie articulaire +++.
9. Ne pas oublier la déclaration d'accident de travail le cas échéant.
10. Les conséquences des plaies des parties molles sont fonctionnelles et esthétiques avec un retentissement psychologique pouvant être marqué.

+++ LE COUP DE POUCE DE L'ENSEIGNANT

1. Il faut se méfier des plaies de petite taille sans gravité apparente.
2. Les zones autonomes doivent être connues.
3. Il ne faut pas oublier d'enlever les bagues en cas de plaie des membres ou des doigts +++.
4. Il faut penser au risque de gangrène gazeuse.
5. Le risque est initialement hémorragique puis secondairement septique.

Chapitre 4

Orientation diagnostique et conduite à tenir devant un traumatisme crânio-facial

1. Définition
2. Épidémiologie
3. Physiopathologie – Classification selon les structures anatomiques impliquées
4. Examen d'un traumatisé maxillo-facial
5. Conduite à tenir diagnostique et thérapeutique
6. Spécificités de prise en charge

OBJECTIFS ECN

➔ Orientation diagnostique face à un traumatisme cranio-facial.

➔ Conduite à tenir devant un traumatisme crânio-facial.

Dr Jean-Baptiste Marc*, Dr Pierre Gosselin, Pr Eric Wiel*****

* PH Urgentiste, responsable de l'UF UHCD, Clinique et Service des Urgences Adultes, Pôle de l'Urgence CHU de Lille et Département Universitaire d'Anesthésie-Réanimation et Médecine d'Urgence, Faculté de Médecine de Lille et Université Lille 2

** PH Urgentiste, chef de service de l'UHCD, Clinique et Service des Urgences Adultes, Pôle de l'Urgence CHU de Lille et Département Universitaire d'Anesthésie-Réanimation et Médecine d'Urgence, Faculté de Médecine de Lille et Université Lille 2

*** PU-PH, Chef de Pôle Adjoint, Coordonnateur de la Clinique des Urgences Adultes, Chef de Service des Urgences Adultes, Pôle de l'Urgence, CHU de Lille, Coordonnateur Régional Hauts-de-France du DES de Médecine d'Urgence, Département Universitaire d'Anesthésie-Réanimation et Médecine d'Urgence, Faculté de Médecine de Lille, Université Lille 2

Remerciements au Pr Gwénaël Raoul, Département Universitaire de Chirurgie maxillo-faciale et Stomatologie, Hôpital Roger Salengro, CHRU de Lille

MOTS CLÉS : Traumatismes maxillo-faciaux, articulé dentaire, traumatismes dentaires

1. Définition

- Les traumatismes maxillo-faciaux se définissent comme l'ensemble des lésions de cause traumatique de la partie antérieure de l'extrémité céphalique dans un plan allant de la base du crâne en haut à la base du menton en bas.
- Les lésions maxillo-faciales sont de natures très diverses : atteinte du squelette osseux, des tissus mous, des paquets vasculo-nerveux et du système glandulaire.

2. Épidémiologie

- **Les traumatismes maxillo-faciaux sont fréquents mais les urgences vitales maxillo-faciales sont rares.**
- La population des traumatisés maxillo-faciaux est composée majoritairement d'hommes (sex ratio 3 à 4 hommes pour 1 femme), souvent jeunes (18-30 ans) (75 % des cas).
- Les mécanismes lésionnels varient selon l'âge. Chez les sujets jeunes, 50 % des traumatismes maxillo-faciaux sont liés à une **agression** (associée dans 50 % des cas à un état d'alcoolisation aiguë), à un **accident de la voie publique** (AVP) ou liés à une **activité sportive** ou un **accident du travail**. Chez les sujets de plus de 65 ans (6 % des cas), ils sont le plus souvent liés aux chutes. L'incidence des traumatismes faciaux est plus faible chez l'enfant de moins de 5 ans de l'ordre de 1 à 15 % (moyenne de 10 %) liée probablement à la souplesse du massif facial osseux. Les traumatismes balistiques restent encore à l'heure actuelle en France peu fréquents (le plus souvent en rapport avec une tentative d'autolyse).

- Les traumatismes maxillo-faciaux sont jusqu'à preuve du contraire associés à des lésions extra-faciales : traumatismes crânien et rachidien, lésions hémorragiques thoraciques, de l'abdomen, des membres ou du bassin.

3. Physiopathologie – Classification selon les structures anatomiques impliquées

- **La particularité des lésions maxillo-faciales est leur diversité.**
- Les structures anatomiques lésées sont : **les parties molles** (contusions, plaies, morsures, dermabrasions, corps étrangers), **les dents** (contusion, fracture, luxations), **la mandibule** (portions dentées, région angulaire, région condylienne, ramus mandibulaire) **et de l'étage moyen de la face** (fractures zygomato-maxillaires, du plancher ou de la paroi interne de l'orbite, des os nasaux, centro-faciales complexes, occluso-faciales de Lefort (I, II, III), frontales).
- **En pratique**, on distingue les formes simples et isolées des formes complexes et multilésionnelles.
- Il existe également une autre manière d'aborder les traumatismes maxillo-faciaux selon qu'ils sont considérés comme :
  - **une urgence « aiguë »** avec des lésions engageant le pronostic vital (détresse respiratoire aiguë, hémorragie) ou non, comme les fractures mobiles de la portion dentée de la mandibule et en particulier les fractures biparasymphysaires responsables d'une glossoptose, les disjonctions crânio-faciales et trans-faciales avec large ouverture cutanée, les fractures sans trouble de l'articulé dentaire, mais présentant un risque de complications neuro-chirurgicales (les traumatismes centro-faciaux provoquent une dislocation orbito-naso-éthmoïdo-frontale (DONEF), les fractures du plancher orbitaire avec incarcération musculaire ou les hématomes intraorbitaires, les fractures du tiers-moyen de la face avec retentissement visuel, les traumatismes dentaires et dento-alvéolaires et l'hématome de la cloison nasale. Enfin les traumatismes balistiques, bien qu'exceptionnels, nécessitent une prise en charge en urgence pour gérer la détresse respiratoire, l'hémorragie, et la contention des principaux foyers fracturaires.
  - **ou une urgence « différée »** (fractures de la portion dentée de la mandibule non déplacée et non mobile, les disjonctions crânio-faciales et les traumatismes centro-faciaux sans perte de substance, les fractures du tiers moyen et latéral de la face sans retentissement sur la vision, les fractures du condyle mandibulaire et les fractures des os nasaux).

4. Examen d'un traumatisé maxillo-facial

4.1. Détecter les urgences

> Il est fondamental de reporter de la manière la plus exhaustive possible toutes les données de l'examen clinique et de les dater dans le dossier médical du patient (implication médico-légale).

4.1.1. *Urgences vitales*

- **La détresse respiratoire aiguë** est le plus souvent liée à une **glossoptose secondaire** à une fracture bifocale de la mandibule avec recul symphysaire voire à un fracas mandibulaire étendu. Il faut noter que si seuls les condyles sont fracturés et que l'arche mandibulaire est intacte, il n'y a pas de glossoptose. Cette dernière n'existe qu'en cas de lésion de l'arche mandibulaire et est déclenchée par la mise en décubitus dorsal du patient.
- **L'hémorragie est rare** (moins de 10 % des lésions maxillo-faciales graves) et implique le plus souvent les parties molles ou une lésion vasculaire (épistaxis…).
- **Les lésions associées :** une lésion du rachis cervical est retrouvée dans plus de 6 % des traumatismes maxillo-faciaux, ainsi que des lésions thoraciques qui peuvent avoir un impact majeur sur la stratégie thérapeutique.

4.1.2. *Urgences fonctionnelles*

- Les troubles visuels et les lésions palpébrales doivent être recherchés.
- Les lésions du nerf facial en appréciant la motricité faciale.
- Les traumatismes dentaires (avulsion dentaire traumatique nécessite un conditionnement particulier pour envisager la réimplantation).

4.2. Examen clinique

4.2.1. *Interrogatoire*

- Il doit s'attacher à recueillir les mécanismes lésionnels (cinétique de l'accident, circonstances de survenue) et les antécédents et traitement du patient.
- Les signes fonctionnels doivent être précisés : douleurs spontanées et provoquées, trouble de l'articulé dentaire, ouverture de bouche, état dentaire, évaluation de la vision (rechercher une baisse de l'acuité visuelle, une diplopie binoculaire), existence de troubles respiratoires et phonatoires.

4.2.2. *Inspection, palpation, signes physiques*

- L'inspection doit être comparative de face et de profil : lésion cutanée, œdème, hémorragie, rhinorrhée, déformation des massifs osseux (pouvant être gênée par l'œdème).
- L'examen des canaux en cas de plaie associée (plaie du canal lacrymonasal ou du canal de sténon nécessitant un cathéthérisme).
- La palpation recherche des signes directs ou indirects de fracture : mobilité osseuse, douleur provoquée, présence d'un emphysème sous-cutané (signant une fracture de cavité aérienne : sinus, éthmoïde, plancher de l'orbite).
- Évaluer la motricité faciale (VIIe paire des nerfs crâniens), la sensibilité faciale (nerf trijumeau : V1 = nerf ophtalmique, V2 = nerf maxillaire, V3 = nerf mandibulaire).
- Insister sur un examen endocavitaire (fosses nasales, cavité buccale, conduits auditifs externes).

5. Conduite à tenir diagnostique et thérapeutique (Tableau I)

Nous n'aborderons pas dans ce chapitre les plaies et contusions des parties molles ni les morsures.

5.1. Urgences vitales

5.1.1. *Détresse respiratoire aiguë*

- Liée à une glossoptose sur fracture mandibulaire, une hémorragie intrabuccale importante, une perte des réflexes de protection laryngée, de troubles de conscience (score de Glasgow ≤ 8 ou chute de plus de 2 points), de crises convulsives, d'une détresse respiratoire aiguë, du risque de développement d'un œdème au niveau des voies aériennes supérieures ou de l'inefficacité du traitement antalgique, elle nécessite la réalisation d'une intubation endotrachéale après induction en séquence rapide.

5.1.2. *Hémorragies*

- Les plaies du cuir chevelu, la section d'une artère nécessitent des pansements compressifs, voire la pose de pinces hémostatiques de manière contemporaine à une réanimation adaptée (remplissage vasculaire, voire introduction d'amines vasoconstrictrices).
- Une épistaxis pourra nécessiter un méchage et un tamponnement y compris en cas de disjonction crânio-faciale.
- Penser aux autres causes d'hémorragies (thorax, abdomen, bassin, membres…).

5.2. Urgences aiguë n'engageant pas le pronostic vital

5.2.1. *Fractures avec trouble de l'articulé dentaire*

5.2.1.1. Fractures de la portion dentée et de la région angulaire de la mandibule

- **Fracture de la mandibule, par ordre de fréquence décroissante:** les fractures au niveau de l'angle (32 %, d'autant qu'il existe une dent de sagesse occluse), du condyle (23,3 %), de la branche horizontale (17,7 %), parasymphysaire (15,6 %, au niveau des canines), symphysaire (3,6 %), portion dento-alvéolaire (2,1 %), ramus (1,8 %) et coroné (1,5 %).
- **Toute fracture de la portion dentée est considérée comme une fracture ouverte** et nécessite une antibiothérapie associée à des bains de bouche antiseptique, une hygiène irréprochable.
- **Examen clinique:** recherche un trouble de l'articulé dentaire (sensation d'avoir perdu une dent). Il existe une mobilité douloureuse du foyer de fracture ou la présence d'un œdème ou d'un hématome. Il faut systématiquement vérifier l'atteinte du nerf alvéolaire inférieur (sensibilité de l'hémilèvre inférieure correspondante), réaliser un **examen endobuccal** (recherche d'une plaie de gencive en regard du foyer de fracture). Le bilan des lésions dentaires (luxation, fracture) est à réaliser pour des raisons médico-légales et de réparation.
- **Imagerie:** de choix cliché panoramique dentaire ou orthopantomogramme (patient assis). À défaut, il peut être demandé un « défilé mandibulaire » droit et gauche et une « face basse » (ramus et condyles). La tomodensitométrie permet l'analyse fine des condyles et permet de distinguer les fractures intra-articulaires (fracture capitale et sous-condylienne haute) des fractures extra-articulaires (sous-condylienne basse). Il faut toujours demander au radiologue une acquisition jusqu'en sous-mandibulaire pour explorer le massif facial entièrement. Les cone-beam grand champ permettent éventuellement d'explorer l'ensemble du massif facial de manière très précise au niveau osseux et dentaire.
- **Traitement:** rapide mais peut attendre le délai de jeûne préopératoire (hors Urgences). Les fractures de la portion dentée non déplacées et sans mobilité dentaire ne doivent pas obligatoirement être opérées dans les 6 heures suivant le traumatisme mais nécessite alors un traitement antalgique (médicaments, blocs de la face, éviter les AINS), des bains de bouche et une antibiothérapie par une aminopénicilline avec inhibiteur des β-lactamases. Traitement orthopédique (restitution de l'articulé dentaire à l'aide d'un blocage maxillo-mandibulaire), traitement chirurgical = réduction (par blocage) et/ou ostéosynthèse (déconseillée chez l'enfant de moins de 12 ans en raison de l'existence de germes dentaires dans la mandibule et du potentiel résiduel de croissance). Dans les cas de fracas mandibulaire, le recours au fixateur externe est envisagé.
- **Durée de consolidation:** 6 à 8 semaines.
- **Complications:** développement de cals vicieux (5 à 10 % des cas) et l'exceptionnelle pseudarthrose.

5.2.1.2. Disjonctions crânio/trans-faciales ou fractures de Lefort

- **Fractures complexes.**
- **Mécanisme:** choc frontal violent avec traumatisme crânien, voire une fracture de la base du crâne et fracture du rachis cervical.
- **Examen clinique:** rechercher des lésions associées, une mobilité anormale de l'arcade dentaire supérieure par rapport à la base du crâne (Lefort III), aux pommettes (Lefort II), à la pyramide nasale (Lefort I), les plaies, une hémorragie du cavum, un œdème facial pouvant masquer l'asymétrie et l'aspect de la mandibule et de la cloison nasale. Il sera complété par un examen palpatoire des rebords orbitaires et du globe oculaire avec vérification du champ visuel (diplopie, baisse de l'acuité visuelle).

Figure 1. **Disjonctions crânio-faciales**

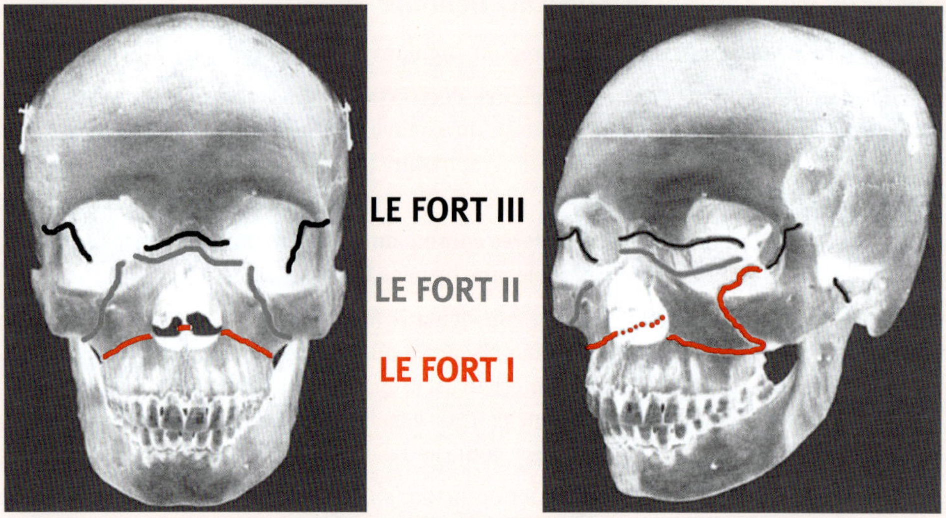

Situations des traits

- **Imagerie :** TDM en acquisition axiale volumique avec reconstructions axiales coronales et sagittales (plancher orbitaire, base du crâne, disjonctions crânio-faciales). **Les traits de fracture sont classés en 3 niveaux :**
  - ***fracture de Lefort III*** est la seule disjonction crânio-faciale vraie. Le trait de fracture traverse les deux orbites, la racine du nez, l'arcade zygomatique et l'apophyse orbitaire des os zygomatiques (anciennement appelés malaires) et la partie supérieure de l'apophyse ptérygoïde. Cliniquement = hématome en lunettes violet foncé, rhinorrhée (25 % des cas) signant l'atteinte de l'étage antérieur de la base du crâne (lame criblée de l'éthmoïde) ;
  - ***fracture de Lefort II***, encore appelée fracture pyramidale, est une fracture trans-faciale haute. Le trait de fracture part de la racine du nez, traverse l'orbite, le plancher orbitaire et le maxillaire jusque dans le vestibule buccal. L'apophyse ptérygoïde est sectionnée à son tiers moyen. Fracture peu mobile, impactée vers l'arrière, responsable ainsi d'un contact molaire prématuré avec béance dentaire antérieure. Cliniquement : ecchymoses péri-orbitaires, épistaxis et œdème centro-facial. La lame criblée de l'éthmoïde peut être lésée en cas d'atteinte supérieure (rhinorrhée cérébrospinale) ;
  - ***fracture de Lefort I***, encore appelée fracture de Guérin (lorsqu'elle est engrenée) est une fracture trans-faciale basse détachant l'arcade dentaire et le palais, ainsi que le tiers inférieur de l'apophyse ptérygoïde du massif facial. L'arcade dentaire est cliniquement très mobile et il existe des hématomes vestibulaires supérieurs à l'examen endobuccal.
- **En réalité, ces traits de fractures sont souvent mixtes** (parfois différents des deux côtés) et peuvent s'additionner. On parle de fracas facial ou fracture pan-faciale lorsqu'il existe une disjonction inter-maxillaire séparant le plateau palatin en deux et une dislocation centro-faciale ou latéro-faciale.
- **Traitement :** antibiothérapie systématique, tamponnement antéro-postérieur des fosses nasales (si hémorragie massive) à l'aide de sondes à ballonnet, réduction des fractures, embolisation (exceptionnelle). Les fractures avec large ouverture cutanée sont à opérer idéalement dans les 6 heures pour un résultat esthétique optimal. Traitement chirurgical = réduction de la fracture par blocage maxillomandibulaire et ostéosynthèse (plaques vissées) ou suspensions crânio-faciales. Traitement de la brèche méningée = 10 à 20 jours après le traumatisme si rhinorrhée persistante.
- **Complications :** cals vicieux (os zygomatique), asymétries faciales, béances dentaires, énophtalmie, anosmie, cicatrices, diplopie, brides et ectropion.

5.2.2. Fractures sans trouble de l'articulé dentaire

5.2.2.1. Fracture centro-faciales complexes

- **Ils provoquent une dislocation orbito-naso-éthmoïdo-frontale** (DONEF). La pyramide nasale recule et se trouve sous l'auvent frontal. Il peut exister un télécanthus en fonction de l'importance du recul. Rechercher une atteinte des voies lacrymales, de l'acuité visuelle, de la fonction oculo-motrice, une anosmie et une rhinorrhée par impaction de la lame criblée de l'éthmoïde.
- **Imagerie :** TDM qui permet un bilan lésionnel précis.
- **Traitement :** chirurgical multidisciplinaire (chirurgien maxillo-facial, neuro-chirurgien) avec plastie de l'étage antérieur, greffe du dorsum nasal avec étai columellaire, canthopéxie, ostéosynthèse des branches montantes des maxillaires.

5.2.2.2. Fractures de l'étage antérieur de la base du crâne

- Existence de brèches dure-mériennes (qui peuvent se fermer 10 jours après le traumatisme). **Risque de méningite**, parfois retardé de plusieurs mois après le traumatisme. Incidence 9 à 18 % même si une antibioprophylaxie a été instaurée. Caractéristiques de ces méningites = récidive. Conséquences fonctionnelles (anosmie, 35 % des cas), troubles ophtalmologiques (baisse de l'acuité visuelle, mydriase, ophtalmoplégie, amblyopie) et lésions oculaires associées (lésion du globe oculaire, lésion palpébrale).

5.2.2.3. Fracture du plancher de l'orbite

- **Deux types :** en "trap-door" (diplopie et/ou exophtalmie, urgence fonctionnelle) ; de type "blow-out" (effondrement du plancher orbitaire avec fuite sinusienne du contenu tissulaire péri-orbitaire après choc violent sur le globe oculaire). Diplopie dans le regard vers le haut avec cadre orbitaire intact mais fracture du plancher osseux où une partie du contenu orbitaire peut être incarcérée (équivalent d'une hernie étranglée). En cas d'incarcération, il existe une douleur élective à la mobilisation du globe vers le haut associée à des signes neurovégétatifs.
- **Imagerie :** TDM montre les déplacements.
- **Traitement :** chirurgical par abord palpébral (sous-ciliaire ou transconjonctival) pour désincarcération et réintégration du tissu périorbitaire et l'interposition de greffons osseux (iliaque ou calvarial), de corail ou de matériels résorbables (plaques de polyglycol) entre le sinus maxillaire et l'orbite. Si le traitement de la fracture du plancher d'orbite non incarcérée est souvent différé, l'incarcération est une véritable urgence fonctionnelle dans les 6 heures.

5.2.3. Traumatismes dentaires et dento-alvéolaires

5.2.3.1. Contusions

- Elles se manifestent par des douleurs, par la morsure ou le froid.
- Il faut surveiller la vitalité dentaire car il existe un risque de nécrose pulpaire secondaire avec risque de mortification de la dent.

5.2.3.2. Fractures

- Elles peuvent intéresser la couronne, la racine. Elles nécessitent un cliché radiologique rétro-alvéolaire, un traitement endodontique éventuel ainsi qu'une surveillance de la vitalité de la dent le cas échéant.
- Les fractures de l'os alvéolaire se manifestent par une mobilité de plusieurs dents par ailleurs intactes. Elles nécessitent des clichés radiologiques rétroalvéolaire et un orthopantomogramme.

5.2.3.3. Luxations

- Elles peuvent être incomplètes ou complètes.
- Les luxations incomplètes nécessitent un cliché rétroalvéolaire, et une réduction-contention.
- Les luxations complètes nécessitent une réimplantation au mieux dans l'heure suivant le traumatisme. Le pronostic à 5 ans est mauvais.

5.3 Urgences différées

5.3.1. Fracture condylienne

- Fréquentes chez l'enfant.
- Fractures fermées.
- Mécanisme lésionnel : choc sur le menton, choc ascendant sur l'angle mandibulaire.
- Fracture intra-articulaire (tête condylienne et sous-condylienne haute) et extra-articulaire (sous-condyliennes basses).
- Imagerie : orthopantomogramme et TDM ou cone beam grand champ..
- Traitement : fonctionnel (fractures condyliennes et sous-condyliennes déplacées) ou chirurgical.

5.3.2. Fractures du tiers moyen et latéral

5.3.2.1.Fracture zygomatique

- **Mécanisme :** choc direct lors de rixes ou d'activités sportives.
- **Examen clinique :** limitation douloureuse de l'ouverture buccale, diplopie dans le regard vers le haut (incarcération du muscle droit inférieur), hypoesthésie infra-orbitaire (V2) (lèvre supérieure, hémi-arcade dentaire supérieure, aile du nez), une énophtalmie voire une exophtalmie ou une dystopie orbitaire (trouble de position du globe oculaire dans l'orbite), aplatissement de la pommette et hématome péri-orbitaire parfois associé à une plaie cutanée. Parfois emphysème sous-cutané (si fracture de la paroi antérieure du sinus maxillaire).
- **Examen opthalmologique indispensable** (fond d'œil, acuité visuelle, test de Lancaster – ce dernier est médicolégal en cas de diplopie) (risque de décollement de rétine et de luxation du cristallin).
- **Imagerie :** incidence de Blondeau complétée par l'incidence de Hirtz (incidence de Hirtz latéralisée pour les fractures du processus temporal). Une tomodensitométrie faciale en acquisition axiale volumique ave reconstructions axiales coronales et sagittales permet de faire un bilan lésionnel plus précis (incarcérations par exemple).
- **Traitement :** chirurgical et à distance du traumatisme (sauf si large ouverture cutanée ou existence d'une diplopie chez l'enfant (risque d'amblyopie)) + antibioprophylaxie.

5.3.2.2. Fracture de la pyramide nasale

- **Mécanisme :** choc latéral, plus rarement antéro-postérieur.
- **Clinique :** œdème et/ou hématome péri-orbitaire (« en lunettes ») pouvant masquer la déformation. Rechercher un hématome de la cloison (= urgence, risque de nécrose aseptique).
- **Traitement :**à distance (J10), réduction de la fracture par voie endonasale et manœuvre externe sous anesthésie générale ou locale + méchage endonasal + plâtre modelant la pyramide (ou attelle adaptée). Septorhinoplastie de correction à distance (6 mois au minimum) pour consolidation.

6. Spécificités de prise en charge

6.1. Au bloc opératoire

- Elles sont conditionnées par les problèmes liés au contrôle des voies aériennes supérieures et à la voie d'intubation (oro ou naso-trachéale) en fonction de la chirurgie, elle-même fonction du type de fracture. La trachéotomie de principe doit être abandonnée. Le recours à l'intubation sous mentonnière peut se discuter. Les blocs faciaux peuvent également être proposés comme dans les ostéotomies réglées de la face.

6.2. En post-opératoire

- Alimentation sous formes liquides avec compléments hyperprotéinés, bains de bouche, traitement antalgique. Suivi psychologique +++.

6.3. Conclusion

- Risque de disgrâces morphologiques et esthétiques avec handicap socio-affectif et relationnel nécessitant un accompagnement psychiatrique. Consultation régulière du chirurgien maxillo-facial à intervalles réguliers (à 1 semaine, à 3 semaines, à 5 semaines, à 8 semaines) pour la consolidation et le lever des immobilisations. Traitement des séquelles (reprise de cicatrice, reprise d'ostéotomies pour cals osseux vicieux, réhabilitation dentaire définitive, correction d'énophtalmie ou d'un trouble de position orbitaire) seulement 4 à 6 mois après la consolidation.

▶ Références

- Wiel E, Raoul G, Pertuzon B, Menu H. Traumatismes maxillo-faciaux. Conférence d'actualisation en Anesthésie-Réanimation, 2008, 50e Congrès National d'Anesthésie-Réanimation, Paris (France), 26 septembre 2008. Éditions scientifiques et médicales, Elsevier SAS, et SFAR.
- Villwock JA, Suryadevara AC. Update on approaches to the craniomaxillofacial skeleton. Curr Opin Otolaryngol Head Neck Surg 2014; 22: 326-31.
- Perry M. Advanced trauma life support (ATLS) and facial trauma: can one size fit all? Part 1: Dilemmas in the management of the multiply injured patient with coexisting facial injuries. Int J Oral Maxillofac Surg 2008; 37: 209-14.
- Perry M, Morris C. Advanced trauma life support (ATLS) and facial trauma: can one size fit all? Part 2: ATLS, maxillofacial injuries and airway management dilemmas. Int J Oral Maxillofac Surg 2008; 37: 309-20.
- Perry M, O'Hare J, Porter G. Advanced trauma life support (ATLS) and facial trauma: can one size fit all? Part 3: Hypovolaemia and facial injuries in the multiple injured patient. Int J Oral Maxillofac Surg 2008; 37: 405-14.

POINTS CLÉS

	Implication de l'articulé dentaire	Absence d'implication de l'articulé dentaire
Urgences non différables (aiguës)	– Fracas mandibulaires – Risques de glossoptose – Fractures mobiles de la portion dentée de la mandibule – Mobilité ou luxation ou subluxation dentaires – Plaies et pertes de substance cutanée cervico-faciale – Hémorragies, détresse respiratoire aiguë	– Fracture du plancher orbitaire type *trap-door* (chez enfant) avec diplopie ou avec incarcération musculaire – Fractures à ouverture cutanée (os propres du nez, etc.) – Hématome de la cloison nasale – Présence d'une brèche méningée – Hémorragies, détresse respiratoire aiguë – plaies crânio-cérébrales associées – fracture du 1/3 moyen de la face avec retentissement sur la vision.
Urgences différables	– Fracture de la portion dentée de la mandibule non déplacée et non mobile – Disjonctions crânio-faciales sans perte de substance	– Fracture du condyle mandibulaire – Fracture du tiers moyen et latéral de la face sans retentissement sur la vision – Traumatismes centro-faciaux sans perte de substance – Fractures latéro-faciales sans retentissement sur la vision et sans plaie crânio-cérébrale

+++ LE COUP DE POUCE DE L'ENSEIGNANT

1. Les traumatismes maxillo-faciaux sont fréquents, les urgences vitales maxillo-faciales sont rares.
2. Les traumatismes maxillo-faciaux sont jusqu'à preuve du contraire associés à des lésions extra-faciales : traumatismes crânien et rachidien, lésions hémorragiques thoraciques, de l'abdomen, des membres ou du bassin.
3. Les lésions thoraciques ont un impact majeur sur la stratégie thérapeutique.
4. Les urgences horaires engageant le pronostic vital sont représentées par les lésions asphyxiques et les lésions hémorragiques.
5. Les urgences maxillo-faciales aiguës n'engageant pas le pronostic vital sont représentées par les fractures mobiles de la portion dentée de la mandibule avec souffrance parodontale, les disjonctions crânio-faciales aiguës (Fractures de Lefort), les fractures centro-faciales complexes, les fractures de l'étage antérieur de la base du crâne, les fractures du plancher de l'orbite, les mobilités dentaires et les ouvertures cutanées.
6. Les urgences différées sont représentées par les fractures du condyle mandibulaire, les fractures du tiers moyen de la face (pyramide nasale, os zygomatique) et les fractures sans perte de substance.
7. La trachéotomie de principe doit être abandonnée.
8. Une filière doit être instituée prenant en compte les problèmes liés à la spécificité de la prise en charge chirurgicale, à la rééducation, à l'alimentation, à l'adaptation du traitement antalgique et au suivi psychologique.

CHAPITRE 5

Coma non traumatique de l'adulte et de l'enfant

OBJECTIFS ECN

➔ Diagnostiquer un coma non traumatique.

➔ Identifier les situations d'urgence et planifier leur prise en charge pré-hospitalière et hospitalière.

Pr Pierre-François Dequin
PU-PH, Service de Médecine Intensive - Réanimation, Hôpital Bretonneau, CHU de Tours, Université François Rabelais, Tours

MOTS CLÉS : Coma, intoxications, infections neuro-méningées, hypoglycémie, hyponatrémie, convulsions, accidents vasculaires cérébraux, agressions cérébrales secondaires d'origine systémique

Introduction

- Le coma associe une atteinte de la vigilance (éveil) et de la conscience.
- C'est un **symptôme** dont les causes sont extrêmement variées.
- Son pronostic dépend :
  - d'une part de la **réversibilité** de la dysfonction cérébrale (essentiellement liée à sa cause),
  - d'autre part des **conséquences** du coma sur les grandes fonctions vitales.
- Sa prise en charge peut schématiquement se décomposer en deux phases :
  - en urgence, il faut :
    - ➢ rechercher et traiter les **causes curables ;**
    - ➢ tout en assurant la **sauvegarde** du patient en maintenant la stabilité des fonctions vitales ;
    - ➢ ce qui contribue aussi à limiter l'aggravation de la dysfonction cérébrale ;
  - à moyen-long terme, il faut en l'absence d'amélioration chercher à affiner l'évaluation **pronostique** pour adapter le niveau d'engagement thérapeutique dans le cadre d'un processus éthique.

1. Définitions

1.1. Vigilance et conscience

1.1.1. La vigilance ou éveil (awakeness)

- Elle correspond à l'état de veille. Elle est régie par la substance réticulée ascendante activatrice (SRAA). Elle est évaluée par l'étude de la **réactivité**. Une altération modérée de la vigilance est appelée **obnubilation**.

1.1.2. *La conscience (awareness)*

- Elle est une connaissance de soi et de son environnement, caractérisée par la capacité d'interagir avec cet environnement. Elle s'élabore dans un réseau neuronal complexe reliant les différentes zones des hémisphères cérébraux. La conscience nécessite une vigilance normale et la bonne intégration corticale des afférences sensorielles (il y a de nombreuses interactions entre la SRAA et le cortex cérébral). Elle est évaluée par l'étude de la **perceptivité.** Une altération modérée de la conscience est appelée **confusion**.

1.2. Coma

- Le coma associe une altération profonde de la vigilance (yeux fermés, impossibilité d'obtenir l'éveil du patient en le stimulant), et de la conscience (suspension du langage, réactions inconstantes et imprécises aux seules stimulations nociceptives). Il exprime une souffrance de l'ensemble anatomo-physiologique complexe qui régule ces deux fonctions très intriquées.
- Des altérations moins sévères de la conscience et éventuellement de la vigilance ne sont pas *stricto sensu* des comas. Néanmoins elles répondent pour l'essentiel aux mêmes causes et nécessitent une prise en charge proche.

2. Éléments de physiopathologie

2.1. Coma fonctionnel, coma lésionnel

2.1.1. *Le coma fonctionnel*

- Il est lié à une altération systémique empêchant un fonctionnement neuronal normal (e.g. intoxication psychotrope ou hypoglycémie à la phase aiguë). Il est réversible.

2.1.2. *Le coma lésionnel*

- Il implique l'existence de lésions neuronales. Ces lésions peuvent être focales (e.g. hématome intracrânien) ou diffuses (e.g. conséquences d'une hypoglycémie prolongée). Sa réversibilité est variable.

2.2. Volume intracrânien, perfusion cérébrale

2.2.1. *Le volume intracrânien*

- Il est la somme des volumes occupés par ses trois composantes : parenchyme cérébral (70-80 %), sang (5-15 %) et liquide cérébro-spinal (LCS, 5-20 %). C'est une constante, le volume étant contenu dans une enveloppe crânienne inextensible (sauf chez le nourrisson avant la fermeture des fontanelles). Toute augmentation de l'un de ces éléments (œdème cérébral, hématome, hydrocéphalie) se traduit donc par une **augmentation de la pression intracrânienne** (courbe pression/volume de Langfitt, figure 1). Cette courbe a une allure exponentielle : dans sa partie droite, une augmentation minime du volume entraîne une augmentation rapide de la pression.

Figure 1. **Courbe pression-volume de Langfitt**

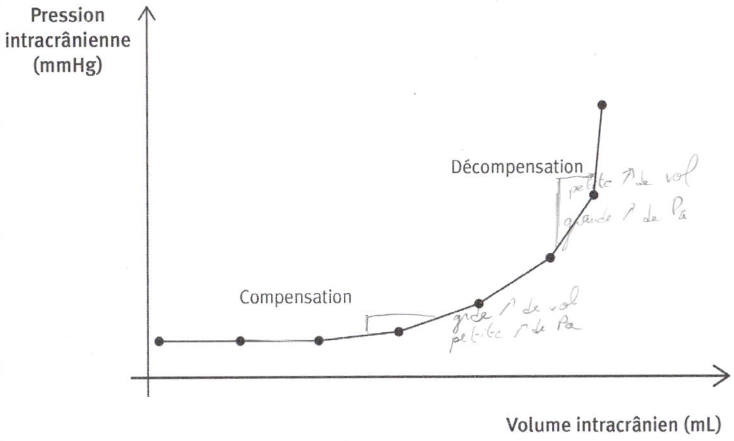

2.2.2. *La pression intracrânienne (PIC)*

- Elle peut être mesurée de façon effractive (capteur intraventriculaire, intra-parenchymateux ou sous-dural). C'est une pression pulsatile dont la moyenne chez l'adulte est physiologiquement proche de 10 à 15 mmHg. Chez le nourrisson, elle oscille entre 2 et 4 mmHg.

2.2.3. *La pression de perfusion cérébrale (PPC)*

- Elle est un paramètre majeur conditionnant l'apport sanguin neuronal. Elle est régie par la différence entre la pression motrice (pression artérielle moyenne, Pam) et la PIC.

PPC = Pam – PIC

2.2.4. *Autorégulation cérébrale*

- En situation physiologique, le débit sanguin cérébral (DSC) est maintenu constant dans une large gamme de Pam (figure. 2). Une agression cérébrale aiguë grave (e.g. traumatisme ou hématome intracérébral) entraîne la perte de cette autorégulation. La relation DSC / Pam devient alors linéaire. Il en résulte que toute hypotension artérielle se traduit par une diminution de l'apport sanguin au cerveau.

Figure 2. **Auto-régulation cérébrale**

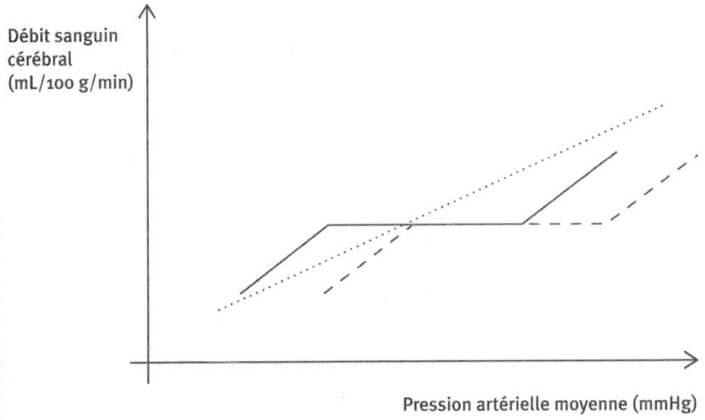

Le débit sanguin cérébral est constant quelle que soit la pression artérielle moyenne (Pam) tant qu'elle reste dans des valeurs physiologiques, chez le sujet sain (trait plein) et chez l'hypertendu à un niveau supérieur (tirets). Dans certaines atteintes cérébrales graves, cette régulation disparaît et le débit est alors directement corrélé à la Pam (pointillés).

2.2.5. L'hypertension intracrânienne (HTIC)

- **Elle a deux conséquences :**
  - (1) elle diminue la pression de perfusion cérébrale, en l'absence d'augmentation de la Pam ;
  - (2) elle entraîne le phénomène **d'engagement cérébral,** le parenchyme faisant hernie sous l'effet de la pression, soit à travers les structures membraneuses (faux du cerveau, tente du cervelet), soit à travers les orifices osseux de la base du crâne (*cf.* 6.1.).

3. Approche clinique

- Les démarches diagnostiques et thérapeutiques doivent souvent être conduites en parallèle.

3.1. Diagnostic positif et différentiel du coma et appréciation de sa profondeur

3.1.1. Le coma est facile à évoquer chez un patient :

- dont les yeux sont fermés et ne s'ouvrent pas lors des stimulations ;
- qui ne parle pas et n'émet au mieux que des grognements ;
- qui ne réagit qu'aux stimulations nociceptives, et de façon inconstante et mal adaptée.

3.1.2. Diagnostic différentiel pratique

- Les troubles de conscience **moins sévères que le coma** (e.g. avec ouverture transitoire des yeux lors des stimulations) ne posent pas problème en pratique car nécessitent la même approche diagnostique et thérapeutique, avec une gravité inférieure. Il y a donc une **zone grise entre confusion-obnubilation et coma**, d'où l'importance de quantifier la profondeur du trouble (*cf.* 3.1.3.) ;
- La réponse aux stimulations effectuées pour apprécier la réalité du coma et quantifier sa profondeur n'est analysable que si l'arc réflexe sensitivomoteur est intègre : un patient tétraplégique n'aura pas de réponse à la stimulation des membres même s'il est parfaitement conscient. En contexte aigu, le problème se rencontre dans certains accidents vasculaires (***locked-in syndrom*** de lésions du pied de la protubérance, **mutisme akinétique** de lésions bilatérales frontales internes ou pédonculaires);
- À la **phase postcritique** d'une crise convulsive existent d'authentiques troubles de conscience. Dans la majorité des cas ils vont se corriger spontanément et progressivement. La méconnaissance de cette situation peut amener à des décisions thérapeutiques parfois inutiles (intubation trachéale). En revanche la persistance au-delà de 30 minutes de ces troubles de conscience (état de mal épileptique) ramène la situation à celle d'un coma ;
- La **simulation** de troubles de conscience n'est pas exceptionnelle. L'évitement de la main sur le visage est classique mais peu discriminant. La persistance d'un tonus (le membre mobilisé garde la position) et la résistance à l'ouverture des yeux sont de bons arguments. Il convient d'être prudent quand on évoque une simulation, d'être rigoureux dans son examen clinique, et de surveiller le patient sans s'enfermer sans sa première impression.

3.1.3. La profondeur du coma

- Elle doit être évaluée de façon standardisée :

On utilise l'**échelle des comas de Glasgow** (GCS, pour Glasgow Coma Scale), conçue pour l'évaluation des traumatisés crâniens mais étendue depuis à tous les comas (Tableau I).

Tableau I. ÉCHELLE DES COMAS DE GLASGOW (ADULTE ET GRAND ENFANT)	
Remarques générales	
• Le score global varie de 3 à 15. Préciser le niveau de chaque item (gain d'information). • La reproductibilité du score est liée à la rigueur dans son utilisation • Pour la réponse motrice, retenir le score du meilleur côté • Une réponse M1 est rare : le plus souvent l'examen a été trop rapide • Standardiser les stimuli nociceptifs : pour les membres, on appuie sur un ongle par l'intermédiaire d'un stylo ou autre objet dur, en augmentant progressivement la pression ; les stimulations axiales utilisent la percussion de la glabelle ou la rubéfaction sternale ; la manœuvre de Pierre Marie et Foix est très utile pour tester la profondeur d'un coma. Ces stimulations ne doivent pas laisser de traces ! • Attention aux « pièges » (aphasie, tétraplégie, intubation...) : on teste la conscience, pas des effecteurs ; un patient aphasique (ou intubé) ne doit pas être côté V1. • L'échelle n'est pas adaptée à l'évaluation de la profondeur d'une sédation.	
Ouverture des yeux	
E	E4 = ouverture spontanée des yeux E3 = ouverture uniquement à la parole (les yeux se ferment dès que vous ne parlez pas) E2 = ouverture uniquement à la douleur E1 = pas d'ouverture des yeux
Réponse verbale	
V	V5 = orientée (conversation normale) V4 = confuse (conversation possible mais éléments de confusion) V3 = incohérente (émission de mots possible, mais pas de conversation) V2 = incompréhensible (émission de grognements) V1 = pas de réponse verbale
Réponse motrice	
M	M6 = réponse motrice à la commande (« serrez-moi la main, levez le bras ») M5 = réponse orientée, localisatrice (une main vient interrompre la stimulation axiale) M4 = évitement (le membre stimulé cherche à échapper) M3 = flexion stéréotypée du membre supérieur (éviter le terme de décortication) M2 = extension stéréotypée du membre supérieur (éviter le terme de décérébration) M1 = absence de réponse motrice (dans les réponses M2 et M3, la réponse du membre inférieur est une extension)
Synthèse schématique	
GCS 15-13	Témoigne de la persistance de l'éveil-vigilance
GCS 12-8	Témoigne de la persistance d'une conscience
GCS 7-6	Témoigne de la persistance de connexions cortico-sous-corticales
GCS 5-3	Correspond à l'activité automatique du tronc cérébral
**GCS = Glasgow Coma Scale*	

3.2. Évaluation des fonctions vitales

- Doivent être appréciés très rapidement :
  - la **liberté des voies aériennes** (bruit inspiratoire, encombrement) ;
  - la qualité de la **respiration** (fréquence respiratoire, amplitude, symétrie, signes en foyer, recherche de cyanose ou de signes de lutte) ;
  - la qualité de la **circulation** (fréquence cardiaque, pression artérielle, recherche de signes d'hypoperfusion périphérique).

- Une altération d'une ou plusieurs de ces fonctions vitales doit être corrigée **en priorité** (*cf.* 4.1.).
- Aux urgences ou en unité pré-hospitalière, le patient doit être surveillé par un moniteur multiparamétrique.

3.3. Recherche de causes nécessitant un traitement étiologique urgent

- Doivent être évoquées dès ce stade les causes suivantes de coma :
  - une **hypoglycémie**, impliquant la réalisation systématique d'une glycémie capillaire et le cas échéant l'apport rapide de soluté glucosé intraveineux ;
  - un **surdosage opiacé**, caractérisé par un myosis serré bilatéral et une bradypnée, imposant la titration de naloxone intraveineuse ;
  - une **méningococcémie**, imposant la recherche d'un purpura fébrile, et alors l'administration immédiate de ceftriaxone ou d'amoxicilline intraveineuse ;
  - une **intoxication oxycarbonée**, imposant si le contexte est compatible la mesure de l'HbCO et une oxygénothérapie au masque à réservoir.

3.4. Appréciation du terrain et recueil de l'anamnèse

- Le patient n'est pas interrogeable :
  - Les antécédents, le terrain, le traitement habituel, les éventuelles addictions doivent être précisés rapidement par tout moyen (dossier hospitalier, appel à la famille et/ou au médecin traitant). Faire l'**inventaire exhaustif des médicaments** pris par le patient.
  - L'anamnèse ne peut pas être recueillie auprès du patient mais reste la pierre angulaire du diagnostic. Elle doit être recueillie auprès de sa famille, des témoins, des pompiers, et consignée par écrit le plus vite possible (limiter les pertes d'information). Le **contexte de survenue de coma et les plaintes qui ont pu le précéder** sont les éléments essentiels à prendre en compte.

    Le tableau II donne les principaux éléments d'anamnèse et antécédents à chercher et les orientations qui en découlent.

Tableau II. DONNÉES DE TERRAIN ET D'ANAMNÈSE SUGGÉRANT DES CAUSES PARTICULIÈRES DE COMA	
Terrain	
Diabète sucré	Hypoglycémie (si diabète traité) Hyperosmolarité (le diabète peut ne pas être connu)
Épilepsie	Phase postcritique État de mal convulsivant ou non convulsivant
Cirrhose hépatique	Encéphalopathie hépatique (chercher sa cause !) Hématome intracrânien
Maladie cérébrale	Convulsion ou état de mal sur cicatrice (AVC ou chirurgicale) Récidive ou évolution (AVC, tumeur) Hydrocéphalie
Addiction	Intoxication accidentelle Intoxication volontaire associée (association addiction – dépression) Phase postcritique ou état de mal (éthylisme chronique)
Terrain psychiatrique	Intoxication volontaire Hyponatrémie profonde (potomanie)
Trouble de l'hémostase	Hématome intracrânien
Cancer	Métastases cérébrales Localisation neuro-méningée (lymphome, leucose) Complication de l'immunodépression Effet secondaire de la chimiothérapie
Immunodépression VIH	Cryptococcose Toxoplasmose cérébrale (abcès ou encéphalite) Encéphalite à CMV, HSV ou VZV Tuberculose et mycobactériose atypique
Autre immunodépression	Méningite, méningo-encéphalite, abcès cérébral
Médicament	*Cf.* tableau V

Anamnèse	
Survenue brutale	Convulsion ou état de mal Hématome intracrânien Hémorragie sous-arachnoïdienne
Survenue progressive rapide (heures)	Intoxication AVC ischémique Méningite et méningo-encéphalite
Survenue progressive lente (jours ou semaines)	Tumeur cérébrale Hydrocéphalie Maladie inflammatoire cérébrale
Fluctuation de conscience	Convulsion ou état de mal non convulsivant Hématome sous-dural Encéphalopathie métabolique
Signes à bascule	Thrombose veineuse cérébrale
Voyage en zone tropicale	Neuropaludisme Méningite et méningo-encéphalite
Contexte récréatif (soirée)	Intoxication
Plusieurs cas associés et/ou source de combustion incomplète	Intoxication au CO*
Notion de fièvre	Méningite et méningo-encéphalite Endocardite infectieuse avec complications cérébrales Neuropaludisme
ACR précédant le coma	Coma post-anoxique Exceptionnellement cause vasculaire cérébrale à l'ACR*

**CO = monoxyde de carbone ; *ACR = arrêt cardio-respiratoire*

3.5. Examen neurologique

3.5.1. Appréciation fine de la profondeur de l'atteinte neurologique

- La **progression rostro-caudale** (Figure 3) désigne le niveau d'intégration des grandes fonctions neurologiques et neurovégétatives. L'examen des fonctions et réflexes correspondants permet d'évaluer plus finement la profondeur du coma.

Figure 3. Progression rostro-caudale

<table>
<tr><th>Niveau</th><th>Interactions ou réflexes du tronc cérébral</th><th colspan="2">Glasgow (G) et réponse motrice (M)</th><th>Yeux</th></tr>
<tr><td>Cortical</td><td>Réponse verbale
Quête du regard</td><td colspan="2">G 10-15 (éveil conscience) M 6</td><td rowspan="2">Lésion unilatérale :
Déviation conjuguée du côté lésion.
Lésion bilatérale : Errance horizontale lente du regard</td></tr>
<tr><td>Sous cortical</td><td>Clignement à la menace
Mouvements adaptés</td><td colspan="2">G 6-9 M4-5 (connexions cortico-sous-corticales)</td></tr>
<tr><td>Diencéphalique</td><td>Mimique fronto-orbiculaire</td><td>M 3</td><td rowspan="2">G 3-5
(activité automatique du tronc cérébral)</td><td>Myosis modéré réactif</td></tr>
<tr><td>Mésencéphalique</td><td>ROC verticaux RPM</td><td>M 2</td><td>Regard en coucher de soleil
Tectum : pupilles intermédiaires aréactives
Tegmentum : mydriase aréactive</td></tr>
<tr><td>Protubérantiel</td><td>ROC horizontaux</td><td colspan="2" rowspan="2">M 1</td><td>Myosis punctiforme
Déviation conjuguée du côté lésion
Ocular bobbing</td></tr>
<tr><td>Bulbaire</td><td>Réflexe oculo-cardiaque</td><td>Myosis, CBH
Skew deviation
Nystagmus vertical</td></tr>
</table>

ROC = réflexes oculo-céphaliques (vertical et horizontal, l'abolition de ce dernier traduisant une atteinte plus sévère). RPM = réflexe photomoteur. La dégradation rostro-caudale se traduit par la perte de fonctions ou de réflexes pour des niveaux plus sévères d'atteinte. L'abolition des réflexes du tronc marque la gravité des comas par lésion expansive sus-tentorielle ou de certains comas fonctionnels. Elle n'est pas applicable dans les lésions intéressant primitivement le tronc cérébral.

- L'examen des **pupilles** (taille, symétrie, réflexe photo-moteur) (figure 4) et de la **position des globes oculaires** (déviation conjuguée = du même côté, ou non conjuguée) a également une valeur localisatrice, ou en contexte toxique d'orientation étiologique.

Figure 4. Valeur sémiologique de l'examen des pupilles dans le coma

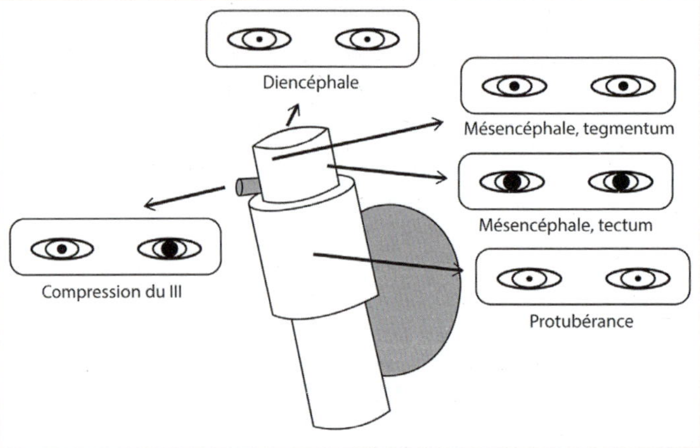

Le cervelet (en gris) est en arrière du tronc cérébral, avec de haut en bas : mésencéphale (avec le noyau et l'émergence du III), protubérance, bulbe. L'examen des pupilles, de leur symétrie et du réflexe photomoteur est essentiel dans le coma. C'est la non réactivité à l'illumination qui témoigne de la gravité d'une mydriase. Certains toxiques peuvent également influencer la taille des pupilles (cf. tableau V). La position des globes oculaires (déviation horizontale conjuguée ou non, du côté de la lésion ou de la paralysie, regard en coucher de soleil, déviation non conjuguée verticale ou skew deviation, ...) et d'éventuels mouvements (nystagmus, errance, ...) doivent aussi être décrits (non représentés sur la figure).

3.5.2. Recherche de signes neurologiques de focalisation

- La découverte de signes focaux (asymétrie de l'examen neurologique) oriente vers un coma lésionnel et pose l'indication d'une **imagerie cérébrale** (TDM en première intention, sauf indication possible à une thérapeutique endovasculaire où on privilégie l'IRM).

Attention toutefois : une hypoglycémie peut comporter une franche asymétrie !

- Cette recherche est fondée sur l'examen :
  - des pupilles
  - de la motricité faciale (recherche d'une asymétrie spontanée et manœuvre de Pierre Marie et Foix)
  - du tonus des membres
  - des réflexes ostéotendineux
  - des réflexes cutanés et notamment cutanés plantaires.

3.5.3. Signes d'engagement

- Ils peuvent s'observer dans les comas lésionnels (*cf.* 6.1.)

3.6. Examen général

- Il vise d'une part à apprécier les fonctions vitales (*cf.* 3.2. et 4.), d'autre part à chercher des éléments d'orientation étiologique.
- Le tableau III présente les principaux éléments à chercher et leur apport.

Tableau III. APPORT DIAGNOSTIQUE DES SIGNES D'EXAMEN GÉNÉRAL DANS LE COMA	
Signe	**Causes à évoquer**
Fièvre	Infection neuro-méningée, neuropaludisme Certaines intoxications Hyperthermie maligne (coup de chaleur, neuroleptiques) Hématome pontique
Hypothermie	Coma lié à l'hypothermie quelle que soit sa cause si < 32 °C Association coma et hypothermie (intoxication éthylique et (ou) par sédatifs, myxœdème, insuffisance surrénale, apoplexie pituitaire)
Tachycardie	Certaines intoxications* Fièvre Trouble neurovégétatif de certaines lésions cérébrales
Bradycardie	Certaines intoxications* Hypertension intracrânienne
Hypertension ***Le plus souvent à respecter!***	Accident vasculaire cérébral Encéphalopathie hypertensive et PRES Hypertension intracrânienne Certaines intoxications
Hypotension ***À toujours corriger en urgence!***	Certaines intoxications Sepsis
Tachypnée	Sepsis et (ou) acidose métabolique Atteinte diencéphalique
Bradypnée	Certaines intoxications* Engagement
Bords de la langue lacérés	Crise convulsive (une simple morsure du bout de la langue n'a pas de valeur d'orientation)
Raideur de nuque ***À ne chercher qu'en absence certaine de contexte traumatique !***	Méningite ou méningo-encéphalite Hémorragie sous arachnoïdienne Neuropaludisme Engagement occipital
Ascite, ictère, angiomes stellaires	Encéphalopathie hépatique
Haleine	Ethylique « Marée basse » → encéphalopathie hépatique
Hippocratisme digital, thorax emphysémateux ou obésité morbide	Hypercapnie d'insuffisance respiratoire chronique décompensée
Mouvements anormaux	Convulsions intermittentes ou variables dans le temps → épilepsie Myoclonies spontanées ou provoquées → certaines intoxications et affections métaboliques Astérixis → encéphalopathie hépatique ou hypercapnie
Traces d'injections	Certaines intoxications Hypoglycémie insulinique
Sueurs	Certaines intoxications Hypoglycémie
Purpura ou pétéchies	Infections (méningocoque, staphylocoque ou streptocoque) Purpura thrombotique thrombocytopénique Association à un syndrome d'activation de la coagulation

**Intoxications : se référer au tableau V*

3.7. Synthèse initiale et premières orientations étiologiques

- **À ce stade :**
  - Les fonctions vitales doivent être stabilisées (*cf.* 3.2. et 4.1.).
  - Les diagnostics urgents ont été envisagés (*cf.* 3.3.).
  - Le terrain, l'anamnèse et l'examen donnent les 1res orientations :
    - ➢ Une fièvre et (ou) un syndrome méningé font envisager une méningite (*cf.* 5.3.) ;
    - ➢ Des signes de localisation imposent une TDM rapide (*cf.* 6.) ;
    - ➢ Des convulsions persistantes nécessitent un traitement spécifique (*cf.* 5.4.) puis la recherche de leur cause ;
    - ➢ D'autres causes peuvent être suggérées par le contexte (e.g. coma toxique, ou encéphalopathie hépatique) en restant très attentif aux atypies cliniques (possibilité de diagnostic par excès).
  - **Les examens nécessaires** à l'appréciation du terrain, du retentissement du coma et à l'orientation étiologique ont été prélevés ou réalisés (tableau IV) ; tous ne sont pas indispensables dans tous les cas.

Tableau IV. EXAMENS COMPLÉMENTAIRES UTILES À LA PRISE EN CHARGE INITIALE D'UN COMA
Examens utiles à la prise en charge d'un patient grave
• Ionogramme plasmatique • Créatinine et urée plasmatiques • NFS • Crase (TP ± facteur V, TCK, fibrine) • ECG • Radio thoracique • Gaz du sang artériels • Lactate • CPK (rhabdomyolyse de décubitus ?)
Examens utiles au diagnostic étiologique des comas métaboliques (*cf.* aussi 7.3.6.)
• Glycémie (capillaire en urgence, veineuse pour confirmation) • Natrémie • $PaCO_2$ • Calcémie (avec albuminémie pour l'interprétation) • Ammoniémie et tests hépatiques si insuffisance hépatocellulaire possible • TSH si clinique évocatrice de myxœdème
Examens utiles au diagnostic étiologique des comas toxiques
• ECG • HbCO • Ethanolémie • Tests urinaires de dépistage des « drogues récréatives » • Tubes conservatoires sang et urines à garder à 4 °C (pas de dosage ou *screening* systématique)
Examens utiles au diagnostic étiologique des comas infectieux
• Hémocultures • PL (avec tubes supplémentaires gardés à 4 °C) avec glycémie simultanée • Frottis, goutte épaisse, sérodiagnostic rapide de paludisme
Examens utiles au diagnostic étiologique des comas lésionnels
• TDM • IRM

Certains examens d'apport très limité ne sont pas mentionnés (e.g. EEG)

4. Principes thérapeutiques généraux (indépendamment de la cause du coma)

4.1. Sauvegarde des fonctions vitales

4.1.1. Liberté des voies aériennes

- *A minima* par extraction de corps étrangers intra-buccaux (dentier), traction sur les branches montantes de la mandibule et (ou) mise en position latérale de sécurité;
- Par **intubation orotrachéal**e si existent des signes d'insuffisance respiratoire aiguë et (ou) des vomissements et (ou) si le coma est profond (un Glasgow ≤ 8 est un seuil indicatif).

4.1.2. Respiration

- une respiration de mauvaise qualité (signes de lutte, cyanose) impose l'oxygénothérapie en préparation de l'intubation;
- une hypoxémie modérée peut être corrigée par oxygénothérapie seule mais:
  - elle est souvent liée dans le coma à une hypoventilation alvéolaire (avec, donc, une hypercapnie) que l'oxygène ne corrigera pas;
  - l'administration via un masque majore le risque d'inhalation en cas de vomissement, et n'est justifiée que pour des hauts débits en attente donc d'une intubation;
- l'intubation trachéale impose la mise sous ventilation mécanique, avec comme objectifs une $SaO_2 \geq 95$ % et une $PaCO_2$ de 40 mmHg.

4.1.3. Circulation

- Une hypotension artérielle doit être corrigée de toute urgence; au stade initial de la prise en charge, elle traduit le plus souvent une hypovolémie efficace et nécessite un remplissage rapide par cristalloïde isotonique (soluté salé à 9 ‰ 20 mL/kg dans un 1re temps), pour une Pam > 65 mmHg. Si une HTIC est suspectée ou avérée, le maintien de la PPC n'est possible qu'avec une Pam élevée; empiriquement est proposée une **Pam > 90 mmHg**; cet objectif peut nécessiter l'administration de noradrénaline en milieu de réanimation; chez l'enfant, viser une Pa à + 2DS par rapport à la Pa de référence pour l'âge.
- Une hypertension artérielle est souvent réactionnelle et doit être respectée dans un 1re temps; dans certaines situations (hématome intracérébral, encadrement d'une thrombolyse pour AVC ischémique, encéphalopathie postérieure réversible [PRES], très rare encéphalopathie d'une HTA maligne) elle devra être corrigée partiellement et progressivement en milieu de réanimation. **Le traitement trop agressif d'une hypertension réactionnelle peut aggraver les lésions cérébrales!**
- Une bradycardie, une tachycardie ou des troubles du rythme imposent une analyse de l'ECG; leur traitement est celui de leur cause.

4.1.4. Protection thermique

- Le coma expose à l'hypothermie, qui doit être prévenue en couvrant le patient, si nécessaire avec une couverture de survie;
- Une hypothermie profonde doit être corrigée, par réchauffement externe passif dans un 1er temps;
- Une hypothermie modérée (**cible à 36 °C**) peut être respectée, et doit être recherchée si le coma est secondaire à un arrêt cardio-respiratoire par trouble du rythme;
- La fièvre doit être combattue par refroidissement externe, et administration de paracétamol en l'absence d'insuffisance hépatocellulaire ou d'hépatolyse significative;
- Une hyperthermie maligne (≥ 41 °C) doit être traitée en urgence par glaçage externe et administration de soluté salé isotonique froid.

4.2. Prévention des agressions cérébrales secondaires d'origine systémique

- Le maintien de l'homéostasie préserve les fonctions vitales mais diminue aussi le risque d'aggravation de l'atteinte neurologique. Les facteurs d'agressions cérébrales secondaires d'origine systémique (ACSOS) à prévenir ou corriger sont :
  - **l'hypotension artérielle, avant tout ;**
  - l'hypoxémie ;
  - l'hypercapnie (mais aussi l'hypocapnie) ;
  - la fièvre ;
  - l'hypoglycémie, mais aussi l'hyperglycémie et les variations rapides de glycémie ;
  - l'hyponatrémie, mais aussi l'hypernatrémie et les variations rapides de natrémie et donc d'osmolarité.

4.3. Prévention des complications des comas se prolongeant quelques jours

- Elle concerne des patients hospitalisés en réanimation, exposés essentiellement à des complications :
  - respiratoires (*cf.* 4.1.1. et 4.1.2.) ;
  - nutritionnelles, par non contrôle de la déglutition et nécessité de protéger les voies aériennes, imposant une nutrition entérale précoce ;
  - infectieuses, et notamment respiratoires ;
  - trophiques, liées à l'immobilité, et imposant la prévention :
    - des escarres de pression (mobilisation précoce, nutrition) ;
    - des ulcères de cornée (soins oculaires) ;
    - des malpositions articulaires et de l'ankylose ;
    - de la maladie veineuse thromboembolique.

5. Comas sans signes de focalisation : diagnostic et traitement

- L'absence de signe focal oriente vers un coma fonctionnel, mais cette distinction n'est pas absolue, certaines lésions intracérébrales étant difficiles à évoquer chez le patient comateux (e.g. lésions frontales).

5.1. Comas toxiques

- Ce sont **les plus fréquents des comas**. Les caractéristiques cliniques du coma et les signes associés orientent vers la nature du ou des toxiques (tableau V). La recherche du toxique au laboratoire est le plus souvent inutile. Ils sont de bon pronostic sous réserve d'un traitement symptomatique bien conduit. Parmi les causes fréquentes :
  - Le **coma éthylique** peut être grave (sa mortalité est plus élevée que celle par overdose d'héroïne !) et ne doit pas être négligé. Il peut être diagnostiqué par excès et justifie d'une confirmation biologique (éthanolémie). Il peut être associé à d'autres intoxications ou à des lésions cérébrales (traumatisme, hématome).
  - Le **coma aux benzodiazépines** peut être grave par associations (éthanol, antidépresseurs) ou sur certains terrains (âges extrêmes, insuffisance respiratoire chronique). Il peut justifier d'un traitement antidote par titration de flumazénil en l'absence de risque convulsif (attention aux co-intoxications).
  - Le coma par intoxication aux inhibiteurs de recapture de la sérotonine (ISRS) et médicaments apparentés est le plus souvent de bon pronostic. Les antidépresseurs polycycliques, beaucoup plus rarement rencontrés, exposent à un risque convulsif et, par effet stabilisant de membrane, à des troubles cardio-circulatoires graves.
  - Un coma associé à un myosis serré et une bradypnée (**syndrome opioïde**) impose la titration immédiate de naloxone, jusqu'à normalisation de la fréquence respiratoire chez le toxicomane, jusqu'à réveil chez le patient douloureux traité par morphine.
  - La possibilité d'un coma par **intoxication oxycarbonée** doit être évoquée par les circonstances (coma précédé de céphalées, local clos, appareil à combustion incomplète, période hivernale, présence de plusieurs victimes). Il doit être confirmé par dosage de l'HbCO. Il impose l'administration d'oxygène normobare à concentration maximale, et fait discuter l'oxygénothérapie hyperbare. Il peut laisser des séquelles neuropsychiques à distance.

Tableau V. COMAS TOXIQUES : ÉLÉMENTS D'ORIENTATION	
Coma toxique calme et souvent hypotonique	
• Benzodiazépines • Phénobarbital • Phénothiazines sédatives	• Opiacés • Phénytoïne • Valproate
Coma toxique agité et souvent hypertonique	
• Antidépresseurs polycycliques • Phénothiazines antihistaminiques	• Hypoglycémiants
Coma toxique associé à des convulsions	
• Antidépresseurs polycycliques • Phénothiazines antihistaminiques • Théophylline • Carbamazépine • Baclofène	• Bupropion • Lithium • Cocaïne • Amphétamines • Hypoglycémiants
Coma toxique associé à des myoclonies	
• Antidépresseurs polycycliques • Lithium	• ISRS
Coma toxique précédé d'hallucinations	
• Antihistaminiques	• Antiparkinsoniens
Coma toxique avec myosis	
• Opiacés • Organophosphorés	• Clonidine
Coma toxique avec mydriase	
• Antidépresseurs polycycliques • Atropiniques • Cocaïne	• Amphétamines • Antiparkinsoniens • ISRS
Coma toxique associé à un état de choc	
• Méprobamate • Toxiques à effet stabilisant de membrane	• Béta bloquants • Inhibiteurs calciques
Coma toxique associé à une fièvre	
• Syndrome sérotoninergique • Syndrome malin des neuroleptiques • Salicylés	• Kétamine • MDMA • Agents cholinergiques
Coma toxique associé à une bradycardie	
• Béta bloquants • Clonidine	• Sédatifs • Opiacés
Coma toxique associé à une tachycardie	
• Antidépresseurs polycycliques • Neuroleptiques antipsychotiques	• Cocaïne

ISRS = inhibiteurs sélectifs de recapture de la sérotonine. MDMA = méthylènedioximéthamphétamine = ecstasy

5.2. Comas métaboliques

- **L'hypoglycémie** doit toujours être évoquée :
  - sa probabilité *a priori* est élevée chez le diabétique traité par insuline, sulfamide hypoglycémiant ou répaglinide ; la glycémie capillaire confirme ; l'administration de glucosé hypertonique à 30 % (10-30 mL IV) corrige le plus souvent le coma ; elle doit être suivie d'une perfusion de glucosé à 10 % chez le diabétique traité par sulfamides avec surveillance des glycémies capillaires (risque de rechute).
  - sa probabilité *a priori* est faible en l'absence de traitement hypoglycémiant ; il est souhaitable dans ce cas de confirmer par une glycémie veineuse plus fiable, sans bien sûr en attendre le résultat pour apporter du glucose.

    Parmi les causes rencontrées en médecine d'urgence, se méfier :

    1) de l'insuffisance surrénale aiguë ;

    2) de l'insuffisance hépatocellulaire grave ;

    3) de l'hypoglycémie factice par prise cachée de médicament hypoglycémiant (famille de diabétique ou profession de santé).
  - une hypoglycémie prolongée peut entraîner des séquelles définitives graves (état végétatif) !
- **L'hyperglycémie** sévère peut être responsable d'un coma par hyperosmolarité (**coma hyperosmolaire** diabétique). Le diagnostic en est facile (déshydratation très sévère et profil biologique caractéristique).
- En revanche, l'acidocétose diabétique n'est pas par elle-même responsable de coma dans les pays médicalement développés. À la phase initiale, confusion et obnubilation sont possibles dans les formes sévères mais doivent se corriger rapidement avec la réhydratation. Leur persistance impose la recherche d'une cause spécifique.
- **L'hyponatrémie** peut entraîner un coma, souvent convulsivant, par œdème cellulaire cérébral, si elle est profonde (schématiquement < 120 mmol/L) et d'installation rapide. La potomanie y expose particulièrement. La gravité du retentissement neurologique impose alors une **correction partielle rapide** de l'hyponatrémie (perfusion de soluté salé à 10 % à raison d'1 g/h jusqu'à une natrémie de l'ordre de 120-125 mmol/L).
- **L'hypernatrémie** sévère peut s'accompagner de coma.
- **L'hypercapnie** peut s'accompagner de coma :
  - soit chez un insuffisant respiratoire chronique (IRC) décompensé, éventuellement hypercapnique à l'état stable (avec donc des bicarbonates plasmatiques élevés par compensation) mais dont la $PaCO_2$ s'élève au-delà de son seuil de tolérance personnel à la faveur de la décompensation (avec obligatoirement un pH acide) ;
  - soit par hypercapnie aiguë chez un sujet sans hypercapnie chronique ; le coma est fréquent dans l'hypoventilation alvéolaire, beaucoup plus rare dans les obstructions bronchiques aiguës (asthme aigu grave, asthme cardiaque de l'OAP) ;
  - sauf à disposer d'un traitement étiologique (e.g. antidote par flumazénil ou naloxone dans certaines hypoventilations alvéolaires toxiques), le coma hypercapnique pose l'indication d'une intubation pour ventilation mécanique. Dans certains cas, on peut faire le choix d'une ventilation non invasive au masque malgré le coma, notamment pour éviter les risques liés à l'intubation prolongée chez l'IRC.
- En revanche et contrairement à une idée répandue, l'hypoxémie même sévère n'entraîne pas de coma !
- L'**hyperammoniémie** peut être associée à un coma :
  - chez le patient cirrhotique avec insuffisance hépatocellulaire sévère et (ou) avec shunt porto-cave (TIPS y compris), dans un tableau d'encéphalopathie hépatique (coma calme souvent profond avec parfois crises convulsives, astérixis, foetor hepaticus, hyperréflexie ostéo-tendineuse) imposant la **recherche de sa cause** (sepsis, notamment infection spontanée de liquide d'ascite ; hémorragie digestive occulte ; modification thérapeutique ; toute affection intercurrente). En l'absence de choc ou d'insuffisance rénale aiguë, le pronostic en est bon et l'hospitalisation en réanimation justifiée ;

- par surdosage en valproate ;
- exceptionnellement chez l'adulte, par déficit enzymatique du cycle de l'urée.

• Des causes classiques sont maintenant **historiques**, le diagnostic de l'affection sous-jacente étant fait avant le stade de coma :
  - hypothyroïdie et classique coma myxœdémateux ;
  - insuffisance rénale et classique coma urémique ;
  - hypercalcémie, où le patient est en pratique toujours conscient.

5.3. Comas infectieux

• La présence d'éléments purpuriques dans un contexte de fièvre et (ou) de troubles de conscience impose l'administration d'antibiotique (ceftriaxone ou à défaut amoxicilline) dès la 1ère prise en charge médicale, dans l'hypothèse d'une méningococcémie.

• Devant un coma, doivent faire évoquer une infection neuro-méningée : une installation progressive avec très souvent des céphalées et parfois des vomissements en jet, une fièvre (mais elle peut manquer !), une raideur de nuque.

• Devant une suspicion de **méningite purulente** :
  - le consensus français recommande de réaliser une TDM avant la ponction lombaire (PL) en cas de coma (Glasgow < 11), de crises convulsives, de signes de localisation ou de séropositivité VIH connue. Les signes de localisation peuvent faire évoquer un empyème ou un abcès cérébral, mais s'observent aussi dans les méningites pneumococciques.
  - compte tenu de l'urgence à traiter une méningite purulente, il faut dans ce cas débuter l'antibiothérapie après deux hémocultures et **avant la TDM** ; la PL sera faite au retour de TDM en l'absence de signe d'engagement (en se rappelant qu'un engagement survient parfois même avec une TDM normale).
  - on utilise par voie intraveineuse la ceftriaxone 100 mg/kg/j en 2 injections, associée à la dexaméthasone 40 mg/j en 4 injections, à débuter en même temps que l'antibiotique ; en cas de **listériose** possible (nourrisson, femme enceinte, sujet âgé ou immunodéprimé, rhombencéphalite clinique, méningite traînante, liquide lymphocytaire ou panaché) associer amoxicilline 200 mg/kg/j en 6 injections et gentamycine 4 mg/kg/j en 1 injection.
  - en l'absence de signe de localisation, certaines équipes ne font pas de TDM et réalisent la PL d'emblée ; la culture du LCR sera alors plus souvent positive. Toutefois l'antibiothérapie débutée avant la PL ne change pas la formule, la chimie et l'examen direct du LCR, et il est toujours possible d'identifier le germe par PCR.

• Les méningites virales pures n'entraînent pas de coma !

• Une **encéphalite herpétique** peut entraîner un coma progressif ; il est fondamental de chercher des troubles préexistants des fonctions supérieures, notamment les classiques hallucinations ; dans ce contexte, une méningite lymphocytaire impose de débuter l'acyclovir en urgence. L'imagerie (TDM ou mieux IRM) cherche des lésions nécrosantes temporales ; le germe est cherché par PCR dans le LCR.

• Il existe des causes multiples **d'encéphalites infectieuses** rares pouvant être responsables de coma ; leur diagnostic étiologique est très spécialisé et leur traitement spécifique n'a pas le même degré d'urgence que ceux évoqués ci-dessus.

• Chez un patient ayant séjourné en zone tropicale dans les deux mois précédents, même avec une prophylaxie palustre, tout coma fébrile doit être considéré comme un **neuropaludisme** et impose la confirmation diagnostique (frottis, goutte épaisse, sérodiagnostic) et un traitement par artésunate IV (à défaut par quinine IV) en milieu de réanimation. Se méfier toutefois de la possibilité de contracter en zone tropicale des infections ubiquitaires, notamment méningite.

5.4. Comas épileptiques

- Une crise convulsive tonico-clonique généralisée s'accompagne de troubles de conscience qui ne sont pas classés comme coma car spontanément résolutifs dans un temps le plus souvent court.
- La persistance de troubles de conscience et (ou) la récidive de crises convulsives sans retour à la conscience pendant au moins 30 minutes, et (ou) des crises continues ou subintrantes se prolongeant pendant plus de 5 minutes, définissent l'**état de mal épileptique convulsivant**, qui impose :
  - la recherche de sa cause ;
  - la prise en charge symptomatique de son retentissement respiratoire ;
  - l'administration d'une benzodiazépine IV d'action rapide (clonazépam 1 mg) ;
  - mais aussi, en prévention de la récidive ou en l'absence d'amélioration, l'administration d'un **antiépileptique d'action prolongé** en perfusion de 15-20 minutes : fosfénytoïne (en l'absence de trouble de conduction ou d'insuffisance cardiaque sévère) ou phénobarbital.
- **Un état de mal non convulsivant** est de diagnostic plus délicat. Il est toutefois rare qu'il s'accompagne d'un coma. En cas de doute (antécédent de maladie cérébrale, épilepsie partielle connue, clonies limitées de la face ou d'un segment de membre, variabilité des troubles de conscience), faire un EEG (dont c'est la seule indication urgente dans ce contexte).

5.5. Coma post-anoxique

- Il fait suite à un arrêt cardio-respiratoire (ACR) (mais pas à une hypotension ou à une hypoxémie) et en marque la gravité.
- Sont de mauvais pronostic une durée longue des phases de no-flow et low-flow, l'absence d'un témoin lors de l'ACR, un ACR asphyxique ou en asystole par rapport à un ACR par fibrillation ventriculaire.
- Le maintien d'une **hypothermie modérée (36 °C) pendant au moins 24 h après l'ACR**, puis la lutte contre la fièvre (< 37,5 °C) améliorent significativement le pronostic neurologique.
- Hors situations extrêmes, ce pronostic ne peut être apprécié que sur un faisceau d'arguments clinique, électrophysiologiques, biologiques et d'imagerie, avec quelques jours de recul.

6. Comas avec signes de focalisation : diagnostic et traitement

- L'existence de signe focal oriente vers un coma lésionnel, mais cette distinction n'est pas absolue, certaines anomalies systémiques pouvant s'accompagner d'une hémiplégie (e.g. hypoglycémie).

6.1. Engagements cérébraux

6.1.1. Enceintes anatomiques

- La boîte crânienne est séparée par la tente du cervelet en un compartiment sus-tentoriel (lui-même divisé en deux dans un plan sagittal par la faux du cerveau) et un compartiment sous-tentoriel qui communique avec le canal rachidien par le *foramen magnum*.

6.1.2. Mécanismes et types des engagements

- Toute lésion responsable d'un effet de masse peut entraîner une HTIC locale ou diffuse, entraînant la hernie de structures neurologiques à travers les orifices fibreux ou osseux. Les engagements sont décrits figure 5.

Figure 5. Engagements cérébraux

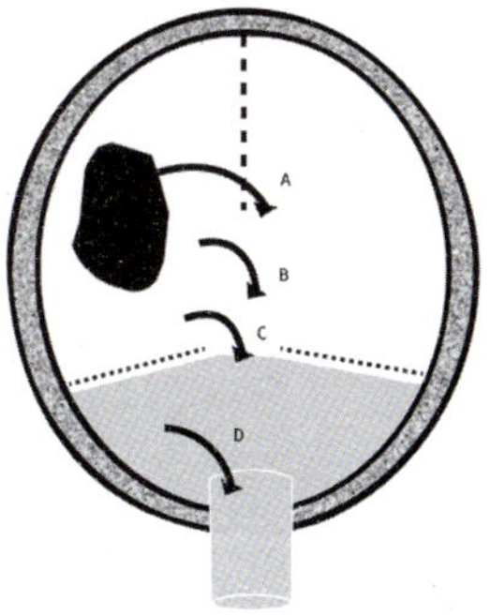

La boîte crânienne en gris tacheté, la moelle, le tronc cérébral et le cervelet en gris, le cerveau non représenté, la faux du cerveau en tirets noirs, la tente du cervelet en pointillés noirs, un processus expansif (*e.g.* hématome intracérébral) en noir. On distingue des engagements sus-tentoriels (A, B et C) et sous-tentoriels (D). A = engagement transfalcial, entraînant une compression du gyrus cingulaire. Se traduit en TDM par un déplacement de la ligne médiane. B = engagement central, entraînant une compression du diencéphale. C = engagement temporal = uncal, entraînant une compression du tronc, de l'incus, de l'hippocampe et du tronc du III. Se traduit par une mydriase homolatérale (secondairement bilatérale), un coma, une extension stéréotypée (M2) controlatérale (puis bilatérale). D = engagement occipital ou forminal, entraînant une compression du bulbe et des amygdales. Se traduit par un torticolis avec attitude guindée, des troubles végétatifs, un coma, une possible hydrocéphalie. C et D sont les plus graves des engagements et exposent à une aggravation brutale et au décès.

6.1.3. Signes cliniques des engagements

- Aggravation du coma ;
- Mydriase aréactive initialement unilatérale du côté de la lésion (engagement temporal) ;
- Torticolis et attitude guindée (engagement occipital) ;
- Troubles végétatifs ;
- Mort subite.

6.1.4. Traitement des engagements cérébraux

- Le traitement médical repose sur la sédation profonde sous couvert de ventilation mécanique, les mesures de prévention des ACSOS, l'administration de substances osmotiques (Mannitol®, soluté salé hypertonique). Sous réserve d'une Pam satisfaisante, position demi-assise, tête dans l'axe.
- Envisager un geste chirurgical : évacuation d'un hématome, dérivation d'une hydrocéphalie, craniectomie décompressive.
- Contre-indication à la PL !

6.2. Lésions intracrâniennes responsables de coma

6.2.1. Accidents vasculaires cérébraux ischémiques

- Le coma, inconstant, est progressif, et survient alors que le diagnostic d'AVC ischémique a déjà été posé ; il est alors fonction du volume cérébral ischémique ;
- Plus précoce, ou de survenue rapide dans l'évolution, il fait évoquer :
  1) un hématome intracrânien, comme diagnostic différentiel initialement, comme complication évolutive ultérieurement (notamment après thrombolyse) ;
  2) une crise convulsive ou un état de mal convulsif ;
- Sa survenue est quasi-constante dans l'AVC sylvien malin du patient jeune chez qui le volume disponible dans la boîte crânienne ne permet pas d'éviter l'HTIC sévère par œdème péri-lésionnel ; cette circonstance doit faire envisager une craniectomie décompressive qui doit être réalisée avant l'installation du coma ;

- Un trouble de conscience sévère (e.g. imposant l'intubation) est une contre-indication à la thrombolyse et à la thrombectomie, sauf cas particulier;
- La prévention des ACSOS est fondamentale, notamment le respect d'une Pam élevée (fréquente HTA réactionnelle). **L'hyperglycémie aggrave le pronostic de l'AVC ischémique**: pendant les toutes premières heures on évite les apports glucosés; une glycémie < 10 mmol/L doit être obtenue, si nécessaire avec des doses modérées d'insuline ordinaire.

6.2.2. Hématomes intracrâniens

- Le coma, inconstant, peut s'y installer très rapidement; il est de mauvais pronostic;
- L'HTA réactionnelle est très fréquente; il n'y a pas de consensus quant au niveau d'intervention souhaitable: ≥ 180/110 mmHg pour certains, ≥ 220/120 mmHg pour d'autres; retenir qu'une éventuelle réduction de la Pa doit toujours être **progressive et modérée;**
- L'évacuation chirurgicale de l'hématome n'influe pas sur le pronostic, sauf pour les **hématomes cérébelleux** qui doivent le plus souvent être évacués en urgence;
- Une hydrocéphalie secondaire à un hématome doit par contre être dérivée;
- La prise chronique d'un anticoagulant augmente le risque d'AVC hémorragique de 7 à 10 fois; le volume d'un hématome intracrânien survenant sous AVK augmente dans les heures suivant le saignement initial ce qui aggrave le pronostic; il est fondamental d'administrer un **traitement antidote chez tout patient sous AVK victime d'une hémorragie intracrânienne**, sans attendre le résultat de l'INR, par administration intraveineuse rapide de PPSB 25 UI de facteur IX/kg suivie de l'administration intraveineuse (ou orale quand la conscience le permet) de vitamine K 10 mg. Ce traitement antidote est moins codifié pour les anticoagulants oraux directs (AOD) mais l'administration de PPSB y est également recommandée; il n'y a pas de recommandation pour les AVC hémorragiques survenant sous antiagrégant plaquettaire.

6.2.3. Hémorragies sous-arachnoïdiennes

- Elles sont liées le plus souvent à la rupture d'un anévrisme cérébral;
- Le coma y est un marqueur de gravité et caractérise les grades IV et V de la World Federation of Neurological Surgeons; il témoigne de l'HTIC; il expose à un risque accru d'ischémie secondaire; il peut être associé à une hydrocéphalie nécessitant une dérivation ventriculaire externe;
- Il ne change pas la nécessité d'une embolisation précoce de l'anévrisme en cause;
- Il est pris en charge en milieu de réanimation et en équipe pluridisciplinaire, dans un centre d'expertise avec neuroradiologie interventionnelle et neurochirurgie.

6.2.4. Autres lésions responsables de coma

- Les empyèmes et abcès cérébraux et les tumeurs cérébrales peuvent être responsables de coma. Il n'est qu'exceptionnellement révélateur (saignement au sein d'une tumeur).

7. Particularités pédiatriques

- Le cadre général est le même mais avec quelques spécificités cliniques, épidémiologiques et étiologiques.

7.1. Échelle de Glasgow chez le nourrisson et le jeune enfant

- Les réponses verbales et motrices normales progressent avec l'âge. Le score doit donc être adapté au jeune enfant (Tableau VI).

Tableau VI. ÉCHELLE DES COMAS DE GLASGOW : ADAPTATION PROPOSÉE POUR LE JEUNE ENFANT		
	Ouverture des yeux	
E	E4 = ouverture spontanée des yeux E3 = ouverture uniquement à la voix (les yeux se ferment dès que vous ne parlez pas) E2 = ouverture uniquement à la douleur E1 = pas d'ouverture des yeux	
	Réponse verbale	
V	< 5 ans	≥ 5 ans
	V5 = sourires, cris, mots appropriés pour l'âge V4 = cris ou mots inappropriés V3 = cris à la douleur V2 = geignement à la douleur V1 = pas de réponse verbale	V5 = orientée V4 = confuse V3 = mots inappropriés V2 = sons inappropriés V1 = pas de réponse verbale
	Réponse motrice	
M	< 5 ans	≥ 5 ans
	M6 = normale, spontanée M5 = en retrait au toucher M4 = en retrait à la douleur M3 = flexion stéréotypée M2 = extension stéréotypée M1 = absente	M6 = normale sur ordre M5 = localisée M4 = en retrait à la douleur M3 = flexion stéréotypée M2 = extension stéréotypée M1 = absente

Dans les réponses M2 et M3, la réponse du membre inférieur est une extension.

7.2. Particularités cliniques

- Plus l'enfant est jeune plus la symptomatologie inaugurale peut-être pauvre, une méningite bactérienne par exemple pouvant ne se manifester que par une fièvre associée à des pleurs et un refus de biberon. C'est insister sur l'importance :
  - de l'interrogatoire (parents) et de la consultation du carnet de santé et éventuellement du dossier hospitalier, en cherchant notamment :
    - chez le nouveau-né, un contexte d'infection materno-fœtal ;
    - des vaccinations récentes ;
    - des anomalies de croissance notamment sur la courbe du périmètre crânien ;
    - la possibilité d'un traumatisme « non accidentel » (*cf.* 7.3.5.)
  - de l'examen complet chez un nourrisson nu, sans *a priori*, répété si nécessaire, sans oublier :
    - la mesure des fréquences cardiaque et respiratoire, et la mesure de la Pa avec un brassard adapté ;
    - la palpation des fontanelles et des sutures chez le nourrisson, qui peuvent bomber en cas d'HTIC ;
  - au stade de coma, de la nécessité de prise en charge par un centre expert, le transfert ne devant toutefois s'envisager qu'après stabilisation de l'état (fonctions vitales, prévention des ACSOS) et mesures thérapeutiques spécifiques urgentes.

7.3. Particularités épidémiologiques et étiologiques chez l'enfant

7.3.1. *L'hypoglycémie*

- Elle doit, comme chez l'adulte, être évoquée en priorité.
- Elle est fréquente chez le nourrisson. Ses causes essentielles chez le jeune enfant sont :

- bien sûr l'insulinothérapie chez le diabétique ;
- le jeûne chez le nouveau-né ;
- l'insuffisance surrénalienne et hépatique ;
- l'intoxication alcoolique (contrairement à l'adulte) ;
- des maladies métaboliques rares dont le très exceptionnel, mais classique, syndrome de Reye.

7.3.2. Les déshydratations sévères

- Elles peuvent s'accompagner de coma.

7.3.3. Un coma fébrile

- Il fait évoquer en priorité, comme chez l'adulte, une méningite bactérienne, une méningo-encéphalite herpétique, un neuropaludisme en cas de séjour récent en zone endémique. Une méningite bactérienne est traitée par céfotaxime ou ceftriaxone, associée après 3 mois à la vancomycine, et avant 3 mois à un traitement anti-Listeria par amoxicilline et gentamycine (*cf.* 5.3.).

7.3.4. Les intoxications médicamenteuses

- Elles sont à ne pas oublier, accidentelles chez le jeune enfant, volontaires chez l'adolescent.

7.3.5. Le syndrome des enfants secoués

- Il doit être évoqué chez un nourrisson (âge moyen 5 mois) :
  - jusque-là en bonne santé,
  - comateux (un malaise grave résolutif est également possible),
  - parfois convulsant,
  - sans notion de traumatisme crânien,
  - le plus souvent sans signe extérieur de sévices,
  - mais victime de secousses violentes et brèves, administré par son entourage (parents, partenaire de la mère, baby-sitter, assistante maternelle) à l'occasion de cris, et ayant entraîné le cisaillement et la rupture des veines sous-durales.
- La TDM montre des **lésions souvent d'âges différents**, associant hémorragie sous-arachnoïdienne, hématomes sous-duraux et atteinte parenchymateuse (contusion, ischémie ou œdème) ;
- Quand il est pratiqué, le fond d'œil montre des hémorragies, pathognomoniques dans ce contexte.
- Le pronostic est mauvais : ¼ de décès et ¾ de séquelles souvent graves.
- Son diagnostic différentiel est **l'épanchement péri-cérébral idiopathique du nourrisson** : accumulation de LCS dans les espaces sous-arachnoïdiens par trouble de sa résorption, banal mais susceptible de saigner lors de traumatismes minimes.

7.3.6. Maladies métaboliques héréditaires (MMH)

- La prévalence d'un coma révélant des maladies héréditaires ou congénitales est évidemment plus élevée que chez l'adulte, notamment des **maladies métaboliques héréditaires** (MMH) :
  - déficit enzymatique du cycle de l'urée ;
  - acidurie organique ;
  - leucinose ;
  - cytopathie mitochondriale ;
  - déficit de la béta-oxydation des acides gras.
- Quelques examens permettent de dépister l'une de ces maladies, qui devront ensuite être confirmées par des explorations spécialisées. Ces examens doivent donc être réalisés devant un coma sans cause évidente, ou si des éléments d'anamnèse suggèrent un diagnostic de MMH ; ils peuvent toutefois être normaux dans certaines MMH :

- ammoniémie
- glycémie
- lactatémie
- ionogramme plasmatique, calcémie et pH
- cétonurie
- ASAT, ALAT, gamma GT, TP, facteur V
- CPK.

7.3.7. L'état de mal infra-clinique

- L'état de mal convulsivant est de diagnostic facile ; **l'état de mal infra-clinique** nécessite un EEG dont il constitue la seule indication dans ce contexte. Un test thérapeutique aux benzodiazépines peut être réalisé auparavant.

7.3.8. Les AVC

- Ils sont très rares chez l'enfant. Un AVC ischémique chez un patient drépanocytaire est une indication d'échange transfusionnel.

8. Évolution du coma, éléments d'évaluation pronostique

- Les comas fonctionnels sont réversibles si le patient survit à la phase de coma (fonctions vitales) ;
- Le pronostic des comas lésionnels est :
  - inversement corrélé au Glasgow initial ;
  - dépendant de la cause ;
  - globalement mauvais ;
  - mais avec une **grande variabilité interindividuelle** ;
  - **difficile à évaluer à la phase aiguë** ;
  - essentiellement évalué *a posteriori* sur les capacités fonctionnelles du patient (Tableau VII).

Tableau VII. ÉVALUATION PRONOSTIQUE : ÉCHELLE DES CATÉGORIES DE PERFORMANCE CÉRÉBRALE (CPC SCALE, OU PITTSBURGH OUTCOME SCALE)

CPC 1	Bonnes performances cérébrales : conscient et alerte avec une vie normale ou un handicap très faible, travail possible
CPC 2	Handicap cérébral modéré : conscient avec un handicap modéré, autonome pour les actes de la vie courante, travail aménagé possible
CPC 3	Handicap cérébral sévère : conscient mais capacités cognitives limitées, dépendance pour les actes de la vie courante en raison de l'atteinte cérébrale
CPC 4	Coma ou état végétatif persistent
CPC 5	Décès par mort cérébrale ou autre cause

Score dérivé de la version initiale et destiné au départ à l'évaluation des séquelles des anoxo-ischémies cérébrales après arrêt cardio-respiratoire. Le CPC 3 recouvre des situations très variables. On considère généralement dans les études les CPC 1 et 2 comme un « bon résultat », et les CPC 3, 4 et 5 comme un « mauvais résultat ».

- La figure 6 schématise différents états évolutifs possibles liés au coma.

Figure 6. **Coma et évolutions possibles**

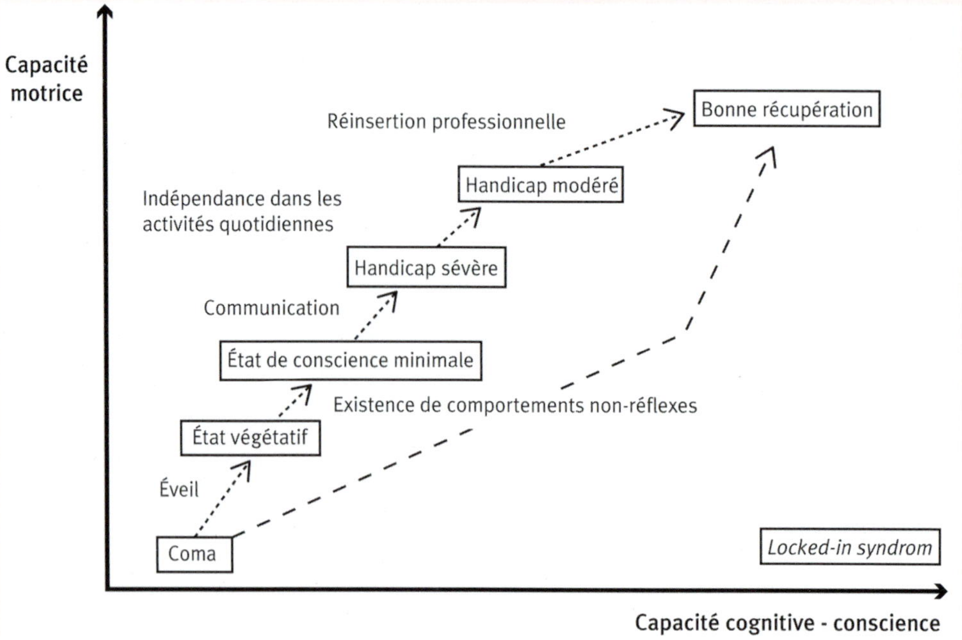

Certains comas évoluent rapidement vers une *restitutio ad integrum* (e.g. comas toxiques). D'autres laissent des séquelles plus ou moins étendues. La récupération peut être lente. Néanmoins les possibilités d'amélioration franches après 6 à 12 mois sont très limitées.

- Être très **prudent dans l'information aux familles** quand le pronostic est potentiellement mauvais : éviter les mots faux (« endormi », « coma dépassé », « coma artificiel ») ou mal compris (« réveil ») ; expliquer que l'ouverture des yeux ne suffit pas à faire un bon pronostic.
- **L'état végétatif** :
  - est considéré comme persistant au bout d'un an ;
  - est un éveil sans conscience (et donc pas un coma) ;
  - l'état de conscience minimale (= pauci-relationnel) en est une variante évolutive avec réapparition d'interactions très modestes avec l'environnement.
- Les comas prolongés et les états végétatifs persistants pour lesquels le recul et les données cliniques et paracliniques permettent d'affirmer l'impossibilité d'une évolution satisfaisante justifient d'un **arrêt** et/ou d'une **limitation de thérapeutiques actives dans le cadre légal. Ce n'est jamais une décision prise dans les 1ères heures du coma !**
- **La mort cérébrale ou diencéphalique :**
  - n'est pas un coma mais bien une mort (« cadavre chaud ») ;
  - est la conséquence d'un arrêt total de la perfusion cérébrale, généralement par HTIC réfractaire ;
  - elle ne s'observe qu'en réanimation chez un patient sous ventilation mécanique ;
  - ses critères diagnostiques (Tableau VIII) sont stricts ;
  - c'est un état transitoire qui évolue spontanément vers l'arrêt cardiaque en quelques heures, par désordres végétatifs ;
  - ce laps de temps peut être mis à profit pour prélever des organes, dans le respect de la volonté du défunt.

Tableau VIII. CRITÈRES DIAGNOSTIQUES DE LA MORT DIENCÉPHALIQUE
Critères cliniques
• Circonstances compatibles (fréquence : AVC > trauma > autres causes) • Glasgow 3 • Pas de motricité spontanée (sauf automatismes médullaires : syndrome de Lazare) • Abolition de tous les réflexes du tronc cérébral • Pas de ventilation spontanée (objectivée par un test de débranchement avec hypercapnie) • Pas de circonstances confondantes (T* ≤ 35 °C, barbituriques, sédation, Pam* ≤ 50 mmHg)
Examens de confirmation impératifs dans l'hypothèse d'un don d'organes
• Soit 2 EEG nuls et non réactifs à 4 h d'intervalle, enregistrés à amplitude maximale pendant au moins 30 minutes, chez un patient > 35 °C. • Soit arrêt de perfusion cérébrale objectivé en artériographie ou angioTDM.

**T = température*

**Pam = pression artérielle moyenne*

Références

- Edlow JA, Rabinstein A, Traub SJ, Wijdicks EFM. Diagnosis of reversible causes of coma. Lancet 2014; 384: 2064-76.
- Sachs P, Michot C, Naudin J, Madre C, Aisenfisz S, Dauger S. Coma du nourrisson et de l'enfant: prise en charge initiale. Reanimation 2011; 5 : 408
- Hemphill JC et al. Guidelines for the management of spontaneous intracerebral hemorrhage. Stroke 2015;46:2032-60.
- Recommandation formalisée d'experts. Prise en charge des états de mal épileptiques en préhospitalier, en structure d'urgence et en réanimation dans les 48 premières heures. 2018. In https://www.srlf.org

POINTS CLÉS

COMA

- Altération éveil et conscience : yeux fermés (E1-2), pas de réponse verbale (V1-2), pas de motricité à l'ordre (M1-5)
- Existence de formes atténuées (obnubilation – confusion)
  → maintien axe tête-cou-tronc si trauma possible
  → démarches diagnostiques et thérapeutiques en parallèle

SAUVEGARDE : ÉVALUER ABC

A = liberté des voies aériennes ?

B = qualité de la respiration

C = qualité de la circulation

NÉCESSITÉ DE TRAITEMENT URGENT ?

Glycémie < 0,8 g/L ?	G30 % 10-30 mL IV
Syndrome opioïde ?	Naloxone titration IV
Purpura fébrile ?	Ceftriaxone 2 g IV
Exposition CO ?	O2 au masque réservoir

ÉVALUATION RAPIDE

Profondeur coma (EVM)

Examen des pupilles et des yeux

Réflexes du tronc cérébral

Recherche de signes focaux

Terrain, antécédents, traitement en cours

Anamnèse (contexte, mode installation, plaintes)

Examen général

CONVULSIONS

- isolée → clonazépam 1 mg IV
- > 5 min ou pas de retour conscience

> 30 minutes → associer fosphénytoïne
- convulsion/épilepsie ou convulsion / symptôme ?

1ères MESURES

- scope
- voie veineuse avec salé isotonique
- glycémie capillaire
- ionogramme, créatinine, urée, glycémie, NFS, crase, gaz du sang, lactate, CPK, hémocultures
- autre biologie au cas par cas (éthanol, HbCO, ammoniémie, tests hépatiques, calcémie,...)
- ECG, radio thoracique
- surveillance FC, FR, Pa, T°, SpO2, EVM
- appel réanimateur

SAUVEGARDE DES FONCTIONS VITALES

A	Extraction corps étrangers, positionnement intubation si IRA ou vomissements ou GCS ≤ 8
B	O2 si hypoxémie ventilation sur intubation si IRA ou acidose gazeuse ou GCS ≤ 8
C	Respect HTA réactionnelle si Pa basse : – objectif Pam ≥ 65 mmHg si pas d'HTIC – objectif Pam ≥ 90 mmHg si HTIC probable – avec salé isotonique 20 ml/kg en 15 minutes – secondairement ± noradrénaline protection thermique [36-37,5 °C] cible 36 °C en post-ACR

Prévention des ACSOS

éviter hypotension, hypoxémie, hypercapnie, fièvre, hypo/hyper/Δ rapides glycémie et Na

SYNDROME MÉNINGÉ ± FIÈVRE	
PL possible	TDM avant PL
1. hémocultures + PL 2. ABx si LCR trouble 3. ± TDM	1. hémocultures 2. ABx 3. TDM 4. PL sauf effet masse
– méningite pneumo ou méningo probable – → ceftriaxone forte dose + dexaméthasone – possibilité listériose → **associer** amoxicilline IV forte dose & gentamycine – méningo-encéphalite lymphocytaire avec confusion/hallucinations → acyclovir	

RETOUR TROPIQUES < 2 MOIS
– frottis, goutte épaisse, sérodiagnostic, penser diagnostic différentiel – artésunate IV (ou quinine IV)

SIGNES DE FOCALISATION OU CONTEXTE ÉVOCATEUR (E.G. CÉPHALÉE ± DÉFICIT PUIS COMA RAPIDE)
AVC probable → TDM rapide, discuter options avec neurologue/neurochirurgien/neuroradio Hématome sous AVK → PPSB et vitamine K

NI SYNDROME MÉNINGÉ, NI SIGNE DE FOCALISATION	
Comas toxiques	Comas métaboliques
– nombreux possibles – trt symptomatique – ECG (ESM ?) – éthanol (confirmer) – CO → O2 ± OHB – opiacés → naloxone – benzo → flumazénil	– hypoglycémie – hyperosmolaire – hyponatrémie < 120 – acidose gazeuse – hyperammoniémie – maladies héréditaires métaboliques

+++ LE COUP DE POUCE DE L'ENSEIGNANT

- **Le coma est « UN ABC » :**

  U = urgence

  N = nuque (pas de mobilisation du cou si trauma possible)

  A = airway = voies aériennes (à libérer)

  B = breathing = respiration (qualité, indication d'oxygène ou de ventilation)

  C = circulation (qualité, attention particulière à la Pa)

  D = drugs = médicaments (indication à administrer glucosé ou naloxone ?)

  E = épilepsie (à chercher et contrôler le cas échéant)

  F = fièvre (chercher raideur de nuque et purpura… même si pas de fièvre !)

  G = Glasgow (évaluation initiale puis répétée)

  G = glycémie (hypo, hyperosmolaire)

  H = hernie (signes d'engagement ?)

  I = investigations (anamnèse, terrain, biologie)

  I = imagerie (TDM si signe de localisation et [ou] pas d'orientation)

- **Aphorismes (évidemment parfois pris en défaut) :**

– Tout malade critique commence par l'ABC : Airway, Breathing, Circulation...

– Time is brain

– L'hypotension artérielle est le pire ennemi du cerveau qui souffre.

– HTA du coma ne traiteras pas ! (du moins sans réflexion approfondie...)

– Un dextro, sinon rien !

– L'hypoglycémie du non diabétique est rare, tout ce qui est rare est cher, donc l'hypoglycémie du non diabétique est CHAIIR : Cirrhotique dénutri septique, Hypoglycémie factice, Addison et autres insuffisances surrénaliennes, Iatrogénie, Insulinome et autres Raretés...

– Une glycémie « à 1 », c'est normal en g/L, ça peut tuer en mmol/L...

– La saturation transcutanée ne renseigne pas sur la $PaCO_2$.

– L'oxygène a le même effet sur l'hypercapnie d'une hypoventilation alvéolaire qu'un cautère sur une jambe de bois !

– On ne discute pas une PL : on la fait.

– Un purpura tu chercheras, ton patient nu examineras.

– Les antibiotiques sauvent des vies, la PL non.

– Un train en cache souvent un autre (IEA et trauma crânien ou HSD, encéphalopathie hépatique et ISLA ou hémorragie digestive occulte, aggravation de le conscience lors d'un AVC à la faveur d'une crise convulsive passée inaperçue...).

– Une « récidive d'AVC » est souvent une crise d'épilepsie (parfois non convulsivante) sur la cicatrice de l'AVC ancien.

– Myosis + bradypnée = naloxone.

– Un couple dans le coma = CO jusqu'à preuve du contraire.

– Devant un hématome intra, les AVK antagoniseras.

– Les hématomes du cervelet tu feras opérer.

Dextro = Dextrostix® : nom vulgaire pour glycémie capillaire... IEA = intoxication éthylique aiguë ; HSD = hématome sous-dural ; ISLA = infection spontanée du liquide d'ascite ;

CHAPITRE 6

Intoxications médicamenteuses

OBJECTIFS ECN

➔ Diagnostiquer une intoxication par les psychotropes, les médicaments cardiotropes, le CO, l'alcool.

➔ Connaître l'épidémiologie des intoxications chez l'enfant.

➔ Identifier les situations d'urgence et planifier leur prise en charge pré-hospitalière et hospitalière.

Dr Florence Dumas*, Dr Benoît Doumenc**

* MCU-PH, Service des Urgences, Hôpital Cochin, AP-HP, Faculté de Médecine - Université Paris Descartes

** PH, Chef de service des Urgences, Hôpital Cochin, AP-HP, Faculté de Médecine - Université Paris Descartes

MOTS CLÉS : alcool, antidote, cardiotropes, effet stabilisateur de membrane, intoxications médicamenteuses, monoxyde de carbone, psychotropes, toxidrome

1. Définition

- L'intoxication est l'exposition volontaire ou accidentelle d'un patient à un toxique.

2. Épidémiologie

- L'incidence des intoxications médicamenteuses augmente régulièrement, estimée actuellement à 4 pour mille habitants, représentant 1 % environ des admissions aux urgences avec une morbi-mortalité globale n'excédant pas 1 %. Elle est beaucoup plus élevée lors des intoxications par cardiotropes (10 %).
- Toutefois l'étiologie la plus fréquente reste majoritairement l'intoxication aux psychotropes (et en particulier les benzodiazépines) souvent associée à des antidépresseurs tricycliques ou inhibiteurs de recapture de la sérotonine.
- L'intoxication au CO représente chaque année 8 000 victimes en France dont 95 % sont accidentelles et les ¾ sont la conséquence de l'utilisation d'un appareil de chauffage à combustion. Ces intoxications sont responsables d'environ 16 % des hospitalisations et de moins de 5 % des décès.
- En France, on estime la consommation d'alcool moyenne par adulte d'environ 26 g/jour d'alcool pur. L'intoxication alcoolique aiguë représente 5 à 30 % des passages aux urgences et sa fréquence augmente dans les pathologies traumatiques.
- L'étiologie la plus fréquente reste les intoxications volontaires aux psychotropes.

Cas de l'intoxication chez l'enfant :

- C'est la seconde cause d'accident de la vie courante. Chaque année, cela correspond à 60 000 intoxications.
- Il existe **deux types d'intoxications** :
  1. **Celle du petit enfant** : ingestion accidentelle (2/3 médicamenteuse-antalgique, topiques, antitussif, ...), eau de Javel, CO
     → Habituellement bénigne
  2. **Celle de l'adolescent** : intoxication volontaire (psychotropes, alcool), souvent multiples
     → Mortalité plus importante

3. Physiopathologie, histoire naturelle

- Les signes cliniques ou para-cliniques ainsi que l'évolution dépendent du mécanisme d'action de la substance responsable.
- Toutefois la morbi-mortalité des intoxications est le plus souvent liée aux complications secondaires de l'intoxication (inhalation, rhabdomyolyse, choc...).

Cas de l'intoxication au monoxyde de carbone :

- Le CO diffuse librement dans l'air et a une affinité plus grande sur les sites biologiques contenant du cuivre ou du fer (Hémoglobine en particulier). Il va se fixer en compétition avec l'oxygène, formant des complexes protéiques (la carboxy-hémoglobine) qui sont incapables de transporter l'oxygène.
- L'hypoxie tissulaire secondaire sera responsable notamment des symptomes neurologiques et respiratoires.

4. Diagnostic

4.1. Clinique

- Les éléments cliniques devant toute intoxication vont permettre l'orientation du diagnostic étiologique.
- Un examen initial normal n'exclut pas une évolution ultérieure.

4.1.1. *L'interrogatoire de la victime ou de l'entourage est essentiel*

- Identifier la **nature** du (ou des) toxique.
- Déterminer l'origine accidentelle ou volontaire.
- Recherche de **co-morbidité.**

4.1.2. *Recherche de signes de gravité*

- **Troubles de conscience, détresse respiratoire, choc hémodynamique, troubles de conduction ou rythmiques cardiaques.**
- Quantité de toxique ingérée ou nature du toxique (paracétamol, cardiotropes +++, ...).

4.1.3. *Examen Neurologique*

- Profondeur des troubles de vigilance (score de **Glasgow**).
- Présentation des troubles de conscience du patient calme ou agité ou confusion.
- Recherche **d'hypotonie ou d'hypertonie.**
- Recherche d'un **syndrome pyramidal ou extrapyramidal.**
- **Réflexes photo-moteurs** en mydriase ou myosis.
- Existence de **mouvements toni-cloniques ou myocloniques.**

4.1.4. *Signes associés*

- Fièvre, troubles respiratoires ou hémodynamiques.

4.1.5. *Orientation étiologique par la recherche de toxidrome*

4.1.6. *Signes de complications du coma*

- Rhabdomyolyse, pneumopathie d'inhalation, points de compression...

4.2. Biologie

- **Gaz du sang**: recherche d'une **acidose métabolique** avec ou sans augmentation du trou anionique.
- **Glycémie.**
- Ionogramme sanguin et fonction rénale: recherche d'une **dyskaliémie**, d'une **insuffisance rénale aiguë.**
- CPK: **Rhabdomyolyse.**
- Dosage **HbCO** dans le cadre particulier de l'intoxication au monoxyde de carbone.
- **Radiographie de Thorax**: recherche d'un œdème pulmonaire, pneumopathie d'inhalation.

4.3. Toxicologie

- L'analyse **toxicologique (sanguin et urinaire)** n'est pas essentielle dans le cadre de l'urgence. En effet, les techniques sont souvent complexes, longues et parfois externes.
- Il est clairement indiqué de les réaliser :
  - pour déterminer la gravité d'une intoxication suspectée soit liée à la nature du médicament (dosage qualitatif) ou à sa dose (dosage quantitatif) ;
  - si un traitement spécifique peut être débuté en urgence ;
  - dans le cadre de procédures médico-légales.

4.4. ECG

- L' **ECG** au décours d'une intoxication médicamenteuse est **systématique** à la recherche:
  - notamment d'un **effet stabilisateur de membrane ;**
  - d'un trouble de conduction et de repolarisation, d'un trouble du rythme.

Syndrome stabilisateur de membrane:
- Effet chronotrope, inotrope et dromotrope négatif
- Agitation, confusion, convulsions, détresse respiratoire aiguë, hypokaliémie, acidose métabolique
- **Aspect ECG: aplatissement de l'onde T, allongement QT, élargissement QRS, ondes P allongées, élargissement du QRS, arythmies ventriculaires**

4.5. Intoxication par psychotropes

- **Benzodiazépine et apparentée**

Troubles de conscience et syndrome de **myorelaxation** (coma, calme, hypotonique, hyporéfléxique), pupilles intermédiaires et réactives, **dyspnée obstructive.**

- **Neuroleptique**
  - ***Phénothiazines***
    - ➢ toxidrome **anticholinergique** (sécheresse cutanéo-muqueuse, soif, hyperthermie, hallucinations, hyperventilation, agitation, rétention urinaire, délire, mydriase, tachycardie), coma agité, manifestations extra-pyramidales, convulsions ;
    - ➢ ECG: tachycardie, **effet stabilisateur de membrane.**
  - ***Seconde génération de sédatifs***
    - ➢ Coma calme hypotonique, hypotension, troubles comportementaux ;
    - ➢ ECG: tachycardie sinusale.
- **Antidépresseurs**
  - ***Tricycliques***
    - ➢ toxidrome **anticholinergique** (sécheresse cutanéo-muqueuse, soif, hyperthermie, hallucinations, hyperventilation, agitation, rétention urinaire, délire, mydriase, tachycardie), coma agité, hypertonie, convulsions ;

    - ECG : tachycardie, **effet stabilisateur de membrane.**
  - ***Inhibiteurs de la recapture de sérotonine***
    - nausées, vomissement, asthénie, somnolence, céphalée, hyperthermie, état de mal, choc cardiogénique ;
    - ECG : tachycardie sinusale.

- **Méprobamate**

Syndrome pseudo-ébrieux, syndrome de myorelaxation, vasoplégie.

- **Barbituriques**

Syndrome de **myorelaxation** associé à des **troubles respiratoires centraux.**

- **Lithium :**
  - tremblements, myoclonie, hyperréflexie, syndrome pyramidal, léthargie voire coma convulsif, agitation, confusion, dysarthrie, hypotension ;
  - ECG : troubles de conduction ou de repolarisation.

4.6. Intoxication par cardiotropes

- **Antiarythmique classe I**
  - Bradycardie, choc cardiogénique, confusion, agitation, syndrome pyramidal, troubles neuro-sensoriels,
  - ECG : **effet stabilisateur de membrane,**
  - Insuffisance rénale, acidose lactique,
- **Chloroquine**
  - Hypotension, choc cardiogénique, agitation, anxiété, convulsions, atteinte 2e et 8e paires crâniennes, troubles digestifs, œdème pulmonaire,
  - ECG : **effet stabilisateur de membrane**,
  - hypokaliémie, acidose lactique.
- **Inhibiteurs calciques**
  - Choc cardiogénique, bradycardie, confusion, convulsions,
  - ECG : trouble de conduction, bradycardie, arythmie,
  - Hyperglycémie, insuffisance rénale, acidose lactique.
- **Bêta-bloquants**
  - Choc cardiogénique, bradycardie, confusion, convulsions, détresse respiratoire,
  - ECG : **effet stabilisateur de membrane,**
  - Insuffisance rénale, hypoglycémie, hyperkaliémie, acidose lactique.
- **Digitaliques**
  - Obnubilation, confusion, troubles digestifs, troubles ophtalmologiques,
  - ECG : bradycardie, trouble de conduction sino-auriculaire, auriculoventriculaire ou intraventriculaire, aplatissement des ondes P, sous décalage ST, troubles du rythme ventriculaire
  - Hyperkaliémie, insuffisance rénale.

4.7. Intoxication alcoolique

- Logorrhée, parole hachée, incoordination motrice, trouble de l'équilibre, agitation, troubles de l'humeur, ralentissement psychomoteur, injection conjonctivale.
- ECG : tachycardie supraventriculaire.
- Hypoglycémie, acidocétose alcoolique.

4.8. Intoxication CO

  - Céphalée,
  - Vomissements,
  - Tachycardie,

– Syncope,
– Dyspnée,
– Vertiges,
– Troubles de la vigilance, de la vision,
– Ataxie,
– Acouphènes,
– Hallucinations,
– Confusion,
– Agitation,
– Convulsions.

Toxidromes	Signes	Toxiques
Sympathomimétiques	• Agitation • Tremblements • Convulsion • Hypertension artérielle • Douleur thoracique • Palpitations • Tachycardie • Hyperglycémie • Hypokaliémie • Leucocytose • Acidose lactique	• Xanthines • Cocaïne • Amphétamines
Anticholinergiques	• Sécheresse cutanéo-muqueuse • Soif • Mydriase • Hyperthermie • Tachycardie • Délire • Agitation • Hallucinations, • Hyperventilation • Rétention urinaire	• Antidépresseurs tricycliques • Antihistaminiques • Anti-Parkinsonien
Syndrome opioïde	• Coma calme hypotonique • Bradypnée • Myosis	• Héroïne • Morphiniques • Opiacés de synthèse
Syndrome de myorelaxation	• Coma calme • Hypotonique • Hyporréflexique • Hypotension • Détresse respiratoire	• Benzodiazépines et apparentés • Alcool • Barbituriques • Méprobamate
Sérotoninergique	• Agitation • Syndrome pyramidal • Myoclonie • Tachycardie • Sueurs • Hyperthermie	• Inhibiteurs de la recapture de la sérotonine

Médicaments à effet stabilisateur de membrane :
- antidépresseurs tri et tétra cyclique,
- quinone, chloroquinine,
- certains béta-bloquants,
- anti-arythmiques classe 1 (quinidine, procainamide, lidocaine, flecainide...)
- dextropropoxyphene,
- carbamazepine,
- phénothiazines,
- cocaïne.

5. Évolution, pronostic

- L'évaluation du pronostic d'une intoxication doit tenir compte :
  - **des caractéristiques du toxique,**
  - **de la dose ingérée,**
  - **de la formulation (libération prolongée),**
  - **du patient intoxiqué (âge et comorbidités),**
  - **du délai entre l'ingestion et la prise en charge,**
  - **de l'apparition retardée des symptômes (métabolisme activateur),**
  - **ainsi que de la survenue de complications.**
- Celle-ci dépend également de l'association de toxiques en raison de l'existence d'effets additifs ou synergiques. Il n'y a pas de relation directe entre la profondeur d'un coma présumé toxique et le pronostic de l'intoxication.

6. Critères de gravité, scores

- La profondeur des troubles de conscience est évaluée par le score de Glasgow.
- Certains scores sont spécifiques en toxicologie comme le Toxscore et le Poison Severity Score (PSS).

7. Diagnostic différentiel

- Tous les diagnostics étiologiques de troubles de conscience.

8. Traitement

8.1. Symptomatiques

- En cas de présence de signes de gravité initiaux, la prise en charge se fait en réanimation :
  - **Oxygénothérapie voire intubation oro-trachéale et ventilation assistée** devant des troubles de conscience ou de détresse respiratoire sévère ;
  - **Aérosols** en cas de bronchospasme ;
  - Trouble de conduction : **bicarbonate de sodium molaire**, ...
  - **Traitement du collapsus** (remplissage, cathécholamines) si trouble hémodynamique ;
  - **Anticonvulsivants** en cas de convulsions.

8.2. Décontamination digestive

- **Charbon activé** : en dose unique, utilisé si ingestion inférieure à 2 heures.
  Contre-indications : troubles de conscience, vomissement, produit caustique, moussant ou pétrolier, défaillance hémodynamique ou respiratoire.

- **Lavage gastrique** : quasiment abandonné, indiqué dans les intoxications potentiellement graves avec les mêmes contre-indications que le charbon activé.

8.3. Épuration des toxiques

- L'**alcalinisation urinaire** est discutée dans l'intoxication au phénobarbital.
- L'**hémodialyse** est indiquée dans les intoxications au lithium, intoxications sévères par salycilés, éthylène glycol, méthanol, metformine.

8.4. Traitements spécifiques

8.4.1. *Antidotes*

Toxiques	Antidotes
Paracétamol	N-Acétylcystéine
Benzodiazépine	Flumazenil
Opiacés	Naloxone
Inhibiteurs calciques	Insuline
Bêta-bloquant	Glucagon
CO	Oxygène
Digitaliques	Fragments Fab antidigoxine

8.4.2. *Prise en charge de l'intoxication au CO*

- **Soustraction de l'environnement.**
- **Oxygénothérapie à fort débit** au masque à oxygène 9 à 12 l/min.
- **Oxygénothérapie Hyperbare** :
  - Indications : femmes enceintes, coma ;
  - Indications les plus larges : signes neurologiques, perte de connaissance initiale, convulsions, insuffisance coronaire ;
  - **Contre-indication :** barotraumatisme.
- **Signalement obligatoire à l'Agence Régionale de Santé.**
- **Prise en charge sociale.**

8.5. Surveillance

- **Constantes.**
- **État de vigilance.**
- **Prévention des complications secondaires.**

8.6. En cas d'intoxication médicamenteuse volontaire (y compris alcool)

- Prise en charge spécifique psycho-sociale.
- **Avis psychiatrique spécialisé.**

▸ Références

- Adnet F, Stout S, Galinski M, Lapostolle F. Évolution des intoxications médicamenteuses en France. Réanimation 2005 : 721-726
- Mégarbane B, Alazia M, Baud F. Intoxication grave de l'adulte : épidémiologie, définition, critères d'admission en réanimation. Réanimation 2006 : 354-363
- Delahaye A, Szternberg A, Pereira A, Boudes D. Intoxications aux psychotropes : évaluation de la gravité et du pronostic. SFMU 2013
- Mégarbane B, Fortin JL, Hachelaf M. Manuel de toxicologie en réanimation. SRLF. Éditions Elsevier Masson. 2011

POINTS CLÉS

Intoxication médicamenteuse

Interrogatoire

- Prise volontaire ou accidentelle
- Nature du ou des toxiques
- Âge et co-morbidités

Signes de gravité ?

- Détresse vitale (neurologique, respiratoire)
- Toxique (cardiotropes +++)
- Troubles du rythme

→ **RÉANIMATION**

- Prise en charge de l'urgence vitale

Orientation étiologique

- Recherche de Toxidromes

- Recherche des diagnostics différentiels

ECG+++, ionogramme sanguin, gaz du sang, radiographie de thorax +/- toxiques urinaires et sanguins

- Effet stabilisateur de membrane
- Complications secondaires : acidose métabolique, insuffisance rénale, rhabdomyolyse, pneumopathie d'inhalation

Prise en charge

Symptomatique

- Respiratoire
- Circulatoire
- Convulsions
- Métabolique

Décontamination

- Décontamination digestive : limitée (< 2 heures)
- Contre-Indications : troubles de conscience, instabilité hémodynamique, caustiques, composes volatiles ou moussant

Spécifique : antidote

- Flumazénil
- Naloxone
- Glucagon
- N acetyl-cystéine
- Insuline
- Oxygène
- Fab anti-digoxine

Surveillance

- Constantes
- Neurologique
- Complications
- Syndrome de sevrage

Avis psychiatrique

+++ LE COUP DE POUCE DE L'ENSEIGNANT

1. Se rappeler que l'intoxication peut être volontaire, accidentelle ou secondaire à un surdosage d'un traitement (sujet âgé, insuffisance rénale...).
2. L'intoxication volontaire est souvent pluri-médicamenteuse (le plus fréquemment par des psychotropes).
3. L'intoxication par cardiotrope est la plus grave.
4. Identifier le toxidrome permet d'orienter l'étiologie.
5. **L'ECG est l'examen complémentaire systématique** (effet stabilisateur de membrane).
6. Repérer les signes de gravité, d'urgences vitales et connaître leur prise en charge.
7. Ne pas oublier les complications secondaires de l'intoxication (pneumopathie d'inhalation, rhabdomyolyse).
8. Attention aux diagnostics différentiels du coma « toxique » (traumatisme crânien, étiologie métabolique, état de mal convulsif...).
9. Toute intoxication médicamenteuse nécessite une **surveillance** et un **avis spécialisé psychiatrique** au décours.
10. Penser au syndrome de sevrage au décours d'une intoxication (alcool, benzodiazépines).

Œdème de Quincke et anaphylaxie

Chapitre 7

OBJECTIFS ECN

→ Diagnostiquer un œdème de Quincke et une anaphylaxie

→ Prise en charge immédiate pré-hospitalière et hospitalière (posologies).

Pr Éric Batard*

*PU-PH, CHU de Nantes, Urgences, Université de Nantes

Remerciements : L'auteur remercie le Pr Antoine Magnan, le Pr Abdelouahab Bellou et le Dr Renaud Clairand pour leur lecture critique du manuscrit.

MOTS-CLÉS : Allergène, adrénaline intramusculaire, bradykinine, bronchospasme, douleur abdominale, dyspnée, dyspnée laryngée, histamine, hypotension artérielle, IEC, œdème laryngé, urticaire, vomissements

Introduction

- **L'anaphylaxie, pouvant causer le décès en quelques minutes, est l'archétype de l'urgence médicale.** Elle est rapidement diagnostiquée par un examen clinique simple, et son pronostic est excellent si elle est immédiatement traitée par adrénaline intramusculaire. Auparavant limitée aux réactions immunes immédiates médiées par les immunoglobulines E, sa définition actuelle est plus large, ainsi opérationnelle pour aider le clinicien à décider très rapidement l'injection d'adrénaline.
- **Dans certains cas, l'angio-œdème, anciennement nommé œdème de Quincke, peut également causer le décès en quelques minutes s'il ne fait pas l'objet d'un traitement spécifique immédiat.** Ce chapitre ne traitera que des angio-œdèmes mettant en jeu le pronostic vital immédiat, les autres angio-œdèmes étant décrits avec les urticaires (item 183 : Hypersensibilités et allergies cutanéomuqueuses chez l'enfant et l'adulte. Urticaire, dermatites, atopique et de contact).
- **Ce chapitre traite de la prise en charge en urgence de l'anaphylaxie et des angio-œdèmes mettant en jeu le pronostic vital immédiat**. L'item 182 (Hypersensibilités et allergies chez l'enfant et l'adulte : aspects physiopathologiques, épidémiologiques, diagnostiques et principes de traitement) sera consulté à propos de la prise en charge au long cours de ces pathologies.

1. Définition

- **L'anaphylaxie** est définie comme une réaction systémique d'hypersensibilité sévère, mettant en jeu le pronostic vital.
- Elle est caractérisée par un début brutal et une atteinte respiratoire ou circulatoire mettant en jeu le pronostic vital.
- **En englobant sous le même terme les présentations cliniques sévères respiratoire et circulatoire, cette définition de l'anaphylaxie rappelle que le traitement de toute manifestation anaphylactique repose principalement sur un traitement : l'adrénaline injectable.**

- **L'angio-œdème, anciennement nommé œdème de Quincke,** est un œdème localisé des tissus sous-cutanés ou sous-muqueux.
- L'appellation œdème de Quincke, employée dans des acceptions variables (tout angio-œdème pour les uns, angio-œdème facial ou cervico-facial pour d'autres) devrait être abandonnée.
- **Deux types d'angio-œdème sont distingués : l'angio-œdème histaminique et l'angio-œdème bradykinique,** dus à une accumulation respectivement d'histamine et de bradykinine. Ces deux types d'angio-œdèmes ont des caractéristiques cliniques, mais surtout physiopathologiques, étiologiques et thérapeutiques radicalement différentes. Leur point commun est la mise en jeu du pronostic vital en cas de localisation aux voies aériennes. Les angio-œdèmes anaphylactiques sont de type histaminique.

2. Épidémiologie

- Divers indicateurs suggèrent une augmentation de **l'incidence de l'anaphylaxie** depuis les années 1990. Les études les plus récentes suggèrent une incidence entre 20 et 110 cas/100 000 habitants/an en Europe et aux États-Unis.
- **Le facteur déclenchant des réactions anaphylactiques** est plus souvent un aliment chez l'enfant, et plus souvent un médicament ou une piqûre d'hyménoptère chez l'adulte.
- **L'incidence des réactions d'hypersensibilité immédiate allergique peranesthésique** est d'un cas pour 13 000 anesthésies générales et locorégionales, les curares étant les agents causaux les plus fréquents.
- **Le risque de décès** par accident anaphylactique a été estimé entre 0,5 et 1 cas/1 000 000 habitants/an, ce qui correspond à quelques dizaines de décès chaque année en France.
- **Les angio-œdèmes bradykiniques** représentent une part importante des angio-œdèmes pris en charge aux urgences, 30 % des patients américains consultant aux urgences pour angio-œdème étant traités par IEC.

3. Physiopathologie

3.1. Anaphylaxie

- L'anaphylaxie est due à l'activation des mastocytes et des polynucléaires basophiles, qui en dégranulant libèrent divers médiateurs dont l'histamine et la tryptase. L'activation des mastocytes et des basophiles est généralement médiée par des Immunoglobulines E (IgE) liées à leur antigène, réalisant l'anaphylaxie d'origine immune.
- Exceptionnellement, l'anaphylaxie immune peut être médiée par des IgM ou le complément.
- Il existe également une anaphylaxie non immune, correspondant aux anciens termes de réaction anaphylactoïde ou pseudo-anaphylactique qui ne doivent plus être utilisés, et caractérisée par le fait que la dégranulation des mastocytes n'est pas déclenchée par la reconnaissance d'un antigène par un anticorps.
- **Les principaux facteurs déclenchants de réaction anaphylactique sont listés dans le Tableau I.**
- La connaissance du mécanisme de l'anaphylaxie a une implication pratique. Ainsi, une manifestation anaphylactique après administration de pénicilline, de mécanisme immun, contre-indique formellement la poursuite du traitement et un nouveau traitement par β-lactamine. En revanche, une manifestation anaphylactique après perfusion IV de N-acétyl-cystéine, de mécanisme non immun, ne contre-indique pas la reprise du traitement (qui doit cependant être administré à une vitesse plus lente sous stricte surveillance).
- **Les accidents anaphylactiques peuvent causer le décès en quelques minutes** par une hypotension artérielle brutale, une obstruction des voies aériennes supérieures (dyspnée laryngée puis arrêt cardiaque hypoxique) ou un bronchospasme aigu.

Tableau I. MÉCANISMES ET PRINCIPAUX FACTEURS DÉCLENCHANTS DE L'ANAPHYLAXIE
ANAPHYLAXIE IMMUNE IgE DÉPENDANTE
• Aliments (cacahuètes, noix, crustacés, poissons, lait, œufs, sésame, additif alimentaire) • Médicaments (β-lactamines, AINS, curares, anticorps monoclonaux, vaccins, progestérone, etc) • Venins (hyménoptères) • Latex • Allergènes professionnels • Sperme (antigène spécifique de prostate) • Produits de contraste radiologique
ANAPHYLAXIE IMMUNE NON IgE DÉPENDANTE
• Dextrans • Infliximab • Produits de contraste radiologique
ANAPHYLAXIE NON IMMUNE
• Facteurs physiques (exercice, froid, chaud, soleil, UV) • Ethanol • Médicaments (opiacés, N-acétyl-cystéine, AINS, curares)
ANAPHYLAXIE IDIOPATHIQUE
• Allergène méconnu • Chercher une mastocytose (dosage de tryptase)/ pathologie clonale de la lignée mastocytaire

3.2. Angio-œdèmes

- **La physiopathologie des angio-œdèmes histaminiques** est celle de l'anaphylaxie.
- **Les angio-œdèmes non histaminiques sont généralement dus à une accumulation de bradykinine (angio-œdèmes bradykiniques)**. Les angio-œdèmes bradykiniques peuvent être déclenchés par un traumatisme local (par exemple, soin dentaire, intubation trachéale). La cause d'angio-œdème bradykinique la plus fréquente, à rechercher en priorité, est un traitement par inhibiteur de l'enzyme de conversion en cours ou ayant été pris dans les 6 mois précédents. Cet effet indésirable est dû au fait que les IEC inhibent la dégradation de la bradykinine. Les autres angio-oedèmes non histaminiques médicamenteux sont causés par les antagonistes du récepteur de l'angiotensine, les inhibiteurs de la rénine (aliskiren) et les AINS.
- **Les autres angio-œdèmes bradykiniques sont plus rares**. Les angio-oedèmes bradykiniques héréditaires sont classés en deux groupes :
  - *les angio-œdèmes héréditaires avec déficit quantitatif (type I) ou fonctionnel (type II) en C1-inhibiteur* (ce dernier étant impliqué dans la synthèse de la bradykinine), qui débutent généralement dans l'enfance ;
  - *les angio-œdèmes héréditaires sans déficit quantitatif ni fonctionnel en C1-inhibiteur* (inconstamment associés à une mutation du Facteur XII, qui intervient lui aussi dans la synthèse des bradykinines), et qui débutent généralement entre 20 et 30 ans.
- **Des antécédents familiaux** sont présents dans plus de la moitié des cas héréditaires.
- **Il existe enfin des déficits acquis en C1-inhibiteur,** qui débutent généralement après 40 ans, et sont associés à une maladie lympho-proliférative ou auto-immune, et à un anticorps anti-C1-inhibiteur.

Quel qu'en soit le mécanisme physiopathologique, tout angio-œdème localisé aux voies aériennes supérieures peut causer le décès par arrêt cardiaque hypoxique.

4. Diagnostic

4.1. Angio-œdème

- **L'angio-œdème est diagnostiqué** devant une tuméfaction sous-cutanée ou sous-muqueuse, localisée, ferme, douloureuse, non érythémateuse et non prurigineuse. Toutes les localisations sont possibles. Au niveau céphalique, il prédomine sur les paupières, les lèvres, la luette et la langue.
- **L'angio-œdème histaminique** est souvent associé à une urticaire, est sensible aux médicaments anti-histaminiques et glucocorticoïdes, et se résout habituellement en 24 à 48 h. Il peut être associé aux autres manifestations anaphylactiques (choc anaphylactique, bronchospasme).
- **Inversement, l'angio-œdème bradykinique** n'est pas associé à une urticaire ni aux autres manifestations anaphylactiques ; il est volontiers asymétrique, n'est pas sensible aux médicaments anti-histaminiques et glucocorticoïdes, et ses crises durent typiquement 2 à 5 jours. En cas de localisation abdominale, il peut causer un tableau sub-occlusif, une ascite et un choc hypovolémique.

Les critères faisant suspecter un angio-œdème aux IEC sont les suivants :
- angio-œdème de type bradykinique,
- traitement par IEC en cours (même pris depuis plus d'un an) ou ayant été pris dans les 6 mois précédents,
- toux sous IEC,
- localisation préférentielle au visage (avec déformation marquée du visage), à la langue (macroglossie) et à la sphère ORL,
- présence de facteur(s) de risque (sujet noir, sexe féminin, âge > 65 ans, tabagisme, traitement par gliptine ou immunosuppresseur).

- **Les critères de gravité des angio-œdèmes histaminiques** sont ceux qui définissent l'anaphylaxie (cf. infra).
- **Les critères de gravité des angio-œdèmes bradykiniques** sont une atteinte au-dessus des épaules (cou, visage, sphère ORL) ou une atteinte abdominale avec douleur cotée sur l'Échelle Visuelle Analogique au-dessus de 5/10.

4.2. Anaphylaxie

- **Le diagnostic d'anaphylaxie est basé sur un examen clinique rapide,** permettant un traitement dont l'initiation immédiate est le meilleur garant d'un pronostic favorable.

- **Les symptômes et signes de l'anaphylaxie surviennent généralement dans les 2 h suivant l'exposition à l'allergène, habituellement dans les 30 minutes en cas d'allergie alimentaire et plus rapidement encore quand il s'agit d'un médicament administré par voie parentérale ou d'une piqûre d'hyménoptère.**
- Le délai entre le début des symptômes et l'arrêt cardiaque varie également selon le type d'allergène : 30 minutes en cas d'allergie alimentaire, 15 minutes en cas de piqûre d'hyménoptère et 5 min pour un traitement parentéral.

- **Les symptômes et signes de l'anaphylaxie sont variés**, incluant des signes cutanés, muqueux, digestifs, respiratoires et circulatoires.
- **Le défi pour le clinicien est de reconnaître et traiter l'anaphylaxie avant l'arrêt cardiaque par choc anaphylactique et avant la dyspnée inspiratoire asphyxique par œdème laryngé**. Pour ce faire, des **critères cliniques** permettant de diagnostiquer une anaphylaxie ont été définis (Figure 1). Ces critères permettent par exemple de

diagnostiquer une manifestation anaphylactique devant l'association d'une dyspnée et d'une urticaire généralisée, même si le patient ne présente ni angio-œdème facial ni hypotension artérielle, et donc de débuter dès ce stade le traitement par adrénaline intramusculaire.

- **Une évolution biphasique** peut être observée dans certains cas, caractérisée par une récidive des symptômes 4 à 12 h après les premiers signes. Les facteurs de risque d'évolution biphasique sont un retard à l'administration d'adrénaline, une dose insuffisante d'adrénaline et l'absence d'administration de glucocorticoïde.

Figure 1. Critères diagnostiques cliniques de l'anaphylaxie

L'anaphylaxie est très probable quand il existe un seul des 3 critères suivants :

1. Atteinte cutanée et/ou muqueuse (urticaire généralisée, prurit, érythème, œdème des lèvres, de la langue, de la luette) de début brutal (de quelques minutes à quelques heures) avec au moins un des 2 éléments suivants :

a. Atteinte respiratoire (dyspnée, râles sibilants/bronchospasme, stridor, diminution du peak-flow, hypoxémie)

b. Hypotension artérielle ou symptômes d'hypoperfusion tissulaire (par exemple, syncope, hypotonie musculaire, incontinence)

2. Au moins 2 des signes suivants dans les minutes ou heures qui suivent l'exposition à un allergène probable chez un patient donné :

a. Atteinte cutanée et/ou muqueuse (urticaire généralisée, prurit, érythème, œdème des lèvres, de la langue, de la luette)

b. Atteinte respiratoire (dyspnée, râles sibilants/bronchospasme, stridor, diminution du peak-flow, hypoxémie)

c. Hypotension artérielle ou symptômes d'hypoperfusion tissulaire (par exemple, syncope, hypotonie musculaire, incontinence)

d. Symptômes digestifs persistants (par exemple, douleur abdominale à type de crampe, vomissements)

3. Hypotension artérielle après exposition à un allergène connu pour le patient :

a. Enfants : pression artérielle systolique < 70 mmHg entre 1 mois et 1 an, < [70 + 2 x âge] mmHg entre 1 an et 10 ans, < 90 mmHg à partir de 11 ans, ou diminution de plus de 30 % par rapport à la PA systolique habituelle

b. Adultes : PA systolique < 90 mmHg, ou diminution de plus de 30 % par rapport à la PA systolique habituelle

4.3. Examens paracliniques

- **Comme indiqué précédemment, l'anaphylaxie est un diagnostic clinique qui ne souffre aucun délai.**
- Rétrospectivement, le diagnostic peut être confirmé si le taux de tryptase sérique est élevé dans les heures suivant la réaction, par rapport au taux de base. Cependant, le taux de tryptase peut être normal, en particulier en cas d'allergie alimentaire chez l'enfant. Le prélèvement de tryptase sérique ne doit jamais retarder l'administration d'adrénaline. Pas nécessaire en urgence pr le diagnostic !
- L'exploration allergologique réalisée à distance (tests cutanés, tests in vitro, tests de provocation) dépasse le cadre de l'Unité d'Enseignement 11 Urgences et défaillances viscérales aiguës.

- **Devant un tableau d'angio-œdème bradykinique**, le déficit héréditaire en C1-inhibiteur repose sur les dosages pondéral et fonctionnel du C1-inhibiteur. Un anticorps anti-C1-inhibiteur est recherché si un déficit acquis en C1-inhibiteur est suspecté.

5. Diagnostic différentiel

- **Les diagnostics différentiels des angio-œdèmes mettant en jeu le pronostic vital sont variés.**

  En cas de dyspnée inspiratoire, les autres causes à évoquer sont les épiglottites, les laryngo-trachéites, les tumeurs, les causes neurologiques centrales, les paralysies récurrentielles, les corps étrangers.

  L'angio-œdème du visage se distingue aisément des œdèmes inflammatoires du visage, que causent principalement l'eczéma aigu du visage (caractérisé par un suintement et l'absence de lésion muqueuse) et les infections bactériennes de la face (staphylococcie, érysipèle).

- **Le choc anaphylactique est facilement distingué des autres chocs**, grâce à la présence de manifestations cutanéo-muqueuses (érythème, urticaire, angio-œdème), d'un bronchospasme et de l'exposition à un facteur déclenchant connu ou probable.

  Une intoxication par l'histamine a été décrite après ingestion de poisson (thon en particulier) pouvant mimer une réaction allergique, et secondaire à la production bactérienne d'histamine dans un poisson mal conservé.

6. Traitement

Tout accident anaphylactique, et toute crise d'angio-œdème grave doivent faire l'objet d'une hospitalisation dans un hôpital disposant d'un service de réanimation.

6.1. Manifestations anaphylactiques (incluant les angio-œdèmes histaminiques)

- Le traitement de l'anaphylaxie repose avant toute chose sur l'adrénaline injectable.
- Les traitements associés, regroupés sous les termes de 2e et 3e ligne parce qu'ils ne doivent en aucun cas retarder l'injection d'adrénaline, sont administrés immédiatement après celle-ci.

6.1.1. L'adrénaline intramusculaire est le premier geste thérapeutique

- Le premier geste thérapeutique en cas d'anaphylaxie est l'injection intra-musculaire d'adrénaline (Figure 2).
- Chercher à administrer l'adrénaline par voie intra-veineuse induit en effet le risque de perdre du temps à trouver un abord veineux et à diluer la solution d'adrénaline. L'administration intraveineuse expose par ailleurs au risque d'effets indésirables graves dans l'anaphylaxie.
- L'injection IM est réalisée à mi-hauteur sur la face antéro-externe de la cuisse, à la dose de 0,5 mg (soit 0,5 mL d'une ampoule d'un mg à 1 mg/mL).
- Pour les sujets de moins de 50 kg, la dose est de 0,01 mg/kg.
- Si au moins un signe clinique mettant en jeu le pronostic vital (hypotension artérielle, dyspnée) persiste après 5 minutes, une nouvelle injection IM de 0,5 mg (ou 0,01 mg/kg pour les sujets de moins de 50 kg) doit être réalisée[1].

1. À titre d'information, si un abord veineux est en place avant l'épisode anaphylactique, l'adrénaline peut être administrée par voie IV, après dilution au 1/10e (par exemple, ajouter 9 mL de NaCl 0.9 % à 1 mL d'adrénaline à 1 mg/mL, permettant d'obtenir une solution à 0,1 mg/mL, soit 100 µg/mL), sous surveillance continue de l'ECG, de la pression artérielle, de la fréquence cardiaque et de la SpO2. L'adrénaline IV est administrée par bolus toutes les 1 à 2 minutes, de 100-200 µg en cas d'état de choc ou d'œdème laryngé, ou de 1 mg en cas d'arrêt cardiaque. Une perfusion continue d'adrénaline est parfois nécessaire après les bolus initiaux. En pratique, l'administration IV d'adrénaline est contraignante et longue à mettre en place : elle ne doit être préférée à la voie IM qu'en cas d'arrêt cardiaque.

Figure 2. Traitement d'urgence des manifestations anaphylactiques (arrêt cardiaque exclu) et des angio-oedèmes histaminiques (d'après (1))

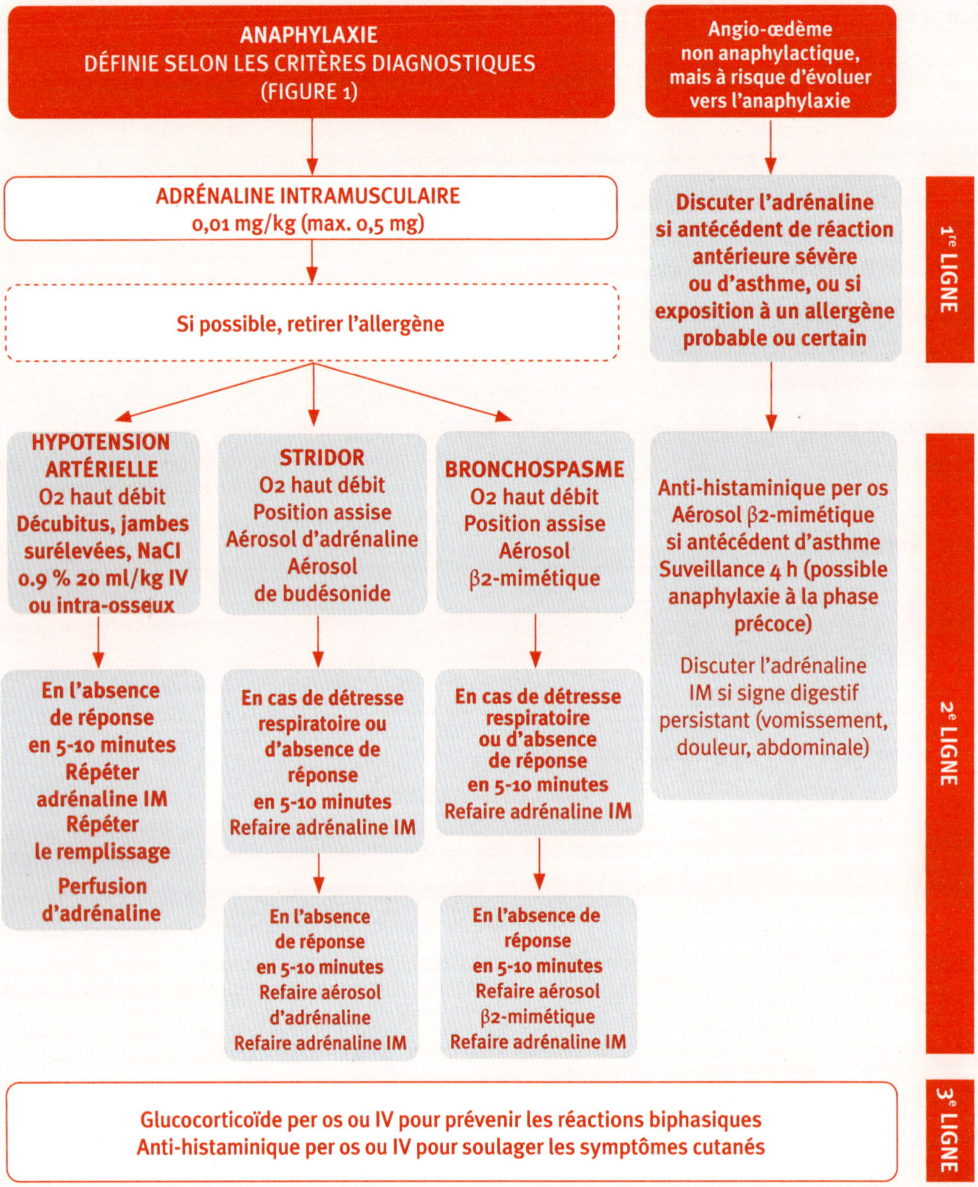

- **L'adrénaline IM doit être administrée devant toute manifestation anaphylactique définie selon les critères diagnostiques indiqués plus haut et Figure 1**, et pas seulement en cas d'hypotension artérielle. En effet, l'adrénaline agit non seulement sur l'hypotension artérielle (par vasoconstriction, augmentation de la fréquence cardiaque et effet inotrope positif), mais aussi sur l'œdème des muqueuses (par vasoconstriction), sur la bronchoconstriction, sur l'urticaire et sur les médiateurs inflammatoires.

Étant donné le risque de décès dans les minutes qui suivent le début d'un épisode anaphylactique, il n'y a aucune contre-indication absolue à l'injection d'adrénaline.

- **L'adrénaline doit également être envisagée chez les patients présentant des signes ou symptômes à risque d'évoluer vers l'anaphylaxie** (par exemple, angio-œdème isolé de la langue ou de la luette), en particulier en cas d'antécédent de réaction sévère ou d'asthme, ou en cas d'exposition à un allergène connu ou probable.
- L'injection IM d'adrénaline provoque quelques **effets secondaires transitoires dont il faut prévenir le patient** (pâleur, tremblements, anxiété, palpitations, vertige, céphalée), qui indiquent que la dose thérapeutique a été administrée. Les effets secondaires graves (tachycardie ventriculaire, angor/syndrome coronarien aigu, crise hypertensive, œdème aigu pulmonaire) surviennent après un **surdosage** en adrénaline, typiquement en cas d'administration intraveineuse.
- Outre l'administration d'adrénaline, **l'exposition à l'allergène doit être stoppée** (perfusion d'un médicament).

6.1.2. *Traitements associés de 2e ligne*

- **La position du patient dépend de la symptomatologie**: assise en cas de détresse respiratoire, ou décubitus avec surélévation des membres inférieurs en cas d'instabilité circulatoire. Le passage en position assise ne doit pas être brutal, pour prévenir le syndrome veine cave vide/ventricule vide, à haut risque de mort subite. Une oxygénothérapie à haut débit est débutée.
- **Une voie veineuse** est mise en place, après l'administration IM d'adrénaline. Un remplissage vasculaire est débuté en cas d'instabilité hémodynamique (NaCl 0.9 %, 20 ml/kg en 15 minutes).
- **En cas de bronchospasme**, un aérosol bronchodilatateur de β2-mimétique à courte durée d'action est indiqué après l'injection d'adrénaline. En cas de stridor, un aérosol d'adrénaline et un aérosol de budésonide sont recommandés en complément de l'adrénaline IM, pour diminuer l'œdème des voies respiratoires.

6.1.3. *Traitements associés de 3e ligne*

- Les glucocorticoïdes systémiques, qui ont une action retardée, sont utilisés pour prévenir les réactions biphasiques. La voie orale ou parentérale est possible (par exemple, prednisone per os ou methylprednisolone IV à la dose de 1 mg/kg).
- Un anti-histaminique de seconde génération peut être administré, par voie orale, pour soulager les symptômes cutanés de l'anaphylaxie.
- L'intubation trachéale peut être rendue extrêmement difficile par l'angio-œdème des voies aériennes. Elle est au mieux réalisée sous contrôle fibroscopique. Une difficulté réside dans le choix du bon moment de l'intubation, le retard à l'intubation augmentant le risque d'échec par extension de l'angio-œdème. La cricothyroïdotomie ou une trachéotomie sont nécessaires en cas d'échec de l'intubation oro-trachéale, ou en cas d'arrêt cardiaque.
- Le glucagon est un traitement de sauvetage, chez les patients ne répondant pas à l'adrénaline (en particulier les patients traités par β-bloquant).
- L'échec du traitement par adrénaline, glucocorticoïde et anti-histaminique doit faire remettre en question le diagnostic d'angio-œdème histaminique, et évoquer un mécanisme bradykinique.

6.1.4. *Surveillance*

- Une surveillance hospitalière de 6 à 12 h est recommandée devant tout accident anaphylactique avec atteinte respiratoire, et pendant 12 à 24 h en cas d'hypotension artérielle. Elle porte sur la pression artérielle, les fréquences cardiaque et respiratoire, la SpO_2, les anomalies cutanéo-muqueuses. Une surveillance cardioscopique est nécessaire en cas d'hypotension artérielle.

6.1.5. *Prescription et instructions à la sortie des Urgences*

- Si l'allergène a été identifié, une instruction orale et écrite concernant son éviction doit être donnée au patient.
- Le risque de récurrence de l'anaphylaxie doit être évalué. Si ce risque existe (par exemple, pour une anaphylaxie alimentaire, après piqûre d'hyménoptère, ou sans facteur déclenchant identifié), un système auto-injecteur d'adrénaline est prescrit (0,15 mg pour un poids entre 7.5 et 25 kg, 0,3 mg pour un poids ≥ 25 kg). Des consignes orales et écrites sont données au patient sur les indications et modalités de l'auto-administration d'adrénaline (Figure 3).

Figure 3. Exemple de consignes écrites pour le patient ayant présenté une manifestation anaphylactique

- Si vous pensez avoir été exposé à un agent allergisant, considérez que vous faites une réaction allergique grave (réaction anaphylactique) si vous présentez au moins un des symptômes suivants :
  - Sensation anormale dans la bouche ou la gorge : gonflement de la langue, gorge serrée ou gonflée, difficulté à parler ou à avaler, voix rauque
  - Difficulté à respirer
  - Malaise, vertige
- Faites-vous alors une injection d'adrénaline dans la cuisse.
- Appelez le 15 et dites que vous présentez une réaction anaphylactique.
- Restez allongé, si possible les jambes surélevées.

- Il est demandé au patient de consulter un allergologue pour une prise en charge globale incluant entre autres identification de l'allergène, éducation et éventuelle désensibilisation (essentiellement en cas d'anaphylaxie au venin d'hyménoptère).

6.2. Angio-œdèmes bradykiniques

6.2.1. Traitement de la crise

- Dans les angio-œdèmes bradykiniques, l'adrénaline a une efficacité limitée, et les antihistaminiques et les glucocorticoïdes n'ont pas d'effet. Le traitement repose sur des traitements spécifiques, qui **doivent être administrés le plus tôt possible.**
- **Les crises graves d'angio-œdème héréditaire par déficit en C1-inhibiteur** sont traitées par administration sous-cutanée d'icatibant (Firazyr®, inhibiteur du récepteur B2 de la bradykinine) ou par perfusion IV de C1-inhibiteur. Les crises modérées sont traitées, en l'absence de contre-indication, par acide tranexamique (Exacyl®). Les patients peuvent détenir à domicile de l'icatibant (uniquement dispensé par une pharmacie hospitalière).
- **Le C1-inhibiteur et l'icatibant** sont également utilisés dans les formes héréditaires sans déficit en C1-inhibiteur et dans les déficits acquis en C1-inhibiteur.
- **Les angio-œdèmes bradykiniques secondaires aux IEC** sont traités par acide tranexamique dans les formes modérées, et par icatibant (Firazyr®) dans les formes graves.
- **Les traitements adjuvants en cas d'atteinte des voies aériennes supérieures** comprennent les aérosols d'adrénaline, et dès l'apparition d'une dyspnée, l'assistance ventilatoire par intubation oro-trachéale, cricothyrotomie ou trachéotomie. Seules la trachéotomie chirurgicale ou la cricothyrotomie doivent être envisagées en cas d'arrêt cardiaque hypoxique.

6.2.2. Après la crise

- Les angio-œdèmes bradykiniques sont suivis par le Centre de Référence Multisites des Angiœdèmes à Kinines (CREAK).
- Les angio-œdèmes bradykiniques aux IEC contre-indiquent définitivement l'emploi des IEC. Le risque de récidive d'angio-œdème persiste dans les mois suivant l'arrêt de l'IEC. Les sartans doivent être évités. Si leur prescription est indispensable, le patient doit être éduqué au risque d'angio-œdème bradykinique, et avoir à disposition et à domicile de l'icatibant (Firazyr®).

Références

1. Muraro A, Roberts G, Worm M, Bilo MB, Brockow K, Fernandez Rivas M, et al. Anaphylaxis: guidelines from the European Academy of Allergy and Clinical Immunology. Allergy 2014; 69: 1026-45.
2. Moellman JJ, Bernstein JA, Lindsell C, Banerji A, Busse PJ, Camargo CA, Jr., et al. A consensus parameter for the evaluation and management of angioedema in the emergency department. Acad Emerg Med 2014; 21: 469-84.
3. Craig TJ, Bernstein JA, Farkas H, Bouillet L, Boccon-Gibod I. Diagnosis and treatment of bradykinin-mediated angioedema: outcomes from an angioedema expert consensus meeting. Int Arch Allergy Immunol 2014; 165: 119-27.
4. Nosbaum A, Bouillet L, Floccard B, Javaud N, Launay D, Boccon-Gibod I, et al. Prise en charge des angiœdèmes induits par les inhibiteurs de l'enzyme de conversion de l'angiotensine: recommandations du Centre de référence national des angiœdèmes. Rev Med Interne 2013; 34: 209-13.
5. Dossier thématique Angio-œdème, La Presse Médicale, janvier 2015.

POINTS CLÉS

1. **L'anaphylaxie est définie** comme une réaction systémique d'hypersensibilité sévère, mettant en jeu le pronostic vital. Elle est caractérisée par un début brutal et une atteinte respiratoire ou circulatoire mettant en jeu le pronostic vital.
2. **L'anaphylaxie est diagnostiquée dans chacune des 3 situations suivantes:**
   - Atteinte cutanée et/ou muqueuse (urticaire généralisée, prurit, érythème, œdème des lèvres, de la langue, de la luette) de début brutal avec une atteinte respiratoire (dyspnée, râles sibilants/bronchospasme, stridor, hypoxémie) ou une hypotension artérielle/hypoperfusion tissulaire.
   - L'association d'au moins 2 des signes suivants, survenant après exposition à un allergène probable chez un patient donné: signes cutanéo-muqueux, atteinte respiratoire, hypotension artérielle ou hypoperfusion tissulaire, symptômes digestifs persistants (douleur abdominale à type de crampe, vomissements).
   - Hypotension artérielle après exposition à un allergène connu chez un patient donné.
3. **Le traitement de 1re ligne** de toute manifestation anaphylactique est l'adrénaline intramusculaire (0,01 mg/kg, jusqu'à 0,5 mg), à répéter au bout de 5 minutes en cas de persistance des symptômes. L'adrénaline intramusculaire n'est pas réservée aux chocs anaphylactiques. L'exposition à l'agent en cause est arrêtée.
4. **Le traitement de 2e ligne** de l'anaphylaxie comporte un remplissage vasculaire et une surélévation des membres inférieurs en cas d'hypotension artérielle, l'oxygène à haut débit, un aérosol d'adrénaline et un aérosol de budesonide en cas de stridor, un aérosol 2-mimétique en cas de bronchospasme, la position assise en cas de dyspnée.
5. **Le traitement de 3e ligne** repose sur les glucocorticoïdes pour diminuer le risque de réaction biphasique, et d'antihistaminique de 2e génération pour soulager les symptômes cutanés.
6. **Les angio-œdèmes histaminiques anaphylactiques** sont traités comme toute anaphylaxie.
7. **Les angio-œdèmes bradykiniques** sont le plus souvent dus à un traitement par IEC, même pris depuis plusieurs années. Les autres angio-œdèmes bradykiniques sont les angio-œdèmes héréditaires (le plus souvent, par déficit quantitatif ou fonctionnel de C1-inhibiteur) et le déficit acquis en C1-inhibiteur (contexte de syndrome lymphoprolifératif ou d'auto-immunité).
8. **Le traitement des crises d'angio-œdèmes bradykiniques** repose sur l'acide tranexamique pour les formes peu symptomatiques, et sur l'injection de C1-inhibiteur ou d'icatibant (Firazyr®) pour les formes les plus graves.

+++ LE COUP DE POUCE DE L'ENSEIGNANT

1. Réaction d'hypersensibilité mettant en jeu le pronostic vital (atteinte respiratoire ou hypotension artérielle) = anaphylaxie = adrénaline IM.
2. Chercher un traitement par IEC devant tout angio-œdème.
3. Angio-œdème bradykinique grave = icatibant (Firazyr®) ou concentré de C1-inhibiteur.

Pièges à éviter

1. Retarder l'injection IM d'adrénaline – Les décès sont souvent favorisés par un retard à l'injection d'adrénaline.
2. Préférer l'adrénaline IV à l'adrénaline IM.
3. Poser une voie veineuse périphérique (ou deux!) avant d'administrer l'adrénaline IM.
4. Effectuer un remplissage vasculaire avant d'administrer l'adrénaline IM.
5. Ne pas traiter par adrénaline injectable un épisode anaphylactique avec dyspnée et sans hypotension artérielle.
6. Considérer qu'un traitement par IEC pris depuis plusieurs mois n'est pas responsable d'un angio-œdème.

CHAPITRE 8

Syndromes coronaires aigus

OBJECTIFS ECN

➔ Diagnostiquer un syndrome coronarien aigu, une angine de poitrine et un infarctus du myocarde.

➔ Identifier les situations d'urgence et planifier leur prise en charge pré-hospitalière et hospitalière.

➔ Argumenter l'attitude thérapeutique et planifier le suivi du patient.

➔ Décrire les principes de la prise en charge au long cours.

Pr Sandrine Charpentier*, Pr Meyer Elbaz**
*PU-PH, Chef de Service des Urgences de Rangueil, CHU Toulouse, Université Paul Sabatier, Toulouse
**PU-PH, Fédération de Cardiologie de Rangueil, CHU Toulouse, Université Paul Sabatier, Toulouse

MOTS CLÉS : SCA ST+, SCA non ST+, thrombolyse, angioplastie primaire, SAMU, cardiologie interventionnelle

1. Définition, nosologie

1.1. Syndrome coronaire aigu

- **On appelle syndrome coronaire aigu (SCA) une ischémie aiguë myocardique secondaire à une rupture, érosion, fissuration ou dissection d'une plaque athéromateuse avec constitution, soit d'un thrombus intra-luminal dans une ou plusieurs des artères coronaires soit d'une embolie distale. Les conséquences sont une diminution du débit sanguin du myocarde entraînant une ischémie myocytaire, voire une nécrose.**
- **Le syndrome coronaire aigu est une entité nosologique regroupant :**
  - les syndromes coronaires aigus sans sus-décalage du segment ST (SCA non ST+).
  - les syndromes coronaires aigus avec sus-décalage du segment ST (SCA ST+).
- Cette classification des SCA (Figure 1) est basée sur des anomalies de la repolarisation visibles sur l'électrocardiogramme (ECG).
  - **Les SCA ST+** sont le plus souvent secondaires à une occlusion totale brutale d'une artère coronaire, identifiée par l'apparition d'un sus-décalage du segment ST significatif et persistant dans des dérivations concordantes.
  - **Les SCA non ST+** sont des SCA sans sus-décalage persistant sur l'ECG. Nous verrons que les présentations électrocardiographiques sont variées : sous décalage du segment ST, anomalies des ondes T, modifications de l'ECG par rapport à un ECG antérieur, ou ECG normal.

Figure 1. Classification des SCA

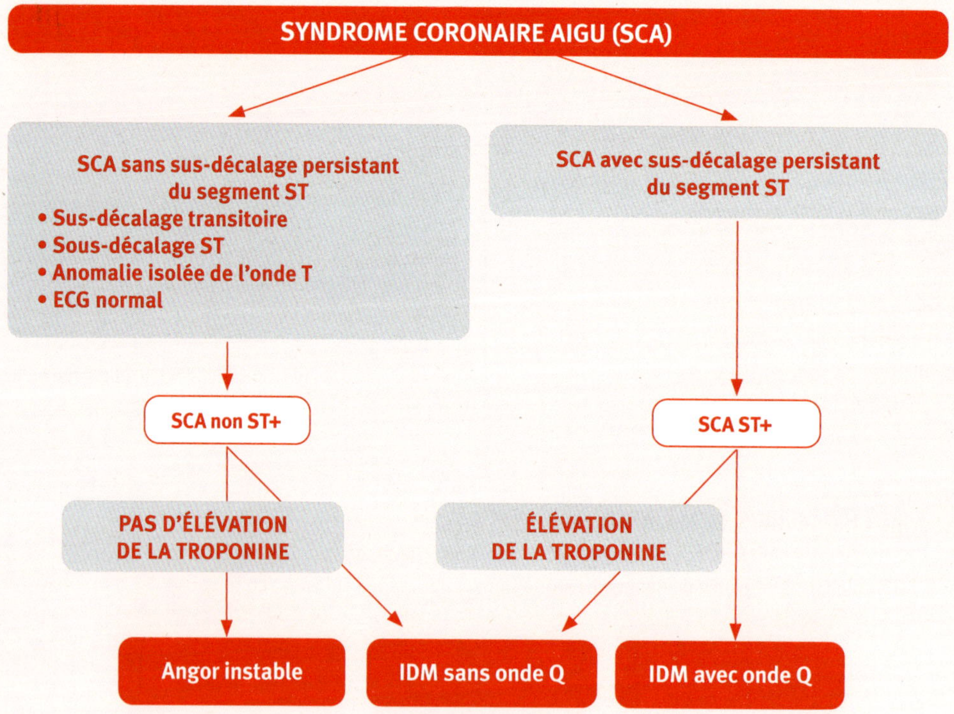

1.2. Infarctus du myocarde

- **Le terme infarctus aigu du myocarde (IDM) doit être utilisé lorsqu'il existe des preuves de nécrose myocardique dans un contexte clinique compatible avec une ischémie. Un IDM est défini par (3e définition universelle) :**
  - une élévation et/ou diminution du taux plasmatique des biomarqueurs cardiaques préalablement mesurés au-dessus des seuils de référence, de préférence troponine cardiaque, avec au moins une valeur supérieure à la limite supérieure du 99e percentile d'une population de référence.
  - et au moins un des critères suivants :
    - ➢ Symptômes d'ischémie ;
    - ➢ Modification du segment ST ou des ondes T ou apparition d'un bloc de branche gauche (BBG) ;
    - ➢ Développement d'ondes Q pathologiques sur l'ECG ;
    - ➢ Preuve sur l'imagerie d'une perte de myocarde viable ou d'anomalie de la contractilité de la paroi myocardique ;
    - ➢ Identification d'un thrombus intracoronaire à l'angiographie ou à l'autopsie.
- **Il existe 5 types d'IDM** (Tableau I) et seul l'IDM de type 1 est un syndrome coronaire aigu spontané.
- L'IDM de type 2 est secondaire à une inadéquation entre les apports et les besoins myocardiques sans rapport avec une maladie athéromateuse des artères coronaires.

Tableau I. CLASSIFICATION DES IDM	
Type	**Définition**
Type 1	Infarctus du myocarde spontané lié à une rupture de plaque athérosclérotique, à une fissuration, à une érosion ou à une dissection avec un thrombus intraluminal dans une ou plusieurs des artères coronaires conduisant à une diminution du débit sanguin du myocarde ou une embolie distale entraînant une nécrose myocytaire.
Type 2	Infarctus secondaire à un déséquilibre entre les apports et les besoins du myocarde en oxygène. En cas de lésions du myocarde avec une nécrose où une condition autre qu'une coronaropathie contribue à un déséquilibre entre l'apport en oxygène du myocarde et/ou de la demande.
Type 3	Infarctus entraînant la mort quand les biomarqueurs ne sont pas disponibles.
Type 4a	Infarctus en relation avec une angioplastie.
Type 4b	Infarctus en relation avec une thrombose de stent.
Type 5	Infarctus en relation avec un pontage.

1.3. Angor instable

- **L'angor instable est défini comme une ischémie aiguë myocardique sans nécrose, c'est-à-dire sans élévation de la troponine.** On peut parler de SCA à troponine négative en cas d'angor de repos non compliqué de nécrose myocardique. L'angor stable ne fait pas partie des SCA. L'angor instable fait partie des SCA non ST+. Dans ces angors instables on classe les angors en :
  - Angor spontané de plus de 20 minutes régressif après prise de trinitrine ou spontanément ;
  - Angor de novo ;
  - Angor d'aggravation récente ou crescendo ;
  - Angor post-infarctus.

2. Épidémiologie

- L'incidence annuelle en Europe est de 3 pour 1 000 habitants.
- On estime à 100 000 patients le nombre de SCA en France annuel.
- Il y a plus de SCA non ST+ que de SCA ST+.
- Le SCA représente 10 à 20 % des douleurs thoraciques suivant la structure d'urgence dans laquelle est pris en charge le patient.
- Le SCA est la 2e cause de mortalité en France derrière le cancer.
- La morbi-mortalité est augmentée en cas d'absence de diagnostic.

3. Physiopathologie, histoire naturelle

3.1. Anatomie

- Le myocarde est perfusé par les artères coronaires pendant la diastole. On distingue une artère coronaire gauche et une artère coronaire droite. Cette dernière vascularise la partie droite et postérieure du myocarde.
- L'artère coronaire gauche se divise rapidement en artère circonflexe (paroi latérale gauche et postérieure du cœur) et en artère interventriculaire antérieure (partie antérieure).

3.2. Physiopathologie

- Les SCA sont, dans la grande majorité des cas, une manifestation de l'athérosclérose. Les plaques d'athérome sont constituées de lipides intra- et extra-cellulaires, de cellules inflammatoires (macrophages et lymphocytes), de cellules musculaires lisses et de tissu fibro-calcique. L'endothélium joue également un rôle important dans la constitution et la complication des plaques d'athérosclérose. Il régule, entre autre, la perméabilité vasculaire, la thrombose, la vasomotricité. L'altération ou la rupture d'une plaque d'athérosclérose va provoquer l'apparition d'un thrombus par activation plaquettaire puis d'une vasoconstriction coronaire paroxystique secondaire à la sécrétion de substances vaso actives par les plaquettes et d'une inflammation avec pour conséquences une réduction du flux coronaire responsable d'une ischémie myocardique (Figure 2).

Figure 2. Physiopathologie des SCA

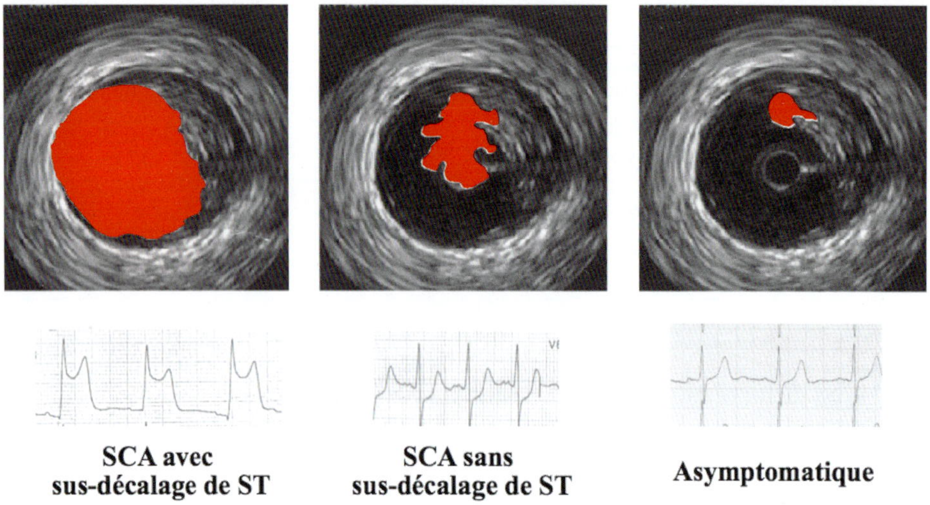

  - **Dans le cas du SCA non ST+**, le thrombus se fragmente et les fragments constitués vont emboliser les artères coronaires dans leur distalité créant ainsi une ischémie ou une nécrose myocardique dans un territoire souvent limité.
  - **Dans les cas des SCA ST+**, le thrombus blanc plaquettaire va devenir fibrino-cruorique, augmenter de volume et occlure complètement l'artère coronaire responsable d'une ischémie aiguë puis d'une nécrose dans le territoire myocardique vascularisé par cette artère coronaire si l'ischémie se prolonge. L'atteinte ischémique d'un territoire va se traduire par des troubles de la contractilité myocardique (hypokinésie, akinésie, dyskinésie) qui pourront être réversibles en cas de reperfusion myocardique rapide et complète et, généralement, d'une hyperkinésie transitoire des territoires non concernés par la nécrose, appelée hyperkinésie compensatrice.
- Si le territoire en cours d'infarcissement n'est pas rapidement reperfusé, les troubles de la cinétique peuvent s'aggraver avec pour conséquence une altération de la fonction ventriculaire gauche. Ceci peut favoriser l'apparition d'une insuffisance cardiaque et de troubles du rythme ventriculaire.
- Il est à noter que les conséquences de l'occlusion brutale d'une artère coronaire peuvent être atténuées s'il existe une communication pré-existante entre l'artère coronaire occluse et une artère saine (phénomène de collatéralité) ou en cas de pré-conditionnement du myocarde à l'ischémie suite à des alternances d'ischémies transitoires répétées et rapprochées et de périodes non ischémiques.
- Enfin, dans certains cas, des anévrismes du ventricule gauche peuvent se former secondaires à l'apparition de dyskinésies dans le territoire initialement akinétique.
- Il existe d'autres causes plus rares de SCA : traumatiques, dissection spontanée des coronaires, anomalies congénitales, usage de cocaïne, maladies inflammatoires type maladie de Kawasaki ou maladie Behcet, immunologique, syndrome des antiphospholipides ou Lupus Érythémateux Aigu Disséminé, complication iatrogène au décours d'un cathétérisme coronaire…

4. Diagnostic

- En urgence pré hospitalière (SMUR), le diagnostic reposera essentiellement sur les données cliniques et sur l'ECG. L'objectif est de diagnostiquer les SCA ST+ et les SCA non ST+ les plus graves.
- Aux urgences et en cardiologie, la biologie et l'imagerie vont permettre de diagnostiquer des SCA de diagnostic moins aisé.
- Quoi qu'il en soit, la démarche diagnostique doit être rigoureuse car la morbidité et la mortalité des SCA sont augmentées en cas d'absence ou de retard de diagnostic.

4.1. Clinique

- Le symptôme principal du SCA est la douleur thoracique. L'interrogatoire doit être rigoureux afin de rechercher des éléments susceptibles d'orienter le diagnostic vers le SCA ou une autre pathologie. À noter que l'interrogatoire est le seul outil dont dispose le médecin régulateur du SAMU-centre 15 pour déclencher l'envoi d'un SMUR en cas de suspicion SCA.
- La douleur thoracique n'est pas synonyme de SCA et seulement 15 % des douleurs thoraciques régulées ou vues aux urgences vont être des SCA, et 20 à 25 % en SMUR.

4.1.1. Interrogatoire

- **L'interrogatoire va s'attacher à :**
  - caractériser la douleur thoracique si elle est présente ;
  - définir précisément la date de début de la douleur et/ou des symptômes évocateurs de SCA ;
  - rechercher les présentations atypiques ;
  - rechercher des facteurs de risque de pathologie athéromateuse.

4.1.1.1. La douleur angineuse

- **Typiquement, la douleur angineuse est :**
  - de siège rétro sternal en barre ;
  - qualifiée de constrictive, oppressante avec une impression de thorax comprimé dans un étau ;
  - d'irradiation vers les mâchoires, les 2 bras, les 2 épaules ou le dos ;
  - d'intensité souvent violente mais pouvant être décrite comme une simple gêne par les sujets âgés ou les femmes ;
  - prolongée de plus de 20 minutes ;
  - au repos ou après l'effort ;
  - brutale ;
  - trinitro-sensible ou résistante en cas respectivement de SCA non ST+ ou de SCA ST+ ;
  - non modifiée par l'inspiration ou les mouvements ;
  - plus ou moins associée à des signes neuro végétatifs : nausées, vomissements, sueurs.

4.1.1.2. Les présentations atypiques

- Les patients peuvent présenter des douleurs thoraciques atypiques à type de pointe, de gêne. La douleur peut être absente (20 % des cas) surtout chez les patients diabétiques (40 % des cas) ou les patients âgés pour lesquels un essoufflement brutal peut être un équivalent angineux.
- Il faudra être attentif en cas de douleurs abdominales épigastriques, en cas de syncope, malaises ou si la douleur siège dans le bras ou la mâchoire correspondant à l'irradiation.
- Les femmes, les sujets âgés, diabétiques, les insuffisants rénaux ou les patients déments ont souvent des présentations atypiques, voire une absence de toute douleur rendant le diagnostic difficile.
- Enfin, la présentation peut être dominée par un tableau d'insuffisance cardiaque, un trouble du rythme, voire un arrêt cardio respiratoire inaugural.

4.1.1.3. Le terrain

- Des facteurs en faveur d'une pathologie athéromateuse seront systématiquement recherchés mais le plus souvent, en urgence, leur apport diagnostique est faible.
- On recherchera :
  - Des antécédents de pathologies coronaires (IDM, SCA, angioplastie, traitements antiagrégants, statines) ;
  - Des antécédents d'artériopathie des membres inférieurs, d'accident vasculaire cérébral (AVC) ;
  - Des facteurs de risque cardio vasculaire : diabète, hypertension artérielle, tabagisme, hypercholestérolémie, hérédité familiale. D'autres facteurs peuvent être recherchés : traitement oestroprogestatifs, cocaïne, obésité, stress…

4.1.2. L'examen clinique

- Le retentissement sera apprécié par le recueil des paramètres vitaux : conscience, fréquence cardiaque, tension artérielle, fréquence respiratoire, saturation en oxygène, intensité de la douleur. La tension artérielle doit être mesurée aux deux bras pour rechercher une asymétrie tensionnelle qui pourra orienter vers une dissection aortique.
- Le plus souvent l'examen clinique est normal. Les signes qui peuvent être retrouvés témoignent soit d'un diagnostic différentiel soit d'une complication :
  - Hypertension artérielle ;
  - Signes d'insuffisance cardiaque estimée par la classification Killip :
    - ➢ **Stade 1** : pas de crépitant à l'auscultation pulmonaire ;
    - ➢ **Stade 2** : crépitants inférieurs à mi-champ ;
    - ➢ **Stade 3** : crépitants supérieurs à mi-champ ;
    - ➢ **Stade 4** : choc cardiogénique.
  - Souffle d'insuffisance mitrale témoin d'une ischémie voire d'une rupture de pilier ;
  - Choc cardiogénique.

4.2. Électrocardiogramme

4.2.1. Électrocardiogramme à la phase aiguë

> • L'électrocardiogramme (ECG) est l'examen de première intention. Il doit être réalisé soigneusement en enregistrant 17 dérivations (12 dérivations + V7 V8 V9 V3R V4R) et, si possible au moment de la douleur thoracique (ECG per critique). Idéalement, l'ECG sera comparé à un ECG de référence.
> • En urgence, l'ECG doit être réalisé dans les 10 minutes suivant le premier contact médical du patient et répété au moins à 3, 6 ou 9 heures et en cas d'événement intercurrent.

4.2.1.1. Le SCA ST+

- **Il est défini par un sus-décalage du segment ST (onde de Pardee).** Il doit être adapté à l'âge et au sexe. Il est défini par une surélévation du point J dans au moins 2 dérivations contiguës définissant un territoire (Tableau II) :
  - ➢ Dans les dérivations V1, V2 et V3 :
    - supérieure ou égale à 0,25 mV chez l'homme de moins de 40 ans ;
    - supérieure ou égale à 0,20 mV pour les hommes de plus de 40 ans ;
    - supérieure ou égale à 0,15 mV pour les femmes.
  - ➢ Dans les autres dérivations, le sus-décalage doit être supérieur ou égal à 0,1 mV.

Tableau II. TOPOGRAPHIE DU SCA ST+

Dérivations avec sus-décalage	Territoire
V1 à V3	Antéro septal
V1 à v4	Antéro septo apical (Figure 3)
D1 AVL	Latéral haut
V5 V6	Latéral bas
V1 à V6 D1 AVL	Antérieur étendu
D2 D3 AVF	Inférieur (Figure 4)
V7 à V9	Postérieur
V3R V4R	Ventricule droit

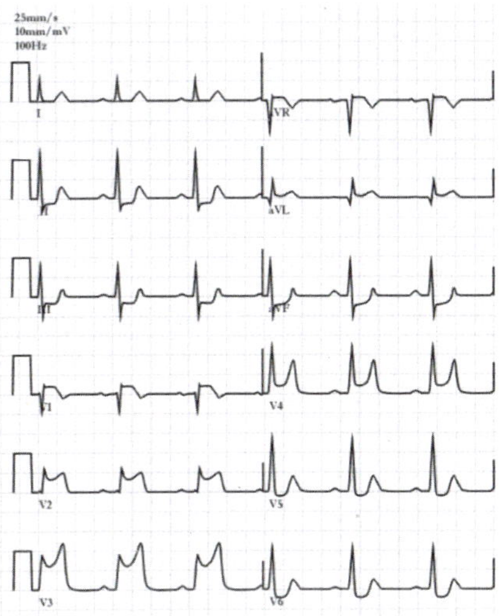

Figure 3. SCA ST+ antéro septo apical

Sus décalage du segment ST de V1 à V4
Miroir D2 D3 AVF
= SCA ST+ antéro septo apical

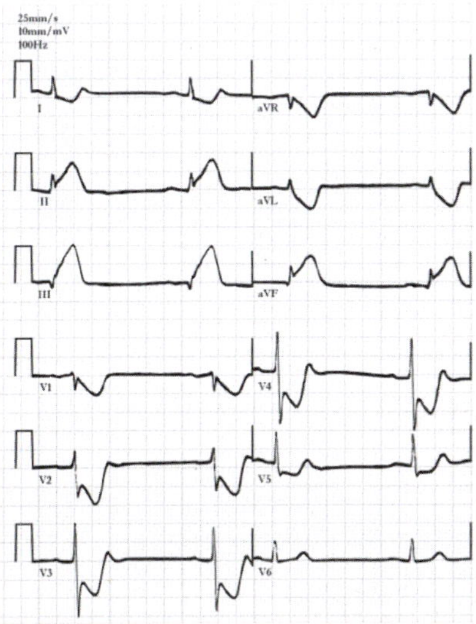

Figure 4. SCA ST+ inférieur

Sus décalage du segment ST en D2 D3 AVF
Miroir de V1 à V5
Bloc auriculo ventriculaire 1er degré
= SCA ST+ inférieur

- **Font partie également des SCA ST+, les blocs de branches gauches d'apparition récente (BBG).** Le diagnostic est alors souvent difficile. **Trois critères sont prédictifs de SCA en cas de BBG :**
  - ➢ sus-décalage du ST ≥ 1 mm concordant avec les complexes QRS ;
  - ➢ sous-décalage du ST ≥ 1 mm en V1, V2 ou V3 ;
  - ➢ sus-décalage du ST ≥ 5 mm et discordant avec les complexes QRS.
- **Sont considérés également comme des équivalents de SCA ST+** :
  - des sous-décalages du ST dans les dérivations V1 à V4 accompagnés de grandes ondes R dans les précordiales droites et d'ondes T pointues. Ils témoignent d'une atteinte postérieure secondaire à une occlusion de l'artère circonflexe.
  - des sous-décalages diffus du segment ST dans plus de 6 dérivations.
- Ces sus-décalages peuvent s'accompagner de sous-décalage du segment ST appelés « miroirs » mais ceux-ci sont inconstants et non nécessaires pour faire le diagnostic de SCA ST+.

4.2.1.2. Le SCA non ST+

- Les troubles de la repolarisation en cas de SCA non ST+ sont inconstants. L'ECG doit être réalisé au mieux en per critique et on pourra mettre en évidence :
  - ➢ un sous-décalage horizontal ou ascendant supérieur ou égal à 1 mm dans au moins 2 dérivations concordantes (courant de lésion sous-endocardique).
  - ➢ des anomalies des ondes T dans des dérivations concordantes à type d'ondes T pointues ou d'ondes T inversées.
  - ➢ un sus-décalage non persistant du segment ST dans des dérivations concordantes.
  - ➢ des anomalies ECG par rapport à un ECG de référence.
  - ➢ un ECG normal.

En post-critique, il sera très difficile d'interpréter l'ECG.

4.2.2. Électrocardiogramme d'effort

> En cas de SCA authentifié, les tests de dépistage de l'ischémie à l'effort sont proscrits car à risque d'aggravation de l'ischémie.

- L'ECG d'effort est l'examen de première intention pour dépister une ischémie myocardique en dehors de la phase aiguë si l'ECG à la phase aiguë de l'événement et les biomarqueurs cardiaques n'ont pas fait la preuve d'un SCA. Au cours d'un effort (tapis roulant ou bicyclette ergométrique) un ECG 12 dérivations sera enregistré pour dépister l'apparition de signes cliniques d'ischémie (douleur thoracique) et/ou des modifications de la repolarisation, l'épreuve est alors dite « positive ». La pression artérielle et la fréquence cardiaque sont également enregistrées.
- En l'absence de signes d'ischémie l'épreuve est dite négative. Toutefois le résultat sera interprété avec prudence en cas d'épreuve sous maximale (fréquence cardiaque maximale théorique non atteinte ou anomalies ECG pré-existantes). De nombreux faux positifs existent, particulièrement chez la femme.

4.3. Biologie

- Le dosage des marqueurs cardiaques n'a de sens pour le diagnostic en urgence que si le patient n'a pas d'anomalies ECG à type de sus-décalage du segment ST ou de sous-décalage en per critique. Dans ces 2 cas, la réalisation des dosages des marqueurs cardiaques ne doit pas retarder la prise en charge thérapeutique.

4.3.1. Les troponines

- Les troponines sont les marqueurs de références.
- La troponine I et T sont spécifiques de myocarde mais peu spécifiques d'un SCA. De fait, il existe des élévations de la troponine en cas d'IDM de type 2 ou de lésion non ischémique (Tableau III). L'interprétation des résultats d'un dosage de troponine doit se faire en fonction du contexte clinique.

Tableau III. ÉLÉVATION DE LA TROPONINE EN DEHORS D'UN IDM DE TYPE 1
Atteinte secondaire à une ischémie secondaire (IDM type 2)
Tachy ou bradycardie
Dissection aortique et maladie valvulaire aortique sévère
Hypo ou hypertension par exemple choc hémorragique, urgence hypertensive
Insuffisance cardiaque aiguë ou chronique sans coronaropathie concomitante
Cardiomyopathie hypertrophique
Vascularite coronaire par exemple lupus, maladie de Kawasaki
Dysfonction endothéliale coronaire coronaropathie, par exemple consommation de cocaïne
Atteinte sans rapport avec une ischémie myocardique
Contusion cardiaque
Chirurgie cardiaque
Traitement par radiofréquence ou cryoablation
Rhabdomyolyse avec participation cardiaque
Myocardite
Agent cardiotoxique par exemple anthracyclines, herceptin, intoxication au monoxyde de carbone
Brûlure sévère > 30 % de la surface corporelle
Indéterminée ou multifactorielle
Syndrome de Tako Tsubo
Embolie pulmonaire, hypertension pulmonaire sévère
Cardiomyopathie de la grossesse
Insuffisance rénale
Pathologie neurologiques aigues sévères comme l'AVC ou les traumatismes
Maladie infiltrante par exemple amylose, sarcoïdose
Effort extrême
Sepsis
Insuffisance respiratoire aiguë sévère
Défibrillations itératives

- Dans le cas de suspicion de SCA non ST+, en raison du délai d'apparition de la troponine dans la circulation plasmatique, les dosages doivent être répétés 6 à 12 h après le premier prélèvement en cas de dosage avec une technique conventionnelle et 3 h après en cas d'utilisation des nouveaux dosages de haute sensibilité (troponines ultra ou hypersensibles).
- Ces dernières ont une meilleure précision analytique et permettent de détecter des atteintes plus limitées de nécrose myocardique. Leur élévation, plus précoce, est plus fréquente et l'utilisation de ces troponines nécessite d'être intégrée dans des algorithmes diagnostiques (Figure 5).

Figure 5. **Algorithme diagnostique d'IDM non ST+ utilisant les troponines de haute sensibilité**

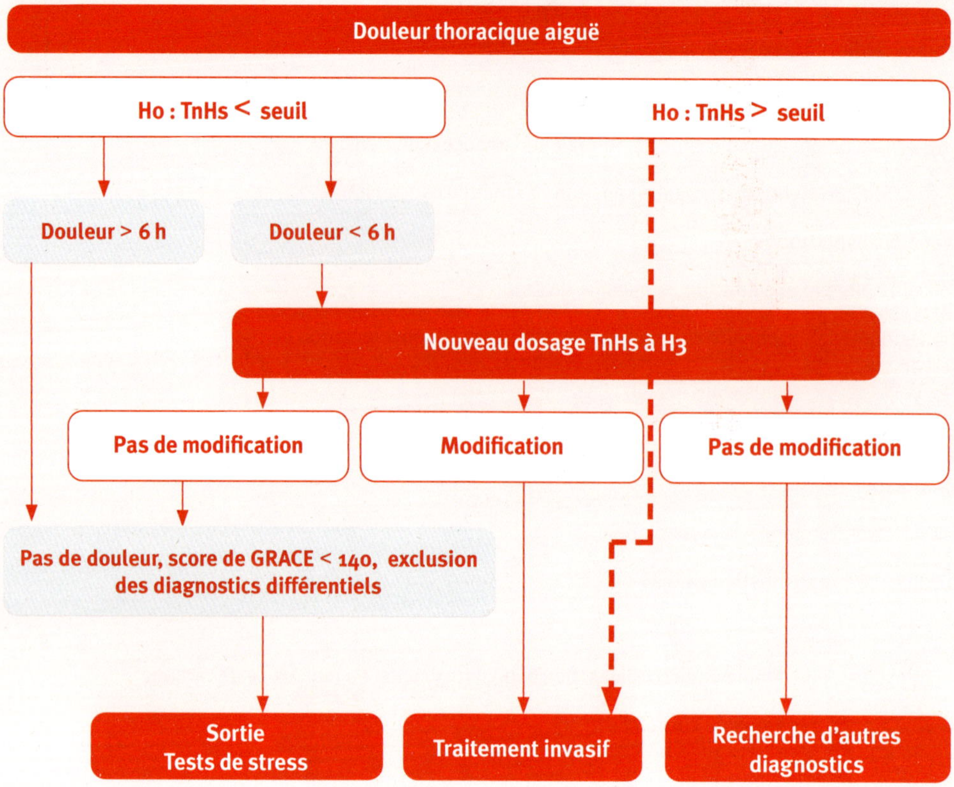

4.3.2. Autres examens biologiques

- Les autres examens biologiques n'ont pas d'intérêt pour le diagnostic de SCA mais pourront être réalisés pour rechercher les diagnostics différentiels devant une douleur thoracique.
- On prélèvera par ailleurs :
  - un bilan d'hémostase ;
  - une numération sanguine plaquettes ;
  - un ionogramme sanguin et créatininémie.

4.4. Imagerie

- On distingue l'imagerie de première intention à la phase aiguë et l'imagerie de deuxième intention qui va permettre de montrer objectivement la présence d'une ischémie myocardite en l'absence de signes ECG et d'élévation de la troponine.

4.4.1. Imagerie à la phase aiguë

4.4.1.1. Échocardiographie

- Même si ce n'est pas l'examen de référence à la phase aiguë, elle peut permettre d'objectiver :
  - Un diagnostic différentiel (péricardite) ;
  - Une anomalie localisée de la contraction de la paroi myocardique ;
  - Une complication (rupture de pilier, communication interventriculaire) ;

4.4.1.2. Coronarographie

- **C'est l'examen anatomique de référence.** Elle va rechercher et décrire les lésions coronaires (Figure 6).

Figure 6. **Coronarographie**

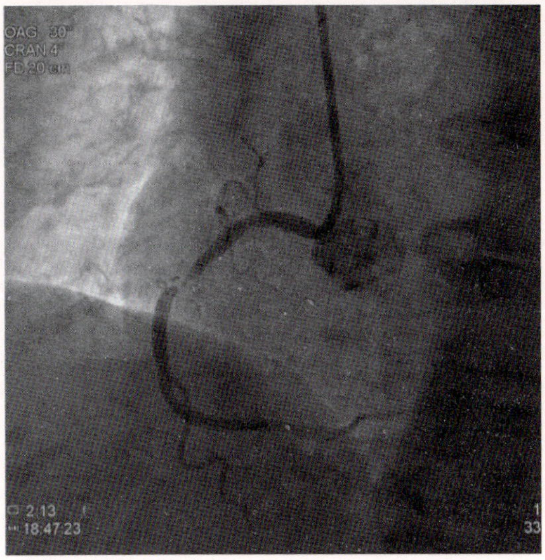

Sténose sub-occlusive segment moyen de l'artère coronaire droite responsable d'un Syndrome coronaire aigu sans sus décalage ST

- Elle se fait dans les centres de cardiologie interventionnelle (CI). Elle peut être suivie par un traitement de revascularisation dans les CI.
  - **Technique :** sonde montée jusqu'à l'ostia des coronaires en passant par une artère périphérique radiale ou fémorale. Injection de produit de contraste iodé avant et après dérivés nitrés pour visualiser les artères coronaires dans différentes incidences.
  - **Morphologie des lésions :** mise en évidence de sténoses et de leurs caractéristiques. Une sténose est significative si elle est supérieure à 70 % et supérieure à 50 % pour le tronc commun. Une lésion proximale aura un risque de retentissement supérieur à une lésion distale.
  - **Complications** :
    - Locales au point de ponction (hématome, fistule, anévrisme, dissection) ;
    - AVC par embolisation ;
    - Troubles du rythme ;
    - Dissection ou thrombose coronaire ;
    - IDM ;
    - Insuffisance rénale ;
    - Réaction allergique aux produits iodés.
  - **Indications** :
    - SCA ST+ ;
    - SCA ST+ de haut risque à risque intermédiaire ;
    - Récidive angineuse précoce ;
    - Angor au moindre effort ;
    - Arythmie ventriculaire ;
    - Suspicion de SCA et examen fonctionnel non-contribution.

4.4.1.3. Coro tomodensitométrie

- Peu d'indication dans le SCA. Elle peut être indiquée en cas de SCA considéré comme à bas risque sans modification ECG ni d'élévation des troponines. Toutefois son interprétation est difficile en cas d'artères calcifiées ou de rythme cardiaque rapide.

4.4.2. Tests fonctionnels d'effort

> **En phase aiguë d'un SCA ces tests n'ont pas leur place. Ils peuvent être réalisés dans la démarche diagnostique d'un SCA sans sus-décalage ST et sans élévation de troponine afin d'assurer le diagnostic de maladie coronaire.**
>
> Les tests fonctionnels d'effort sont faits en deuxième intention.

4.4.2.1. Tomoscintigraphie myocardique de perfusion d'effort

- **Indication** : absence de possibilité de réaliser un ECG d'effort.
- **Principe** : étude de la perfusion myocardique à l'aide d'un traceur isotopique (thallium ou technétium) injecté par voie intraveineuse au maximum de l'effort et en récupération. L'enregistrement et l'acquisition des images se font grâce à une gamma caméra. L'absence de fixation du traceur sur une zone du myocarde signe une diminution de la perfusion myocardique et de fait une ischémie secondaire à une sténose de l'artère coronaire vascularisant le territoire. La diminution ou l'absence complète de fixation lors de la phase de récupération signe une nécrose myocardique alors que, en cas d'ischémie, la baisse de fixation se fera pendant la phase d'effort avec normalisation à la récupération.

4.4.2.2. Échocardiographie de stress

- **Indication** : absence de possibilité de réaliser un ECG d'effort.
- **Principe** : échocardiographie enregistrée au cours d'un effort sur une table ergométrique ou avec administration intraveineuse de dobutamine. L'objectif est de dépister des anomalies de la contraction du myocarde.

4.4.2.3. Imagerie par Résonance Magnétique de stress

- Plus récent mais peu disponible. Il met en évidence des troubles de la cinétique segmentaire après injection de dobutamine.

5. Évolution, pronostic

5.1. Mortalité

- La mortalité hospitalière des SCA non ST+ est inférieure à celle des SCA ST+ (3 à 5 % versus 7 %), est similaire à 6 mois (12 %) puis supérieure à long terme.
- La mortalité à 1 mois est de 7 %.
- La mortalité a significativement diminué depuis 10 ans.

5.2. Complications

5.2.1. Immédiates

5.2.1.1. Troubles du rythme et de la conduction

- **Troubles du rythme ventriculaire :**
  - Surtout en cas de SCA ST+ ;
  - Extrasystoles ventriculaires (ESV) > Tachycardie ventriculaire (TV) > Fibrillation ventriculaire (FV) ;
  - Exposent au risque de mort subite en cas de FV.

Le risque de FV justifie la nécessité d'appel au SAMU- Centre 15 en cas de douleur thoracique et a motivé la mise en place dans l'espace public de défibrillateur semi-automatique (DSA).

- **Troubles du rythme supra ventriculaire :** arythmie complète par fibrillation auriculaire (AC/FA) avec risque de décompensation cardiaque.
- **Bradycardies et troubles de la conduction :**
  - Bradycardie sinusale :

    - En cas SCA ST+ inférieur ;
    - Secondaire à une hypertonie vagale.
- Bloc auriculo ventriculaire (BAV) :
    - Transitoire en cas d'IDM inférieur (BAV nodal) ;
    - Définitif et de mauvais pronostic en cas d'IDM antérieur (BAV infra-nodal).

5.2.1.2. Troubles hémodynamiques

- **Insuffisance ventriculaire gauche :**
  - Conséquence de la nécrose myocardique ou à une complication mécanique (insuffisance mitrale) ou rythmique ;
  - Évaluée par une échographie cardiaque (analyse de la cinétique segmentaire et calcul de la Fraction d'éjection (FE)) ;
  - Définie au plan clinique par la classification Killip.
- **Choc cardiogénique :**
  - Survient dans 6 à 7 % des cas ;
  - Mortalité élevée 70 % ;
  - Peut être secondaire à une nécrose étendue du ventricule gauche, une complication mécanique ou une nécrose du ventricule droit ;
  - Occlusion fréquente de l'IVA proximale et/ou à des lésions pluri-tronculaires.
- **Infarctus du ventricule droit (VD) :**
  - IDM inférieur avec extension en V3R et V4R ;
  - Association hypotension artérielle et turgescence jugulaire ;
  - Contre-indication aux dérivés nitrés ;
  - Échocardiographie :
    - Dilatation du VD ;
    - Hypokinésie du VD ;
    - Diltation de l'oreillette droite ;
    - Insuffisance tricuspidienne.

5.2.1.3. Complications mécaniques

- **Rupture du septum ventriculaire :**
  - 1 à 2 % ;
  - Apparaît dans les 24 à 48 h d'un IDM ;
  - Apparition d'une communication inter-ventriculaire :
    - Complication hémodynamique ;
    - Souffle systolique en rayon de roue.
  - Diagnostic assuré par l'échocardiographie ;
  - Mortalité de 25 à 60 %.
- **Rupture de la paroi libre du VG :**
  - Collapsus avec dissociation électro mécanique ;
  - Mortalité élevée ;
  - En cas de rupture subaiguë tableau de tamponnade avec nécessité d'intervention chirurgicale immédiate.
- **Insuffisance mitrale :**
  - Secondaire à :
    - Dysfonction d'un pilier mitral ;
    - Rupture d'un pilier mitral ;
    - Dilatation de l'anneau mitral en cas de dilatation du VG.
  - Souffle systolique et défaillance cardiaque ;
  - Diagnostic échographique ;
  - Traitement chirurgical urgent.

5.2.1.4. Complications hémorragiques

- **Les complications hémorragiques sont secondaires aux traitements anti-thrombotiques ou fibrinolytiques mis en œuvre. On parle d'hémorragie majeure en cas :**
  - de saignement responsable d'un décès,
  - de saignement localisé dans un organe critique (intra-cranien, médullaire, rétropéritonéal, articulaire, péricardique, musculaire avec syndrome de loge),
  - saignement entraînant une chute de 2g/L de l'hémoglobine ou nécessitant la transfusion d'au moins 2 culots globulaires.
- **Ces hémorragies augmentent la mortalité du fait :**
  - des saignements eux-mêmes,
  - des conséquences de la mise en action de la cascade de la coagulation,
  - du fait de l'arrêt des traitements anti-thrombotiques.
- **Le risque hémorragique peut être apprécié par le score CRUSADE (*cf.* chapitre 6).**

5.2.1.5. Complications thrombotiques

- **Thrombus intra-ventricule gauche et embolies systémiques :**
  - Le plus souvent en cas d'IDM antérieur,
  - Grave si se complique d'une embolisation cérébrale responsable d'un accident vasculaire cérébral.
- **Thrombose veineuse ou embolie pulmonaire.**

5.2.1.6. Complications péricardiques

- La péricardite est fréquente dans les suites d'un IDM et elle est souvent asymptomatique.

5.2.1.7. Complications ischémiques

- Les complications ischémiques correspondent à la récurrence d'événements de type SCA ou angor spontané ou d'effort.
- Le risque de complications ischémiques peut être apprécié par le score de GRACE (chapitre 6).

5.2.2. *Complications tardives*

5.2.2.1. Insuffisance cardiaque gauche

- **Le risque de voir apparaître à distance de l'événement aigu une dysfonction ventriculaire gauche est lié à des causes multiples et souvent intriquées :**
  - Taille de la nécrose ;
  - Remodelage ventriculaire gauche avec déformation ventriculaire ;
  - Fibrose importante des segments infarcis ou déformation (dyskinésie ou anévrisme) ;
  - Anomalie fonctionnelle post-ischémique ;
  - Sidération du myocarde réversible en deux semaines ;
  - Hibernation du myocarde par hypoperfusion chronique.
- **Le diagnostic est échocardiographique avec évaluation de la fonction du ventricule gauche.**

5.2.2.2. Troubles du rythme ventriculaire

- Ils sont secondaires à une nécrose étendue avec une ischémie résiduelle.
- Ils justifient la pose d'un défibrillateur implantable (DAI).

5.2.2.3. Péricardite

- Elle définit le syndrome de Dressler et survient à la 3e semaine.

5.2.2.4. Algodystrophie

- Syndrome épaule-main après le 1er mois.

6. Critères de gravité, scores

- Il existe deux types de risque :
  - **Le risque ischémique**
  - **Le risque hémorragique**
- L'évaluation de ces deux risques est fondamentale pour adapter les stratégies thérapeutiques.
- Des scores ont été proposés pour faciliter cette évaluation.

6.1. Critères de gravité ischémiques et score pour le SCA ST+

6.1.1. *Les critères de gravité du SCA ST+*

- l'âge élevé
- le sexe féminin
- le stade Killip
- la tachycardie
- l'hypotension artérielle
- le diabète
- le tabagisme
- le petit poids
- les antécédents d'IDM
- le délai de prise en charge long
- la localisation antérieure de l'IDM

6.1.2. *Les scores de gravité du SCA ST+*

- Ces scores ne modifient pas la prise en charge thérapeutique en médecine d'urgence mais sont importants à calculer car ce sont les données recueillies lors de la prise en charge initiale qui sont utilisées dans les scores et que le cardiologue utilisera pour adapter sa prise en charge. Plus ces scores sont élevés plus la morbi-mortalité augmente.

- **Score TIMI (Tableau IV) :**

Tableau IV. SCORE TIMI ST+

Facteurs	Points
Age < 65 ans 65-74 ans ≥ 75 ans	0 2 3
Antécédents de diabète, hypertension ou angor	1
Fréquence cardiaque > 100 battements par minutes	2
Tension artérielle systolique < 100 mmHg	3
Score Killip II à IV	2
Poids < 67 kg	1
IDM antérieur ou bloc de branche gauche	1
Traitement mis en œuvre > 4 h	1

- **Score de GRACE (Tableau V) :**

Tableau V. SCORE DE GRACE

Âge (ans)	
< 40 ans	0
40-49	18
50-59	36
60-69	55
70-79	73
≥ 80	91
Fréquence cardiaque	
< 70	0
70-89	7
90-109	13
110-149	23
150-199	36
> 200	46
Pression artérielle systolique (mm Hg)	
< 80	63
80-99	58
100-119	47
120-139	37
140-159	26
160-199	11
> 200	0
Arrêt cardiaque à l'admission	43
Élévation des marqueurs cardiaques	15
Modification du segment ST	30
Créatinine (mg/dl)	
0-0,39	2
0,4-0,79	5
0,8-1,19	8
1,2-1,59	11
1,6-1,99	14
2-3,99	23
> 4	31
Classe Killip	
I	0
II	21
III	43
IV	64
Mortalité intra hospitalière	**Score de GRACE**
Risque	**(mortalité %)**
Bas	≤ 108 (< 1%)
Intermédiaire	109-140 (1-3%)
Haut	> 140 (> 3%)
Mortalité à 6 mois	
Bas	≤ 88 (< 3%)
Intermédiaire	89-118 (3-8%)
Haut	> 118 (> 8%)

6.2. Critères de gravité ischémique et score pour le SCA non ST+

- Les critères de mauvais pronostic sont cliniques, électrocardiographiques et biologiques. Les scores de risque permettent d'adapter la prise en charge et en particulier les délais de la coronarographie.

6.2.1. Critères de gravité du SCA non ST+

6.2.1.1. Cliniques

- **Les critères de mauvais pronostic sont :**
  - **liés au patient :**
    - âge élevé ;
    - diabète ;
    - insuffisance rénale ;
    - co morbidités associées ;
    - prise de cocaïne.
  - **liés à l'évènement :**
    - tachycardie ;
    - hypotension ;
    - insuffisance cardiaque.

6.2.1.2. Électriques

- Les modifications ECG à type de sous décalage du segment ST.
- Le nombre de dérivation avec un sous-décalage et l'amplitude de celui-ci.

6.2.1.3. Biologique

- Troponine : Le risque d'événements cardiaques et de décès est d'autant plus élevé pour les patients présentant un SCA non ST+ qu'il existe une élévation de la troponine et que celle-ci est importante.
- Autres marqueurs biologiques : sont des marqueurs de gravité une élévation des BNP/NT pro BNP, de la CRP, de la glycémie.

6.2.2. Les scores de gravité

- Comme dans le SCA ST+ les scores utilisés sont les scores de GRACE et de TIMI mais ce dernier est spécifique du SCA non ST+ (Tableau VI).

Tableau VI. SCORE TIMI POUR LE SCA NON ST+

	Points	Mortalité à J14
Âge ≥ 65ans	1	1 point : 5 %
≥ 3 facteurs de risque	1	2 points : 8 %
Maladie coronarienne connue (sténose ≥ 50 %)	1	3 points : 13 %
Prise d'aspirine dans les 7 jours	1	4 points : 20 %
Plus d'un épisode d'angor dans les 24 dernières heures	1	5 points : 26 %
CK-MB ou troponine positives	1	6 points : 41 %
Modification du segment ST > 0,5 mmV	1	

6.2.3. La classification européenne

La société européenne de cardiologie préconise une stratification du risque en fonction de critères primaires, secondaires et du score de GRACE.

- **Patients à très haut risque (au moins un critère) :**
  - angor réfractaire ;
  - récidive angineuse malgré un traitement anti angineux associé à un sous-décalage du segment ST (2mV) ou ondes T négatives profondes ;
  - insuffisance cardiaque ou instabilité hémodynamique ;
  - troubles du rythme graves (fibrillation ou tachycardie ventriculaire).
- **Patients à haut risque (au moins un critère) :**
  - Score de GRACE > 140 ;
  - Au moins un facteur de haut risque primaire :
    - ➢ élévation ou baisse de la troponine ;
    - ➢ modifications dynamiques du segment ST ou modification de l'onde T.
- **Patients à risque intermédiaire :**
  - Pas de facteur de risque primaire et
  - Au moins un facteur de risque secondaire :
    - ➢ diabète ;
    - ➢ insuffisance rénale (clairance < 60 ml/min/1,73m^2) ;
    - ➢ réduction de la fonction ventriculaire gauche (fraction d'éjection < 40 %) ;
    - ➢ angor post IDM précoce (< 1 mois) ;
    - ➢ angioplastie récente (< 6 mois) ;
    - ➢ antécédents de pontage coronarien ;
    - ➢ score de GRACE intermédiaire à élevé (entre 109 et 140).
- **Patients à faible risque :**
  - Pas de récidive douloureuse ;
  - Pas de signes d'insuffisance cardiaque ;
  - Pas d'anomalie ECG à l'arrivée et après 6 à 9 h de surveillance ;
  - Pas d'élévation de la troponinémie à l'arrivée et après 6 à 9 h de surveillance ;
  - Score de GRACE < 109.

6.3. Les critères du risque hémorragique

6.3.1. Les critères

- **Les facteurs de risque de saignements sont :**
  - l'âge élevé ;
  - le sexe féminin ;
  - un petit poids ;
  - l'altération de la fonction rénale ;
  - l'anémie ;
  - les traitements invasifs récents ;
  - les doses élevées ou la durée du traitement antithrombotique ;
  - les associations d'antithrombotiques ou le changement récent d'anticoagulants.

6.3.2. Les scores

- Le score utilisé pour l'évaluation du risque hémorragique dans les SCA ST+ ou non ST+ est le score CRUSADE (Tableau VII).

Tableau VII. SCORE CRUSADE	
Facteurs	**Scores**
Hématocrite initial %	
< 31	9
31-33,9	7
34-36,9	3
37-39,9	2
≥ 40	0
Clairance de la créatinine mL/min	
≤ 15	39
> 15-30	35
> 30-60	28
> 60-90	17
> 90-120	7
> 120	0
Fréquence cardiaque (batt/min)	
≤ 70	0
71-80	1
81-90	3
91-100	6
101-110	8
111-120	10
≥ 121	11
Sexe	
Homme	0
Femme	8
Signes d'insuffisance cardiaque lors de la prise en charge	
Non	0
Oui	7
Antécédent de maladie vasculaire	
Non	0
Oui	6
Diabète	
Non	0
Oui	6
Pression artérielle systolique (mmHg)	
≤ 90	10
91-100	8
101-120	5
121-180	1
181-200	3
≥ 201	5

7. Diagnostic différentiel

Il existe de nombreux diagnostics différentiels que ce soit pour les symptômes, les anomalies ECG ou les élévations de troponine.

7.1. Douleur thoracique en dehors d'un SCA

- Seules 15 % à 20 % des douleurs thoraciques sont des SCA. La typologie de la douleur permet d'orienter le diagnostic et la clinique est souvent évocatrice. Les étiologies et la démarche diagnostique sont traitées dans l'item 228.
- **Les douleurs thoraciques en dehors d'une origine traumatiques nécessitant une prise en charge en urgences sont :**
  - La dissection aortique ;
  - Les péricardites et myopéricardites ;
  - La pneumopathie ;
  - L'embolie pulmonaire ;
  - Les épanchements pleuraux liquidiens et les pneumothorax ;
  - Le pneumomédiastin ;
  - Les pathologies digestives gastriques ou vésiculo biliaires.
- **Les autres étiologies sont des diagnostics d'élimination :**
  - Musculaire, squelettique (fractures de côtes, arthralgies, arthrite) ;
  - Neurologique : névralgies intercostales, zona ;
  - Psychogène.

7.2. Les anomalies ECG

- Des troubles de la repolarisation à type de sus décalage du segment ST existent dans de nombreuses situations. Elles sont soit secondaires à des anomalies pré existantes et l'ECG de référence sera alors indispensable, soit secondaires à d'autres pathologies que les SCA.
  - **Anomalies pré-existantes :**
    - **Bloc de branche gauche (BBG).**
      Le sus-décalage est retrouvé de V1 à V3, proportionnel à la profondeur de l'onde S et discordant par rapport à la repolarisation. La perte de la discordance est un signe très spécifique d'un SCA mais peu sensible.
    - **Hypertrophie ventriculaire gauche (idem BBG).**
    - **Repolarisation précoce :** le sus-décalage est concave prédominant en antérieur. A noter le crochetage de la branche descendante de l'onde R.
    - **Repolarisation du sujet jeune.**
  - **Sus-décalage secondaire à une pathologie :**
    - **Péricardite/myopéricardite :** le sus-décalage est diffus d'allure concave. À noter un aspect descendant du PQ. Les myopéricardites peuvent avoir toutes les caractéristiques d'un SCA et leur diagnostic est souvent posé après réalisation d'une coronarographie excluant un SCA.
    - **Tako Tsubo :** cardiopathie de stress associant un sus-décalage de V1 à V3 avec un aspect de bloc incomplet droit. Facteur déclenchant : stress. L'échographie retrouve une dyskinésie ou une akinésie de l'apex (apical balloning). La coronarographie élimine un SCA.

7.3. Les élévations de la troponine

- Nous avons vu qu'il existe de nombreuses causes d'élévation de la troponine en dehors d'un SCA (Tableau 3). Le contexte clinique et ECG sont indispensables pour aider à leur interprétation.

8. Traitement

- On distinguera le traitement du SCA ST+ et du SCA non ST+. Toutefois, dans les deux cas la prise en charge en urgence doit débuter dès la prise en charge pré-hospitalière puis se poursuit, si le diagnostic de SCA ST+ a pu être établi, dans une unité de soins intensifs d'un centre de cardiologie interventionnelle. Cette prise en charge définit la filière optimale. La prise en charge aux urgences ou dans une unité de douleur thoracique est indiquée si le diagnostic n'a pas pu être établi par le SMUR.
- Dans tous les cas, l'estimation initiale repose sur l'évaluation de la probabilité de SCA, de la gravité du patient (risque ischémique et hémorragique) et des délais de revascularisation.

8.1. Alerte

- Les campagnes de sensibilisation ont été réalisées afin que toute personne présentant une douleur thoracique appelle le SAMU-Centre 15.
- En cas de douleur thoracique, le message transmis à la population et aux professionnels de santé est l'appel au SAMU-Centre 15 en première intention. Les médecins traitants doivent sensibiliser leurs patients à risque et leur entourage. En cas d'appel au cabinet médical, le médecin doit transférer l'appel au SAMU-Centre 15 voire réaliser une conférence à 3.

8.2. Régulation médicale (SAMU-Centre 15)

- Le médecin régulateur identifie les signes de gravité et la probabilité de SCA. En cas de probabilité importante ou de signes de détresse vitale, un moyen SMUR sera envoyé.
- En cas de suspicion faible à modérée un transport sanitaire non médicalisé avec défibrillateur semi-automatique (DSA) peut être envoyé ou un médecin généraliste s'il peut réaliser un ECG dans l'heure.
- Le médecin régulateur peut prescrire une administration d'aspirine par téléphone en cas de forte suspicion et si le patient en possède.
- Après arrivée des moyens, il réceptionne le bilan, discute la stratégie thérapeutique à mettre en œuvre avec le médecin SMUR et organise l'admission du patient si nécessaire soit :
  - Dans un centre de cardiologie interventionnelle en cas de SCA ST+ avéré ou de SCA non ST+ à haut risque.
  - Dans un service d'urgence ou une unité de douleur thoracique ou un service de cardiologie non interventionnelle si le diagnostic n'est pas avéré.
- Des protocoles doivent avoir été établis au préalable avec les cardiologues interventionnels de proximité pour la prise en charge des SCA ST+ et des SCA non ST+.

8.3. Prise en charge SMUR

- Le médecin SMUR doit réaliser un ECG 17 dérivations dans les 10 minutes après son arrivée sur les lieux. Cette arrivée définit le **premier contact médical**.
- Il cherchera des troubles de la repolarisation évocateurs de SCA ST+ ou de SCA non ST+ à haut risque.
- La prise en charge sera différente suivant le diagnostic établi SCA ST+ ou SCA non ST+ suivant des algorithmes pré-établis avec les cardiologues interventionnels. Le transport sera alors médicalisé.

8.4. Prise en charge en l'absence d'une prise en charge initiale par le SMUR (urgences ou cardiologie non interventionnelle)

- La prise en charge doit obéir aux mêmes règles que si le patient avait été pris en charge par le SMUR avec l'estimation de la gravité du patient, de la probabilité de SCA et des délais de revascularisation.

8.5. Prise en charge du SCA ST+

C'est une urgence vitale. La nécrose myocardique s'installe dès la 20e minute après une occlusion coronaire. Le pronostic dépend de la rapidité de la prise en charge et des délais de reperfusion myocardique. Au-delà de la 12e heure, les traitements de reperfusion sont le plus souvent inefficaces car la nécrose est installée.

8.5.1. Mise en condition

- Position demi-assise.
- Voie veineuse périphérique.
- Monitorage cardio tensionnelle, oxymétrie.
- Prélèvements sanguins (hémostase, troponinémie, créatinémie).

8.5.2. Traitements de revascularisation

8.5.2.1. Techniques de revascularisation

- **Fibrinolyse :**
  - **Au mieux en pré-hospitalier ;**
  - **En l'absence de contre-indications (Tableau VIII) ;**
  - **Produits :**
    - ➢ Tenecteplase (METALYSE®) : bolus adapté au poids et à l'âge ;
    - ➢ T-PA (ACTILYSE®) : bolus puis perfusion mais moins utilisé que la tenectéplase.
  - **Toujours suivie d'un contrôle coronarographique avec ou sans angioplastie suivant les résultats :** en cas de succès clinique et ECG, la coronarographie peut être réalisée dans les 24 heures. En cas d'échec angioplastie immédiate dite « de sauvetage ».
  - **Agit dans les 60 à 90 minutes après le début de l'injection dans 50 à 60 % des cas.**
  - **Critères d'efficacité :**
    - ➢ Disparition de la douleur thoracique ;
    - ➢ Régression du sus-décalage du segment ST > 70 % ;
    - ➢ Apparition de troubles du rythme ventriculaire à type de rythme idio-ventriculaire accéléré (RIVA) (Figure 7).

Figure 7. Rythme idio ventriculaire accéléré

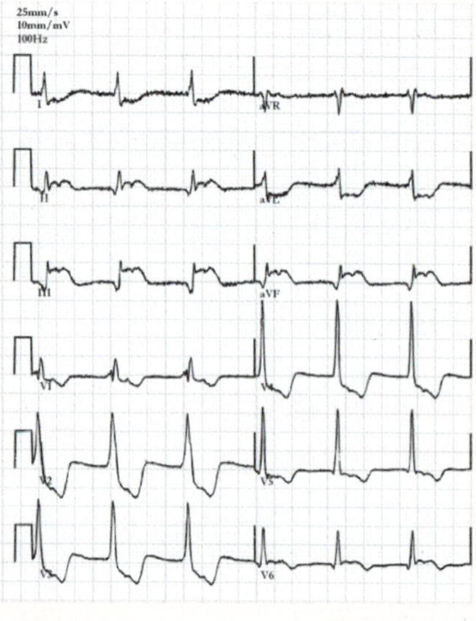

Sus-décalage du segment ST en D2 D3 AVF
Miroir de V1 à V5 et D1 AVL
Rythme idio-ventriculaire accéléré
= SCA ST+ inférieur + RIVA

- **Complications :**
  - ➢ Accident hémorragique (0,6 à 1 %) ;
  - ➢ Absence de recanalisation ;
  - ➢ Réocclusion coronaire.

Tableau VIII. CONTRE-INDICATIONS À LA THROMBOLYSE	
Absolues	• ATCD d'AVC hémorragique ou ischémique de date inconnue • ATCD AVC ischémique < 6 mois • Processus tumoral intra-cérébral connu • Atteinte cérébrale ou chirurgie générale ou traumatisme majeur < 3 semaines • Hémorragie digestive < 1 mois • Pathologie à risque hémorragique • Dissection aortique
Relatives	• Traitement anti coagulant oral • HTA sévère réfractaire TAS > 180 mmHg • Grossesse ou post-partum < 1 semaine • Réanimation cardiovasculaire traumatique • Maladie hépatique évoluée • Points de ponctions incompressibles • Endocardite • Ulcère actif • AIT < 6 mois

- **Angioplastie primaire :**

C'est aujourd'hui la technique de référence de recanalisation coronaire lorsqu'elle peut être réalisée rapidement (Figure 8).

- **Technique :**
  - ➢ introduction d'un cathéter à ballonnet dans la coronaire sténosée puis dilatation de la coronaire par inflation du ballonnet ;
  - ➢ implantation d'une endoprothèse (stent). Le stent peut être actif c'est-à-dire recouvert de produits anti mitotiques pour éviter la resténose.
- **Critère d'efficacité :**
  - ➢ Clinique : disparition de la douleur ;
  - ➢ ECG : régression du segment ST > 70 % ;
  - ➢ Angiographique : restauration du flux épicardique normal (flux TIMI 3) avec perfusion capillaire normale (opacification complète et transitoire du myocarde au temps capillaire de l'injection de l'artère coronaire désobstruée : blush).
- **Complications :** ce sont celles de la coronarographie.

Figure 8. Revascularisation coronaire

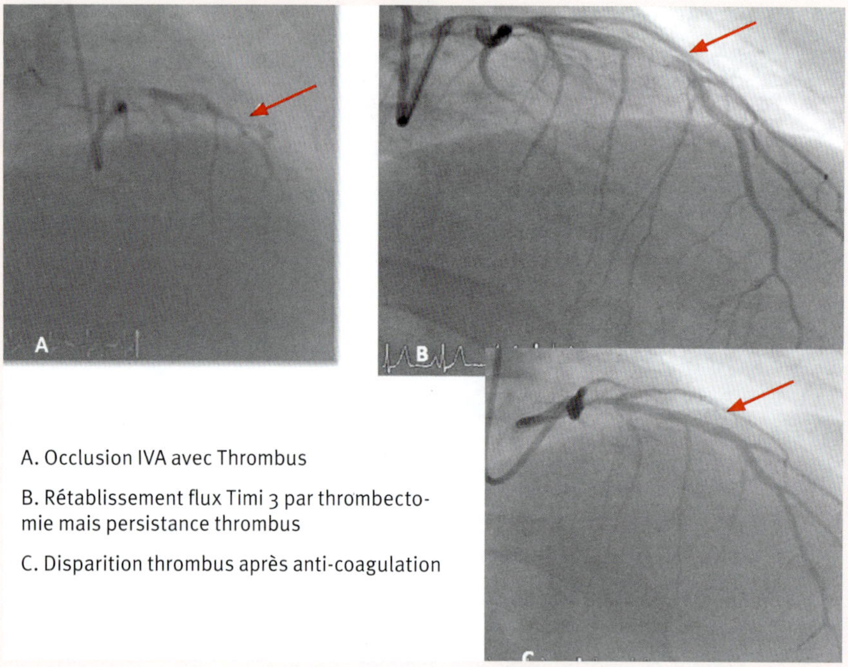

A. Occlusion IVA avec Thrombus

B. Rétablissement flux Timi 3 par thrombectomie mais persistance thrombus

C. Disparition thrombus après anti-coagulation

8.5.2.2. Les stratégies de revascularisation

- Les stratégies de revascularisation sont définies par les délais de prise en charge et de revascularisation des patients.

8.5.2.2.1. Les délais

- **Les délais suivants doivent être évalués dès la phase pré-hospitalière :**
  - **Délai début de la douleur – 1er contact médical :** délais entre le début des symptômes et l'arrivée de l'équipe réalisant le 1er ECG qualifiant ;
  - **Délai 1er contact médical-réalisation de l'ECG :** objectif < 10 minutes ;
  - **Délais 1er contact médical-reperfusion :**
    - ➢ **Si fibrinolyse :** injection du bolus objectif de mise en œuvre en moins de 30 minutes ;
    - ➢ **Si angioplastie primaire :** délai contact médical – passage du guide objectif < 120 minutes (ce délai inclut le temps au domicile du patient, le temps de transport vers le centre de cardiologie interventionnelle, l'installation en salle de cathétérisme et la réalisation du geste).

8.5.2.2.2. Algorithme décisionnel de prise charge

L'algorithme décisionnel privilégie (Figure 9) :

- **L'angioplastie primaire :**
  - En cas de délai pré-évalué entre le 1er contact médical-montée du guide < 120 minutes :
    - ➢ Dans ce cas l'angioplastie doit être réalisée dans les 120 minutes et au mieux dans les 90 minutes.
    - ➢ En cas d'IDM étendu et d'une douleur ayant débuté depuis moins de 60 minutes, le délai pour l'angioplastie doit être raccourci à 60 minutes.
  - En cas de contre-indication à la thrombolyse ;
  - En cas de choc cardiogénique.
- **La thrombolyse :**
  - En cas de délai 1er contact médical-montée du guide > 120 minutes.
  - Absence de disponibilité du plateau de cardiologie interventionnelle dans les délais recommandés.

Figure 9. Stratégie de revascularisation SCA ST+

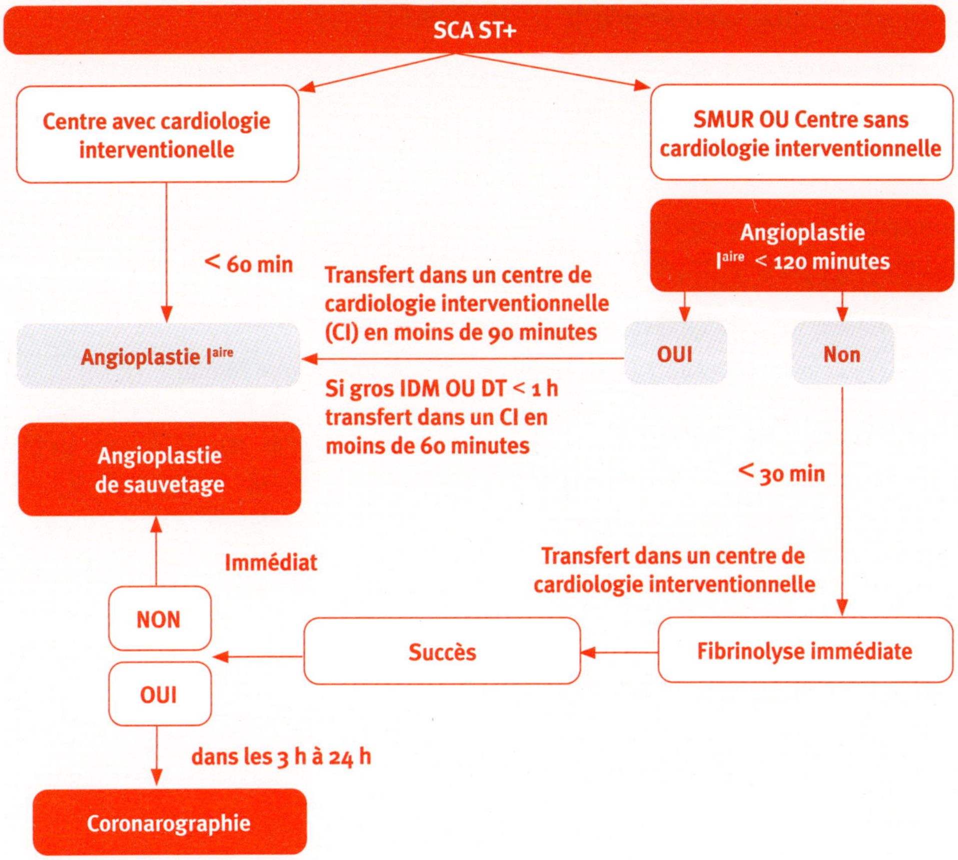

8.5.3. Traitements adjuvants à la revascularisation

8.5.3.1. Dès la phase pré-hospitalière

- **Antalgiques adaptés à l'évaluation de la douleur.** Si intensité forte (échelle numérique > 6) morphine.
- **Oxygénothérapie** si saturation < 95 %.
- **Test à la trinitrine :** trinitrine sublingal après ECG en l'absence d'extension au VD et de collapsus.
- **Antiagrégants :**

Double anti-agrégation plaquettaire associant l'aspirine à un inhibiteur de P2Y12

  - **Aspirine :** 250 mg intraveineux lent.
  - **Inhibiteur des P2Y12 :**
    - ➢ Si angioplastie primaire, 1re intention :
      - prasugrel 60 mg per os puis 10 mg/J si âge < 75 ans, poids > 60 kg et absence d'antécédents d'AVC ;
      - ticagrelor (180 mg puis 90 mg deux fois par jour si pas d'antécédents d'AVC hémorragiques).
    - ➢ si angioplastie primaire en deuxième intention (dans les cas de CI du prasugrel ou ticagrelor) :
      - clopidogrel 600 mg puis 75 à 150 mg/J. Si plus de 75 ans dose de charge 75 mg.
    - ➢ si thrombolyse :
      - clopidogrel 300 mg puis 75 à 150 mg/J. 75 mg en dose de charge si > 75 ans.
- **Anti-coagulation :**
  - Héparine non fractionnée 60 UI/kg bolus (< 4000 UI) puis relais intraveineux 12 UI/kg/h (< 1000 UI/h) quelle que soit la stratégie de revascularisation ;

- Enoxaparine bolus 3000 UI bolus IV puis 100 UI/kg/12 h en sous-cutanée si thombolyse, sauf si insuffisance rénale ;
- Bivalirudine 0,75 mg/kg puis 1,75 mg/kg/h.

8.5.3.2. Dès l'arrivée en cardiologie

- **Béta bloquants (sauf IC patente ou TA basse) :**
  - Diminue la consommation d'oxygène du myocarde ;
  - Limite l'extension de la nécrose et la survenue de troubles du rythme ;
  - Rarement prescrit en pré-hospitalier sauf si :
    - ➢ Tachycardie ;
    - ➢ Poussée d'HTA ;
    - ➢ Douleur intense malgré un traitement antalgique.
  - Aténolol (Acebutolol, Bisoprolol…) à dose adaptée à la FC cible de repos < 70/min ;
  - Les béta bloqueurs limitent l'activation du système adrénergique à court terme permettant de réduire le risque d'arythmies ventriculaires et la taille de la nécrose. Au long cours et en association avec les inhibiteurs de l'enzyme de conversion (IEC), les Béta-bloquants limitent le remodelage ventriculaire et l'évolution vers l'insuffisance cardiaque.
- **Inhibiteurs de l'enzyme de conversion :**
  - Après la phase aiguë mais à initier dès les premières 24 h sauf insuffisance rénale, hypotension.(Ramipril, Lisinoril, Captopril…).

8.6. Prise en charge des SCA non ST+

Une fois le diagnostic de SCA non ST+ établi, la prise en charge des SCA non ST+ repose sur la stratification du risque ischémique (chapitre 6.2.3). Les traitements pharmacologiques seront choisis en fonction de l'évaluation du risque hémorragique.

8.6.1. *Mise en condition*

La mise en condition se fait en pré-hospitalier et se poursuit une unité de soins intensifs avec ou sans plateau de cardiologie interventionnelle ou en unité douleur thoracique en fonction de l'évaluation du risque.

- Position demi-assise.
- Voie veineuse périphérique.
- Monitorage cardio tensionnel, oxymétrie.
- Test à la trinitrine : trinitrine sublingale après ECG en l'absence d'extension au VD et de collapsus.
- Prélèvements sanguins (hémostase, troponinémie).
- Oxygénothérapie si saturation < 95 %.

8.6.2. *Revascularisation*

La stratification du risque ischémique va déterminer les délais de revascularisation (Figure 10).

- Les patients à très haut risque sont des équivalents de SCA ST+ et doivent bénéficier d'une coronarographie dans les 2 heures.
- Les patients à haut risque doivent bénéficier d'une coronarographie dans les 24 heures.
- Les patients à risque intermédiaire doivent bénéficier d'une coronarographie dans les 72 heures.
- Les patients à bas risque ont une prise en charge médicale.

Figure 10. **Algorithme de prise en charge des SCA non ST+**

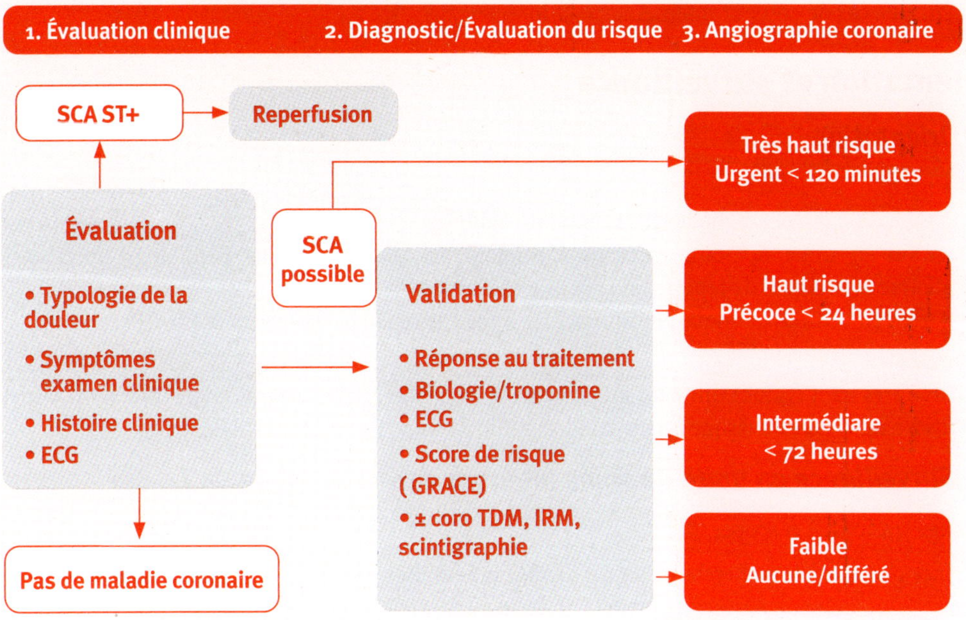

8.6.3. Traitements pharmacologiques

- **Antiagrégants plaquettaires :**
  - Aspirine 250 mg intraveineux puis 75 mg per os. A débuter dès la phase pré-hospitalière. Un inhibiteur de la pompe à proton peut être associé.
  - Inhibiteurs de récepteurs P2Y12 :
    - À débuter à la phase pré-hospitalière pour les patients à très haut risque ;
    - À débuter en unité de soins intensifs ou en unité douleur thoracique pour les autres patients ;
    - Pendant 12 mois.
    - **En première intention :**
      - Ticagrelor 180 mg per os puis 90 mg deux fois par jour ;
      - Prasugrel 60 mg per os puis 10 mg par jour en dehors de contre-indication et après visualisation de l'artère coronaire.
    - **En deuxième intention :**
      - Clopidogrel 600 mg/j puis 75 mg per os ;
  - Inhibiteur des récepteurs des glycoproteines IIb/3a :
    - En cas de très haut risque.
- **Anticoagulants :**
  - Héparine non fractionnée ;
  - Héparine de bas poids moléculaire : enoxaparine ;
  - Fondaparinux en cas de patient à bas risque ;
  - Bivalirudine.
- **Anti ischémiques :**
  - Dérivés nitrés :
    - En sublingual 1 bouffée de trinitrine si douleur angineuse ;
    - En intraveineux au pousse seringue électrique si douleur persistante.
  - Béta bloquants en dehors de la phase aiguë.

- **Antalgiques :**
  - En fonction de l'évaluation de la douleur ;
  - Morphine en cas de douleur intense.

8.7. Orientation et surveillance

8.7.1. Orientation

- **SCA ST+ :**
  - Orientation directement en hémodynamique si angioplastie primaire ;
  - Orientation en unité de soins intensifs cardiologiques d'un centre de cardiologie interventionnelle si thrombolyse avec signes de reperfusion ;
  - Orientation en hémodynamique en l'absence de signes de reperfusion (angioplastie de sauvetage).
- **SCA non ST+ :**
  - Patients à très haut risque : unité de soins intensifs cardiologiques de cardiologie inter-ventionnelle ;
  - Patients à haut risque ou risque intermédiaire : unité de soins intensifs cardiologiques.

8.7.2. Surveillance en unité de soins intensifs cardiologiques

- Monitorage tensionnel et scope.
- Surveillance clinique à la recherche de signes de décompensation cardiaque ou d'hypertension.
- Monitorage continu de l'ECG et enregistrement ECG en cas de nouvel épisode douloureux.
- Bilan biologique toutes les 6h les premières 12h puis tous les jours jusqu'à la sortie des soins intensifs :
  - Troponine ;
  - Créatininémie ;
  - Numération sanguine, plaquettes ;
  - Échocardiographie.
- Mobilisation :
  - Assis à la 12e heure ;
  - Marche à plat au 2e jour (200 m) ;
  - Marche en côte au 3e jour ;
  - Sortie au 5e jour.
- Échocardiographie avant la sortie.
- Traitements et consignes de sortie :
  - Appel au SAMU-Centre15 en cas de douleur thoracique ;
  - « BASI » :
    - ➢ **B**éta bloquant ;
    - ➢ **A**nti agrégant plaquettaire :
      - Aspirine + inhibiteur de P2Y12 pendant 1 an ;
      - Aspirine seule après 1 an.
    - ➢ **S**tatines ;
    - ➢ **I**nhibiteur de l'enzyme de conversion.
  - Trinitrine sub-linguale en cas de douleur 1 à 2 bouffées ;
  - En cas de complication :
    - ➢ Anti aldostérone : éplérénone si IDM étendue et FEV < 40% ou signes d'insuffisance cardiaque ;
    - ➢ Défibrillateur implantable (DAI) si FEV à 35 % 6 semaines après l'IDM.

9. Prise en charge au long cours

9.1. À la sortie de l'hospitalisation

- Centre de réadaptation à l'effort.
- Certificat de prise en charge à 100 % ALD 30.
- Arrêt de travail 1 mois.
- Soutien psychologique si besoin.
- Adaptation du travail si besoin.
- Consultation à 1 mois puis à un rythme à discuter au cas par cas.
- Recherche et contrôle des facteurs de risque :
  - Tabagisme : aide à l'arrêt du tabac ;
  - Contrôle tensionnel ;
  - Contrôle de la glycémie chez le diabétique ;
  - Contrôle du LDL cholestérol ≤ 1g/L ou 0,7 g/L ;
  - Activité physique ;
  - Régime adapté équilibré de type méditerranéen.
- Poursuite du traitement (BASI) et contrôle de l'observance.
- ECG à 3-4 semaines.
- ECG d'effort ou autre test d'ischémie à une fréquence à discuter.

▸ Références

- Hamm CW, Bassand JP, Agewall S, et al (2011) ESC guidelines for the management of acute coronary syndromes in patients presenting without persistent st-segment elevation : The task force for the management of acute coronary syndromes (acs) in patients presenting without persistent st-segment elevation of the european society of cardiology (ESC). Eur Heart J 32 :2999-3054
- Steg PG, James SK, Atar D, et al (2012) ESC guidelines for the management of acute myocardial infarction in patients presenting with st-segment elevation. Eur Heart J 33 :2569-2619
- Thygesen K, Mair J, Katus H, et al (2010) Recommendations for the use of cardiac troponin measurement in acute cardiac care. Eur Heart J 31 :2197-2204
- Fox KA, Dabbous OH, Goldberg RJ, et al (2006) Prediction of risk of death and myocardial infarction in the six months after presentation with acute coronary syndrome : Prospective multinational observational study (grace). Bmj 333 :1091
- Thygesen K, Alpert JS, Jaffe AS, Simoons ML, Chaitman BR, White HD. Third universal definition of myocardial infarction. Eur Heart J. 2012 Oct;33(20):2551-67.
- http://www.has-sante.fr/portail/upload/docs/application/pdf/201211/05c01_conf_consensus_infarctus_myocarde_recos_courtes.pdf
- http://www.has-sante.fr/portail/upload/docs/application/pdf/2012-07/04_indicateurs_idm_actualisation_2012_vf.pdf
- Item 334-UE11 Syndromes coronaires aigus cardiologie 2015 Elsevier Masson

POINTS CLÉS

1. Prise en charge d'un Syndrome Coronaire ST+ en Urgence

Affirmer le diagnostic

- Clinique douleur thoracique + Terrain
- ECG : Sus-décalage du segment ST dans au moins 2 dérivations concordantes ± test à la Trinitrine (sauf contre-indications)

Éliminer

- Les diagnostics différentiels en particulier une dissection aortique (mesure de la pression artérielle aux 2 bras)

Mesures initiales

- ALERTE : Appel SAMU-Centre 15
- ENVOI SMUR
- IDENTIFICATION : **l'heure de début de la douleur** et des signes de gravité/ **heure estimée d'arrivée en cardiologie interventionnelle (CI)**
- ECG < 10 minutes
- Monitorage tensionnel et scope
- Pose d'une à deux voies veineuses périphériques
- Prélever : NFS, hémostase, créatininémie, troponinémie
- Oxygénothérapie si besoin
- Traitement de la douleur

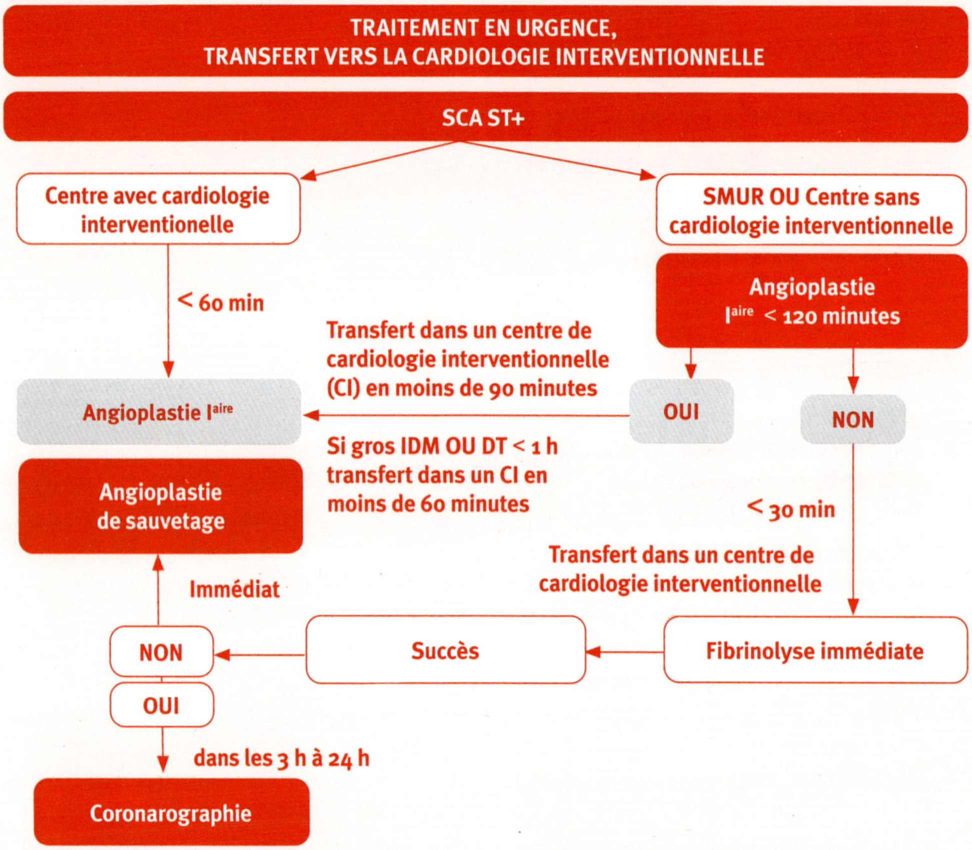

Traitements associés en urgence en SMUR

- Aspirine
- Inhibiteurs des P2Y12
- Anticoagulants

Traitements associés à l'arrivée en cardiologie

- Béta bloquants
- Inhibiteurs de l'enzyme de conversion (1res 24 h)

Surveillance

- Critères d'efficacité de la reperfusion
- Complications
  - Rythmiques
  - Hémodynamiques
  - Mécaniques
  - Hémorragiques
  - Thrombotiques
  - Péricardiques
  - Ischémiques

2. Prise en charge d'un Syndrome Coronaire Aigu non ST+ en Urgence

Affirmer le diagnostic

- Clinique : douleur thoracique + Terrain
- ECG : sus-décalage transitoire du ST, sous-décalage du segment ST, anomalies ondes T
- Élévation de la troponine à l'admission ou 3 à 6 h après l'admission
- ± Échocardiographie
- Coronarographie
- Tests fonctionnels d'effort en dehors de la phase aiguë

Éliminer

- Les diagnostics différentiels cliniques, ECG et biologiques d'un SCA

Mesures initiales

- ALERTE : Appel SAMU Centre 15
- ENVOI SMUR si forte probabilité
- IDENTIFICATION : **l'heure de début de la douleur** et des signes de gravité
- ECG < 10 minutes
- Monitorage tensionnel et scope
- Pose d'une à deux voies veineuses périphériques
- Prélever : NFS, hémostase, Créatininémie, troponinémie
- Oxygénothérapie si besoin
- Traitement de la douleur

STRATIFICATION DU RISQUE ISCHÉMIQUE

Patients à très haut risque	Patients à haut risque
• Angor réfractaire • Récidive angineuse malgré traitement avec sous décalage du segment ST • Insuffisance cardiaque ou instabilité hémodynamique • Troubles du rythme graves	• Score de GRACE > 140 • Au moins un facteur de risque primaire – Élévation ou baisse de la troponine – Modification dynamique du ST ou de l'onde T

STRATIFICATION DU RISQUE HÉMORRAGIQUE

Score CRUSADE

TRANSFERT DANS UN CENTRE DE CARDIOLOGIE INTERVENTIONNELLE DÉLAIS DE CORONAROGRAPHIE*

Très haut risque	< 2 heures
Haut risque	< 24 heures
Risque intermédiaire	< 72 heures

* Si faible risque : traitement médical

ORIENTATION aux Urgences ou dans un Centre de douleur thoracique si absence ou doute diagnostique en préhospitalie

Traitements pharmacologiques

En SMUR : très haut risque

En Cardiologie : autres patients après certitude diagnostique

- Aspirine
- Inhibiteurs des P2Y12
- Anticoagulants
- Anti-ischémiques

Surveillance

- **Complications**
  - Ischémiques
  - Rythmiques
  - Hémodynamiques
  - Hémorragiques

+++ LE COUP DE POUCE DE L'ENSEIGNANT

1. Deuxième cause de mortalité.
2. La présentation initiale est souvent une douleur thoracique.
3. Le diagnostic repose sur l'ECG définissant deux entités nosologiques : SCA ST+ et SCA non ST+.
4. L'IDM est défini par des signes d'ischémie associés à une élévation de la troponine.
5. L'angor instable est défini par des signes d'ischémie sans élévation de la troponine.
6. La prise en charge est une urgence et l'alerte passe par l'appel au SAMU-Centre 15.
7. La prise en charge spécialisée se fait dans les centres de cardiologie interventionnelle.
8. Pour les SCA ST+, l'urgence est à revascularisation coronaire, thrombolyse ou angioplastie primaire.
9. Pour les SCA non ST+, l'urgence est l'estimation du risque ischémique et hémorragique définissant les délais de coronarographie.
10. La prévention secondaire est indispensable pour limiter l'apparition d'une insuffisance cardiaque et des récidives.

Accidents vasculaires cérébraux

HAPITRE 9

OBJECTIFS ECN

- Diagnostiquer un accident vasculaire cérébral.
- Identifier les situations d'urgence et planifier leur prise en charge pré-hospitalière et hospitalière.
- Argumenter l'attitude thérapeutique et planifier le suivi du patient.
- Connaître le bénéfice d'une recanalisation à la phase aiguë par thrombolyse, associée à une thrombectomie en cas d'occlusion proximale.
- Décrire les principes de la prise en charge au long cours abordant les problématiques techniques, relationnelles et éthiques en cas d'évolution défavorable.

Pr Sandrine Charpentier*, Dr Nathalie Nasr**
* PU-PH, Chef de Service des Urgences de Rangueil, CHU Toulouse, Université Paul Sabatier, Toulouse.
** MCU-PH, Département de Neurosciences, Unité Neurovasculaire, Université Paul Sabatier, Toulouse.

MOTS-CLÉS : Accident vasculaire cérébral, déficit focal, imagerie par résonance magnétique cérébrale, tomodensitométrie cérébrale, unité neuro vasculaire, revascularisation, thrombolyse, recanalisation, thrombectomie.

Note des auteurs pour les étudiants

Ce chapitre s'inscrit dans le cadre d'une approche transversale de Médecine d'Urgence. Il est complémentaire et en harmonie avec le chapitre du même nom rédigé par le Collège des Enseignants Neurologie. À titre d'exemple, nous avons choisi de développer la prise en charge pré-hospitalière de manière plutôt longue. Dans les différentes sections du chapitre, l'accent est mis sur la prise en charge diagnostique et thérapeutique de terrain, dans le contexte de l'urgence absolue que constitue l'accident vasculaire cérébral à la phase aiguë.

1. Définition, nosologie

- Les accidents vasculaires cérébraux (AVC) sont définis par la survenue brutale d'un déficit neurologique focal due à la survenue d'une lésion dans un territoire cérébral, d'origine ischémique ou hémorragique.
- **Sont regroupés sous cette entité nosologique :**
  - **Les accidents ischémiques transitoires (AIT)** : déficit brutal, focalisé, bref, régressif en moins d'une heure sans lésion visible à l'imagerie cérébrale.
  - **Les accidents ischémiques constitués (AIC) ou infarctus cérébraux constitués** : déficit brutal, focalisé, persistant, secondaire à une nécrose cérébrale.
  - **Les hémorragies intra-parenchymateuses** : symptomatologie secondaire à une suffusion hémorragique dans le tissu cérébral.
  - **Les thrombophlébites cérébrales :** responsables d'infarctus cérébraux en rapport avec un engorgement veineux. Elles seront traitées dans une section à part.

2. Épidémiologie

- L'incidence des AVC est estimée à 150 000 cas annuels en France.
- Trois quarts touchent les sujets de plus de 65 ans.
- Les AVC ischémiques sont les plus fréquents (80 %).
- 30 % des AVC ischémiques sont précédés d'un AIT.
- La morbi-mortalité des AVC est sévère et représente :
  - la première cause de handicap non traumatique ;
  - la deuxième cause de démence après la maladie d'Alzheimer ;
  - la troisième cause de mortalité après les cancers et les maladies cardio-vasculaires ;
  - une cause fréquente de dépression.

3. Physiopathologie

3.1. Accidents vasculaires cérébraux ischémiques

3.1.1. Perfusion cérébrale et physiopathologie des accidents vasculaires cérébraux ischémiques

- Le cerveau ne représente que 2 % du poids corporel mais il reçoit 15 % du débit cardiaque et 20 % de la consommation en oxygène totale. La perfusion cérébrale permet l'apport nécessaire en glucose et en oxygène. Cette perfusion est assurée par un vaste réseau artériel cervical et cérébral. On distingue :
  - **La circulation antérieure qui correspond au territoire carotidien** : artère cérébrale antérieure, cérébrale moyenne et artère ophtalmique.
  - **La circulation postérieure qui correspond au territoire vertébro-basilaire** : artères vertébrales, basilaire, cérébelleuses et cérébrales postérieures.
- Lorsque survient une baisse brutale du débit sanguin artériel cérébral et du fait de l'absence de réserve en glucose et en oxygène, une **souffrance cérébrale** s'installe rapidement dans le territoire non ou mal perfusé. Cette souffrance cérébrale se traduit par l'ischémie d'une zone centrale qui va être rapidement le siège d'une nécrose et d'une zone périphérique dite de « pénombre ischémique ». La zone de pénombre correspond à des lésions qui seront réversibles en cas de restauration rapide du débit sanguin cérébral.
- **La prise en charge à la phase aiguë**, et notamment le traitement de revascularisation (qu'on appelle souvent traitement de reperfusion) vise à la restauration du débit sanguin cérébral et à la préservation de la zone potentiellement viable dite de « pénombre ischémique ».
- **Le traitement de reperméabilisation** d'une artère intracrânienne de gros calibre occluse par thrombolyse intraveineuse +/- thrombectomie est connu sous le nom de traitement de recanalisation de cette artère.
- **Le traitement de revascularisation** est constitué par la thrombolyse intraveineuse réalisable dans les 4,5 h associée, en cas d'occlusion proximale, à une thrombectomie réalisable dans les 6 heures dans un centre expérimenté (voir paragraphe 8.2.2).
- **Dans le cas des AIT**, et de par leur définition (déficit brutal, focalisé, bref, régressif en moins d'une heure sans lésion visible à l'imagerie cérébrale), on n'observe pas de zone de nécrose ou d'infarctus sur l'imagerie cérébrale.
- Il faut noter cependant que parmi les patients qui ont une présentation clinique d'AIT, un petit infarctus cérébral aigu est visualisé à l'IRM dans 25 à 40 % des cas, ce qui amène, après la réalisation de l'imagerie cérébrale, **à requalifier l'événement survenu chez ces patients comme « AVC ischémique mineur »** et non plus d'AIT.
- **La probabilité d'AVC à 3 mois de l'AIT est très variable d'un patient à l'autre**, entre 2 et 25 % selon les facteurs de risque de récidive, la moitié des récidives survenant au cours des premières 48 premières heures. L'AIT constitue ainsi un syndrome de menace cérébral dont la prise en charge permettrait de prévenir un AVC qui peut être imminent. 30 % des AVC ischémiques auront été précédés d'un AIT.

- **L'ischémie cérébrale est le plus souvent secondaire à un mécanisme thrombo-embolique ou thrombotique par occlusion d'une artère cérébrale.**
- **Moins fréquemment, elle peut être d'origine hémodynamique** en cas de sténose très serrée. Dans ce cas, l'ischémie est localisée souvent aux zones dites de « derniers prés » : zones jonctionnelles entre deux territoires artériels qui constituent les zones les moins bien perfusées en raison de leur localisation aux confins du territoire de vascularisation d'une artère, par exemple l'artère carotide.

La symptomatologie de ces accidents vasculaires ischémiques sera fonction du territoire cérébral infarci. On distingue :
- les infarctus cérébraux de la circulation antérieure ;
- les infarctus cérébraux de la circulation postérieure ;
- les lacunes ou petits infarctus cérébraux profonds ;
- les infarctus cérébraux jonctionnels, entre deux territoires.

3.1.2. Étiologies des accidents vasculaires cérébraux ischémiques

- Les causes des AVC ischémiques sont multiples et peuvent co-exister chez un même patient. Dans 25 % des cas, aucune cause ne sera retrouvée. Les différentes étiologies et leurs caractéristiques sont résumées dans le Tableau I.

Tableau I. ÉTIOLOGIES ET CARACTÉRISTIQUES DES AVC ISCHÉMIQUES

Étiologies des AVC	Mécanisme	Diagnostic
Macro angiopathie (atteinte des gros vaisseaux)	• **Athérosclérose (30 %) :** – Occlusion sur plaque (thrombose) – Sténose serrée – Embolisation à partir d'un thrombus sur plaque.	• Sténose > 50 % de l'artère symptomatique (nourricière de la zone d'infarctus cérébral) qui est dans la grande majorité des cas en rapport avec l'athérosclérose. • **Localisation fréquente :** origine des carotides internes, des artères sylviennes, siphon carotidien, origine des artères vertébrales, jonction vertébro-basilaire, partie proximale du tronc basilaire.
	• Dissection des artères cervico-céphaliques avec constitution d'un hématome de la paroi artérielle pouvant occasionner une sténose et à l'origine d'un risque embolique. • **Causes :** – Post-traumatique – Terrain de prédisposition (Elhers-Danlos, dysplasie fibro musculaire) – Artères saines	• Première cause de l'AVC ischémique du sujet jeune • **Association de signes locaux :** – Cervicalgie, céphalées – Syndrome de Claude Bernard-Horner homolatéral à la carotide disséquée – Paralysie des nerfs crâniens IX, X et XI de par leur localisation péri-carotidienne à la base du cou – Acouphènes pulsatiles • **Et les manifestations cliniques en rapport avec l'AVC ischémique ou l'AIT**
	• **Pathologies rares :** – Syndrome de vaso constriction réversible médicamenteux (vasoconstricteurs y compris nasaux) ou toxiques (cannabis) – Maladie de Horton (artérite des gros troncs artériels)	

Micro angio pathies (atteintes des petits vaisseaux)	• 20 % des AIC • Occlusion d'une artériole profonde sur artério-pathie locale (lipohyalinose) • **Rares :** – *Cerebral Autosomal Dominant Arteriopathy with Subcortical Infarcts and Leukoencephalopathy (CADASIL)* – Artérites cérébrales primitives ou secondaires : cause très rare	• Facteur de risque : HTA • Localisation : noyaux gris centraux, capsule interne, pied de la protubérance. • Responsable d'infarctus lacunaire profond de petite taille (< 15 mm)
Cardiopathies emboligènes (20 %)	• **Cause cardiaque :** – la plus fréquente est la fibrillation auriculaire (estimation du risque thrombo embolique par le score de CHAD-VASC 2 lequel sera de toute façon élevé en cas d'AVC ischémique ou d'AIT) – La liste des autres causes cardiaques est longue. Certaines sont à risque emboligène élevé (> 5%) comme la prothèse valvulaire mécanique, le thrombus intra-cavitaire et l'infarctus du myocarde de moins de 4 semaines, l'endocardite bactérienne, et d'autres sont à risque embolique modéré ou mal connu comme la bio-prothèse valvulaire, le rétrécissement mitral sans FA et l'endocardite non bactérienne.	• Doit être évoquée devant l'atteinte de multiples territoires (infarctus cortico sous corticaux bilatéraux) : élément évocateur mais inconstant.
Causes rares	• **État prothrombotique :** – hémopathie – syndrome myeloprolifératif – coaguation intravasculaire disséminée (CIVD) – anti-coagulant circulant (faisant rechercher un lupus) – maladie de Fabry	
Drépanocytose	• Elle touche les sujets d'origine africaine. C'est la première cause de l'AVC de l'enfant, qui est dans la majorité des cas un AVC ischémique. À l'âge adulte la proportion des AVC hémorragiques augmente.	

3.2. Hémorragies intra-parenchymateuses

- Nous ne traiterons ici que des hémorragies cérébrales (ou intra-parenchymateuses) spontanées (Figure 1). Les hémorragies méningées (ou hémorragies sous-arachnoïdiennes), lesquelles sont dues à une rupture d'anévrysme (Figure 2), ne seront pas traitées dans ce chapitre. Nous ne traiterons pas non plus des hémorragies cérébrales post-traumatiques.

Figure 1. **À l'IRM, hématome profond hémisphérique gauche chez un homme âgé de 80 ans hypertendu sous double anti-agrégation plaquettaire en raison de la pose récente d'un stent coronaire. L'hématome est visible sous la forme d'un signal hyper-intense hétérogène sur la séquence pondérée en Diffusion (1.A) et sous la forme d'un signal hypo-intense sur la séquence T2* (T2 de gradient) (1.B)**

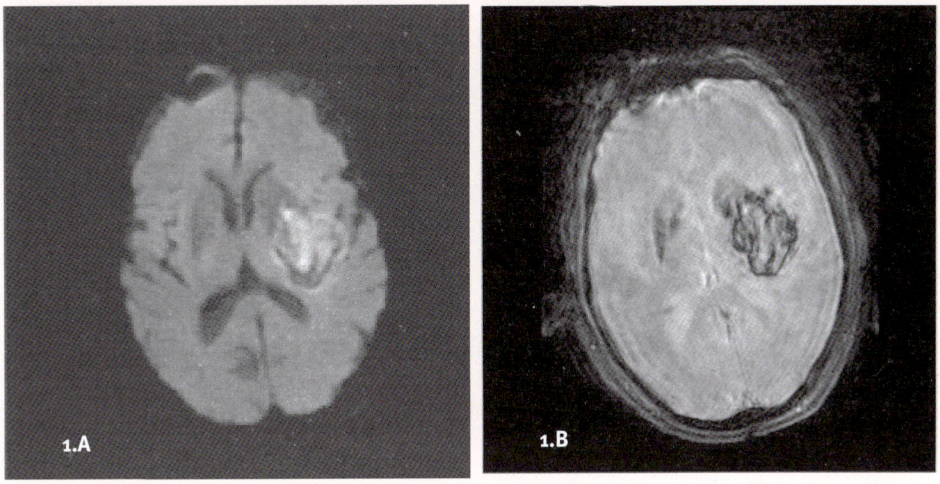

Figure 2.A et 2.B. Hémorragie sous-arachnoïdienne par rupture d'un anévrysme situé au niveau de la bifurcation sylvienne droite sur un scanner cérébral sans injection de produit de contraste en coupes axiales.

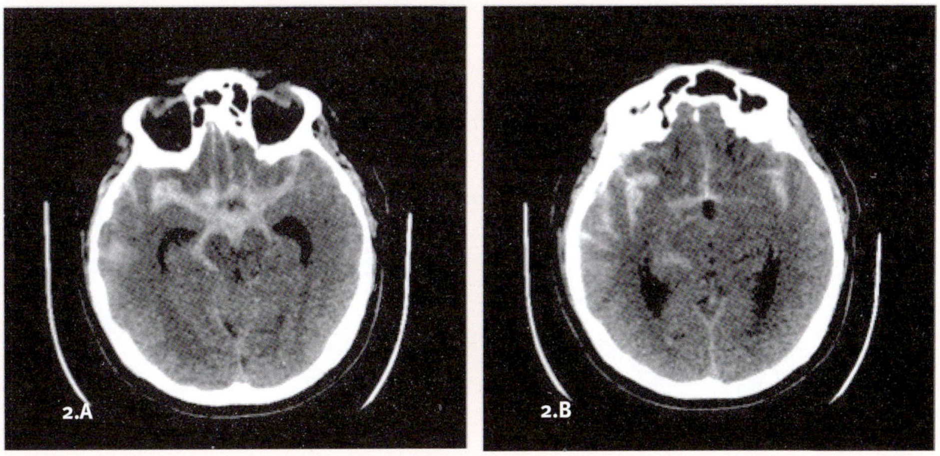

Figure 2.C et 2.D. **Visualisation de l'anévrysme rompu à l'angioscanner avant traitement (2.C) et à l'artériographie (2.D) après traitement par voie endovasculaire (anévrysme traité visible sous la forme d'une « pelote » blanche)**

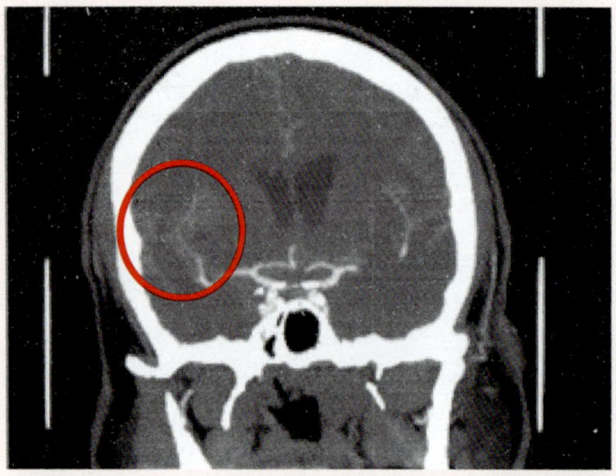

2.C

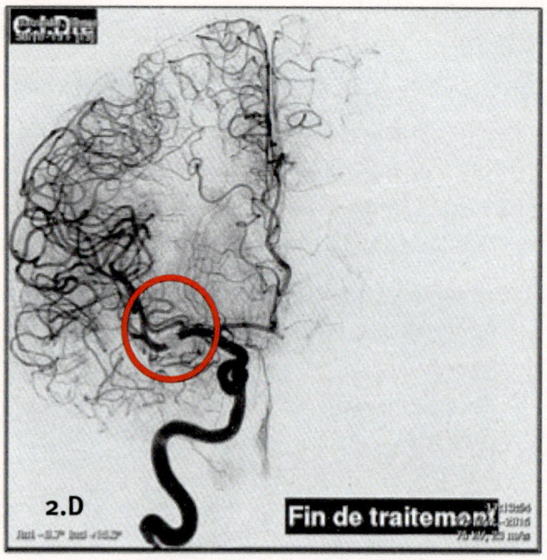

2.D

- Il est pertinent dans l'approche diagnostique de classer les hémorragies cérébrales selon leur localisation : profonde qui oriente en première hypothèse vers une cause hypertensive lorsque le sujet est connu hypertendu, ou lobaire (superficielle) qui oriente en première hypothèse vers l'angiopathie amyloïde cérébrale lorsque le sujet est âgé.
- Dans les autres cas, d'autres causes doivent être envisagées qui sont listées dans le tableau ci-après (Tableau II).
- Quelle qu'en soit la cause, l'hémorragie cérébrale peut entraîner un œdème réactionnel qui peut être à l'origine d'une hypertension intracrânienne.

Tableau II. ÉTIOLOGIE DES HÉMORRAGIES INTRA PARENCHYMATEUSES		
Étiologies	**Mécanisme**	**Diagnostic**
Hypertension artérielle	• Rupture d'une artériole perforante due à l'hypertension artérielle chronique	• Le plus fréquent (> 50 %) • > 50 ans • Hémorragie profonde : – Capsulo thalamique – Capsulo lenticulaire – Cérébelleuse
Malformation vasculaire	• Malformation artério veineuse • Cavernome	• 5 à 10 % • < 50 ans • Antécédents familiaux
Angiopathie amyloïde cérébrale	• Dépôts amyloïdes dans la paroi des artères cérébrales	• Sujet âgé • Hématomes lobaires récidivants • Troubles cognitifs
Trouble de l'hémostase	• Congénital ou acquis	• Causes des coagulopathies acquises : anticoagulants (AVK : responsables de 10 % des hémorragies cérébrales), antiagrégants (moins pourvoyeurs d'hémorragie cérébrale que les AVK) • Alcoolisme • Cocaïne
Tumeur cérébrale	• Par le mécanisme d'une transformation hémorragique	• 5 à 10 % des hémorragies cérébrales
Infectieux	• Anévrisme mycotique dans le cadre d'une vascularite ou d'une endocardite infectieuse	
Autres causes	• Dissection intracrânienne rompue • Artérite cérébrale • Thrombophlébite cérébrale	

4. Diagnostic

Le diagnostic est essentiellement clinique et radiologique.

4.1. Clinique

- Il s'agit :
  - **d'un déficit neurologique** : les manifestations positives comme les clonies et les phosphènes doivent rechercher en 1re intention un autre diagnostic que celui d'AVC.
  - **focal** (motricité, sensibilité, langage, vision...) : par exemple : une perte de connaissance transitoire n'est pas un déficit focal et ne doit pas rechercher un AIT.
  - **d'installation brutale** : ce mode d'installation est caractéristique des AVC
    - ➢ Plus rarement le déficit apparaît en quelques heures par exemple dans certains cas d'hémorragie cérébrale en cours de constitution.
    - ➢ À noter que dans 20 % des cas, l'installation du déficit se fait pendant le sommeil.
  - **correspondant à territoire artériel cérébral quand il s'agit d'un AVC ischémique** : un AVC étendu dans le territoire sylvien droit, par exemple, donnera un déficit moteur gauche, un déficit sensitif gauche, une hémianopsie latérale homonyme gauche et un syndrome de l'hémisphère mineur (asomatognosie, anosognosie, négligence motrice et spatiale gauche, extinction sensitive et/ou visuelle gauche et/ou auditive gauche).
- Dans 30 % des cas, l'AVC a été précédé de quelques jours à quelques semaines d'un accident ischémique transitoire.
- À noter que les signes d'hypertension intracrânienne (céphalées, troubles de la conscience, anisocorie) sont faveur d'un AVC hémorragique.
- Cependant, les éléments cliniques seuls sans l'imagerie ne doivent en aucun cas préjuger de la nature ischémique ou hémorragique d'un AVC.

4.1.1. *Interrogatoire*

- L'interrogatoire du patient ou de sa famille recherchera les éléments qui permettront de confirmer la suspicion d'AVC. Il recherchera également les éléments contextuels qui orienteront la recherche étiologique :
  - Âge ;
  - Antécédent d'AVC ou d'AIT ;
  - Antécédent personnel d'une pathologie cardiaque emboligène ;
  - Antécédents personnels cardiovasculaire en rapport avec l'athérosclérose : coronaropathie, artériopathie oblitérante des membres inférieures ;
  - Facteurs de risque cardiovasculaire : hypertension artérielle, tabac, hypercholestérolémie, diabète ;
  - Traitement en cours : anticoagulants, antiagrégants plaquettaires, médicaments anti arythmiques, anti-hypertenseurs, contraception hormonale ;
  - Prise de toxiques : alcool, cannabis, cocaïne ;
  - Douleur cervicale : oriente vers une dissection artérielle ;
  - Traumatisme récent : oriente vers une dissection artérielle.

4.1.2. *Examen clinique*

L'examen clinique doit être réalisé rapidement et être axé sur :

1. **Les signes de gravité** : état de conscience, instabilité sur le plan hémodynamique (pouls, pression artérielle), troubles respiratoires (fréquence respiratoire, saturation en oxygène).
2. **La caractérisation du déficit neurologique** qui donnera les éléments d'orientation vers le territoire atteint (corrélation anatomo-clinique) et l'artère en cause (tableau III).
3. **L'évaluation de l'état cardio-respiratoire.**

4. **La recherche d'une cause** qui peut être évidente à l'examen clinique réalisé à l'admission. Une cause fréquente est la fibrillation auriculaire. Les causes peu fréquentes dont le diagnostic rapide a un impact thérapeutique majeur, doivent être recherchées également au cours de l'examen initial: asymétrie de la pression artérielle et des pouls, associée à une douleur thoracique qui orientent vers une dissection de l'aorte; souffle cardiaque associé à une fièvre, pouvant être associé également à des signes cutanés qui orientent vers une endocardite infectieuse.

Tableau III. SYNDROMES NEUROLOGIQUES EN FONCTION DES TERRITOIRES ARTÉRIELS ATTEINTS

ARTÈRE	DÉFICIT NEUROLOGIQUE
CIRCULATION ANTÉRIEURE	
Artère cérébrale antérieure	• Hémiparésie controlatérale (déficit moteur) prédominant au niveau du membre inférieur • Syndrome frontal
Artère cérébrale moyenne (dite sylvienne): territoire superficiel et profond (Figure 3)	• Hémiplégie controlatérale ou hémiparésie à prédominance brachio-faciale • Anesthésie ou hypoesthésie controlatérale à prédominance brachio-faciale • Hémianopsie latérale homonyme controlatérale (témoigne de l'extension de l'infarctus cérébral vers l'arrière) • Déviation de la tête et des yeux vers le côté de la lésion cérébrale (témoigne de l'extension de l'infarctus cérébral vers l'avant) • **En cas d'atteinte de l'hémisphère dit majeur** (dans la grande majorité des cas l'hémisphère majeur est l'hémisphère gauche): – Aphasie motrice (Broca): manque du mot, fluence réduite et compréhension préservée: retrouvée en cas d'atteinte antérieure – Aphasie sensorielle (Wernicke): fluence préservée (jargonophasie: paraphasies sémantiques et phonémiques), compréhension altérée: retrouvée en cas d'atteinte postérieure – Aphasie mixte et sévère en cas d'AVC étendu – Apraxie – Acalculie • **En cas d'atteinte de l'hémisphère dit mineur** (dans la grande majorité des cas l'hémisphère mineur est l'hémisphère droit): syndrome dit de l'hémipshère mineur connu également sous le nom de syndrome d'Anton-Babinski: – Anosognosie: non-reconnaissance du déficit – Asomatognosie: non-reconnaissance de l'hémicorps controlatéral comme sien – Négligence motrice et/ou spatiale controlatérale – Extinction sensitive et/ou visuelle et/ou auditive controlatérale
Artère opthalmique	• Cécité monoculaire homolatérale
Artère carotide	• Syndrome optico-pyramidal: association d'un AVC sylvien à une cécité monoculaire controlatérale au déficit moteur: la cécité monoculaire est du même côté que la carotide atteinte

CIRCULATION POSTÉRIEURE	
Artère cérébrale postérieure : territoire superficiel	• Hémianopsie ou quadranopsie controlatérale, souvent isolée • Alexie : souvent par atteinte de l'hémisphère majeur • Prosopagnosie (incapacité à reconnaître les visages) et troubles de la représentation spatiale : souvent par atteinte de l'hémisphère mineur
Artère cérébrale postérieure : territoire profond	• Syndrome thalamique : – Hypoesthésie de l'hémicorps controlatéral à tous les modes, souvent « coupée au couteau » : atteignant le visage, le membre supérieur, l'hémi-tronc et le membre inférieur, tableau clinique connu également sous le nom de syndrome de Déjerine-Roussy. – Hyperpathie et/ou allodynie du même hémicorps
Atteinte des deux cérébrales postérieures	• Cécité corticale • Troubles mnésiques réalisant un syndrome de Korsakoff (atteinte bilatérale de la partie médiane des lobes temporaux)
Infarctus dans le territoire vertébro-basiliaire	**Infarctus du tronc cérébral** • Ils peuvent s'associer à des infarctus d'aval dans le territoire des artères cérébrales postérieures. • L'atteinte du tronc cérébral réalise typiquement un syndrome alterne qui est l'association de l'atteinte d'un nerf crânien homolatéral à la lésion ainsi que d'une voie longue homolatérale (motrice ou sensitive) qui sera responsable d'un déficit controlatéral. • Le syndrome alterne le plus fréquent est le syndrome de Wallenberg, en rapport avec l'atteinte dans le territoire de l'artère de la fossette latérale du bulbe. Il est décrit ci-après.
Infarctus dans le territoire vertébro-basiliaire	**Artère de la fossette latérale du bulbe (ou moelle allongée)** • Syndrome de Wallenberg : c'est un syndrome alterne sensitif associant (entre autres signes) : – Une hémianesthésie du visage homolatérale à la lésion, par atteinte du V – Une hémianesthésie thermo-algique contro- latérale à la lésion épargnant le visage (atteinte du faisceau spinothalamique) • La présentation clinique est cependant dominée par un syndrome vertigineux parfois associé à des céphalées postérieures. • Avec le syndrome alterne sensitif, les autres signes cliniques formant le syndrome de Wallenberg sont : – Un syndrome de Claude Bernard Horner homolatéral à la lésion – Un hémi-syndrome cérébelleux homolatéral à la lésion – Une atteinte du VIII homolatérale à la lésion – Une atteinte du IX et du X, homolatérale à la lésion, responsable de troubles de la phonation et de la déglutition et se manifestant à l'examen clinique, par une paralysie homolatérale de l'hémi-voile du palais et de l'hémi-pharynx.

	Infarctus grave du tronc basilaire
	• Souvent lié à une occlusion du tronc basilaire. • Il se manifeste par les signes suivants : – Coma – Atteinte oculomotrice – Dans les cas extrêmes une atteinte motrice bilatérale avec préservation d'un état de conscience normal, réalisant un *locked in syndrome* (quadriplégie + diplégie faciale)
	AVC cérébelleux (Figure 4)
	• Leur manifestation est un syndrome cérébelleux aigu. • Lorsque l'AVC cérébelleux est de taille importante, il y a un risque de compression du tronc cérébral et/ou d'hydrocéphalie par compression du 4e ventricule, en rapport avec l'œdème et l'effet de masse consécutifs à l'atteinte ischémique. • Le pronostic vital peut être engagé du fait de cette compression.
Infarctus dans le territoire des artères perforantes	• Il s'agit d'AVC dits « lacunaires » réalisant des infarctus profonds de moins de 15 mm, en rapport avec une micro-angiopathie par lipohyalinose dans laquelle l'hypertension artérielle joue un rôle majeur. Les atteintes lacunaires réalisent typiquement les syndromes cliniques suivants : – Hémiplégie ou hémiparésie proportionnelle (capsule interne) – Anesthésie ou hypoesthésie proportionnelle (thalamus) – Dysarthrie - main malhabile (pied de la protubérance) – Hémiparésie-hémiataxie (protubérance ou atteinte lacunaire hémisphérique profonde) • Les infarctus lacunaires multiples peuvent aboutir à un état clinique qualifié de syndrome lacunaire associant : – Syndrome pseudo-bulbaire avec notamment des troubles de la phonation et de la déglutition – Rires et pleurs spasmodiques – Marche à petits pas – Troubles sphinctériens – Troubles cognitifs

***Figure 3A, 3B et 3C.** À l'IRM, AVC ischémique sylvien gauche à la phase aiguë, visible sur la séquence pondérée en Diffusion (3.A) par occlusion du tronc de l'ACM gauche (2.B) recanalisé (3.C) après thrombolyse et thrombectomie. Le patient a bien évolué : le score NIHSS quantifiant la sévérité du déficit clinique neurologique est passé de 15 à l'admission à 1 le lendemain.

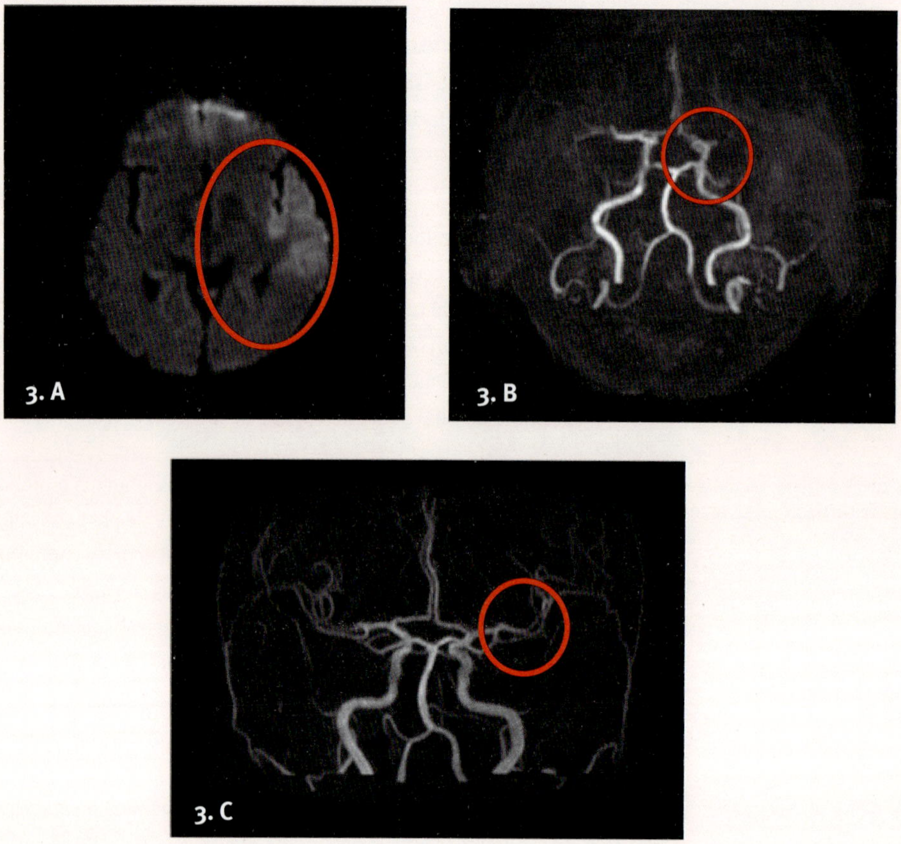

****Figure 4.** AVC ischémique étendu, bi-cérébelleux comprimant le 4e ventricule et le tronc cérébral, engageant le pronostic vital, visible sous la forme d'une hypodensité sur un scanner cérébral sans injection de produit de contraste en coupes axiales.

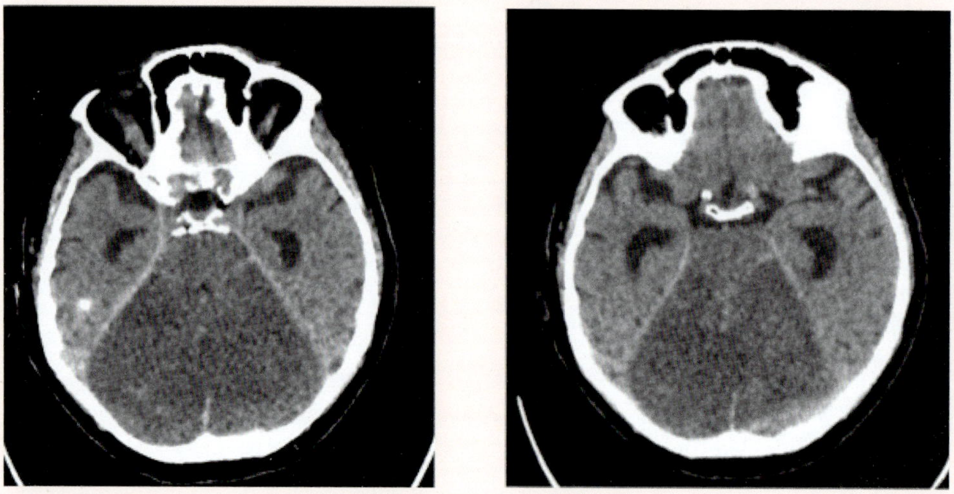

4.1.3. Diagnostic clinique de l'AIT

Les AIT sont caractérisés par le caractère fugace des symptômes ce qui fait de l'interrogatoire un élément-clé du diagnostic. L'AIT est caractérisé par l'absence de symptômes au moment où le patient est vu, l'absence de signes cliniques au moment de l'examen et l'absence de lésion sur les examens de neuro-imagerie. Lorsque ces trois éléments ne sont pas réunis, l'événement cérébrovasculaire ischémique suspecté initialement d'être un AIT doit être reformulé en « AVC ischémique mineur » comme par exemple lorsqu'une petite lésion ischémique aiguë est mise en évidence à l'IRM (situation observée dans 25 à 40 % des cas).

- **Sont considérés comme symptômes d'orientation vers un AIT probable** :
  - Trouble du langage ;
  - Déficit sensitif unilatéral ;
  - Hémianopsie latérale homonyme ;
  - Cécité monoculaire transitoire ;
  - Alexie ;
  - Agraphie.
- **Sont considérés comme symptômes d'orientation vers un AIT possible** :
  - Vertige ;
  - Diplopie ;
  - Dysarthrie ;
  - Trouble de la déglutition ;
  - Instabilité ;
  - Troubles sensitifs isolés ne touchant qu'une partie d'un membre ou qu'une hémiface ;
  - Drop-attack (résolution du tonus des membres inférieurs en pleine conscience).

L'AIT devient probable si ces symptômes d'AIT possible s'associent entre eux de manière simultanée ou successive, ou bien s'ils s'associent à des symptômes d'AIT probables.

- **Sont considérés comme non évocateurs d'AIT les symptômes suivants :**
  - Perte de connaissance ;
  - Confusion ;
  - Amnésie aiguë ;
  - Faiblesse généralisée transitoire.

Les principaux diagnostics différentiels sont les suivants :

- Aura migraineuse (il est important de rechercher à l'interrogatoire la marche migraineuse : progression des symptômes, notamment sensitifs, de proche en proche, par exemple de la main au visage, en plusieurs minutes) ;
- Crise comitiale partielle (déficit post-critique ou paralysie de Todd). La crise peut révéler une lésion intracrânienne sous-jacente, par exemple une tumeur cérébrale ;
- Hypoglycémie ;
- Glaucome ou pathologie rétinienne ;
- Vertige paroxystique positionnel bénin ;
- Lipothymie.

- Le risque de récidive à 7 jours est apprécié par le score ABCD2 : Âge, Blood Pressure (pression artérielle), Clinique, Durée, Diabète (Tableau IV).

Tableau IV. LE SCORE ABCD2		
Items	**Description**	**Points**
Âge	≥ 60 ans	1
Blood pressure (Pression artérielle) à la phase aiguë	PAS ≥ 140 ou PAD ≥ 90 mmHg	1
Clinique	Déficit moteur unilatéral Trouble du langage Autres signes	2 ou 1 0
Durée du déficit	≥ 60 mn : 10 à 60 minutes : > 10 minutes:	2 ou 1 0
Diabète		1
		TOTAL: /7

- ***Notes*** :
  - Le score ABCD2 varie de 0 à 7.
  - Plus le score ABCD2 est élevé, plus le risque d'AVC après un AIT est important.
  - Un score ABCD2 supérieur ou égal à 4 est associé à un risque significatif d'AVC au cours des 48 premières heures qui suivent l'AIT.
  - Un score ABCD2 inférieur à 4 ne permet pas d'écarter ce risque. Le patient doit avoir une évaluation neurovasculaire en urgence. La notion de risque faible ne peut donc être retenue qu'au terme des explorations neurovasculaires lesquelles doivent être réalisées en urgence devant un AIT récent.

4.1.4. *Diagnostic d'une hémorragie cérébrale*

- **Sont évocateurs d'un AVC hémorragique, les symptômes/signes suivants** :
  - Céphalées, vomissements ;
  - Troubles de la vigilance ;
  - Absence de systématisation des symptômes à un territoire artériel.
- Il est important de réitérer le fait que les éléments cliniques seuls sans l'imagerie cérébrale ne doivent en aucun cas préjuger de la nature ischémique ou hémorragique d'un AVC à cause d'un risque d'erreur inacceptable pour ce qui concerne la décision thérapeutique qui en découle.

4.2. Imagerie

- La rapidité d'obtention de l'imagerie est fondamentale pour affirmer le diagnostic et mettre en place la stratégie thérapeutique adaptée.
- L'examen à privilégier est l'Imagerie par Résonance Magnétique (IRM).
- La tomodensitométrie cérébrale (TDM) est indiquée en cas de non-disponibilité immédiate de l'IRM.

4.2.1. *IRM*

Elle a une plus grande sensibilité que la tomodensitométrie pour la détection des lésions ischémiques. Elle est également très performante pour la détection des lésions hémorragiques.

- **Le protocole d'IRM en urgence comporte essentiellement 4 séquences** :
  - **Diffusion** : visualisation très précoce d'un hypersignal traduisant un œdème cytotoxique développé au niveau de la zone d'ischémie tissulaire. (Figure 3.A)

- **T2/FLAIR**: visualise un infarctus plus tardif lequel apparaît en moyenne au bout de 4-5 heures après la survenue de l'AVC ischémique.
- **T2* (ou écho de gradient)**: visualise les hémorragies intra-parenchymateuses (Figure 1.B). Cette séquence permet également de visualiser les thrombus au niveau des artères intracrâniennes, notamment celles proximales.
- **Angiographie par résonance magnétique** (ARM) en temps de vol ou *time of flight* (« *TOF* »): visualise les artères intracrâniennes (Figures 3.B et 3.C).

- L'IRM de perfusion est une séquence actuellement optionnelle qui visualise la zone hypo-perfusée (et donc à risque de nécrose) autour de la zone infarcie: zone de pénombre ischémique.
- Parallèlement à l'avènement récent de la thrombectomie (traitement mécanique de recanalisation artérielle par voie endovasculaire) comme traitement complémentaire au rtPA IV dans la revascularisation des AVC ischémiques en rapport avec une occlusion intracrânienne proximale, l'angio-IRM des troncs supra-aortiques avec injection de produit de contraste (gadolinium) est réalisée de plus en plus souvent comme partie de l'IRM à la phase aiguë. Outre son intérêt pour rechercher une cause artérielle à l'AVC ischémique, elle renseigne le neuroradiologue interventionnel sur la voie d'accès vers l'artère intracrânienne à recanaliser.

Les contre-indications à l'IRM sont:
- Le matériel implanté (stimulateur cardiaque, corps étranger ferro-magnétique...).
- Claustrophobie: contre-indication qui peut devenir relative lorsqu'un traitement adéquat est mis en place.

4.2.2. TDM cérébrale ou scanner

- Dans les premières heures, la TDM est souvent normale.
- Elle est dans un premier temps réalisée sans injection de produit de contraste pour rechercher un saignement parenchymateux qui se manifestera par une hyperdensité spontanée.

Sur le scanner cérébral sans injection de produit de contraste, les signes précoces d'AVC ischémique sont les suivants:
- Hyperdensité artérielle (trop belle image): évoque un thrombus intra artériel;
- Effacement des sillons corticaux;
- Dé-différenciation substance blanche/substance grise;
- Effacement du noyau lenticulaire.

- Après 6 heures, sera visualisée une hypodensité cérébrale systématisée qui correspond à l'infarctus cérébral constitué.
- Une injection de produit de contraste sera réalisée (angioscanner) pour visualiser les artères intracrâniennes et les troncs supra-aortiques.
- Même si l'IRM est plus performante que la TDM, scanner et angio-scanner cérébraux sont suffisants pour prendre une décision de thrombolyse +/- thrombectomie lorsque l'IRM n'est pas disponible en urgence: le supplément d'information donné par une IRM encéphalique par comparaison au scanner ne contre-balance pas la perte de chance que confère le temps perdu à attendre une IRM qui n'est pas immédiatement disponible. Nous rappellerons ici la formule: *Time is Brain.*

4.3. Examens pré-thérapeutiques

- Numération sanguine, plaquettes.
- Hémostase.
- À ne pas attendre pour prendre une décision de thrombolyse lorsqu'il est connu que le patient n'a pas de traitement anticoagulant ni n'a de coagulopathie.

4.4. Examens étiologiques

- Outre l'imagerie qui permettra d'identifier certaines étiologies de l'AVC (macro et micro-angiopathie) **d'autres examens seront nécessaires à l'enquête étiologique :**
  - **NFS et bilan d'hémostase** : à la recherche d'un syndrome myéloprolifératif ou d'un trouble de la coagulation ;
  - **Électrocardiogramme, surveillance par scope avec mémoire des enregistrements, Holter ECG** à la recherche d'une cardiopathie emboligène ;
  - **Échographie cardiaque trans-thoracique et échographie trans-oesophagienne ;**
  - **Écho doppler des troncs supra aortiques avec écho-doppler transcranien** à la recherche d'une macro angiopathie ;
  - **Angiographie des artères intracrâniennes** en cas d'hémorragie cérébrale sans cause évidente ;
  - **De façon non systématique**, les causes rares d'AVC seront recherchées (bilan de thrombophilie, biopsie cutanée...). Cette recherche sera orientée par le contexte clinique et le premier bilan.

5. Évolution, pronostic

5.1. Mortalité

- Les AVC hémorragiques sont grevés d'une mortalité plus importante que les AVC ischémiques.
- La mortalité des AVC est élevée de manière générale : 20 % à 1 mois et 40 % à 1 an.
- La mortalité précoce est liée au caractère massif de la lésion cérébrale, le plus souvent par engagement cérébral.
- À distance, la surmortalité est liée aux complications de décubitus (embolie pulmonaire, infections).
- À distance de l'AVC, la surmortalité est dominée par l'augmentation du risque coronarien.

5.2. Morbidité

- La morbidité est liée à l'étendue des lésions cérébrales et à leur conséquence en termes de déficit. Parmi les survivants, 1/3 sont dépendants, 1/3 sont indépendants avec séquelles et 1/3 n'ont pas de séquelles.

5.3. Complications

5.3.1. Immédiates

- **Neurologiques** :
  - Engagement cérébral ;
  - Hydrocéphalie par inondation ventriculaire dans les hémorragies cérébrales ou par effet compressif de l'AVC cérébelleux.
- **Extra-neurologiques :**
  - Infections ;
  - Complications thrombo-emboliques ;
  - Escarres.

5.3.2. Tardives

- Spasticité.
- Douleurs neuropathiques.
- Épilepsie séquellaire.
- Troubles cognitifs.
- Syndrome dépressif et troubles neuro psychologiques.
- Récidive d'AVC.
- Risque coronarien (40 % des décès à distance d'un AVC).

La récupération clinique se fait au cours des 6 premiers mois dont la majeure partie au cours des 3 premiers mois. La réduction du handicap par la suite est le résultat de l'adaptation du patient à son déficit fonctionnel.

6. Critères de gravité, scores

6.1. Facteurs de mauvais pronostic

- Troubles de la conscience initiaux.
- Signes d'engagement.
- Sévérité du score National Institute of Health Stroke Score (NIHSS) (Annexe 1).
- Déviation tonique de la tête et des yeux.
- Quadriplégie.
- Impossibilité de décoller le talon du lit.
- Infarctus sylvien étendu.
- Occlusion du tronc basilaire.
- Hématome volumineux.

Le score NIHSS (National Institute of Health Stroke Score) évalue la gravité initiale de l'AVC. Une liste d'items cliniques (déficit, conscience, langage) sont évalués et permettent de quantifier la gravité de l'AVC et de suivre son évolution. (Annexe 1)

6.2. Facteurs de bon pronostic

- Âge jeune.
- AVC de petite taille et peu sévère sur le plan clinique.
- Thrombose veineuse cérébrale.
- Entourage aidant.

À la phase aiguë cependant, on ne peut prédire avec une fiabilité suffisante le pronostic d'un AVC et il faut rester prudent à cet égard vis-à-vis de l'entourage.

L'autonomie du patient sera évaluée à la sortie et à chaque consultation par le score de RANKIN modifié (mRS) (Annexe 2).

7. Diagnostics différentiels

- **Les diagnostics différentiels principaux sont les suivants** :
  - Épilepsie partielle ;
  - Migraine avec aura ;
  - Troubles psychiatriques ;
  - Tumeur intracrânienne ;
  - Méningite ou méningo-encéphalite ;
  - Sclérose en plaques ;
  - Hypoglycémie ;
  - Vertiges d'origine périphérique ;
  - Glaucome ;
  - Malaise lipothymique ;
  - Hypoglycémie.

8. Traitement

- La prise en charge en urgence débute dès la phase pré-hospitalière puis se poursuit en unité neuro-vasculaires (UNV). L'ensemble des acteurs urgentistes, neurologues, réanimateurs, radiologues doivent avoir élaboré des procédures permettant la prise en charge efficace et rapide des patients suspects d'AVC.

8.1. Prise en charge pré-hospitalière

8.1.1. L'alerte

- Des campagnes de sensibilisation ont été réalisées afin de sensibiliser le grand public à la reconnaissance des signes évocateurs d'AVC. **L'utilisation du message FAST** (Face Arm Speech Time) est recommandée comme vecteur d'information par la HAS.
- **En cas, de suspicion d'AVC**, le message transmis à la population et aux professionnels de santé est l'appel au SAMU Centre 15. Les médecins traitants doivent sensibiliser leurs patients à risque et leur entourage à la reconnaissance des signes et l'appel au SAMU Centre 15 avant toute chose. En cas d'appel au cabinet médical, le médecin doit transférer l'appel au SAMU-Centre 15, voire réaliser une conférence à 3.

Les professionnels de santé médicaux et paramédicaux sont sensibilisés par leur formation à la **reconnaissance et la conduite à tenir face à des signes évocateurs d'AVC** :
- Considérer tout déficit neurologique brutal, transitoire ou prolongé, comme une **urgence absolue** ;
- Noter l'heure exacte de survenue des symptômes ;
- Connaître l'efficacité de la prise en charge dans les UNV ;
- Connaître les traitements spécifiques de l'AVC à la phase aiguë.

8.1.2. La régulation médicale (SAMU-centre 15)

- L'auxiliaire de régulation médicale doit savoir identifier les signes en rapport avec un AVC.
- Le médecin régulateur identifie les signes de gravité nécessitant l'envoi d'un moyen SMUR.
- Des protocoles doivent être établis avec les neurologues des UNV de proximité. Le neurologue de l'UNV la plus proche sera contacté au décours de l'acte de régulation et l'orientation du patient se fera après une décision concertée entre le régulateur et le médecin de l'UNV.
- Il est important de noter que l'évaluation de la sévérité de l'AVC en pré-hospitalier est un élément important pour l'orientation du patient. En effet, un déficit lourd oriente vers une occlusion proximale en cas d'AVC aigu ischémique, ce qui fera choisir le transfert direct du patient vers une UNV dotée d'une unité de neuroradiologie interventionelle pour la réalisation d'une thrombectomie en sus de la thrombolyse, une fois le diagnostic confirmé.

8.1.3. Le Transport

- Le médecin régulateur choisit le mode de transport le plus rapide adapté à l'état clinique du patient. En cas de détresse vitale (troubles de la conscience, détresse hémodynamique ou respiratoire) le transport doit être médicalisé par un SMUR.
- L'heure de début des symptômes, les antécédents, les traitements en cours (anti-coagulants, anti-agrégants) doivent être recueillis ainsi que la sévérité du déficit estimé par le score NIHSS. Une glycémie capillaire doit être systématiquement mesurée. La pression artérielle doit être prise sur les lieux au bras droit et gauche et notée.
- En cas de transport médicalisé, seront réalisés un ECG et des prélèvements sanguins (hémostase).

La mise en condition du patient est la suivante :
- Décubitus dorsal à 30 degrés en l'absence de contre-indication (troubles de la vigilance, nausées, vomissements) ;
- Surveillance du pouls, de la pression artérielle, de l'oxymétrie ;
- Oxygénothérapie si saturation en $O_2 < 95$ % ;
- Pose de voie veineuse périphérique si transport médicalisé ;
- Pas de traitement de l'hypertension artérielle sauf décompensation cardiaque.

- En cas de détresse vitale, la prise en charge sera adaptée à l'état clinique du patient.
- L'orientation se fait à chaque fois que cela est possible vers un centre disposant d'une UNV selon une procédure pré-établie et formalisée avec les acteurs de la prise en charge.

8.2. Prise en charge hospitalière

8.2.1. À l'admission

- La prise en charge doit se faire à chaque fois que cela est possible dans un service disposant d'une UNV avec comme objectif un accès immédiat à l'expertise du neurologue et à l'imagerie cérébrale.
- Les éléments suivants doivent être recueillis si cela n'a pas déjà été fait en pré-hospitalier :
  - Antécédents ;
  - Traitements en cours.
- D'autres éléments doivent être notés de manière régulière au cours de la prise en charge :
  - Évaluation de l'état de conscience ;
  - Score NIHSS ;
  - Monitoring de la fréquence cardiaque, de la pression artérielle et de l'oxymétrie.
- Réalisation des examens suivant parallèlement à la prise en charge clinique des patients :
  - Électrocardiogramme ;
  - Bilan sanguin : hémostase, glycémie, numération sanguine, plaquettes.
- Pour les patients admis dans un centre ne disposant pas d'une UNV, une articulation de la filière AVC aura été établie avec l'UNV la plus proche définissant la prise en charge de ces patients dans le cadre de la télémédecine par exemple et/ou de la réalisation d'un transfert secondaire vers l'UNV.
- L'UNV doit disposer d'un accès à l'imagerie au mieux une IRM ou à défaut une TDM cérébrale avec angio-scanner des artères cérébrales et cervicales – 24 h/24 et 7 j/7.
- L'algorithme de prise en charge suivant a été proposé par la haute Autorité de santé (figure 5) :

Figure 5. Algorithme de prise en charge des AVC (recommandations HAS)

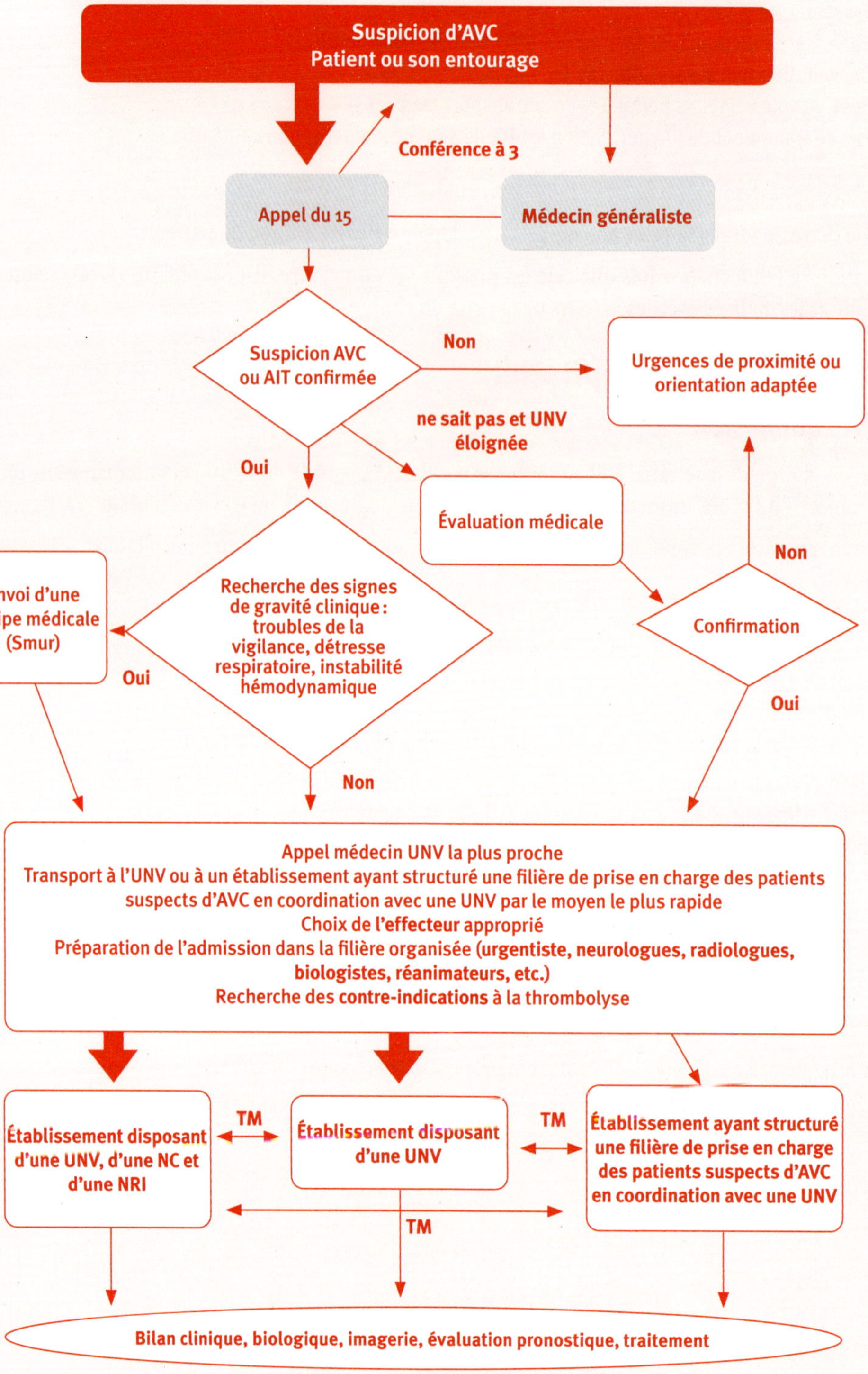

NC : neurochirurgie ; NRI : neuroradiologie interventionelle ; TM : télémédecine ; UNV : unité neuro vasculaire

8.2.2. Prise en charge thérapeutique

8.2.2.1. Traitement de revascularisation et traitements anti-thrombotiques à la phase aiguë

8.2.2.1.1. Thrombolyse et thrombectomie dans l'AVC ischémique

Thrombolyse intra-veineuse par rt-PA (recombinant tissue-Plasminogen Activator) : 0,9mk/kg (dose maximale de 90 mg) : 10 % de la dose totale doit être administrée initialement par bolus intraveineux et le reste en une perfusion intraveineuse de 60 minutes.

- Dans les 4 h 30 qui suivent l'installation des signes.
- À l'intérieur de cette fenêtre thérapeutique, plus le temps passe, moins le traitement sera efficace.
- Prescrite par un médecin ayant l'expérience de la prise en charge des AVC.
- Lors d'une téléconsultation en urgence par le médecin neurovasculaire de l'UNV pour les établissements ne disposant pas d'UNV.
- Après qu'une hémorragie cérébrale a été éliminée par l'imagerie.
- Après exclusion des contre-indications par le neurologue vasculaire.

- **Les contre-indications majeures** sont l'antécédent d'hémorragie cérébrale, l'existence d'une diathèse hémorragique, un antécédent de moins de 3 mois d'une chirurgie importante ou d'un traumatisme majeur. Dans ce contexte, une recanalisation par thrombectomie sans thrombolyse peut être envisagée.
- **Le traitement de revascularisation** est constitué par la thrombolyse intraveineuse réalisable dans les 4,5 h, associée, en cas d'occlusion proximale, à une thrombectomie réalisable dans les 6 heures dans un centre expérimenté. Plusieurs essais randomisés et une métanalyse ont montré l'intérêt de la thrombectomie en termes de recanalisation et de pronostic fonctionnel. On entend par occlusion proximale, l'occlusion de la terminaison de la carotide interne, du tronc de la cérébrale moyenne ou de ses branches de 1ère division. Les essais randomisés ont inclus essentiellement des occlusions de la circulation antérieure. Très peu de données sont disponibles concernant la circulation postérieure. Cependant les occlusions du tronc basilaire sont connues pour avoir un très mauvais pronostic et il paraît raisonnable de proposer la thrombectomie dans ces cas associée à la thrombolyse.
- **La thrombectomie** est réalisée en association avec la thrombolyse sauf dans les cas où la thrombolyse est contre-indiquée. Dans ce cas-là, la thrombectomie est réalisée seule.
  Le délai actuellement de 6 heures entre le début des symptômes et la recanalisation pour l'indication de la thrombectomie, peut être dans des cas particuliers prolongé au-delà de 6 h, ceci faisant l'objet d'une expertise neurovasculaire tenant compte de l'étendue du territoire en souffrance (pénombre ischémique) par comparaison au territoire infarci.

8.2.2.1.2. Traitements anti-thrombotiques

- Après une thrombolyse IV aucun autre thrombotique ne doit être administré pendant les premières 24 h.
- Dans les autres cas de figure de l'AVC ischémique, les traitements anti-thrombotiques sont :
  - Aspirine 160 à 300 mg par jour ;
  - Clopidogrel si contre-indication à l'aspirine ;
  - Anti-coagulation préventive (iso-coagulante) à type d'héparine de bas poids moléculaire si alitement ;
  - Anti-coagulation curative (hypo-coagulante) dans les cardiopathies emboligènes et dans les dissections des troncs supra-aortiques. Dans la majorité des cas, cette anti-coagulation ne peut être instituée à la phase aiguë en raison du risque de transformation hémorragique lié à la taille de l'AVC, sauf dans les cas où l'infarctus cérébral est de très petite taille ce qui est assorti d'un risque de transformation hémorragique qui est faible… En cas d'AVC étendu, le délai pour l'institution du traitement est en moyenne de 15 jours.
- Dans les hémorragies cérébrales :
  - Anti-coagulation préventive à type d'héparine de bas poids moléculaire ou d'héparine non fractionnée (calciparine) en cas d'alitement, généralement appliquée à partir du 2e jour.

8.2.2.2. Mesures associées

- **Prévention des facteurs d'agression cérébrale secondaire d'origine systémique (ACSOS) :**

Lutte contre les facteurs suivants :
- Hypotension artérielle ;
- Hypoxémie ;
- Hypercapnie ;
- Anémie ;
- Hypertension artérielle : respect de l'hypertension artérielle jusqu'à 220/120mmHg sauf en cas de :
  - ➢ thrombolyse (objectif TA < 185/110) ;
  - ➢ hémorragie cérébrale (objectif TA < 185/110) ;
  - ➢ décompensation cardiaque.

Le traitement le plus souvent utilisé est la nicardipine en IVSE :
- Hyperthermie ;
- Hyperglycémie.

- **Traitement de l'œdème cérébral :**
  - Position de décubitus proclive (la tête plus haut que le reste du corps) ;
  - Mannitol ;
  - Transfert en neuro chirurgie pour :
    - ➢ Pose d'un capteur de pression intracrânienne ;
    - ➢ Craniotomie de décompression à décider au cas par cas en tenant compte du pronostic escompté (point de vue médical), de la volonté du patient telle qu'elle aurait pu s'exprimer (souhait du patient consigné par écrit ou transmis oralement à ses proches) et du point de vue de la personne de confiance ou à défaut, du point de vue des proches.
  - Arrêt de l'alimentation voire sonde naso-gastrique si troubles de la déglutition ;
  - Arrêt des anticoagulants en cas d'hémorragie ;
  - Traitement de l'épilepsie en cas crise avérée ;
  - Prévention des complications de décubitus ;
  - Prévention de l'ulcère de stress ;
  - Kinésithérapie précoce ;
  - Prise en charge psychologique du patient.
- **En fonction de l'évolution et après stabilisation le patient pourra être transféré en médecine physique et de réadaptation pour :**
  - Kinésithérapie motrice et proprioceptive ;
  - Lutte contre la spasticité ;
  - Orthophonie ;
  - Orthoptie ;
  - Soutien psychologique et recours à des associations de patients ;
  - Préparation du retour à domicile avec des aides adaptées ;
  - Éducation par rapport l'anticoagulation lorsqu'elle fait partie du traitement ;
  - L'AVC invalidant fait partie de la liste des 30 Affections Longue Durée (ALD 30).
- En cas d'évolution péjorative, une décision de non-réanimation peut être prise en accord avec la personne de confiance, ou, à défaut, en accord avec les proches du patient, après concertation multidisciplinaire.

8.2.2.3. Traitement étiologique

Le traitement étiologique va dépendre de la cause de l'AVC.

8.2.2.3.1. Athérosclérose

- **Traitement chirurgical des sténoses serrées carotidiennes symptomatiques (> 70 %)**
  - Endartériectomie souhaitable dans les 15 jours suivant l'AVC.

- **Prise en charge des facteurs de risque cardiovasculaire dans le cadre de la prévention secondaire au long cours:**
  - Hypertension: inhibiteurs de l'enzyme de conversion ou diurétiques thiazidiques, inhibiteurs calciques: objectif PA < 140/90 mmHg ;
  - Hypercholestérolémie: statines: objectif: LDL-cholestérol < 1 g/L ;
  - Diabète: objectif du traitement: HBA1C < 7 %, à viser une fois les 6 premiers mois écoulés. Il n'y a pas été montré de bénéfice d'une prise en charge « intensive » de la glycémie à la phase aiguë de l'AVC ;
  - Mesures hygiéno-diététiques :
    - ➢ Arrêt ou normalisation de la consommation d'alcool ;
    - ➢ Sevrage tabagique ;
    - ➢ Activité physique régulière: 3 fois 30 minimum/semaine au minimum.
- **Traitement antiagrégant plaquettaire en monothérapie :**
  - Aspirine (160 à 300 mg/j) ;
  - Clopidogrel (75 mg/j).

8.2.2.3.2. *Cardiopathies emboligènes*

- **Fibrillation auriculaire**
  - *Phase initiale*: traitement par héparine dont le délai d'initiation dépendra de l'étendue de l'AVC: plus il est étendu, plus il faudra attendre. Le délai en cas d'AVC étendu est en moyenne de 15 jours.
  - *Après la phase initiale :*
    - ➢ Anticoagulant de type anti vitamine K ou bien de type anticoagulant direct: dabigatran, rivaroxaban ou apixaban (pour les anticoagulants directs, attention, pour le risque hémorragique, à l'insuffisance rénale, aux sujets âgés et aux sujets de faible poids).
      - Pour les AVK: objectif INR entre 2 et 3.
      - Réduction de 65 % des risques de récidive.
    - ➢ Si contre-indication vraie aux anticoagulants: aspirine.
- **Prothèse valvulaire mécanique**
  - Anticoagulant avec INR cible > 3. La fourchette thérapeutique sera modulée en fonction du type de valve.
- **Autres causes**
  - Antiagrégant plaquettaire dans la grande majorité des cas.

8.2.2.3.3. *Lacunes*

- Prévention secondaire des facteurs de risque cardiovasculaire et en premier lieu l'hypertension artérielle.
- Antiagrégant plaquettaire.

8.2.2.3.4. *Hémorragies intra-parenchymateuses*

- Correction de l'hypertension artérielle en atteignant le plus rapidement possible une pression artérielle ne dépassant pas 14/8.
- Traitement chirurgical ou endovasculaire d'une éventuelle malformation vasculaire.
- Prise en charge des troubles de la coagulation, notamment l'antagonisation de l'effet des anticoagulants à chaque fois que cela est possible.
- Dans la prévention des récidives à long et moyen terme, le traitement de l'hypertension artérielle est un élément majeur.

8.2.2.3.5. *Dissection artérielle*

- Anticoagulation appliquée de manière générale en cas de dissection responsable de sténose serrée. Attention: le délai d'initiation de l'anticoagulation est fonction de l'étendue de l'AVC: plus il est étendu, plus il faudra attendre. Le délai en cas d'AVC étendu est en moyenne de 15 jours.
- L'anticoagulation en première phase sera suivie d'un traitement par antiagrégant plaquettaire jusqu'à cicatrisation de la paroi artérielle (en général 3 à 6 mois).

8.2.2.3.6. Causes indéterminées

- Antiagrégant plaquettaire au long cours.

8.2.3. Surveillance

La surveillance doit se faire de manière rapprochée dans les Soins Intensifs de l'UNV :

- Surveillance de l'état de conscience et du score NIHSS de manière répété. En cas d'aggravation, refaire une imagerie cérébrale.
- Surveillance de la pression artérielle et de la fréquence cardiaque (monitoring par « scope »).
- Surveillance de la saturation en oxygène.
- Perfusion de sérum physiologique.
- Glycémie avec insulinothérapie si glycémie > 1,8 g/L.
- Nursing et prévention d'escarres.

9. Thrombophlébite cérébrale

9.1. Définition et Épidémiologie

La thrombophlébite est rare et représente moins de 2 % des AVC. C'est une thrombose veineuse cérébrale touchant un ou plusieurs sinus veineux. Le pronostic est souvent favorable sous traitement.

9.2. Diagnostic

9.2.1. Diagnostic clinique

- La triade classique est l'association céphalées/crise comitiale/déficit neurologique. L'installation peut être aiguë ou progressive. La présentation est souvent trompeuse.

Les caractéristiques de la triade sont présentées Tableau V.

Tableau V. CARACTÉRISTIQUES CLINIQUES DES THROMBOPHLÉBITES CÉRÉBRALES

Signes	Caractéristiques
Céphalées	• Intenses à modérées • ± Œdème papillaire • ± Troubles de la conscience • Secondaires à une hypertension intracrânienne • Sont isolées dans 25 % des cas
Épilepsie	• Partielles ou généralisées • Rarement hémi-corporelles et à bascule : très évocatrice dans ce cas
Déficits neurologiques	• Inconstants et variables

9.2.2. Imagerie

9.2.2.1. IRM cérébrale

- L'examen de référence est l'IRM cérébrale. Les éléments visualisés sont : l'infarctus cérébral lequel est souvent hémorragique, la thrombose d'un ou plusieurs sinus veineux et parfois, la cause sous-jacente, par exemple une mastoïdite.

9.2.2.2. TDM cérébrale

- Examen réalisé par défaut si l'IRM n'est pas disponible en urgence. Il peut montrer :
  - Un infarctus hémorragique ;
  - Une hyperdensité spontanée d'un sinus, évoquant un thrombus ;
  - Le « signe du delta » après injection de produit de contraste, lequel correspond au remplissage à sa seule périphérie du torcular encore appelé « pressoir d'Hérophile » qui correspond au confluent des sinus latéraux, droit et longitudinal supérieur. La partie centrale non remplie par le produit de contraste correspond au thrombus.

9.2.2.3. Ponction lombaire

- Elle sera réalisée en l'absence de lésion intracrânienne focale et recherchera les éléments suivants :
  - Hyper proteinorachie ;
  - Pleïocytose avec souvent quelques globules rouges ;
  - Une élévation de la pression d'ouverture ;
  - Une méningite sous-jacente causale.
- La ponction lombaire peut soulager les céphalées.

9.3. Étiologies

- Infections ORL et bucco-dentaires.
- Méningites.
- Infections intracrâniennes.
- Affections hématologiques, cancer et chimiothérapie.
- Troubles de l'hémostase congénitaux (déficit protéines C, S, antithrombine III) ou anti-coagulants circulants, CIVD…
- Maladies inflammatoires.
- Traumatisme crânien.
- Intervention neurochirurgicale.
- Malformation du type fistule dure-mérienne.
- Cathétérisme jugulaire.
- Il y a également de nombreux contextes à risque :
  - Grossesse et post-partum ;
  - Post-opératoire ;
  - Contraception orale.

9.4. Traitements

- Le traitement est l'anticoagulation en urgences par héparinothérapie qui a montré son efficacité même en cas d'infarctus hémorragique. Le traitement par héparine sera suivi d'un traitement par anti-vitamine K pendant 6 mois.
- Sera associé le traitement de l'étiologie et un traitement symptomatique.

▸ 10. Annexes

Annexe I. SCORE NIHSS		
Items	**Intitulé**	**Cotation**
1a	**Vigilance**	0 : vigilance normale, réactions vives 1 : trouble léger de la vigilance : obnubilation, éveil plus ou moins adapté aux stimulations environnantes 2 : coma ; réactions adaptées aux stimulations nociceptives 3 : coma grave : réponse séréotypée ou aucune réponse motrice
1b	**Orientation (mois, âge)**	0 : deux réponses exactes 1 : une seule bonne réponse 2 : pas de bonne réponse
1c	**Commandes (ouverture des yeux, ouverture du poing)**	0 : deux ordres effectués 1 : un seul ordre effectué 2 : aucun ordre effectué
2	**Oculomotricité**	0 : Oculomotricité normale 1 : Ophtalmoplégie partielle ou déviation réductible du regard 2 : Ophtalmoplégie horizontale complète ou déviation forcée du regard
3	**Champ visuel**	0 : Champ visuel normal 1 : Quadranopsie latérale homonyme ou hémianopsie incomplète ou négligence visuelle unilatérale 2 : Hémianopsie latérale homonyme franche 3 : Cécité bilatérale ou coma (1a = 3)
4	**Paralysie faciale**	0 : Motricité faciale normale 1 : Asymétrie faciale modérée (PF unilatérale incomplète) 2 : Paralysie faciale unilatérale centrale franche 3 : Paralysie faciale périphérique ou diplégie faciale
5	**Motricité membre sup. Droit et Gauche**	0 : Pas de déficit moteur proximal 1 : Affaissement dans les 10 secondes, mais sans atteindre le plan du lit 2 : Effort contre la pesanteur, mais chute dans les 10 secondes sur le plan du lit 3 : Pas d'effort contre la pesanteur mais présence d'une contraction musculaire 4 : Absence de mouvement (aucune contraction volontaire) X : Cotation impossible (amputation, arthrodèse)
6	**Motricité membre inf. Droit et Gauche**	0 : Pas de déficit moteur proximal 1 : Affaissement dans les 5 secondes, mais sans atteindre le plan du lit 2 : Effort contre la pesanteur, mais chute dans les 5 secondes sur le plan du lit 3 : Pas d'effort contre la pesanteur mais présence d'une contraction musculaire (flexion hanche, adduction...) 4 : Absence de mouvement (aucune contraction volontaire) X : Cotation impossible (amputation, arthrodèse)

7	**Ataxie**	0 : Pas d'ataxie 1 : Ataxie pour un membre 2 : Ataxie pour 2 membres ou plus
8	**Sensibilité**	0 : Sensibilité normale 1 : Hypoesthésie minime à modérée 2 : Hypoesthésie sévère ou anesthésie
9	**Langage**	0 : Pas d'aphasie 1 : Aphasie discrète à modérée : communication informative 2 : Aphasie sévère 3 : Mutisme ; aphasie totale
10	**Dysarthrie**	0 : Pas de dysarthrie 1 : Dysarthrie discrète à modérée 2 : Dysarthrie sévère X : Cotation impossible
11	**Extinction négligence**	0 : Pas d'extinction ni négligence 1 : Extinction dans une seule modalité, visuelle ou sensitive, ou négligence partielle auditive, spatiale ou personnelle. 2 : Négligence sévère ou anosognosie ou extinction portant sur plus d'une modalité sensorielle

Annexe II. SCORE DE RANKIN MODIFIÉ (mRS)

Score	Symptômes
0	Aucun symptôme
1	Pas d'incapacité en dehors des symptômes : activités et autonomie conservées
2	Handicap faible : incapable d'assurer les activités habituelles mais autonomie
3	Handicap modéré : besoin d'aide mais marche possible sans assistance
4	Handicap modérément sévère : marche et gestes quotidiens impossibles sans aide
5	Handicap majeur : alitement permanent, incontinence et soins de nursing permanent

Références

- Collège des enseignants de neurologie. Accidents vasculaires cérébraux http://www.cen-neurologie.fr/2eme-cycle/Items%20inscrits%20dans %20les%20modules%20transversaux/Accidents% 20vasculaires % 20cérébraux/index.phtml
- Haute Autorité de Santé. Accident vasculaire cérébral : prise en charge précoce (alerte, phase pré- hospitalière, phase hospitalière initiale, indication de la thrombolyse) 2009 www.has-sante.fr/.../avc-prise-en-charge-precoce-recommandations

• Haute Autorité de santé. Accident vasculaire cérébral. Prévention vasculaire après un infarctus cérébral ou un accident ischémique. 2014.
Prévention http://www.has-sante.fr/portail/jcms/c_1252051/fr/prevention-vasculaire-apres-un-infarctus-cerebral-ou-un-accident-ischemique-transitoire

• Haute Autorité de santé. Accident vasculaire cérébral. Accident vasculaire cérébral : méthodes de rééducation de la fonction motrice de l'adulte 2012
http://www.has-sante.fr/portail/jcms/c_1334330/fr/accident-vasculaire-cerebral-methodes-de-reeducation-de-la-fonction-motrice-chez-l-adulte

+++ LE COUP DE POUCE DE L'ENSEIGNANT

1. 1re cause de handicap - 2e cause de démence - 3e cause de mortalité.
2. La présentation est un déficit neurologique focal brutal.
3. L'AIT est défini par un déficit régressif en moins d'une heure sans lésion à l'imagerie.
4. Le diagnostic clinique repose sur la clinique et l'IRM cérébrale ou, à défaut, la TDM.
5. Les trois principales étiologies sont l'athérosclérose des gros troncs artériels (macro-angiopathie), les cardiopathies emboligènes (principalement la fibrillation auriculaire) et la micro-angiopathie cérébrale (responsable d'accidents lacunaires).
6. La prise en charge est une urgence et l'alerte passe par l'appel au SAMU centre 15.
7. La prise en charge spécialisée se fait dans les unités neuro-vasculaires.
8. La prise en charge à la phase aiguë des AVC ischémiques repose sur la thrombolyse ± thrombectomie. La thrombectomie a un intérêt thérapeutique majeur en cas d'occlusion proximale.
9. Le bilan étiologique comprend un ECG, bilan d'hémostase, une imagerie des artères cervicales et intracrâniennes, un écho doppler des troncs supra-aortiques, une échographie cardiaque.
10. La prévention secondaire est un élément-clé pour éviter les récidives.

POINTS CLÉS

PRISE EN CHARGE EN URGENCE D'UN ACCIDENT VASCULAIRE CÉRÉBRAL

CONFIRMER LA SUSPICION, LE DIAGNOSTIC

- AVC : déficit neurologique focalisé brutal persistant
- IRM-ARM ou, à défaut, TDM-angio, TDM cérébrale
- AIT : déficit neurologique focalisé brutal < 1 h sans lésion à l'imagerie

ÉLIMINER

- Une hémorragie par IRM ou scanner cérébral
- Un autre diagnostic différentiel (exemple : crise comitiale sur tumeur cérébrale etc.)

MESURES INITIALES

- ALERTE : Appel SAMU centre 15
- IDENTIFICATION : l'heure de début et des signes de gravité
- TRANSFERT vers l'Unité Neuro-vasculaire la plus proche pour prise en charge

ÉVALUER LA GRAVITÉ

Clinique

- Troubles de la conscience
- Score NIHSS
- Quadriplégie
- Babinski bilatéral

Imagerie

- Hématome volumineux
- Occlusion du tronc basilaire
- AVC carotidien très étendu

ÉVALUER L'INDICATION DE THROMBOLYSE

- AVC ischémique
- Évoluant depuis moins de 4 h 30
- Sans contre-indication connue

Étiologies les plus fréquentes

- **AVC ischémique**
  - Athérosclérose
  - Microangiopathie
  - Cardiopathies emboligènes (fibrillation auriculaire etc.)
- **AVC hémorragique**
  - Hypertension artérielle
  - Angiopathie amyloïde (sujets âgés)
  - Malformation artério-veineuses

Diagnostic étiologique

- Imagerie des artères cervicales et intracrâniennes
- ECG/holter
- Échocardiographie
- Écho-Doppler des artères cervicales
- Angiographie cérébrale si hémorragique sans cause évidente

TRAITEMENT EN URGENCE

AVC hémorragique

- Traitement anti hypertenseur
- Prévention des ACSOS (agressions cérébrales secondaires d'origine systémique)

AVC ischémique

- Thrombolyse
- ± Thrombectomie
- Anti-agrégant
- Anti-coagulant
- Prévention des ACSOS

Traitement étiologique ciblé

- Exemple : endartérectomie d'une sténose symptomatique de l'artère carotide cervicale

Chapitre 10

Hémorragie méningée

OBJECTIFS ECN

→ Diagnostiquer une hémorragie méningée.

→ Identifier les situations d'urgence et planifier leur prise en charge.

Pr Karim Tazarourte*, Dr Landry Jacquet, Dr Marie-Laure Souquet*****

* PU-PH, Chef de service des Urgences, CHU Edouard Herriot, Lyon, Université Claude Bernard, Lyon 1

** CCA, SAMU 69, CHU Edouard Herriot, Lyon

*** CCA, Service des Urgences, CHU Edouard Herriot, Lyon

MOTS-CLÉS: Hémorragie sous-arachnoïdienne, céphalées, scanner cérébral, angioscanner, anévrisme artériel, malformation artério-veineuse cérébrale, syndrome méningé non fébrile

1. Définition

- **L'hémorragie méningée, ou hémorragie sous-arachnoïdienne** (HSA), est définie par l'extravasation de sang dans l'espace cérébral sous-arachnoïdien.

2. Épidémiologie

- **L'hémorragie méningée, dite sous-arachnoïdienne** (HSA), représente 5 à 10 % des accidents vasculaires cérébraux hémorragiques.
- L'incidence est de 9/100 000 habitants/an. La mortalité est de 30 % les 24 premières heures et de 60 % à 6 mois.
- La majorité des patients sont jeunes (< 60 ans).
- Il existe une prédisposition familiale.
- Le tabagisme actif et le sexe féminin sont des facteurs de risques d'HSA.

3. Physiopathologie

- La **rupture d'un anévrisme artériel** représente 85 % des causes d'HSA. Les autres causes sont dominées par les **malformations artério-veineuse (MAV)**.
- Dans 10 % des cas aucune cause n'est retrouvée. L'HSA est dite « idiopathique ».
- Les anévrismes artériels responsables, par ordre de fréquence, d'une HSA, sont les anévrismes de l'artère communicante antérieure (30 %), cérébrale moyenne (29 %), communicante postérieure (25 %).
- La gravité est déterminée par l'extension de l'hémorragie vers le parenchyme cérébral et les cavités ventriculaires mais aussi par l'ischémie liée aux perturbations de la perfusion cérébrale.

4. Diagnostic

4.1. Clinique

- Le signe clinique majeur est la **céphalée**. Celle-ci est **toujours brutale, inhabituelle et intense**.
- Une perte de connaissance est souvent concomitante à l'apparition des céphalées. La perte de connaissance est liée à une brutale élévation de la pression intracrânienne qui annule transitoirement la pression de perfusion cérébrale.
- L'apparition d'un **syndrome méningé non fébrile** est un signe important mais pas toujours présent.
- Une atteinte du 3e nerf crânien, la présence d'un flou visuel bilatéral (syndrome de Terson), d'un déficit moteur sont des éléments d'orientation diagnostique à rechercher.
- Une crise convulsive peut être inaugurale d'une HSA (8 à 10 % des cas).
- La difficulté du diagnostic est liée au risque de banalisation de la céphalée ressentie.

4.2. Biologie

- Aucun examen biologique n'a d'intérêt pour diagnostiquer ou éliminer une HSA.
- **La ponction lombaire (PL) n'a aucune indication lorsque l'HSA est visualisée au scanner.**
- La PL se justifie devant la discordance d'une probabilité clinique forte et d'un scanner/IRM normal ou non contributif.
- La PL d'une HSA, objective du sang dans les 3 tubes.
- Il faut garder à l'esprit que la PL n'a d'intérêt qu'après un délai de 6 à 12 h suivant l'hémorragie (temps nécessaire pour la lyse des globules rouges).

4.3. Imagerie

> **Le scanner cérébral sans injection** est l'examen de référence. Cet examen doit être pratiqué **au moindre doute**. Le coût d'un examen négatif est largement compensé par la prévention des séquelles que permet un diagnostic rapide.

- Une HSA sera visualisée au scanner par la présence **de zones hyperdenses dans les méninges et/ou dans les ventricules** (Figure 1). La lecture des clichés doit être soigneuse car une petite quantité de sang peut facilement passer inaperçue. Avec les scanners multibarrettes actuels, le nombre de faux négatifs est de moins de 1 %. La sensibilité diminue néanmoins avec le temps dès la 48e h après la céphalée initiale.

Figure 1. Hémorragie méningée

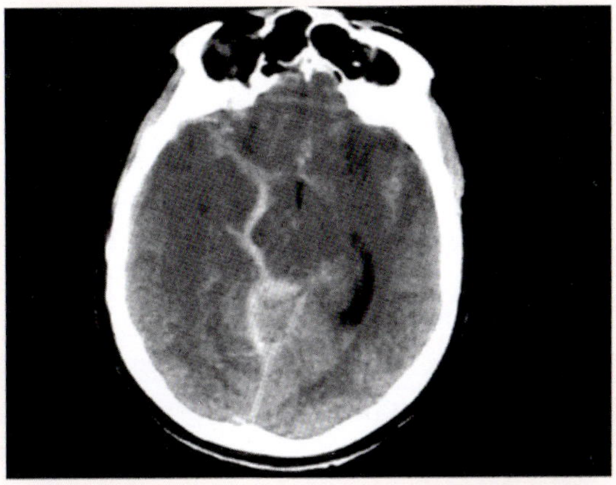

- **Une IRM est indiquée s'il existe une forte probabilité clinique et un scanner cérébral normal, en particulier chez les patients dont les symptômes durent depuis plusieurs jours.** En l'absence d'IRM disponible, un angioTDM ou une PL seront réalisés.
- **Une HSA peut se compliquer d'hématomes intracérébraux** (Figure 2).

Figure 2. Hémorragie méningée avec hématome intra-parenchymateux

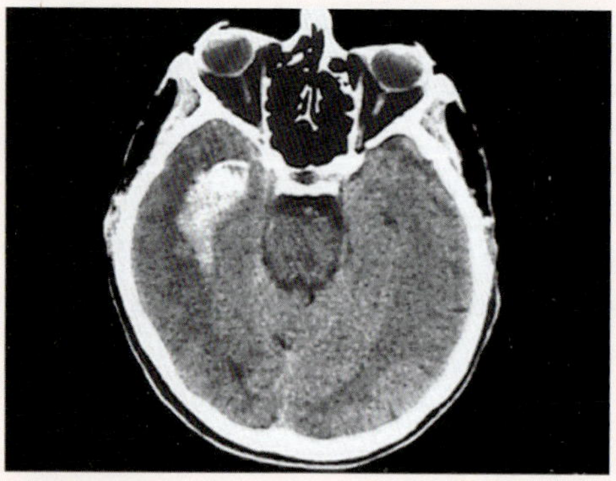

> **Si l'HSA est confirmée au scanner cérébral, une injection des axes artériels cérébraux (angio-TDM ou angio-IRM) est nécessaire pour le diagnostic étiologique de l'HSA et identifier la localisation et la constitution de l'anévrisme.**

5. Évolution, pronostic

- Le pronostic est sévère : 50 % de décès et un tiers de patients survivants qui garderont des séquelles plus ou moins lourdes.
- La précocité du diagnostic est un élément fondamental pour améliorer le pronostic.
- La principale cause de mortalité est liée au risque de **resaignement précoce** (maladie anévrismale non traitée) et/ou à l'apparition d'**une hypertension intracrânienne** (hydrocéphalie liée à l'hémorragie intra-ventriculaire ou hématome intracérébral).
- Le risque de resaignement est majeur durant les 24 premières heures et concerne 5 à 22 % des patients. C'est la raison pour laquelle le délai de diagnostic et de traitement (contrôle du saignement) de l'anévrisme de l'HSA sont des critères pronostiques majeurs.
- **Un épisode convulsif survient chez 5 à 16 % des patients présentant une HSA.** Ces convulsions peuvent se produire au moment de la survenue de l'HSA ou retardée (au-delà de la 24e heure). Le risque convulsif est prédit par le scanner (importance du saignement dans les méninges, présence d'un hématome sous dural ou cortical).

> **Les complications cardiovasculaires sont fréquentes** : des anomalies électrocardiographiques non spécifiques de tous types (troubles de conduction, du rythme et de la repolarisation) sont retrouvées chez tous les patients.

- **L'œdème pulmonaire neurogènique est la complication respiratoire la plus typique de l'HSA.** Le mécanisme physiopathologique est encore mal élucidé. Le tableau clinique, souvent très aigu, est celui d'un œdème aigu du poumon avec une composante mixte lésionnelle et cardiogénique.
- **Le vasospasme** s'observe entre le 3e jour et la 4e semaine suivant le début de l'HSA par rupture anévrysmale (pic maximal entre 4e et 15e jour). Lorsqu'il survient (**15 à 40 % des patients**), il se manifeste cliniquement par l'installation (brutale ou progressive) d'un déficit moteur focalisé associé à une hypertension artérielle et une fièvre. Son traitement est du ressort des centres spécialisés, une fois l'anévrisme exclu.

6. Critères de gravité, scores

- L'évaluation de la gravité repose sur la cotation du **Glasgow Coma Score** (GCS) de 3 à 15 (Tableau I).

Tableau I. ÉCHELLE DU SCORE DE GLASGOW		
GCS	**Réaction**	**Points**
Ouverture des yeux	• Spontanée • À l'appel • À la douleur • Pas d'ouverture	Y4 Y3 Y2 Y1
Réponse verbale	• Claire • Confuse • Incohérente • Incompréhensible • Pas de réponse	V5 V4 V3 V2 V1
Réponse motrice	• Exécute les ordres simples • Réaction localisatrice • Évitement • Flexion réflexe • Extension réflexe • Pas de réponse motrice	M6 M5 M4 M3 M2 M1

Score total : Y+V+M ; score maximal : 4+5+6 =15

- **La World Federation of Neurological Surgeons (WFNS)** a proposé une classification pronostique tenant compte du GCS et de la présence d'un éventuel déficit moteur (Tableau II et III).

Tableau II. CLASSIFICATION DE LA WORLD FEDERATION OF NEUROCHIRURGICAL SURGEONS (WFNS)		
Grade	**Score de Glasgow**	**Déficit moteur**
I	15	Absent
II	13-14	Absent
III	13-14	Présent
IV	7-12	Présent ou absent
V	3-6	Présent ou absent

Tableau III. CORRÉLATION ENTRE LA CLASSIFICATION WFNS ET LE DEVENIR À 6 MOIS	
Grade WFNS	**Décès + état végétatif et handicap sévère à 6 mois (%)**
I	13
II	20
III	42
IV	51
V	68

- Le scanner cérébral initial sans injection, outre le diagnostic d'HSA, permet d'évaluer l'importance du saignement méningé, de rechercher la présence de sang dans les ventricules latéraux et d'un hématome intracrânien. Ces trois éléments sont des facteurs pronostiques majeurs de survenue du risque d'ischémie cérébrale.
- **Une échelle, dite de Fisher, stratifie le risque d'évolution vers des lésions ischémiques cérébrales en fonction des données du scanner** (Tableau IV).

Tableau IV. ÉCHELLE DE FISHER MODIFIÉE ET RISQUE D'INFARCTUS CÉRÉBRAL

Grade	Critères	Infarctus cérébral (%)
0	Pas d'HSA ou d'HV	0
1	HSA minime, pas d'HV dans les 2 ventricules latéraux	6
2	HSA minime, HV dans les 2 ventricules latéraux	14
3	HSA importante*, pas d'HV dans les 2 ventricules latéraux	12
4	HSA importante*, HV dans les 2 ventricules latéraux	28

HV : hémorragie ventriculaire ; HSA remplissant complètement au moins une citerne ou une scissure.*

7. Diagnostic différentiel

- Migraine.
- Céphalées non spécifiques.
- Maladie épileptique.

8. Traitement

8.1. Symptomatique

- **Les céphalées sont constantes et souvent intenses et nécessitent un traitement antalgique adpaté (morphine si besoin).**
- **Il faut respecter des valeurs de PAS aux alentours de 180-200 mmHg avant traitement de l'anévrisme.**
- **Il ne faut pas tolérer d'hypotension artérielle < 90 mmHg de pression artérielle moyenne.**
- **Nimodipine per os si HSA par anévrisme artériel. Dose recommandée voie orale 60 mg toutes les 4 h.**
- NaCl 0.9 %, 3 l/24 h pour maintien de la volémie. En moyenne 3 l/24 h à adapter au poids et à la fonction ventriculaire gauche du patient.
- Si apparition d'une mydriase aréactive uni- ou bilatérale, administrer du Mannitol 20 % 250 ml à renouveler 1 fois si pas de régression de la mydriase.
- Anticonvulsivants non recommandés en préventif avant une crise.

8.2. Étiologique

- **Si anévrisme artériel : Embolisation en neuroradiologie interventionnelle ou clip chirurgical à la base de l'anévrisme par neurochirurgien.**
- La prévention du risque de resaignement repose essentiellement sur la rapidité d'exclusion du sac anévrysmal.

8.3. Mesures associées

- Antiémétiques et laxatifs pour éviter les efforts et les risques d'élévation de la pression intracrânienne.
- Éviter l'hyperglycémie > 10 mmol/l.
- Paracétamol si T° > 38 °C.

(Voir Tableau V).

Tableau V. TRAITEMENT SYMPTOMATIQUE ET SPÉCIFIQUE LES PREMIÈRES HEURES D'UNE HÉMORRAGIE SOUS-ARACHNOIDIENNE
• Si GCS < 9 ou score moteur < 5 : Intubation trachéale avec une technique d'induction anesthésique à séquence rapide et mise sous ventilation mécanique après sédation continue
• Maintien d'une pression artérielle systolique ≥ 120 mmHg et < 200 mmHg
• Maintien d'une SpO_2 ≥ 90 % et PO_2 ≥ 60 mmHg
• Maintien d'une normocapnie avec $ETCO_2$ et $PaCO_2$ à 35 mmHg si patient intubé/ventilé
• Remplissage vasculaire par sérum salé isotonique 3 litres/24 h à adapter
• Nimotop Per os 60 mg toutes les 4 h si anévrisme artériel
• Antalgiques IV pour obtenir une échelle numérique de la douleur < 3
• Antiémétique si besoin
• Paracétamol IV si T° > 38 ° C

Références

- **Thorsten Steiner T, Juvela A, Jung C, Forsting M, Rinkel G. European Stroke Organization Guidelines for the Management of Intracranial Aneurysms and Subarachnoid Haemorrhage. Cerebrovasc Dis 2013 ; 35:93-112.**
- Rinkel GJE, Management of patients with aneurysmal subarachnoid haemorrhage. Current Opinion in Neurology 2016; 1350-7540.
- Suarez JI, Tarr RW, Selman WR. Aneurysmal Subarachnoid Hemorrhage. N Engl J Med 2006 ; 354:387-96.
- Perry JJ, Stiell IG, Sivilloti ML, Bullard MJ, Symington J, Wells JA. Sensitivity of computed tomography performed within six hours of onset of headache for diagnosis of ubarachnoid haemorrhage: prospective cohort study. BMJ 2011 343:d4277 doi: 10.1136/bmj.d4277

POINTS CLÉS

Céphalées brutales : conduite à tenir

1. Le diagnostic est porté sur l'apparition d'une céphalée brutale, intense, en coup de poignard et très différente des crises migraineuses éventuelles.
2. Examen neurologique complet pour chercher un déficit moteur. Préciser l'horaire de survenue
3. La présence d'un syndrome méningé franc est inconstante.
4. Contrôle de température pour détecter un syndrome méningé fébrile (lutter contre l'hyperthermie si T° > 38 ° C).
5. Pas de traitement anti-HTA sauf si PAS > 220 mmHg et/ou PAD > 120 mmHg (objectifs du traitement PAS = 180-200 mmHg).

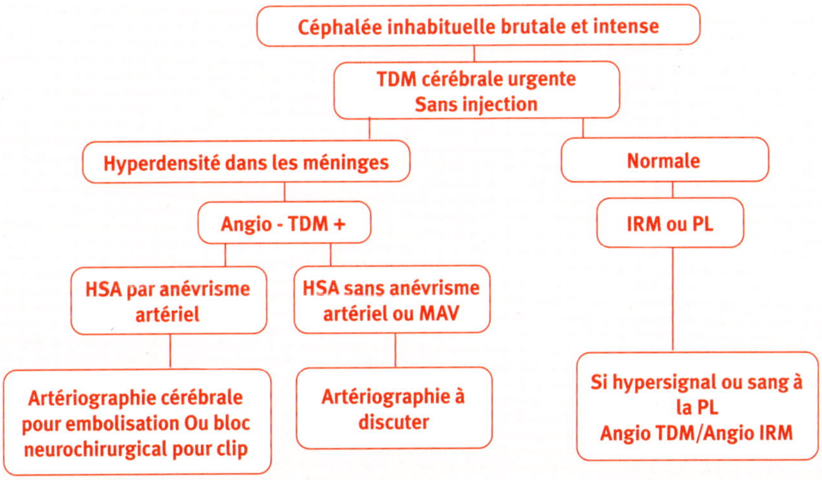

+++ LE COUP DE POUCE DE L'ENSEIGNANT

1. Toujours se poser la question d'une hémorragie méningée devant l'apparition d'une céphalée apparue brutalement, d'une crise convulsive ou d'une perte de connaissance initiale.
2. L'examen clinique d'une hémorragie méningée est parfois normal, hormis la céphalée.
3. Faire un scanner cérébral sans injection, au moindre doute clinique ou sur l'interrogatoire. La demande de scanner doit être soigneuse et argumentée.
4. Un scanner multibarrettes est très sensible pour détecter une hémorragie méningée. Il existe quand même des faux négatifs (TDM sans injection normal avec une hémorragie méningée).
5. La PL se justifie lorsqu'il y a un doute diagnostic après TDM. L'IRM peut être utile à ce stade.
6. En présence d'une hémorragie méningée, il faut réaliser une injection des 4 axes artériels cérébraux au scanner ou à l'IRM.
7. La découverte d'un anévrisme artériel est la cause la plus fréquente d'une hémorragie méningée. L'urgence est à la qualité de la prise en charge immédiate et au délai court pour obstruer le sac anévrysmal par clip neurochirurgical ou par embolisation.
8. Le Nimotop per os est recommandé et réduit le risque de vasospasme.
9. Une fois le traitement de l'anévrisme artériel réalisé, le risque est au vasospasme qui peut apparaître entre le 7e et 21e jour.
10. Les objectifs de pression artérielle (PA) sont majeurs. Ne pas baisser la PA systolique en dessous de 180-200 mmHg et la maintenir au-dessus de 90 mmHg quelles que soient les circonstances.
11. Un patient sous AVK ou sous anticoagulants directs doit pouvoir bénéficier immédiatement d'une antagonisation (25IU/kgs de CCP + 10 mg Vitamine K pour les AVK avec un objectif d'INR <1.5 ; pour les anticoagulants directs, en l'attente d'antidotes spécifiques, il est proposé 50 UI/kgs de CCP).
12. L'hospitalisation d'une HSA doit se faire en milieu spécialisé.

Pièges à éviter

1. Se laisser abuser par une céphalée inhabituelle chez un migraineux connu. Le patient se connaît et sait dire si la céphalée est habituelle.
2. Se faire refuser une demande de scanner cérébral par le radiologue, car on a mal argumenté.
3. Un patient qui a fait une crise convulsive et qui présente des anomalies du ST à l'ECG, est d'abord une suspicion d'Hémorragie méningée, avant de penser à un autre diagnostic.
4. Il ne faut pas oublier le Nimotop chez un patient victime d'une HSA par rupture d'anévrisme artériel.Le service receveur spécialisé doit être contacté dès le diagnostic d'HSA réalisé.
5. Le service receveur spécialisé doit être contacté dès le diagnostic d'HSA réalisé.

CHAPITRE 11

Malaises, perte de connaissance, crise comitiale chez l'adulte

1. Définition, nosologie
2. Épidémiologie
3. Physiopathologie
4. Diagnostic
5. Critères de gravité, scores
6. Principales étiologies de malaise
7. Traitement

OBJECTIFS ECN

→ Diagnostiquer un malaise, une perte de connaissance, une crise comitiale chez l'adulte.

→ Identifier les situations d'urgence et planifier leur prise en charge pré-hospitalière et hospitalière (posologies).

Dr Maxime Maignan
MCU-PH, Urgences adultes, Service des Urgences, CHU de Grenoble, Université de Grenoble

MOTS CLÉS : Anamnèse, convulsion, électrocardiogramme, glycémie capillaire, hypotension orthostatique, lipothymie, syncope, syncope neurocardiogénique

- L'item « Malaises, perte de connaissance, crise comitiale chez l'adulte » recouvre un vaste champ de la médecine, et de la médecine d'urgence en particulier. L'objectif principal de cet item est d'apporter une démarche diagnostique, un raisonnement clinique aux futurs praticiens. Plusieurs posologies sont à connaître dans le cadre des situations d'urgence.

1. Définition, nosologie

- **Malaise** : ce terme traduit une sensation subjective de mal-être. Il s'agit plus d'une plainte que d'un véritable symptôme.
- **Syncope** : selon la Haute Autorité de Santé, une syncope est une perte de connaissance, à début rapide, de durée généralement brève, spontanément résolutive, s'accompagnant d'une perte du tonus postural, avec un retour rapide à un état de conscience normal. Elle est due à une hypoperfusion cérébrale globale et passagère. Les notions importantes à retenir sont : **perte de connaissance brutale, retour ad integrum rapide**.
- **Prodromes** : symptômes, sensations précédant la syncope (ex : palpitations, douleur thoracique, flou visuel etc.).
- **Lipothymie** : syncope dite « incomplète », diminution du tonus postural sans perte de connaissance.

2. Épidémiologie

- Les malaises et pertes de connaissance représentent environ 2 % des admissions aux urgences. C'est un motif également fréquent de consultation en médecine générale. L'incidence des malaises augmente avec l'âge notamment du fait de l'augmentation de la prévalence des pathologies cardiovasculaires et/ou de la iatrogénie. L'étiologie des malaises/syncopes est retrouvée dans plus de 75 % des cas, les causes non graves prédominant très largement. Cependant, **environ 10 à 20 % des syncopes sont l'expression d'une pathologie menaçant le pronostic vital à court ou moyen terme**.

3. Physiopathologie

Le mécanisme physiopathologique principal est un dysfonctionnement du système nerveux central. Il peut être causé par deux mécanismes différents : soit une hypoperfusion cérébrale, soit un dysfonctionnement de l'activité cérébrale.

- **L'hypoperfusion cérébrale** peut être causée par une diminution globale du débit cérébral en cas de dysfonctionnement cardiaque (par exemple trouble du rythme cardiaque, rétrécissement aortique serré) ou de baisse transitoire de la pression artérielle (syncope neurocardiogénique). L'hypoperfusion cérébrale peut être liée à une baisse du débit cérébral local notamment en cas d'accident vasculaire ischémique.
- La principale étiologie de **dysfonctionnement de l'activité cérébrale** est l'hyperactivité synchrone neuronale se traduisant par des crises convulsives. Un trouble métabolique, une hypoglycémie notamment, peut également provoquer un dysfonctionnement transitoire de l'activité cérébrale.

4. Diagnostic

4.1. Clinique

- **Le diagnostic** étiologique **du malaise est avant tout clinique.**
- **L'anamnèse doit être la plus rigoureuse possible.** La recherche de facteur(s) déclenchant(s), le mode de survenue des symptômes, la durée des symptômes et la cinétique de disparition des symptômes sont des éléments cruciaux. L'interrogatoire d'un témoin est souvent très informatif. Les antécédents et traitements du patient peuvent également orienter rapidement vers une étiologie particulière.

Les **facteurs de gravité à rechercher à l'anamnèse** sont les éléments orientant vers une cause cardiaque : antécédents cardiovasculaires (cardiopathie ischémique et/ou rythmique), syncope survenant à l'effort ou en position allongée, syncope avec traumatisme facial reflétant la rapidité de survenue de la perte de connaissance, absence de prodrome ou prodromes à type de palpitation et/ou de douleur thoracique, syncopes à répétition etc.

- Le diagnostic de convulsion est souvent plus aisé. L'interrogatoire médical recherche la présence d'antécédents d'épilepsie, d'un sevrage médicamenteux ou toxique récent, d'un cri inaugural, de mouvements cloniques, d'une éventuelle focalisation des symptômes. C'est souvent la phase de récupération avec la présence d'une respiration stertoreuse qui oriente le diagnostic vers une crise convulsive.
- **À l'issue de l'anamnèse, le médecin doit avoir une idée relativement précise de l'étiologie supposée du malaise : cardiaque, neurologique ou autre.** Ainsi, l'examen clinique du patient est orienté vers la recherche de pathologies précises. Une suspicion de crise convulsive impose un examen neurologique minutieux à la recherche d'une focalisation, d'un syndrome méningé ou de signe d'hypertension intracrânienne. La présence d'une morsure latérale de la langue a une bonne valeur prédictive de crise convulsive. Une syncope d'étiologie présumée cardiaque motive un examen cardiovasculaire complet avec palpation et auscultation de tous les axes vasculaires et recherche d'une pathologie valvulaire (rétrécissement aortique par exemple).

4.2. Examens complémentaires

- **Deux examens complémentaires sont réalisés systématiquement : glycémie capillaire et électrocardiogramme (ECG).** Le premier permet d'éliminer une hypoglycémie responsable du malaise. Néanmoins, la probabilité d'un malaise lié à une hypoglycémie est très faible chez un patient non diabétique et une glycémie modérément abaissée (3,5 – 4 mmol/L) ne doit pas être retenue comme diagnostic chez ce type de patient.
- L'ECG contribue au diagnostic dans environ 10 % des cas. Il permet soit d'objectiver l'étiologie du malaise soit d'orienter vers une cause cardiaque (Tableau I).

Tableau I. LISTE DES PRINCIPALES ANOMALIES À RECHERCHER À L'ECG APRÈS UN MALAISE	
Anomalies diagnostiques	**Anomalies orientant vers une étiologie cardiaque**
– Dysfonction sinusale avec pauses – Tachycardie ventriculaire – Tachycardie supraventriculaire – Bloc auriculoventriculaire de haut degré (BAV 2 Mobitz II ou BAV 3) – Dysfonction de stimulateur cardiaque	– Bradycardie sinusale – Syndrome de Wolf Parkinson White – Allongement de l'intervalle QT – Bloc auriculoventriculaire de haut degré (BAV 2 Mobitz I ou BAV 1) – Bloc bi-fasciculaire – Troubles de la repolarisation – Extrasystoles ventriculaires multiples et/ou polymorphes +/- phénomène R/T – Hypertrophie ventriculaire

- **La prescription d'autres examens complémentaires ne se fait qu'après une première synthèse clinique basée sur l'anamnèse, l'examen clinique, la glycémie capillaire et l'ECG.**
- La stratégie diagnostique d'une syncope est présentée dans la Figure 1 (d'après HAS).

Figure 1. Stratégie diagnostique face à un malaise.
Recommandations de la Haute Autorité de Santé, 2008.

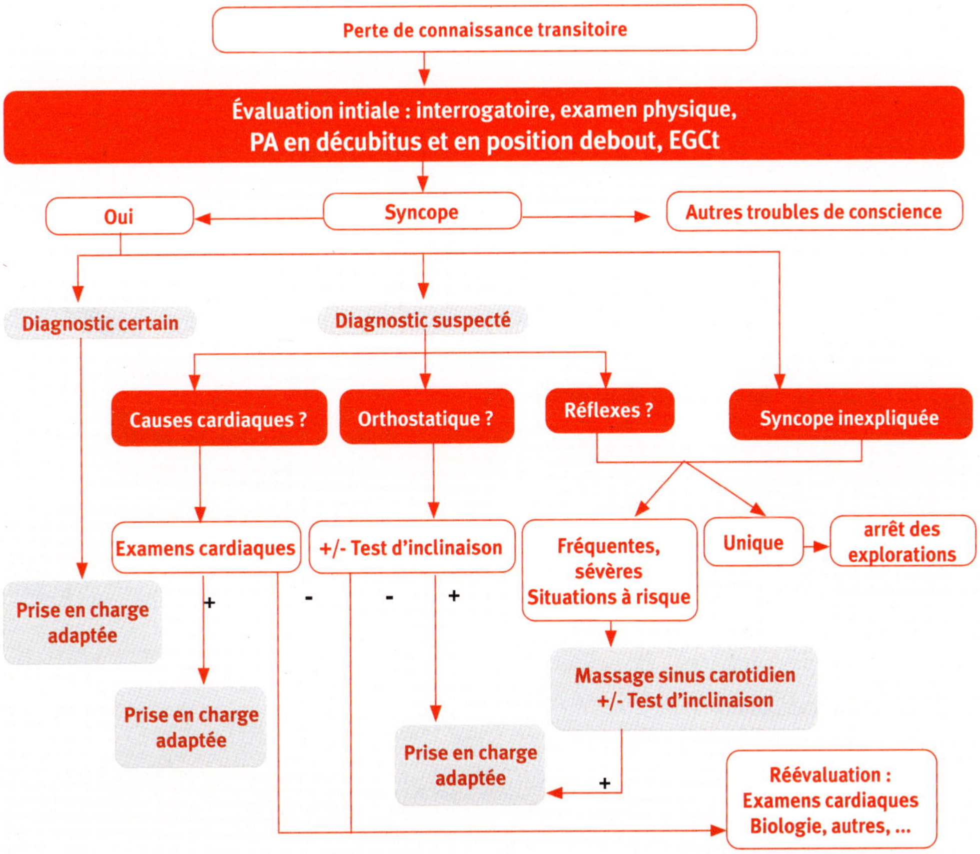

- **Quelques éléments supplémentaires doivent être apportés:**
  - La recherche d'une hypotension orthostatique est systématique chez les patients de plus de 75 ans et/ou les patients traités par antihypertenseurs.
  - Les patients présentant des traitements à risque de troubles ioniques (diurétiques par exemple) bénéficient d'un ionogramme sanguin avec dosage de la créatinine et de l'urée.
  - Les patients diabétiques, même en cas d'hypoglycémie avérée, bénéficient au minimum d'un ionogramme sanguin avec dosage de la créatinine et de l'urée (recherche d'une insuffisance rénale) et d'un dosage de troponine (ischémie silencieuse).
- **En cas d'étiologie neurologique suspectée, la démarche diagnostique est intimement liée à la recherche étiologique d'une crise convulsive.** Si le patient est épileptique connu et qu'un facteur déclenchant évident est retrouvé, aucun examen complémentaire n'est nécessaire. En dehors de cette situation, une imagerie cérébrale (IRM ou à défaut TDM injectée) est réalisée en urgence, notamment s'il existe des signes de focalisation à l'examen clinique. Une ponction lombaire est pratiquée en cas de suspicion d'hémorragie méningée avec TDM cérébrale normale. La réalisation d'un électroencéphalogramme en urgence n'a que peu d'intérêt diagnostique sauf si l'on suspecte une méningoencéphalite herpétique ou un état de mal convulsif.

5. Critères de gravité, scores

- Il n'existe pas de score de gravité qui puisse être recommandé en pratique courante.
- **La gravité d'un malaise est liée à son étiologie et les causes cardiaques ont le pronostic le moins bon.** Ainsi, un malaise d'étiologie cardiaque supposée impose l'hospitalisation avec surveillance continue du rythme cardiaque.

6. Principales étiologies de malaise

- L'anamnèse, l'examen clinique, l'ECG, la glycémie capillaire et, éventuellement, les examens complémentaires doivent permettre d'établir un diagnostic. Cependant, environ 25 % des malaises restent inexpliqués.

6.1. Malaise d'origine cardiaque

- **On distingue classiquement les causes cardiaques « mécaniques » et « électriques ».**
- **Les étiologies cardiaques mécaniques sont principalement:**
  - **Le rétrécissement aortique:** La syncope survient généralement à l'effort. À l'examen, un souffle systolique aortique oriente vers ce diagnostic qui est confirmé par la réalisation d'une échocardiographie.
  - **Une myocardiopathie hypertrophique obstructive:** L'ECG montre une hypertrophie ventriculaire gauche et l'échocardiographie est un élément clé du diagnostic.
  - **Une embolie pulmonaire**: Le diagnostic est parfois difficile. Il peut exister des signes cliniques d'insuffisance cardiaque droite et des signes ECG de cœur pulmonaire. L'analyse de la probabilité pré test d'embolie pulmonaire (score de Wells ou de Genève), la réalisation d'un dosage des D-Dimères sanguins et éventuellement un scanner thoracique injecté éliminent ou affirment le diagnostic.
  - **Une tamponnade**: Il existe des signes cliniques d'insuffisance cardiaque droite et l'échocardiographie confirme le diagnostic.
- **Les principales étiologies cardiaques électriques sont:**
  - Une tachycardie ventriculaire dans un contexte d'infarctus du myocarde et/ou de cardiopathie ischémique chronique ;
  - Une torsade de pointe (attention aux médicaments allongeant l'intervalle QT) ;
  - Un bloc auriculoventriculaire ;
  - Une dysfonction sinusale, souvent dans un contexte de maladie de l'oreillette.

6.2. Malaise d'origine neurologique

- **Les principales étiologies sont :**
  - Crise convulsive dans le cadre d'une maladie épileptique ;
  - Crise convulsive secondaire à une pathologie cérébrale principalement tumorale, vasculaire ou infectieuse ;
  - Accident ischémique transitoire ;
  - Insuffisance vertébro-basilaire par vol sous clavier.

6.3. Malaise d'autres origines

Cette catégorie de malaise est un fourre-tout qui regroupe des pathologies d'origines très diverses. Cependant, le caractère commun de ces malaises est leur relative bénignité.

- **Syncopes par hypotension artérielle**

  On regroupe dans cette catégorie tous les malaises provoqués par une diminution transitoire de la pression artérielle. Ces syncopes sont généralement regroupées sous le terme de syncope neurocardiogénique :
  - La plus connue est la **syncope vaso-vaguale** provoquée généralement par un stress (douleur, émotion etc.) et est accompagnée d'une bradycardie au décours du malaise. Les symptômes neurovégétatifs (nausées, sueurs) sont souvent présents.
  - Le malaise par **hypotension orthostatique** est très fréquent chez la personne âgée et une cause iatrogène doit être recherchée systématiquement. Certaines pathologies provoquant une dysautonomie favorisent la survenue d'une hypotension orthostatique (maladie de Parkinson par exemple).
  - Certaines situations précises peuvent provoquer une diminution transitoire de la pression artérielle et un malaise. On parle alors de **syncope situationnelle** après une miction, une défécation, une quinte de toux. Les syncopes par hyper-réflectivité du sinus carotidien (lors du rasage par exemple) sont également des syncopes situationnelles.
- **Syncopes d'origine métabolique**

  Nous avons évoqué l'hypoglycémie mais il faut également rechercher, selon le contexte, une hypercapnie, une insuffisance hépatique et/ou un trouble ionique (hyponatrémie notamment).
- **Syncopes liées à la prise de toxique**

  En période hivernale ou lors de syncope survenant chez plusieurs personnes de façon simultanée, une intoxication au monoxyde de carbone est évoquée en priorité.

  La prise de toxique médicamenteux ou non, peut provoquer des troubles de la conscience et/ou des troubles du rythme cardiaque provoquant une syncope.
- **Syncopes d'origine psychogène**

  Il s'agit là d'un diagnostic d'élimination. Il n'est évoqué que s'il n'existe pas de facteur de gravité à l'anamnèse, à l'examen clinique et si l'ECG est normal. La présence d'une hyperventilation associée à des paresthésies des mains est très en faveur d'une origine psychogène. Ce type de malaise peut être un symptôme d'un trouble panique.

7. Traitement

7.1. Symptomatique

- Le traitement symptomatique du malaise relève du secourisme. Son objectif est de favoriser la résolution du malaise et d'éviter les complications.
- En cas de crise convulsive, les objets et personnes sont écartés du patient afin d'éviter toute blessure.
- Un patient inconscient qui respire (phase post-critique par exemple) est mis en position latérale de sécurité avec administration d'oxygène au masque haute concentration.
- Enfin, en cas d'hypotension artérielle au cours du malaise, la surélévation des membres inférieurs permet généralement la résolution des symptômes.

7.2. Étiologique

- **Le traitement étiologique d'un malaise a pour objectif d'éviter la récidive. Il est difficile de résumer ici l'intégralité des traitements selon l'étiologie. Cependant, quelques points clés peuvent être résumés pour les situations d'urgence :**
  - Il faut toujours penser à une possible iatrogénie. L'éviction du médicament causal est la priorité.
  - En cas de bradycardie menaçant le pronostic vital, une injection d'atropine en IV lente de 0.5 à 1 mg est recommandée en première intention. Si l'objectif thérapeutique n'est pas atteint, une perfusion continue d'isoprénaline est débutée à 0,2 mg/h en attendant la pose d'un stimulateur cardiaque. Un entraînement électrosystolique externe peut également être réalisé.
  - En cas de tachycardie ventriculaire associée à un choc hémodynamique, un choc électrique externe (2 Joules/kg) sous sédation vigile est recommandé.
  - En cas de torsade de pointe, une perfusion lente de sulfate de magnésium 2 g est recommandée. Une perfusion d'isoprénaline ou un entraînement électrosystolique externe peuvent être réalisés en complément.
  - Le traitement de première intention d'une crise convulsive de l'adulte repose sur l'adminsitration IV de 1 mg de clonazepam.
- Le traitement de l'hypotension orthostatique est multiple. Premièrement, l'éviction des médicaments hypotenseurs doit être discutée. Deuxièmement, des règles hygiéno-diététiques sont enseignées au patient : conseil de passer de la position allongée à debout par étapes, conseil de dormir la tête surélevée, hydratation correcte avec absorption de sels supérieure à la normale, prescription de bas de contention veineuse. Si ces mesures s'avèrent insuffisantes, une prescription hors AMM de fludrocortisone est possible.

7.3. Mesures associées

- En cas de syncopes récidivantes ou à risque de récidive, le patient doit être informé des risques liés à la conduite automobile. Le patient doit faire évaluer sa capacité à conduire par la commission départementale du permis de conduire.
- Ces règles de précaution doivent être également appliquées si le patient présent un risque de traumatisme en cas de syncope survenant au travail (patient travaillant sur des chantiers par exemple). Le médecin doit discuter de cette situation avec son médecin du travail.

▸ Références

- Pertes de connaissances brèves de l'adulte : prise en charge diagnostique et thérapeutique des syncopes. Haute Autorité de Santé 2008.
- Guidelines for the diagnosis and management of syncopes. European Society of Cardiology. 2009.

POINTS CLÉS

1. Anamnèse

Recherche de critères de gravités : antécédents cardiovasculaires, syncope survenant à l'effort ou en position allongée, syncope avec traumatisme facial, absence de prodrome ou prodromes à type de palpitation et/ou de douleur thoracique.

2. Examen clinique

- Examen orienté par l'anamnèse
- Examens neurologique et cardiologique approfondis

3. Examens paracliniques

- ECG et glycémie capillaire : toujours
- Autres : pas souvent, selon l'orientation diagnostic

4. Diagnostics

- Syncope d'origine cardiaque
- Syncope d'origine neurologique
- Syncope autre : hypotension, métabolique, toxique, psychogène

5. Traitement

- Hospitalisation si origine cardiaque avérée ou supposée
- Traitement étiologique
- Conseils et règle hygiéno-diététiques de l'hypotension orthostatique

Règle d'or : **éliminer une étiologie cardiaque**

+++ LE COUP DE POUCE DE L'ENSEIGNANT

1. Le doute bénéficie au patient : en cas de doute, un malaise d'origine cardiaque jusqu'à preuve du contraire. L'examen clé est l'ECG.

2. Lorsqu'une personne consulte pour malaise, il faut penser à trois grands axes de réflexion médicale :
   - Rechercher l'étiologie du malaise ;
   - Évaluer les conséquences notamment traumatiques du malaise ;
   - Évaluer le contexte social du patient (notamment chez la personne âgée).

Pièges à éviter

- Oublier d'analyser le risque iatrogénique et oublier l'éviction du médicament causal.
- Prescrire des examens complémentaires (notamment imagerie cérébrale) sans argument clinique.

Chapitre 12

État confusionnel et trouble de la conscience chez l'adulte et chez l'enfant

OBJECTIFS ECN

➔ Diagnostiquer un état confusionnel et un trouble de la conscience.

➔ Identifier les situations d'urgence et planifier leur prise en charge pré-hospitalière et hospitalière.

Dr Fabien Lemoël*, Dr Caroline Mion-Nolin, Pr Jacques Levraut*****
* PH, pôle Urgences-SAMU-SMUR - CHU de Nice
** PH, pôle Urgences-SAMU-SMUR - CHU de Nice
*** PU-PH du pôle Urgences-SAMU-SMUR, CHU de Nice, Université de Nice Sophia Antipolis

MOTS CLÉS : Confusion mentale, syndrome confusionnel, trouble de la vigilance, trouble de la conscience, iatrogénie, médicaments anticholinergiques, toxiques, déséquilibre hydroélectrolytique, trouble métabolique, scanner cérébral, ponction lombaire.

1. Définition, nosologie

- La confusion mentale ou état confusionnel aigu est un **tableau clinique syndromique** résultant d'une souffrance cérébrale aiguë, transitoire et en général réversible, secondaire à une pathologie organique sous-jacente. Le diagnostic positif peut être difficile (en cas de forme stuporeuse ou de syndrome démentiel préexistant), mais c'est surtout **la mise en évidence de la pathologie causale** qui peut se montrer délicate.
- Sans spécificité liée à l'étiologie sous-jacente, la confusion regroupe un ensemble de **perturbations plus ou moins marquées et fluctuantes des fonctions cognitives** : troubles de la vigilance et de l'attention, de l'orientation temporo-spatiale, du comportement psychomoteur, des émotions, de la mémoire et du rythme veille-sommeil.
- Parmi les critères de la *Classification Internationale des Maladies (CIM-10)* et du *DSM-5 (Diagnostic and Statistical Manual of Mental Disorders),* **l'altération de l'attention** (et de la conscience) représente le signe cardinal de la confusion. **L'installation rapide** des troubles cognitifs (mémoire, orientation, langage, perception) associée à une **fluctuation** dans la journée et à une perturbation du cycle nycthéméral complètent le tableau.

2. Épidémiologie

- La **prévalence** du syndrome confusionnel est **extrêmement variable** selon la population et le contexte étudiés, allant **de 0,5 %** dans la population générale adulte **à plus de 50 %** chez la personne âgée (plus de 65 ans) en post-opératoire ou hospitalisée en médecine.

- Un patient âgé sur dix aux urgences présente un syndrome confusionnel.
- Par manque de temps consacré auprès du patient ou par méconnaissance des critères et outils d'aide au diagnostic, jusqu'à **50 % des épisodes confusionnels ne sont pas reconnus comme tels** par le personnel médical qui peut évoquer à tort un syndrome démentiel, un épisode maniaque ou schizophrénique aigu, une dépression, ou encore la fatalité d'un âge avancé… La morbidité induite par cette méconnaissance est considérable.
- Le syndrome confusionnel est constamment associé à une **augmentation du risque de mortalité dans les 6 à 12 mois**, quel que soit le service d'hospitalisation (RR = 2-4 en réanimation, RR = 1,5 en médecine ou en gériatrie, RR = 1,7 aux urgences).

3. Physiopathologie, histoire naturelle

- Bien que le mécanisme de la confusion ne soit pas parfaitement compris, il semble que ce soit un **trouble avant tout fonctionnel**, impliquant des anomalies au niveau des neurotransmetteurs et un dysfonctionnement du métabolisme oxydatif cérébral.

Les anomalies de neuromédiateurs les plus fréquentes dans la genèse de la confusion aiguë sont le **déficit en acétylcholine** et/ou **l'excès en dopamine.**

- Les **médicaments anticholinergiques** sont ainsi une cause classique de confusion chez la personne âgée, notamment celle qui souffre de maladie d'Alzheimer dont une des caractéristiques est justement une défaillance de la neurotransmission cholinergique.
- Les neuroleptiques antidopaminergiques (tels que l'halopéridol) sont eux utilisés à visée symptomatique lors d'une confusion afin de diminuer l'imprégnation dopaminergique.
- L'augmentation de l'activité du GABA et/ou de la sérotonine est également évoquée.
- D'autres mécanismes sont évoqués pour expliquer **la confusion** par réaction neuroinflammatoire en cascade observée dans la réponse inflammatoire systémique **du sepsis**: activation endothéliale, apoptose neuronale, hyperactivation microgliale.
- Les **âges extrêmes de la vie** sont les plus à risque de confusion, soit du fait d'un développement cérébral en cours et donc vulnérable, soit de lésions cérébrales accumulées avec l'âge (AVC, traumatisme crânien, troubles cognitifs, etc.)
- L'histoire naturelle du syndrome confusionnel se caractérise par le **mode aigu** d'apparition du trouble de l'attention (qu'il faudra rechercher auprès des proches), et par la **fluctuation** de la symptomatologie: une aggravation des troubles est souvent constatée le soir, mais par moments le patient a des **épisodes de lucidité et de perplexité anxieuse**.

4. Diagnostic clinique

- Le diagnostic de confusion est **uniquement clinique.** L'interrogatoire des proches et aidants à la recherche des signes cardinaux de la confusion (troubles de la vigilance, installation rapide, fluctuation dans la journée) est indispensable.
- Ne pas oublier de **prendre toutes les constantes**: PA, FC, FR, SpO2, t°, dextro.

- De début brusque ou rapidement progressif, le patient confus peut présenter des **troubles du comportement** (hallucinations, délire, agitation ou inversement perplexité anxieuse) secondaires à des **troubles de l'attention**: difficultés à maintenir son attention, à suivre une conversation, à répéter une phrase de plusieurs mots, à faire un calcul mental, à se repérer dans le temps et l'espace, à organiser sa pensée… Le raisonnement, le jugement et le langage semblent décousus et désorganisés.

- Le critère diagnostique majeur est la **fluctuation des troubles pendant la journée**, avec souvent une aggravation des symptômes le soir à la tombée de la nuit, et un patient qui, au maximum, peut présenter une **inversion du cycle nycthéméral**.
- Des **signes somatiques** sont possibles, comme des myoclonies des extrémités ou un *flapping tremor* (astérixis), et le patient conservera une **amnésie** complète de tout l'épisode confusionnel.

Selon l'état d'éveil du patient, trois formes sont classiquement décrites :

– La **forme confuso-onirique** : le patient est en état d'hyperalerte et d'hyperactivité, voire d'agitation, en proie à un onirisme parfois inquiétant et dangereux (risque suicidaire ou hétéroagressif potentiel). L'hypersudation et la tachycardie sont des signes neurovégétatifs classiques. Cette forme est parfaitement représentée par le ***delirium tremens*** et est également classique dans les intoxications au LSD ou aux amphétamines.

– **La forme stuporeuse** : le patient est hypoactif, calme, ralenti, somnolent mais ne doit pas être considéré à tort comme simplement dépressif ou dément. Les **encéphalopathies** hépatiques, hypercapniques et métaboliques sont un bon exemple de cette présentation.

– **Des formes mixtes existent, alternant de façon imprévisible entre les deux autres formes.**

- **Parmi les échelles d'aide au diagnostic rapide,** la ***Confusion Assessment Method (CAM)*** est validée dans les pays anglo-saxons où on la considère comme **le meilleur outil de dépistage**. Différentes versions (adaptées à la réanimation, au service des urgences, etc.) et traductions existent, mais la version française n'est pas encore validée dans notre pays.

Le médecin ou l'infirmière faisant passer ce test doit rechercher 4 groupes de critères :

– *critère 1* = apparition aiguë et symptomatologie fluctuante (interrogatoire de la famille)

– *critère 2* = inattention (difficultés de concentration ? à suivre le fil d'une conversation ?)

– *critère 3* = pensée désorganisée (conversation improductive, décousue ? idées illogiques ?)

– *critère 4* = altération du niveau de conscience (hyperréactif ? somnolent ? réveillable ?)

Le diagnostic de confusion nécessite les critères 1 + 2 associés au critère 3 ou 4.

- **Différencier la confusion du syndrome démentiel est parfois difficile.** Là encore, l'histoire récente et l'interrogatoire des proches sont essentiels. Le tableau I regroupe les éléments de différentiation classiques. La démence à corps de Lewy, où la fluctuation et les épisodes de confusion sont fréquents, représente une difficulté diagnostique majeure.

Tableau I. ÉLÉMENTS PERMETTANT DE DIFFÉRENCIER LA DÉMENCE DE LA CONFUSION		
Caractéristiques	**Confusion**	**Démence**
Début	Aigu	Insidieux
Durée	Jours, semaines	Années
Évolution	Fluctuante	Progressive
Réversibilité	Habituelle	Rare
État de conscience	Altéré	Normale, sauf dans forme sévère/avancée
Attention	Anormale	Normale, sauf dans forme sévère/avancée
Activité psychomotrice	Hyper ou hypoactivité	Souvent normale

5. Diagnostic étiologique

- Le syndrome confusionnel, souvent multifactoriel, résulte de **l'interaction entre une prédisposition (vulnérabilité) et un ou plusieurs facteurs déclenchants**, ces deux entités étant inversement proportionnelles : plus l'individu est vulnérable, moins le facteur déclenchant aura à être intense pour entraîner un épisode confusionnel.

5.1. Facteurs prédisposants

- La **démence** est un facteur de risque majeur de survenue d'une confusion (RR = 2-3). 25 à 50 % des syndromes confusionnels surviennent sur ce terrain.
- Cinq autres facteurs de risque indépendants ont été identifiés chez la personne âgée : la **dénutrition**, l'emploi de la **contention** physique, l'utilisation d'une **sonde vésicale**, la prise de **plus de 3 médicaments**, et tout **événement indésirable** iatrogène.
- Les déficits sensoriels (visuel ou auditif) et les états dépressifs sont également réputés comme facteurs prédisposants.

5.2. Étiologies médicamenteuses

Les médicaments représentent **la cause la plus fréquente** de confusion réversible. Quasiment tous les médicaments peuvent être impliqués, et **toute modification thérapeutique récente** (introduction, arrêt ou augmentation de dosage) sera suspecte car susceptible d'être à l'origine du syndrome confusionnel.

- Le plus souvent ce sont les **anticholinergiques**, les **morphiniques**, les **antidépresseurs**, les **antiparkinsoniens dopaminergiques**, les **antiépileptiques**, les **corticoïdes à forte dose**, les antihistaminiques qui sont incriminés.
  - Les médicaments ayant des propriétés anticholinergiques étant les plus grands pourvoyeurs de syndrome confusionnel chez la personne âgée, il faut s'employer à les chercher dans l'ordonnance du patient (Tableau II).

Tableau II. MÉDICAMENTS CONFUSIOGÈNES DU FAIT DE LEUR ACTIVITÉ ANTICHOLINERGIQUE		
Antiparkinsoniens anticholinergiques	trihexyphénidyle tropatépine bipéridène	Artane® Lepticur® Akineton®
Hypnotiques (neuroleptique)	acépromazine + acéprométazine	Noctran®
Antiémétiques (neuroleptique)	métoclopramide métopimazine	Primpéran® Vogalène®
Médicaments de l'instabilité vésicale	oxybutynine trospium toltérodine solifénacine	Ditropan® Céris® Détrusitol® Vésicare®
Antispasmodiques anticholinergiques	atropine tiémonium scopolamine	Viscéralgine®
Antihistaminiques phénothiaziniques	prométhazine alimémazine	Phénergan® Théralène®
Antihistaminiques H1	hydroxyzine dexchlorphéniramine cyproheptadine oxomémazine	Atarax® Polaramine® Périactine® Toplexil®
Bronchodilatateurs anticholinergiques	ipratropium tiotropium	Atrovent® Spiriva®
Antiarythmiques	disopyramide	Rythmodan®
Neuroleptiques phénothiaziniques, antidépresseurs imipraminiques		

- Anticholinergiques, neuroleptiques et morphiniques peuvent induire une confusion par rétention urinaire ou fécalome. Une hypoglycémie (tramadol, dextropropoxyphène, etc.) ou un trouble métabolique (hyponatrémie des ISRS ou des diurétiques) ou encore une crise comitiale (anticholinergiques, neuroleptiques, tramadol…) sont également possibles.
- Les **sevrages médicamenteux** aux psychotropes (benzodiazépines, antidépresseurs) ou aux morphiniques sont également une étiologie classique de syndrome confusionnel.

5.3. Étiologies toxiques

- **L'alcool** est une cause fréquente et évidente de syndromes confusionnels. Lors d'une **intoxication aiguë** bien sûr, mais également chez l'éthylique chronique en **sevrage** *(delirium tremens)* ou souffrant d'une carence vitaminique. Parfois précipité par un apport glucidique IV inconsidéré (sans supplémentation vitaminique associée), le **déficit en vitamine B1** est à l'origine de l'encéphalopathie de Gayet-Wernicke, qui associe des troubles oculomoteurs et un tableau extrapyramidal. Plus rarement il s'agit d'une carence en vitamine B6 ou d'un déficit en vitamine PP (encéphalopathie pellagreuse).
- L'héroïne, le LSD, le cannabis, les amphétamines sont également imputables, tout comme certains métaux lourds ou hydrocarbures (intoxication professionnelle), ou encore le **monoxyde de carbone** (ne jamais oublier d'évoquer le CO devant un patient présentant des céphalées, une confusion ou des troubles de la conscience).

5.4. Étiologies métaboliques

Tous les **troubles ioniques** (hypernatrémie, hyponatrémie et hypercalcémie notamment) **ou acidobasiques** ainsi que **l'hypoglycémie, l'hyperglycémie, l'hypoxie** et la **déshydratation** peuvent donner un syndrome confusionnel.

- Comme l'encéphalopathie hypercapnique, **l'encéphalopathie hépatique** donne un tableau stuporeux ou comateux avec astérixis mais s'y ajoute une haleine caractéristique (rappelant l'odeur de la chair de poisson en décomposition), le *foetor hepaticus.*
- L'insuffisance rénale aiguë, quant à elle, donne plutôt une forme confuso-onirique.
- L'hyperparathyroïdie, l'hypoparathyroïdie et l'insuffisance surrénalienne sont des étiologies possibles par les troubles ioniques et glycémiques qu'elles peuvent entraîner.

5.5. Étiologies neurologiques

- **Il est rare (donc trompeur) qu'une pathologie neurovasculaire** (accident vasculaire cérébral hémorragique ou ischémique, thrombophlébite cérébrale, hémorragie sous-arachnoïdienne, extradurale, sousdurale, etc.) se présente sous une forme confusionnelle pure, sans signe neurologique focal. De ce fait, la présence d'un traitement anticoagulant (AVK ou anticoagulant oral direct AOD) doit appeler à la plus grande vigilance.
- À côté de la classique confusion post-critique qui cède généralement en moins de 30 minutes (mais qui peut durer plusieurs heures chez la personne âgée), certains **états de mal épileptiques partiels** peuvent donner un tableau isolé de confusion ou de trouble de la conscience persistants, expliquant **l'intérêt de l'EEG** dans la prise en charge en cas de tableau inexpliqué ou de suspicion d'épilepsie infraclinique.

5.6. Étiologies infectieuses

- Secondaire à un syndrome grippal, à une infection urinaire ou à tout autre foyer infectieux, **la fièvre en elle-même** peut être mal tolérée chez la personne âgée et être à l'origine d'un syndrome confusionnel. Ce dernier s'améliore au retour à l'apyrexie.
- Par leur fréquence, **les infections urinaires et pulmonaires** sont de grands pourvoyeurs de syndrome confusionnel chez la personne âgée.
- Les infections du SNC sur VIH, **les encéphalites et méningites** doivent être suspectées.
- Le paludisme dans sa forme la plus grave (neuropaludisme) doit être évoqué, et il faudra rechercher un éventuel voyage récent en zone d'endémie palustre.

5.7. Autres étiologies

- L'embolie pulmonaire, le syndrome coronarien aigu, les états de choc et les troubles du rythme sont des **causes cardiovasculaires** possibles de syndrome confusionnel.
- Les **rétentions urinaire ou fécale**, la **douleur** aiguë, les interventions chirurgicales et les traumatismes musculosquelettiques sont d'autres étiologies classiques.

6. Examens complémentaires

- Il n'existe aucun examen biologique spécifique du syndrome confusionnel, la biologie ne servant qu'à la découverte d'une ou plusieurs étiologies potentielles. Le **bilan initial systématique recommandé en urgence** est représenté dans le Tableau III.

Tableau III. BILAN INITIAL RECOMMANDÉ EN URGENCE DEVANT UNE CONFUSION
Glycémie capillaire + veineuse
Ionogramme sanguin, calcémie corrigée (troubles hydroélectrolytiques ?)
Hémogramme, protidémie (anémie ? déshydratation extracellulaire ?)
Urée plasmatique et créatinine + calcul de la clairance (I. rénale aiguë ?)
CRP et/ou PCT +/- lactatémie
Bandelette urinaire +/- ECBU
Saturation pulsée en oxygène (SpO_2) +/- gazométrie artérielle
ECG

- Guidée par les hypothèses cliniques, la **biologie** cherchera un trouble métabolique (glycémie, ionogramme sanguin, gazométrie si besoin), un syndrome infectieux (NFS, CRP, PCT, bandelette urinaire et/ou ECBU, hémoculture), une intoxication (alcoolémie, HbCO, dosage de toxiques orienté par la clinique), une insuffisance rénale ou hépatique.
- **L'électrocardiogramme (ECG)** et si besoin le dosage de la troponine peuvent dépister une ischémie myocardique silencieuse d'autant plus fréquente sur terrain âgé et/ou diabétique.
- La radiographie thoracique est rentable surtout chez la personne âgée dont l'auscultation thoracique est parfois difficile et peu informative. L'échographie pleuropulmonaire tend à se développer du fait de sa sensibilité (pour les pleurésies et les foyers de condensation notamment), et du fait de la mauvaise qualité des radiographies faites aux urgences. L'échographie vésicale automatisée (*bladder-scan*) est intéressante pour lever le doute sur une rétention aiguë d'urine. En cas de suspicion de fécalome à l'origine de la confusion, l'ASP peut se discuter en plus du toucher rectal pour éliminer un fécalome haut.

Le **scanner cérébral** ne doit pas être systématique. En première intention il est indiqué en cas de **signe de localisation** neurologique, de **traumatisme crânien récent même mineur** et de **suspicion d'hémorragie méningée.** En seconde intention si le bilan initial recommandé est négatif, le scanner cérébral sera pratiqué pour recherche d'hématome sous-dural (d'autant plus en présence d'un traitement anticoagulant ou antiagrégant plaquettaire) ou d'AVC même sans signe déficitaire.

- La **ponction lombaire** (PL) est indispensable en cas de syndrome méningé fébrile. En cas de **confusion fébrile** non améliorée par le retour à l'apyrexie et **sans foyer infectieux évident retrouvé,** la PL devra être également pratiquée. Enfin, elle permettra d'établir le diagnostic d'hémorragie méningée devant un tableau de confusion inexpliquée.
- **L'électroencéphalogramme (EEG)** au moindre doute permettra de redresser un diagnostic difficile d'état de mal épileptique infraclinique.

7. Diagnostic différentiel

- Le syndrome démentiel, que l'on peut distinguer de la confusion mentale par l'interrogatoire des proches et certaines caractéristiques à rechercher (Tableau I de ce chapitre).
- Le trouble psychiatrique aigu : accès maniaque, bouffée délirante aiguë, schizophrénie.
- L'aphasie de Wernicke, où le patient ne comprend pas le sens des mots prononcés par son interlocuteur, mais ne présente ni trouble de la vigilance, ni fluctuation des signes.
- L'ictus amnésique : le patient répète les mêmes questions, semble perplexe mais ne présente aucun trouble de la vigilance et n'est pas désorienté dans l'espace.

8. Traitement

La prise en charge d'une confusion aiguë est **avant tout le traitement de sa cause.** Celle-ci peut être grave et engager le pronostic vital à court terme, mais c'est **également les conséquences de la confusion qu'il faut prévenir et traiter**: déshydratation, complications de décubitus, auto- et hétéro-agressivité, etc.

- Le traitement symptomatique du syndrome confusionnel, quelle que soit sa gravité, fait **systématiquement** appel à des **mesures générales non médicamenteuses** de l'ordre du relationnel et de l'attitude à adopter. Si ces mesures sont insuffisantes, et en association avec celles-ci, une prise en charge ponctuelle médicamenteuse peut s'envisager.

8.1. Mesures non médicamenteuses

- Tout au long de la prise en charge, il faut privilégier: **une attitude bienveillante et apaisante**, un **isolement au calme** dans un endroit bien éclairé et ouvert mais **protégé de tout risque de fugue ou de défenestration**, le maintien des objets personnels et des appareils auditifs et oculaires, l'utilisation des messages non verbaux en plus de la communication orale pour une meilleure compréhension.
- Éviter les intervenants multiples et favoriser la présence des proches s'ils sont apaisants.
- **Évaluer l'intérêt et le risque de tout acte diagnostique ou thérapeutique invasif**: éviter la perfusion si possible, chercher un globe vésical par échographe portable (bladder scan) plutôt que par sondage vésical en cas de doute, limiter les indications de gestes douloureux (gazométries artérielles, sonde nasogastrique...).

La contention physique doit rester exceptionnelle (patient dangereux pour lui-même ou pour les autres et/ou actes diagnostiques ou thérapeutiques nécessaires). C'est une **prescription médicale** devant être consignée dans le dossier, surveillée et expliquée au patient et à ses proches.

8.2. Traitement pharmacologique

- **Lorsque les mesures non médicamenteuses ne suffisent pas**, et en association avec celles-ci, un traitement médicamenteux **temporaire** peut se justifier **en cas de mise en danger, d'hétéroagressivité, d'anxiété importante ou d'agitation** rendant difficiles les actes diagnostiques et thérapeutiques.
- Cependant, les médicaments proposés n'ont pas d'autorisation de mise sur le marché spécifique pour cette indication, et ont un potentiel iatrogénique non négligeable.
- Une attention particulière doit par exemple être portée aux patients souffrants de démence à corps de Lewy car, même à faible dose, un neuroleptique peut entraîner chez eux une sédation importante, voire un coma.
- Enfin, il est important ici de rappeler que par ses propriétés anticholinergiques, **l'hydroxyzine est un très mauvais choix thérapeutique chez la personne âgée confuse.**

Le traitement pharmacologique ponctuel d'une confusion mentale dépend de la symptomatologie principale: en cas d'**anxiété** prédominante, une **benzodiazépine** de durée d'action courte (comme l'oxazépam, le lorazépam ou l'alprazolam par exemple) sera préférée, tandis qu'un **neuroleptique** (tel que l'halopéridol) sera plus indiqué en **cas de délire ou d'hallucinations.**

- Le médicament choisi sera administré avec une **posologie initiale faible** (quart ou moitié de la dose habituelle), administré par **voie orale** si possible, reconduit qu'en cas de bonne tolérance clinique, et étroitement **surveillé.** Devront être recherchés en particulier une rétention urinaire, une hypotension orthostatique, un syndrome extrapyramidal, des troubles de la déglutition et une somnolence en cas de traitement par neuroleptique, tandis qu'une benzodiazépine entraînera plutôt une sédation, voire une dépression respiratoire.

- Une fois que la symptomatologie (anxiété importante, agitation, etc.) ayant motivé l'intervention pharmacologique est contrôlée, il faudra **lever les contentions** physiques éventuelles, **surveiller** régulièrement les constantes, **chercher les complications** de décubitus classiques (TVP, escarres) et évaluer les **apports** hydriques et nutritionnels.

9. Particularités de la confusion chez l'enfant

- La sémiologie du syndrome confusionnel chez l'enfant ne présente pas de spécificité particulière par rapport à l'adulte. L'enfant peut paraître obnubilé, stuporeux, hébété, mutique, anxieux, voire paniqué. Tout comme l'adulte les troubles de la vigilance et la fluctuation des symptômes voire l'inversion du rythme nycthéméral sont caractéristiques.
- Les causes médicamenteuses sont plus rares que chez l'adulte et sont souvent dues à une ingestion accidentelle. Les étiologies toxiques sont fréquentes : prise d'alcool, intoxication au monoxyde de carbone, inhalation de solvants, etc.
- Toutes les causes métaboliques sont possibles (trouble ionique ou du métabolisme glucidique, endocrinopathie). La déshydratation sur gastro-entérite aiguë est une cause classique de confusion de l'enfant. Rarement une hyperammoniémie héréditaire primaire ou secondaire sera retrouvée comme cause au syndrome confusionnel.
- La maltraitance doit être évoquée quand une étiologie traumatique (hématome sous-dural par exemple) est retrouvée.
- La comitialité et les processus expansifs intracrâniens sont des étiologies possibles.
- Enfin, une confusion aiguë chez l'enfant peut être d'origine psychique, soit du fait de l'intensité des faits déclenchant (maltraitance, abus sexuel, etc.), soit du fait d'une personnalité prédisposée fragile (hyperémotivité, retard mental, personnalité limite, etc.).
- Comme chez l'adulte, le traitement sera avant tout étiologique. L'isolement au calme, l'attitude bienveillante et les autres moyens non médicamenteux seront à privilégier. La contention physique transitoire et un traitement pharmacologique ne seront utilisés que si vraiment nécessaires.

▸ Références

- American Psychiatric Association. Diagnostic ans Statistical Manual of Mental Disorders, Fifth Edition. 5th ed. Washington, DC : American Psychiatric Association ; 2013.
- McCusker J, Cole M, Abrahamowicz M, Primeau F, Belzile E. Delirium predicts 12-month mortality. Arch Intern Med. Feb 25 2002 ; 162(4) : 457-63.
- White S. The neuropathogenesis of delirium. Rev Clin Gerontol. 2002 ; 12 :62-67.
- Cerejeira J, Batista P, Nogueira V, et al. Low preoperative plasma cholinesterase activity as a risk marker of postoperative delirium in elderly patients. Age Ageing. Sep 2011 ; 40(5) :621-6.
- Inouye SK, van Dyck CH, Alessi CA. Clarifying confusion : the confusion assessment method. A new method for detection of delirium. Ann Intern Med. Dec 15 1990 ; 113(12) : 941-8.
- Teslyar P, Stock VM, et al. Prophylaxis with Antipsychotic Medication Reduces the Risk of Post-Operative Delirium in Elderly Patients : A Meta-Analysis. Psychosomatics. Feb 1 2013.
- Inouye SK, et al. Precipitationg factors for delirium in hospitalized elderly persons. Predictive model and interrelashionship with baseline vulnerability. JAMA. Mar 20 1996 ; 275(11) : 852-7.
- Chan D, Brennan NJ. Delirium : making the diagnosis, improving the prognosis. Geriatrics. Mar 1999 ; 54(3) : 28-30, 36, 39-42.
- Van Eijk MM, Roes KC, et al. Effect of rivastigmine as an adjunct to usual care with haloperidol on duration of delirium and mortality in critically ill patients : a multicentre, double-blind, placebo-controlled randomised trial. Lancet. Nov 27 2010 ; 376(9755) : 1829-37.
- Confusion aiguë chez la personne âgée : prise en charge initiale de l'agitation. HAS. Service des bonnes pratiques professionnelles. Mai 2009.

POINTS CLÉS

PRISE EN CHARGE D'UN SYNDROME CONFUSIONNEL

Affirmer le diagnostic

- **Diagnostic uniquement clinique :**
  - troubles de la vigilance (inattention) + apparition aiguë + fluctuation des symptômes + pensée désorganisée et/ou altération de la conscience (hyper réactivité ou smonolence)
- **Interrogatoire de l'entourage fondamental**

Diagnostic différentiel

- Syndrome démentiel
- Aphasie de Wernicke
- Trouble psy aigu
- Ictus amnésique

Bilan initial recommandé

- Glycémie (capillaire + veineuse)
- NFS
- Ionogramme, calcémie corrigée, protidémie
- Créatininémie, urée, calcul de la clairance
- CRP et/ou PCT +/- lactatémie
- BU +/- ECBU
- SpO_2 +/- gazométrie
- ECG

Mesures initiales

- **Prendre toutes les constantes :** PA, FC, FR, SpO_2, dextro, température.
  - Isoler au calme, endroit bien éclairé
  - Prévenir le risque suicidaire
  - Rassurer, rester bienveillant
- **Contention physique que si :** danger pour le patient ou les autres, nécessité d'actes diag / thérapeutiques.

Principales étiologies

- Médicaments (anticholinergiques, morphine...)
- Toxiques : OH (intox ou sevrage), drogues, CO
- Métabo : trioniques, acidose, déshydratation
- Infections : urinaire, pneumonie, méningite...
- Neuro : AVC, HSA, HED, épilepsie...
- Cardiovasculaires : EP, SCA, tr. du rythme
- Autres étiologies : fécalome, globe, douleur

PLACE DU SCANNER CÉRÉBRAL (NON SYSTÉMATIQUE)

- **En 1re intention si :** déficit neurilogique focal, traumatisme crânien récent, suspicion d'étiologie neuro (AVC, HSA, épilepsie, tumeur, etc)
- **En 2nd intention si :** bilan négatif + trt anticoagulant ou antiagrégant (HSD ?) et/ou si terrain cardiovasculaire (AVC non déficitaire ?)

CONFUSION FÉBRILE DE LA PERSONNE ÂGÉE (PA)

- Toute infection chez la PA peut donner une confusion (urinaire et pneumo ++)
- Si la confusion dure malgré le retour à l'apyrexie, et en l'absence de foyer infectieux retrouvé, faire la PL (méningite, méningo-encéphalite ?)

TRAITEMENT PHARMACOLOGIQUE

- **Uniquement si indispensable :** danger pour patient / entourage, anxiété majeure, nécessité de soins ou examens
- Si agiation ou hallucinations : neuroleptique type halopéridol
- **Surveillance +++ sous traitement :** sédation, dépression respi, rigidité extrapyramidale, complications de décubitus...
- Ne pas oublier : le trt de la confusion est d'abord celui de sa cause

+++ LE COUP DE POUCE DE L'ENSEIGNANT

1. Dysfonction cérébrale transitoire et généralement réversible, dont la cause doit être recherchée et rapidement traitée.
2. Possible à tout âge mais plus fréquent à un âge avancé ou sur terrain cognitif altéré.
3. Physiopathologie dominée par le déficit en acétylcholine et/ou l'excès en dopamine.
4. Altération de la vigilance, installation rapide des troubles cognitifs et fluctuation des symptômes dans la journée sont les signes cardinaux du syndrome confusionnel.
5. Diagnostic clinique, les examens paracliniques ne servant qu'au diagnostic étiologique.
6. Un bilan paraclinique simple systématique permet de dépister la majorité des étiologies.
7. Médicaments, toxiques et troubles métaboliques constituent les étiologies les plus fréquentes. Ne pas oublier les causes infectieuses, neurologiques, cardiovasculaires ainsi que les causes simples comme une rétention aiguë d'urine ou un fécalome.
8. Toute modification thérapeutique récente est suspecte (sevrage, augmentation ou diminution de posologie, nouveau médicament avec potentielles interactions, etc.).
9. Le traitement du syndrome confusionnel est d'abord celui de sa cause.
10. Les moyens non médicamenteux doivent systématiquement être privilégiés.
11. Si nécessaire, la contention doit être transitoire et expliquée au patient et à ses proches.
12. En cas d'anxiété majeure, de mise en danger, d'auto- ou hétéro-agressivité, un traitement pharmacologique transitoire est souhaitable. La symptomatologie dominante guidera le choix entre une benzodiazépine (de courte durée d'action) et un neuroleptique.
13. L'hydroxyzine, du fait de ses propriétés anticholinergiques, est illogique et donc à proscrire pour le traitement de la personne âgée confuse.
14. La surveillance du traitement est indispensable : complications de décubitus, sédation excessive, rétention urinaire, fécalome, déshydratation, etc. sont à chercher régulièrement.
15. Le pronostic à 12 mois est directement corrélé à la précocité et à la qualité de la prise en charge initiale.

CHAPITRE 13

Prise en charge d'une patiente atteinte de pré-éclampsie

OBJECTIFS ECN

➔ Diagnostiquer une pré-éclampsie, principes thérapeutiques (posologies)

➔ Connaître et prévenir les complications de la pré-éclampsie

Dr Gaël Piton*, Pr Thibaut Desmettre**

*PH, Service de Réanimation Médicale, Centre Hospitalier Régional et Universitaire de Besançon

**PU-PH, Service d'accueil des Urgences/SAMU 25, Pôle Urgences Réanimation Médicale, Centre Hospitalier Régional et Universitaire de Besançon, Université de Bourgogne - Franche Comté

MOTS-CLÉS : Éclampsie, extraction fœtale, HELLP syndrome, hématome retroplacentaire, hypertension artérielle, ischémie placentaire, microangiopathie, pré-éclampsie, protéinurie, sulfate de magnésium, transfert intra utero

Abréviations : PE, pré-éclampsie ; EF, extraction fœtale

Introduction

Le terme de pré-éclampsie (PE) a maintenant remplacé celui de toxémie gravidique. Ce terme désigne à la fois une maladie spécifique de la grossesse, et la possibilité d'évolution vers une complication neurologique redoutée, l'éclampsie. La pré-éclampsie est une affection grave de la fin du deuxième et du troisième trimestre de la grossesse, qui n'est pas rare, et qui peut mettre en jeu le pronostic maternel et fœtal. L'évolution de la PE est imprévisible, peut être rapide, d'où l'importance de sa surveillance chaque fois que possible en maternité de niveau III. La prise en charge en réseau doit être parfaitement codifiée afin de limiter la morbimortalité materno-fœtale.

1. Définition

1.1. La pré-éclampsie

- Elle est définie par l'association :
  - HTA gravidique : PAS ≥ 140 mmHg et/ou PAD ≥ 90 mmHg survenant entre la 20 SA et la 6e semaine du post-partum ;
  - Protéinurie > 0,3 g/jour.

1.2. La pré-éclampsie sévère

C'est une PE associée à au moins 1 signe clinique ou biologique de gravité (voir critères chapitre 4.3).

1.3. L'éclampsie

C'est une crise convulsive survenant dans un contexte de PE et ne pouvant pas être rapportée à une autre cause.

2. Épidémiologie

2.1. Facteurs obstétricaux

La pré-éclampsie est deux fois plus fréquente chez les nullipares que chez les multipares : en France, son incidence varie entre 1 et 3 % pour les nullipares, et entre 0,5-1,5 % pour les multipares. La PE sévère compte pour 18 % des causes de mortalité maternelle. La PE est cinq fois plus fréquente en cas de grossesse plurifoetale. Un antécédent de PE est associé à un risque de PE en cas de grossesse ultérieure.

2.2. Terrain

L'âge supérieur à 40 ans, la surcharge pondérale, l'HTA chronique, le diabète, sont des facteurs de risque de PE. Le contexte de maladie auto-immune ou de transplantation rénale augmente fortement le risque de PE.

3. Physiopathologie

La physiopathologie sous-jacente associe une ischémie placentaire, une microangiopathie systémique, une HTA sévère, et un retentissement multiviscéral (Figure 1).

3.1. Ischémie placentaire

Défaut de vascularisation du placenta par les artères utérines qui restent de type résistif, ne permettant pas d'apporter suffisamment d'oxygène et de nutriments au placenta. L'ischémie régionale du placenta, par défaut d'invasion cytotrophoblastique, induit une libération de médiateurs pro-inflammatoires et cellulaires dans la circulation maternelle.

3.2. Microangiopathie systémique

Altération de l'endothélium vasculaire maternel, responsable d'une altération de la perméabilité capillaire et d'une diminution de la réactivité microvasculaire.

3.3. HTA sévère

Reflet d'une augmentation des résistances vasculaires systémiques. Résultat d'une altération de l'endothélium vasculaire maternel, des médiateurs circulants, et d'une augmentation du tonus sympathique.

3.4. Retentissement viscéral

- Lié à la fois à la microangiopathie diffuse, qui touche la plupart des organes, et au retentissement viscéral de l'hypertension artérielle.
  - **Neurologique** : Éclampsie. Les signes annonciateurs sont les céphalées, la somnolence, les troubles visuels ou oculomoteurs, l'hyperréflexie ostéotendineuse. L'IRM peut mettre en évidence des signes évocateurs de PRES syndrome (syndrome d'encéphalopathie postérieure réversible).
  - **Cardiorespiratoire** : OAP en rapport avec une postcharge accrue, une augmentation de la perméabilité vasculaire, et une dysfonction diastolique du VG.
  - **Rénal** : la protéinurie traduit l'atteinte rénale. Elle reflète une endothéliose vasculaire pathognomonique de l'affection, réversible après l'accouchement. La protéinurie peut aller jusqu'au syndrome néphrotique et peut s'associer à une insuffisance rénale aiguë.
  - **Hépatique** : HELLP syndrome (Hemolysis-Elevated Liver enzymes-Low Platelets count), associant hémolyse (présence de shizocytes obligatoire, LDH élevés, haptoglobine basse), thrombopénie < 100 g/L, et ASAT > 70 UI/L.

- **Hématologique** : versant hémorragique (CIVD par consommation, par exemple en cas d'HRP) ou versant hyperthrombotique (microangiopathie).
- **Hémorragique** : hématome retroplacentaire (HRP), présent dans 16 % des cas peut être révélateur de la PE. Il associe douleurs abdominales, hypertonie utérine, saignement vaginal et signes de souffrance fœtale. Hématome sous capsulaire du foie compliquant un HELLP syndrome : tableau de douleur de l'hypochondre droit, rare évolution vers une rupture hépatique.

3.5. Retentissement fœtal

La souffrance fœtale est d'origine multifactorielle : conséquences de l'ischémie primitive d'origine placentaire, ou du développement d'un HRP ; retentissement de l'HTA ; retentissement de la dysfonction multiorgane maternelle.

Figure 1. Physiopathologie de la pré-éclampsie

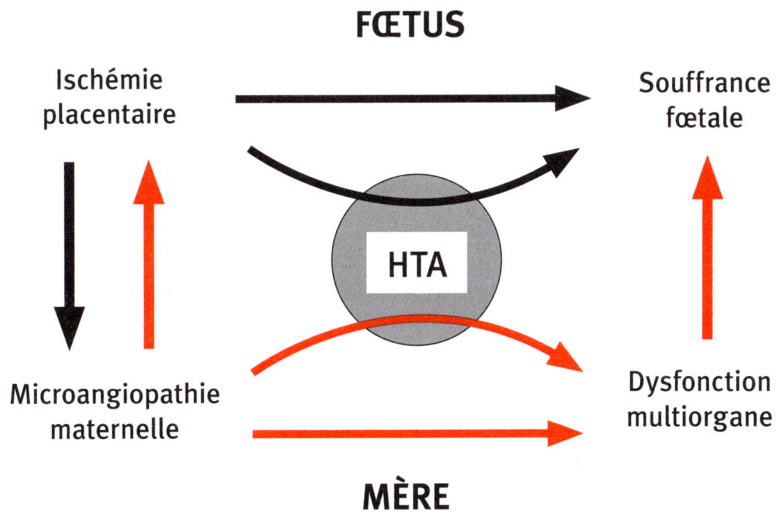

4. CAT diagnostique

4.1. Faire le diagnostic de PE

Le diagnostic de PE doit être évoqué devant l'association d'une HTA gravidique (après 20 SA) et d'une protéinurie (> 0,3 g/j).

4.2. Évaluer la mère et le fœtus

- Cette évaluation :
  - nécessite obligatoirement une hospitalisation ;
  - est clinique et paraclinique ;
  - est d'autant plus rapprochée qu'il existe des signes de gravité.

4.2.1. Les critères d'évaluation de la mère

4.2.1.1. Évaluation clinique :

- Poids, recherche d'œdèmes ;
- Conscience, orientation, céphalées, acouphènes, recherche des ROT ;

- Tension artérielle (au repos, brassard adapté), FC.
- Auscultation pulmonaire, SpO_2, recherche d'une surcharge pulmonaire hydrostatique.
- Recherche d'une douleur épigastrique.
- Bandelette urinaire.
- Un fond d'œil en cas de troubles visuels.

4.2.1.2. Évaluation biologique :

- Urée, créatininémie, ionogramme, acide urique, protides, albuminémie.
- ASAT, ALAT, bilirubinémie, glycémie.
- NFS plaquette, haptoglobine, schizocytes, LDH, Groupe sanguin, phénotype rhésus Kell, RAI, TP, TCA, fibrinogène, PDF ou DDimères.
- Protéinurie des 24 h et ECBU.

4.2.1.3. Imagerie :

Une IRM doit être réalisée en cas de troubles visuels, à défaut un scanner.

4.2.2. Les critères d'évaluation du fœtus

- Examen du rythme cardiaque fœtal (RCF).
- Échographie fœtale : biométrie fœtale (estimation du poids), mesure de la quantité de liquide amniotique, examen doppler fœtal et utérin.

4.3. Identifier une forme grave de PE

Il suffit d'un seul critère, qu'il soit clinique ou biologique, pour définir une PE sévère.

4.3.1. Critères cliniques de gravité

- HTA sévère persistante : PAS ≥ 160 mmHg ou PAD ≥ 110 mmHg.
- Éclampsie (crise convulsive) ou troubles neurologiques rebelles (troubles visuels, ROT polycinétiques, céphalées).
- Hémorragie rétinienne ou œdème papillaire au fond d'œil.
- OAP.
- Oligurie (< 500 ml/jour).
- Hématome retroplacentaire ou retentissement fœtal (retard de croissance intra-utérin, oligoamnios, anomalie du rythme cardiaque fœtal).

4.3.2. Critères biologiques de gravité

- Créatininémie > 135 µmol/l.
- Protéinurie > 5 g/j.
- Cytolyse hépatique.
- Thrombopénie < 100 000.

5. CAT thérapeutique

5.1. Les principes du traitement

5.1.1. Traitement étiologique

- Il dépend de la sévérité de la PE et du terme de la grossesse :
  - Guérir la pré-éclampsie : l'accouchement est le seul traitement étiologique ;

– Ne pas mettre en danger la mère ;
– Sauver le fœtus s'il est viable et que la mère n'est pas en danger.

5.1.2. Traitement symptomatique

- Limiter le retentissement viscéral de l'HTA sur la mère et sur le fœtus : contrôle tensionnel.
- Éviter l'évolution vers une éclampsie : administration de sulfate de magnésium.

5.1.3. Envisager un Transfert in utero (TIU)

Envisager un Transfert in utero (TIU) vers une maternité de type II ou III, adaptée à la prise en charge du nouveau-né (fonction de l'âge de gestation et du poids estimé) et de la mère, s'il n'y a pas de contre-indication.

Tableau I. RAPPEL SUR LA CLASSIFICATION DES MATERNITÉS EN FRANCE ET SUR LA POSSIBILITÉ DE PRISE EN CHARGE DES PRÉ-ÉCLAMPSIES

Niveau de la maternité	Unités d'hospitalisation présentes	Prise en charge des PE
I	Obstétrique	Non adaptée
II	Obstétrique Néonatalogie	PE non sévère
III	Obstétrique Néonatalogie Réanimation néonatale	PE sévère (ou non sévère)

5.2. Prise en charge d'une PE non sévère

5.2.1. Surveillance

- Quotidienne ;
- En maternité au moins de niveau II dès que possible : il faut organiser un TIU, l'évolution étant imprévisible et potentiellement très rapide.

5.2.2. Traitement symptomatique

- Aucun traitement systématique (diurétique, anti-hypertenseur, sédatif).
- Objectif tensionnel PAS 140-150 mmHg et PAD 85-95 mmHg.

5.2.3. Extraction fœtale (EF)

- Avant 37 SA : maturation fœtale par corticothérapie (voie IM) pour limiter le risque de détresse respiratoire aiguë néonatale.
- À partir de 37 SA : EF sans attendre.

5.3. Prise en charge d'une PE sévère

5.3.1. Surveillance maternelle (voir critères de gravité)

- Clinique : horaire.
- Biologique : toutes les 6 h.
- En maternité de niveau III.

Les objectifs thérapeutiques :
- PAS entre 140 et 160 mmHg
- PAM entre 100 et 120 mmHg
- SpO2 > 96 %
- Diurèse > 0,5 ml/h
- Fréquence respiratoire > 16/mn
- Stabilité des ROT
- Absence de céphalées, de phosphènes, de barre épigastrique

5.3.2. Surveillance fœtale

- Examen du RCF X3/jour.
- Dopplers maternaux et fœtaux/jour.

5.3.3. Traitement symptomatique

- **Contrôle tensionnel** : introduction du traitement anti-hypertenseur par voie IVSE, si PAS > 160 mmHg ou PAD > 110 mmHg. Objectif tensionnel PAS 140-160 et PAM 100-120 mmHg (voir protocole infra).
- **Remplissage vasculaire** : la position en décubitus latéral gauche permet de prévenir le syndrome cave inférieur et d'améliorer le retour veineux. Le remplissage vasculaire n'est pas systématique : en cas de signes d'hypovolémie avec hypotension persistance après introduction du traitement antihypertenseur. Privilégier les cristalloïdes. L'albumine doit être réservée aux patientes présentant un syndrome œdémateux sévère avec hypoalbuminémie.
- **Sulfate de Magnésium** : à utiliser s'il existe des anomalies neurologiques telles que ROT polycinétiques, céphalées, ou troubles visuels (voir protocole infra).

5.3.4. Extraction fœtale en cas de PE sévère

- **< 24 SA** : Interruption thérapeutique de grossesse doit être discutée avec les parents. Il faut sauver la mère, le fœtus n'a pas de chances de survie.
- **> 34 SA** : EF dès que possible.
- **Entre 24 et 34 SA** : EF immédiate uniquement s'il existe une urgence vitale pour la mère ou le fœtus. Sinon maturation par corticothérapie pendant 24 h (voir protocole infra).

5.3.4.1. Indication d'extraction fœtale immédiate

- ***Indication maternelle :***
  - HTA sévère non contrôlée malgré une bithérapie ;
  - Éclampsie ou cécité corticale ;
  - OAP ;
  - Hématome sous capsulaire du foie ;
  - Hématome retroplacentaire ;
  - Thrombopénie < 50 000.
- ***Indication fœtale :***
  - Bradycardie fœtale sévère ou prolongée ;
  - VCT < 3 m/s ;
  - Score de Manning ≤ 4.

5.3.4.2. Indication d'EF après 24 h de corticothérapie pour maturation fœtale

- ***Indication maternelle :***
  - Oligurie ne répondant pas au remplissage vasculaire ;
  - Ascension de la créatininémie ;

- Imminence d'une pré-éclampsie (céphalées, troubles visuels persistants) ;
- Douleur épigastrique persistante ;
- HELPP syndrome évolutif.

- ***Indication fœtale :***
  - Oligoamnios sévère ;
  - RCIU < 5e percentile après 32 SA ;
  - Diastole ombilicale inversée après 32 SA.

5.4. Question du transfert *in utero*

5.4.1. Principe du TIU

- Compte tenu du caractère imprévisible de cette affection, et d'une possible aggravation rapide, toute PE doit bénéficier d'un TIU en dehors des contre-indications.
- Ce TIU permet de rapprocher la mère et son futur enfant d'un centre adapté à la prise en charge de la PE : proximité d'un établissement de transfusion sanguine, bénéficiant d'un plateau technique suffisant (examens biologiques ; imagerie avec scanner et IRM), en cas de PE non sévère, permettant la prise en charge du nouveau-né en néonatalogie (maternité de niveau II) ; en cas de PE sévère, permettant la prise en charge du nouveau-né en réanimation néonatale (maternité niveau III), et la prise en charge de la mère (surveillance continue, soin intensif, ou réanimation).

5.4.2. Organisation en réseau

- Un protocole de prise en charge des PE doit être mis en place à l'échelle régionale, dans le cadre d'un réseau de périnatalité.
- Ce réseau doit associer : obstétriciens, pédiatres, urgentistes, anesthésistes et réanimateurs.

5.4.3. Les indications de TIU

Le TIU doit être discuté pour toute PE.

5.4.4. Les contre-indications au TIU = indications d'EF en urgence

- HTA non contrôlée.
- Apparition d'un retentissement viscéral maternel sévère (éclampsie, OAP, CIVD, IRA).
- HRP ou hématome sous capsulaire du foie (risque d'extension de l'hématome avec le transport).
- Signes de souffrance fœtale (anomalies majeures du RCF).
- Le HELLP syndrome **n'est pas** une contre-indication au TIU.
- Concernant la prise en charge de la mère et du nouveau-né :
  - Prise en charge de la mère pour EF dans la maternité locale, puis en post-partum, transfert secondaire vers un plateau technique adapté par SMUR si nécessaire.
  - Transfert néonatal par le SMUR pédiatrique vers un service de réanimation néonatale si nécessaire (prématurité, faible poids de naissance, détresse respiratoire néonatale).
  - Dans la mesure du possible il faut éviter au maximum une séparation mère-enfant.

5.4.5. Les modalités du TIU

- Mise en relation de l'obstétricien du centre demandeur avec l'obstétricien du centre receveur (maternité de niveau II ou III) et le médecin du centre régulateur. Ce dernier peut également contacter le médecin transporteur SMUR, les anesthésistes et les réanimateurs.

- Préciser l'état clinique et biologique de la mère, en recherchant des signes de gravité.
- Préciser le terme exact, l'évaluation du poids fœtal, et le RCF.
- Discuter du conditionnement, vecteur de transport, et du service d'accueil.
- Informer les parents en amont du TIU des enjeux maternels et fœtaux.
- Le TIU doit être médicalisé.
- Mesures thérapeutiques : décubitus latéral G (lever le syndrome cave inférieur) ; poursuite du traitement hypotenseur, sulfate de magnésium, remplissage vasculaire, VVP 18 gauges.
- Surveillance : analyse continue FC et SpO_2, mesure pression non invasive, sonde vésicale ; surveillance rapprochée pendant le transport (gravité de la PE, tolérance du traitement hypotenseur, tolérance du sulfate de magnésium) ; réevaluation fréquente sur la fiche de transport. L'objectif est une PAM entre 100 et 120 mmHg, et une PAS entre 140 et 160 mmHg.

5.5. Surveillance du post partum

- **Au moins 48 heures** : Clinique et biologique ; Tension artérielle, poids, diurèse, bilan entrées-sorties ; En secteur de réanimation s'il existe des défaillances d'organe.
- **Dans les 2-3 semaines du post partum** : surveillance TA bi-hebdomadaire et consultation vers le médecin traitant.

5.6. Les protocoles thérapeutiques spécifiques

5.6.1. *Traitement antihypertenseur*

- **Classes :** Nicardipine en première intention, a fortiori si HTA initiale très élevée ; alternatives en cas d'intolérance : Labetalol ou Clonidine. Possible association Nicardipine/Labetalol ou Nicardipine/Clonidine si HTA réfractaire à la monothérapie.
- **Voie d'administration :** IVSE, possible bolus initial de Nicardipine si HTA sévère.
- **Indication :** PAS > 160 ou PAD > 110 mmHg.
- **Objectif thérapeutique :** PAS 140-160 et/ou PAM 100/120 et/ou PAD 90/100.
- **Surveillance efficacité/tolérance :** toutes les 30 minutes la première heure puis horaire.

Tableau II. ADAPTATION DU TRAITEMENT ANTIHYPERTENSEUR EN FONCTION DE LA PRESSION ARTÉRIELLE (d'après les RFE-SFAR 2009, 1re référence dans la liste).

PAS	PAM	PAD	Initiation (premières 30 mn)	Adaptation (30 mn puis horaire)
> 180	> 140	> 110	Nicardipine bolus 0,5-1 mg Puis IVSE 4-7 mg/30 mn	Nicardipine 1-6 mg/h Si insuffisant, associer Labetalol ou Clonidine
160-180	120-140	100-110	Nicardipine IVSE 1-6 mg/h ou Labetalol 5-20 mg/h	
140-160	100-120	90-100	-	Même vitesse
< 140	< 100	< 90	-	Baisser ou arrêter

5.6.2. Sulfate de Magnésium

- **Efficacité**: le sulfate de magnésium permet de diminuer de 50 % la survenue d'une éclampsie par rapport au placebo.
- **Indication**: signes annonciateurs d'une éclampsie (céphalées rebelles, ROT polycinétiques, troubles visuels) ou traitement curatif de l'éclampsie.
- **Contre-indication**: l'élimination étant essentiellement urinaire, une clairance de la créatinine < 30 ml/mn est une contre-indication; maladies neuromusculaires.
- **Posologie et voie d'administration**: Bolus de 4 g IVMP sur 30 minutes, puis perfusion continue IVSE de 1 g/h, durée au moins 24 h après l'EF ou la dernière crise convulsive. L'objectif est d'obtenir des magnésémies entre 2 et 2,5 mmoles/L.
- **Surveillance**: sulfate de magnésium = surveillance en salle de naissance ou SI: un traitement bien toléré associe: une conscience normale (GCS 15), des ROT présents, une fréquence respiratoire > 12/mn, une diurèse conservée (> 30 ml/h).
- **Signes de surdosage**: abolition des ROT et/ou faiblesse musculaire et/ou bradypnée et/ou dégradation de la vigilance.
- **Traitement symptomatique du surdosage**: des signes d'hypermagnésémie (abolition des ROT) doivent faire arrêter immédiatement la perfusion de sulfate de magnésium; perfusion de 1 gramme de gluconate de calcium sur 15 minutes; canule de guedel prête dans la chambre.

5.6.3. Corticothérapie anténatale

- **Objectif:** accélérer la maturation pulmonaire fœtale et réduire l'incidence de la maladie des membranes hyalines.
- Débutée dès le diagnostic de PE survenant entre 24 et 34 SA.
- 2 ampoules de 5,7 mg de Bétaméthasone (Célestène Chronodose) voie IM, à renouveler après 24 h: soit un total de 4 ampoules, voie IM.
- Ou 3 ampoules de Célestène 4 mg voie IV (si contre-indication à l'utilisation de la voie IM), à renouveler après 24 h: soit un total de 6 ampoules, voie IV.

▸ Références

- Prise en charge multidisciplinaire de la pré-éclampsie. Recommandation Formalisée d'Experts sous l'égide de la SFAR, CNGOF, SFMP, SFP. 2009
- Recommandations HAS. Femmes enceintes ayant une complication au cours de leur grossesse: transferts en urgence entre les établissements de santé. 2012
- Recommandations du réseau périnatalité en Franche Comté. Cossa, Mulin, Filiatre, Eckman, Grignard-Krausz, Riethmuller, Thiriez, Koeberle. 2014

POINTS CLÉS

ÉTAPES DE PRISE EN CHARGE D'UNE PATIENTE AVEC PRÉ-ÉCLAMPSIE

Affirmer le diagnostic

Grossesse ≥ 20 SA
HTA : PAS ≥ 140 mmHg ou PAD ≥ 90 mmHg
Protéinurie > 0,3 g/j

Évaluer la mère et le fœtus

Mère :
- Poids, œdèmes
- PAS, PAM, PAD
- Examen neurologique et visuel
- Examen cardiorespiratoire
- Examen abdominal
- Diurèse
- NG, coagulation, recherche de schizocytes, fonction rénale et hépatique, ASAT, uricémie, protéinurie des 24 h
- IRM si troubles visuels

Fœtus :
- Biométrie fœtale
- Quantité de liquide amniotique
- Rythme cardiaque fœtal
- Examen doppler fœtal et utérin

Rechercher des signes de gravité

Clinique :
- PAS > 160 ou PAD > 110 mmHg
- Éclampsie
- OAP
- Oligurie
- HRP
- Hématome sous capsulaire du foie
- Retentissement fœtal

Biologique :
- Créatininémie > 135 µmol/l
- Protéinurie > 5 g/j
- ASAT > 70 UI/L
- Thrombopénie < 100 G/L

Aucun critère = PE non sévère
≥ 1 critère = PE sévère (PES)

Débuter le traitement symptomatique
- Anti-hypertenseur si PAS > 160 objectif PAS 140-160, PAM 100-120
- Remplissage vasculaire si besoin
- Sulfate de magnésium si anomalies visuelles ou neurologiques (tolérance +++)
- Corticothérapie si fœtus 24-34 SA

Discuter le transfert intra utero (ITU)
- Pour toute PE même non sévère
- Rechercher contre-indication au TIU
- Collaboration réseau périnatalité
- Transport médicalisé
- Surveillance materno-fœtale (évolution PE, efficacité et tolérance traitement)

Organiser l'extraction fœtale = ttt curatif
- PES avec risque maternel ou fœtal immédiat : EF en urgence sans TIU
- PES avec risque maternel ou fœtal intermédiaire : EF dans les 24-48 h après maturation fœtale par corticothérapie
- PES à faible risque ou PE non grave : accouchement programmé après 34 SA (PES) ou après 37 SA (PE)

Après l'accouchement
- Prise en charge néonatale adaptée, si besoin réanimation néonatale
- Surveillance maternelle

+++ LE COUP DE POUCE DE L'ENSEIGNANT

- **Le traitement étiologique de la PE est l'accouchement**

Il ne faut pas mettre en danger la mère ; il faut sauver le fœtus lorsque sa probabilité de survie est raisonnable. Les étapes du raisonnement doivent toujours aller dans le sens suivant :

- Tolérance de la mère ?
- Tolérance du fœtus ?
- Terme et poids du fœtus ?

Les pièges à éviter

Il faudra s'attacher à distinguer l'aggravation de la PE et l'intolérance aux thérapeutiques initiées.

Clinique	Aggravation de la PE	Intolérance au traitement	Distinction
Somnolence Confusion	Éclampsie imminente	Surdosage en magnésium	Analyse des ROT Dosage magnésémie
Hypoxie	OAP sur poussée HTA	OAP sur remplissage vasculaire excessif	Bilan entrée-sortie
Souffrance fœtale	Poussée HTA Retentissement des défaillances viscérales maternelles	Traitement antihypertenseur excessif (PAS < 140 et/ou PAM < 100)	Analyse niveau PA

Chapitre 14.1

Malaise grave du nourrisson

OBJECTIFS ECN

➔ Diagnostiquer un malaise grave du nourrisson.

➔ Identifier les situations d'urgence et planifier leur prise en charge préhospitalière et hospitalière.

Pr Hélène Chappuy*, Dr Romain Guedj, Pr Ricardo Carbajal*****

*PU-PH, Service d'Urgences pédiatriques, hôpital Armand Trousseau, AP-HP, Sorbonne-Université
**PHC, Service d'Urgences pédiatriques, hôpital Armand Trousseau, AP-HP, Sorbonne-Université
***PU-PH, Chef de service Urgences pédiatriques, hôpital Armand Trousseau, AP-HP, Sorbonne-Université

MOTS CLÉS : Nourrisson, malaise, anamnèse, signe de gravité

1. Définition

- Le malaise se définit comme un **accident inopiné et brutal** associant à des degrés variables :
  - des modifications du tonus : hypotonie, hypertonie ;
  - des modifications de la coloration des téguments : pâleur, cyanose ;
  - avec ou sans modification du rythme respiratoire : bradypnée, tachypnée, apnée ;
  - avec ou sans perte de connaissance.
- On parle de **malaise grave**, quand il y a une détresse vitale (respiratoire, hémodynamique ou neurologique) ou des anomalies biologiques qui sont le reflet d'un bas débit ou d'une hypoxie.
- Cet épisode génère une inquiétude importante chez les parents qui ont le sentiment d'une mort imminente.
- Le malaise du nourrisson constitue un motif fréquent de consultation aux urgences pédiatriques.

2. Épidémiologie

- La plupart des malaises graves se produisent chez les nourrissons de moins de 1 an, avec un âge médian de 1 à 3 mois avec une prédominance masculine. Plus de 80 % des patients qui ont eu un malaise grave ne sont pas en détresse aiguë quand ils arrivent aux urgences.

3. Repérer les patients les plus graves

3.1. Évaluation clinique immédiate

- Pour les nourrissons qui consultent pour un malaise grave, il ne faut pas perdre de temps pour ceux qui ont encore aux urgences des **signes persistants d'une défaillance** respiratoire, hémodynamique ou neurologique.
- L'examen clinique de l'enfant doit être rigoureux, complet et orienté (conscience, voies aériennes, respiration, circulation). Il va permettre de constater les signes de gravité qui sont décrits dans le tableau ci-après.

Tableau I. SIGNES DE GRAVITÉ D'UN MALAISE DU NOURRISSON (cf. CNUPU)
Hémodynamiques
• Teint gris
• Bradycardie ou tachycardie, hypotension ou hypertension
• Allongement du temps de recoloration cutanée, état de choc
• Signes d'insuffisance cardiaque
Ventilatoires
• Cyanose
• Irrégularités du rythme respiratoire persistantes (bradypnées, apnées)
• Signes de lutte respiratoire
• Sat (O_2) < 90 % sous air
Neurologiques
• Geignement, bombement de la fontanelle
• Troubles de conscience (perte de contact prolongée ou répétée, somnolence, coma)
• Déficit focalisé, hypotonie ou hypertonie axiale/périphérique
• Mouvements anormaux (clonies, mâchonnements, pédalage)

- Une fois que l'on a écarté ces signes de gravité, on a le temps d'approfondir l'interrogatoire décrit dans le paragraphe 4.1.

3.2. Prise en charge immédiate

- Pour les nourrissons qui ont des signes cliniques de gravité persistants aux urgences, la prise en charge immédiate correspond à la prise en charge habituelle d'une détresse respiratoire, hémodynamique et/ou neurologique.
- Des examens complémentaires « systématiques » (*cf.* tableau ci-après) sont faits pour rechercher des anomalies biologiques témoignant d'un bas débit ou de ses conséquences métaboliques : souffrance cellulaire hépatique, rénale, musculaire, myocardique, neurologique, acidose.

Tableau II. EXAMENS COMPLÉMENTAIRES « SYSTÉMATIQUES » (cf. CNUPU). À compléter éventuellement avec d'autres examens selon le contexte (voir 4.2)
Bilan sanguin (bs)
• Glycémie capillaire à l'arrivée puis veineuse
• NFS-plaquettes
• CRP, PCT (si disponible)
• Ionogramme sanguin (+ créatininémie, urée)
• Calcémie, transaminases, CPK
• ± lactates (si sévérité clinique)
Autres
• ECG avec mesure du QT corrigé
• Radiographie de thorax (face)
• BU

4. Prendre le temps d'une démarche étiologique

4.1. Clinique

L'anamnèse est essentielle, tant pour évaluer la gravité du malaise que sa cause :

- antécédents familiaux (Mort Inattendue du Nourrisson (MIN), décès en bas âge, malaises, terrain vagal familial, consanguinité, cardiopathie)
- antécédents personnels et terrain (déroulement de la grossesse, prématurité, RGO, autre pathologie connue, développement psychomoteur, vaccinations)
- mode de vie et entourage (modalités de couchage, alimentation, environnement familial (tabagisme, maltraitance), contage infectieux).

- Il faut reconstituer **les circonstances précises du malaise** (état de vigilance, heure, dernier repas, position). Il faut rechercher des modifications de comportement ou d'environnement au cours des jours ou heures précédant le malaise : obstruction nasale, fièvre, troubles digestifs, administration d'un nouveau médicament, d'un vaccin, symptomatologie familiale.
- La **description du malaise doit être la plus précise possible** en traduisant les mots des parents : hypo- ou hypertonie, pâleur, érythrose ou cyanose localisée ou généralisée, apnée centrale ou obstructive avec ou sans perte de connaissance, manœuvre de réanimation, rapidité de récupération. Il faut évaluer la durée des symptômes.
- **L'examen clinique doit être complet**, avec notamment : la recherche de bruits respiratoires, d'hématomes, d'ecchymoses, de malformation faciale, périmètre crânien. L'enfant est observé au moment d'un repas (qualité de la succion, fausses routes, toux lors de la tétée, durée de la tétée, épuisement, sueurs). Dans la grande majorité des cas, l'examen initial est normal et la symptomatologie transitoire.

4.2. Paraclinique en fonction du contexte

- La stricte normalité des examens initiaux (cf. tableau 2) permet de conclure que l'épisode décrit n'a pas eu de conséquence et que l'épisode hémodynamique, respiratoire ou neurologique potentiel a été spectaculaire mais bref et sans danger.
- L'enquête paraclinique à visée étiologique doit être orientée par les données anamnestiques et cliniques.

Tableau III. ÉTIOLOGIES DES MALAISES DU NOURRISSON (cf. CNUPU)
Reflux gastro-œsophagien (RGO)
Douleur aiguë
• Œsophagite
• Invagination intestinale aiguë
• Ischémie myocardique
Causes obstructives mécaniques hautes
• Rhinite obstructive
• Vomissements, fausses routes (bébé glouton, médicament à la pipette)
• Inhalation de corps étranger (mobile)
Causes neurologiques
• Convulsions
• Hémorragies intra- ou péricérébrales, syndrome du bébé secoué
Causes infectieuses
• Apnées : bronchiolite (VRS), coqueluche (*B. pertussis*), grippe, adénovirus
• Sepsis sévère
Causes rares
• Cardiaques : tachycardie supraventriculaire, syndrome du QT long, cardiopathie malformative
• Métaboliques : hypoglycémie, hypocalcémie, anomalie de la β-oxydation des acides gras
• Intoxications : CO, médicament, vaccin
• Syndrome de Münchhausen
• Mécaniques : asphyxie par enfouissement facial, trachéomalacie, fistules

- En cas d'orientation vers une cause neurologique (perte de contact, début brutal, troubles du tonus, cyanose et crispation du visage, bruits ventilatoires pendant la durée de l'épisode, phase d'hypotonie post critique, reprise progressive de la conscience), il faut discuter le dosage de l'ammoniémie + gaz du sang + lactates (si possible dès l'admission), un EEG, une imagerie cérébrale (ETF, TDM ou IRM si disponible), un fond d'œil.

  S'il existe des anomalies à l'ECG (troubles du rythme, troubles de conduction) ou si le nourrisson a des malaises à répétition, il faut prévoir un Holter cardiaque et une consultation cardiologique.

  Si l'on suspecte une maltraitance, il faut organiser un fond d'œil, une radiographie du squelette entier et une IRM cérébrale (si cet examen n'est pas rapidement disponible discuter la faisabilité d'une TDM cérébrale initiale).

5. Prise en charge

5.1. Symptomatique

- Pour les malaises graves avec signes de détresse vitale aux urgences, la prise en charge en réanimation est celle d'un syndrome asphyxique, d'un collapsus, d'une incompétence myocardique.
- Pour les autres malaises graves avec un examen clinique normal, le nourrisson est habituellement hospitalisé pendant au moins 24-48 heures.

- **Ce maintien en observation, même de courte durée, a pour objectifs de :**
  - poursuivre les investigations à visée étiologique
  - surveiller le nourrisson avec monitoring cardiorespiratoire
  - s'assurer de la bonne évolution clinique et rassurer les parents.

5.2. Étiologique

- Dans 80 % des cas, l'établissement d'un diagnostic étiologique permet la mise en route d'un traitement adapté permettant de rassurer les parents quant au risque d'une éventuelle récidive.

5.3. Mesures associées

- Dans tous les cas, les parents doivent avoir compris les mécanismes physiopathologiques de l'événement, la cause retenue et le traitement prescrit. Les parents doivent être rassurés en cas de pathologie bénigne et/ou traitable. Il faut aussi leur expliquer l'importance du couchage de l'enfant en décubitus dorsal.

6. Pronostic

- Le pronostic à court et à long terme est bon lorsqu'il n'y pas de signes de gravité immédiats cliniques et/ou biologiques. Les nourrissons qui ont un examen clinique anormal, ceux qui ont eu des malaises graves répétés, ceux qui ont moins de 1 mois, ceux qui ont de lourds antécédents médicaux, et ceux chez qui on suspecte une maltraitance sont plus à risque d'une moins bonne évolution.
- Le malaise est fréquemment bénin, mais souvent considéré comme grave par les parents. L'impression de mort imminente conduit les parents à pratiquer parfois des manœuvres de réanimation sur leur enfant (bouche à bouche, secouage…). Il est nécessaire au cours des premières heures de prise en charge d'aborder avec les parents le pronostic de ces épisodes. Il s'agit donc de celui de l'affection sous-jacente.
- Depuis que les conditions de couchage à risque de mort inattendue du nourrisson (MIN) ont été identifiées, il n'a pas été démontré de risque accru de MIN à distance d'un malaise, dès lors qu'un bilan étiologique complet a permis d'identifier la cause de ce malaise et de mettre en œuvre un traitement adapté.

▸ Références

- Foucaud, P., 2011. Malaises du nourrisson. In : Bourrillon, A., (Eds.), Pédiatrie pour le Praticien, sixth ed. Elsevier-Masson, Paris.
- Kahn A; European Society for the Study and Prevention of Infant Death. Recommended clinical evaluation of infants with an apparent life-threatening event. Consensus document of the European Society for the Study and Prevention of Infant Death, 2003. Eur J Pediatr. 2004; 163(2):108-15
- Kaji AH, Claudius I, Santillanes G, Mittal MK, Hayes K, Lee J, Gausche-Hill M. Apparent life-threatening event: multicenter prospective cohort study to develop a clinical decision rule for admission to the hospital. Ann Emerg Med. 2013; 61(4):379-387
- Collège National des Pédiatres Universitaires (CNPU). Université Numérique Francophone des Sciences, de la Santé et du Sport. http://campus.cerimes.fr/media/campus/deploiement/pediatrie/enseignement/malaise_grave/site/html/

POINTS CLÉS

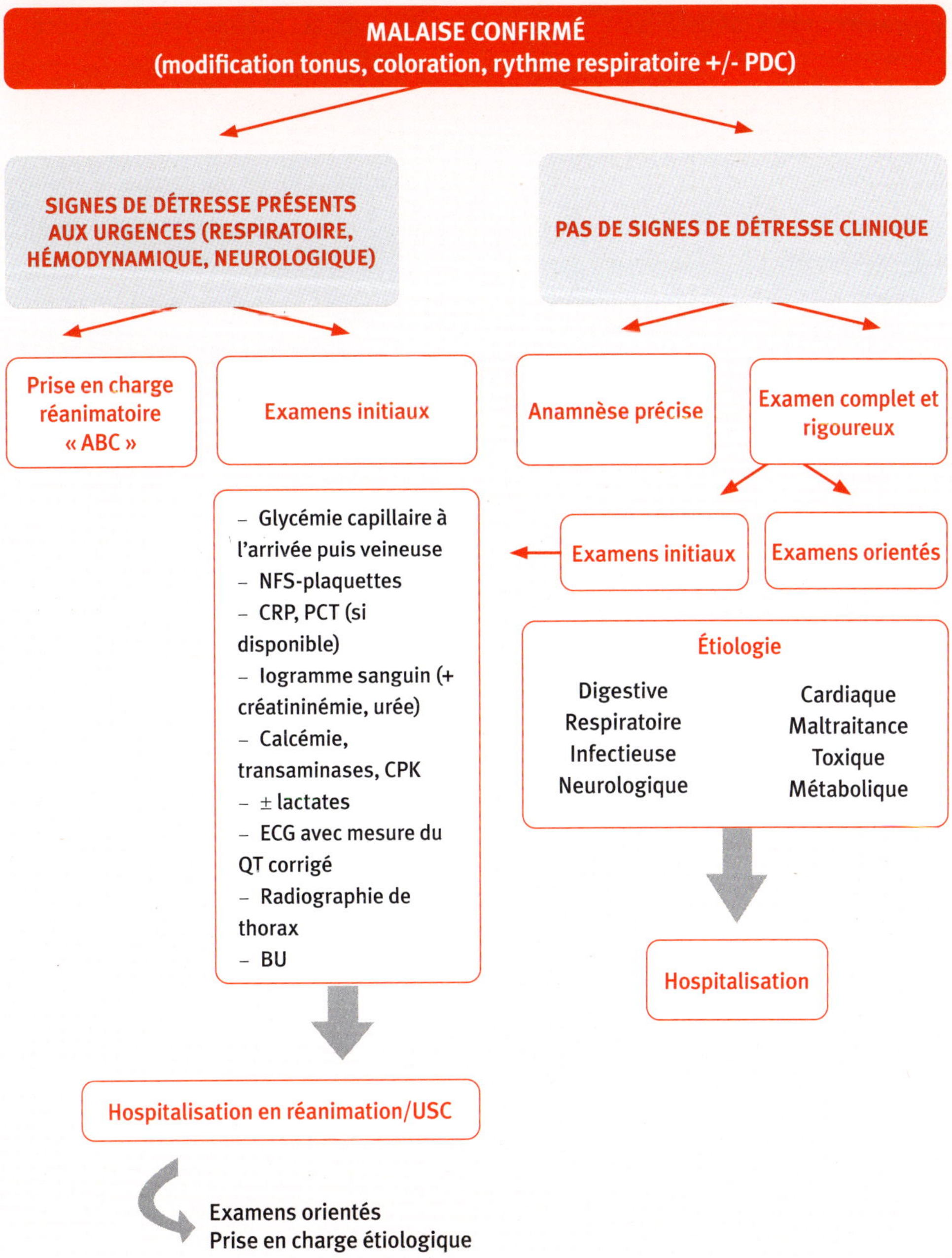
MALAISE CONFIRMÉ
(modification tonus, coloration, rythme respiratoire +/- PDC)
SIGNES DE DÉTRESSE PRÉSENTS AUX URGENCES (RESPIRATOIRE, HÉMODYNAMIQUE, NEUROLOGIQUE)
PAS DE SIGNES DE DÉTRESSE CLINIQUE
Prise en charge réanimatoire « ABC »
Examens initiaux
Anamnèse précise
Examen complet et rigoureux
– Glycémie capillaire à l'arrivée puis veineuse
– NFS-plaquettes
– CRP, PCT (si disponible)
– Iogramme sanguin (+ créatininémie, urée)
– Calcémie, transaminases, CPK
– ± lactates
– ECG avec mesure du QT corrigé
– Radiographie de thorax
– BU
Examens initiaux
Examens orientés
Étiologie
Digestive
Respiratoire
Infectieuse
Neurologique
Cardiaque
Maltraitance
Toxique
Métabolique
Hospitalisation
Hospitalisation en réanimation/USC
Examens orientés
Prise en charge étiologique

+++ COUP DE POUCE DE L'ENSEIGNANT

1. Prendre en charge sans délai les nourrissons les plus graves qui ont une défaillance respiratoire, hémodynamique ou neurologique.
2. Avoir une attitude rassurante dès l'arrivée aux urgences vis-à-vis des parents qui ont le sentiment d'une mort imminente.
3. Faire un interrogatoire précis et détaillé ainsi qu'un examen complet qui sont les éléments clés.
4. Réaliser un bilan initial de gravité qui permet d'évaluer le retentissement de l'épisode sur l'organisme du nourrisson.
5. L'explication du malaise repose dans la majorité des cas sur l'anamnèse clinique.
6. Organiser les autres examens complémentaires en fonction des hypothèses diagnostiques.
7. Hospitaliser les nourrissons 24-48 h pour surveillance et réassurance des parents.
8. Ne pas oublier que la maltraitance est une des causes de consultation pour malaise.

Mort inattendue du nourrisson

CHAPITRE 14.2

1. Définition
2. Epidémiologie
3. Facteurs de risque et prévention
4. Etiologies
5. Prise en charge
6. Démarches médico-légales

OBJECTIFS ECN

→ Expliquer la définition de la mort subite du nourrisson, son épidémiologie, les facteurs de risque et de prévention, et les principes de la prise en charge de la famille

Pr Hélène Chappuy*, Dr Romain Guedj, Pr Ricardo Carbajal*****

*PU-PH, Service d'Urgences pédiatriques, Hôpital Armand Trousseau, AP-HP, Sorbonne-Université

** PHC, Service des Urgences pédiatriques, AP-HP, Hôpital Armand Trousseau, Sorbonne-Université

*** PU-PH, Chef de service des urgences pédiatriques, AP-HP, Hôpital Armand Trousseau, Sorbonne-Université

MOTS CLÉS : nourrisson, mort inattendue, soutien, exploration, autopsie, prévention.

1. Définition

- L'expression « Mort inattendue du nourrisson » (MIN) a été retenue par la Haute autorité de santé (HAS) pour désigner tout « décès survenant brutalement chez un nourrisson de moins de 2 ans alors que rien, dans ses antécédents connus, ne pouvait le laisser prévoir ».
- Au sein des morts inattendues se trouvent des morts expliquées par une cause naturelle ou violente et des morts qui restent inexpliquées, malgré une enquête complète comprenant une investigation approfondie de l'histoire de l'enfant (et de sa famille), du lieu et des circonstances du décès, ainsi qu'un certain nombre d'examens post-mortem, notamment une autopsie. Les décès qui restent inexpliqués sont regroupés sous le terme de MIN inexpliquée.
- Avant d'être une mort subite, la mort d'un nourrisson est d'abord une mort inattendue. Ce n'est qu'à l'issue d'une démarche exploratrice complète et rigoureuse que les parents sauront lequel des qualificatifs il convient d'apposer à la mort de leur enfant, sans exclure celui de l'homicide.

2. Épidémiologie

- En France, approximativement 500 nourrissons de moins de 2 ans décèdent annuellement de manière inattendue. Il s'agit le plus souvent d'un nourrisson âgé entre 2 et 4 mois.
- L'Institut national de veille sanitaire (InVS) a publié en 2011 les résultats d'une enquête qui montrait qu'après les investigations post-mortem, un tiers seulement des MIN pour les moins de 1 an et deux tiers pour les plus de 1 an étaient expliquées médicalement.

3. Facteurs de risque et prévention

- **Des facteurs de risque ont été identifiés** :
  - la position de sommeil en décubitus ventral ;
  - l'environnement du couchage :
    - ➢ le couchage sur un matelas mou, sur des couvertures, couettes ou oreillers, sous lesquels l'enfant peut s'enfouir ;
    - ➢ une température de la pièce trop élevée ou un enfant trop couvert.
  - le partage de lit ou « co-sleeping » ou « bed sharing ».
  - le tabagisme passif.
- Par ailleurs, les nourrissons de sexe masculin, nés prématurément ou de petit poids, ou dont la mère a fumé (tabac, drogue) pendant la grossesse sont plus à risque que les autres. Les MIN surviendraient plus fréquemment lorsque les conditions socio-économiques de la famille sont défavorables (mère jeune, isolée, famille nombreuse).
- En revanche, le couchage de l'enfant dans un lit adapté, placé dans la chambre des parents est un facteur protecteur pour les six premiers mois de vie.

Les mesures préventives de la MIN sont à connaître :
- coucher l'enfant en décubitus dorsal ;
- ne pas coucher l'enfant dans le lit parental avec ses parents (co-sleeping) ;
- utiliser un berceau rigide avec un matelas ferme, sans oreiller, ni couette, ni couverture ;
- ne pas surcouvrir l'enfant, maintenir la température de la chambre à 19 °C ;
- proscrire le tabagisme familial.

4. Étiologies

- Asphyxie liée au couchage et/ou à la literie : enfants coincés entre le matelas trop petit pour le lit et le bord du lit en toile (souvent un lit d'appoint), enfants asphyxiés le nez dans le matelas, en couchage ventral sur support mou (couverture, oreillers, matelas d'adulte) ou enfouis sous une couverture ou couette ;
- Maladies infectieuses, respiratoires, digestives ;
- Maladies métaboliques ;
- Pathologie cardiaque (malformation, trouble du rythme) ;
- Maltraitance.

5. Prise en charge

- En 2007, des recommandations professionnelles ont été élaborées sous l'égide de la Haute autorité de santé (HAS) par un groupe d'experts réunissant professionnels des disciplines concernées et parents, pour améliorer la prise en charge des MIN. Ces recommandations proposent un protocole de conduite à tenir, pour une prise en charge standardisée, harmonisée entre les différents intervenants, efficace et homogène sur l'ensemble du territoire national, qui doit être appliqué à tous les cas de MIN sans préjuger de leur cause.

5.1. Conduite à tenir lors du premier contact téléphonique et pour le premier intervenant sur place

- En cas de suspicion de décès ou de décès avéré d'un nourrisson, **il faut contacter immédiatement un médecin régulateur du centre 15.**

- En cas de doute sur un arrêt cardiaque récent et si l'appelant y est prêt, le médecin régulateur peut lui proposer d'entreprendre des gestes de secourisme (en le conseillant par téléphone), en attendant l'arrivée des secours.
- Une fois le médecin sur place, si l'arrêt cardio-respiratoire (ACR) paraît récent, des **manœuvres de réanimation** sont entreprises. Le médecin peut proposer aux parents, s'ils le souhaitent, d'être présents durant la réanimation. Les manœuvres de réanimation seront interrompues dans un délai raisonnable en l'absence de reprise de l'activité cardiaque.

ANNONCE DU DÉCÈS DE L'ENFANT

- Elle doit être assurée par le médecin présent sur les lieux.
- Tact et empathie sont indispensables pour ne pas majorer le traumatisme émotionnel familial. Une attention particulière sera portée à l'état psychologique des parents mais aussi de la fratrie parfois présente (ainsi que de l'entourage s'occupant de l'enfant).
- Il importe de ne pas évoquer prématurément des diagnostics possibles, susceptibles de culpabiliser la famille.
- Il est essentiel de proposer aux parents, sans l'imposer, un rapprochement physique avec le corps de l'enfant décédé (le toucher, le prendre dans les bras, etc.) : le corps de l'enfant étant au préalable rendu présentable et libéré de tout dispositif médical ; en préservant un moment d'intimité entre les parents et l'enfant décédé, dans un endroit choisi par les parents, tout en restant disponible pour répondre à leurs questions.
- Si les parents ne sont pas sur place, un contact téléphonique doit être rapidement établi. S'il est déconseillé d'annoncer le décès de l'enfant par téléphone, il importe de préciser le caractère grave de la situation et la nécessité d'un contact rapide.

5.2. Quelles sont les informations à collecter sur place ?

- Le médecin doit s'attacher à faire une analyse aussi détaillée que possible des circonstances du décès, de façon objective et sans préjuger de sa cause, afin d'orienter les étapes ultérieures : médicales ou médico-légales.

5.2.1. *Fiche d'intervention*

- Elle retranscrit les informations concernant :
  - l'enfant : carnet de santé, ordonnances récentes, examen clinique ;
  - l'environnement : configuration de la pièce, literie, tabagisme, T°C ambiante, médicaments ;
  - les circonstances du décès : heure du dernier repas, rejet, sommeil et position de couchage.
- Elle doit être remplie par le médecin présent sur place. Il est important que cette fiche accompagne l'enfant et figure dans son dossier médical. Elle est indispensable au diagnostic final.

5.2.2. *Examen de l'enfant*

- En présence des parents s'ils le souhaitent, il est recommandé que l'enfant décédé soit complètement déshabillé pour être examiné. Puis les gestes suivants sont effectués, le plus précocement possible :
  - une prise de température rectale ;
  - une recherche de « traces » cutanées et muqueuses (éruptions cutanées, ecchymoses, hématomes, autres lésions traumatiques, cicatrices) ;
  - une description du siège et de la coloration des lividités éventuelles ;
  - une estimation de l'étendue de la rigidité ;
  - une appréciation de la tension des fontanelles ;
  - une recherche de signes de déshydratation et/ou de dénutrition sévère.

5.3. Comment organiser le transfert du corps de l'enfant ?

- Il est recommandé que les premiers intervenants médicaux ou la régulation du centre 15 prennent contact le plus rapidement possible avec un centre de référence MIN afin d'organiser le transfert immédiat de l'enfant vers cette structure.
- Il est indispensable de prendre le temps d'expliquer aux parents l'importance de cette démarche, essentielle pour pouvoir comprendre l'origine du décès et pour leur apporter de l'aide, tout en leur précisant que, dans ces situations, le transport de l'enfant vers un hôpital est une procédure systématique.
- En cas de refus de leur part, le médecin peut cocher la case « obstacle médicolégal » sur le certificat de décès, ce qui conduirait alors à une enquête judiciaire.
- Dans le cas particulier de la mort inattendue d'un jumeau, il est recommandé de proposer l'hospitalisation de l'enfant survivant, afin de le surveiller, d'effectuer éventuellement des examens, et d'aider à apaiser l'inquiétude des parents.

5.4. Prise en charge hospitalière dans un centre de référence MIN

5.4.1. Accueil immédiat des parents

- Les parents sont accueillis dans un endroit calme permettant de préserver la confidentialité de l'échange.
- Il importe de déculpabiliser les parents, d'écouter leur vécu du drame et de répondre à leurs questions. Il est nécessaire de les informer à propos des investigations médicales à venir, en recueillant leur consentement écrit pour la réalisation d'une autopsie.
- On leur proposera, s'ils le souhaitent mais sans l'imposer, de revoir leur enfant dans un endroit calme, où ils pourront le toucher, l'embrasser, le prendre dans les bras, pendant le temps qu'ils souhaiteront.
- Les coordonnées d'un psychologue seront proposées pour mettre en place un soutien psychologique des parents et de la fratrie.

5.4.2. Explorations médicales

5.4.2.1. Données cliniques :

- L'anamnèse initialement recueillie sur la fiche d'intervention est complétée :
  - antécédents personnels (pathologies des premiers mois) et familiaux ;
  - suivi de la grossesse, contact avec le médecin traitant de l'enfant ;
  - habitudes de sommeil, conditions de garde, contage infectieux, modalités d'alimentation.
- Un examen clinique complet est à nouveau réalisé :
  - prise de la T°C rectale, évaluation de la morphologie (P, T, PC) ;
  - appréciation de l'aspect des téguments (hématomes, rigidité, lividité) ;
  - inspection de la cavité buccale et des voies ORL (signes de rejet oral) ;
  - palpation du foie et de la rate ;
  - réalisation d'un fond d'œil.

5.4.2.2. Données paracliniques

Tableau I. EXAMENS COMPLÉMENTAIRES EN CAS DE MIN (D'APRÈS LA HAS, 2009)
Biologie
• NFS-plaquettes, CRP
• 2 hémocultures, examen du LCR, ECBU par sondage
• Analyses sur prélèvements locaux : – bactériologie : nez, pharynx, trachée (Bordet-Gengou), selles – virologie : nez, pharynx, trachée (VRS, (para)influenza, entérovirus), selles – toxicologie : sang, urines, liquide gastrique, bile, cheveux avec racines – humeur vitrée : ionogramme, taux de sucre, peptide C, ± toxiques
• Profil des acylcarnitines plasmatiques
• À conserver : sang, sérum, LCR et urines congelés, sang sur papier buvard
• Si orientation particulière : culture de peau, recherche génétique de QT long
Imagerie
• TDM ou IRM cérébrale
• Radiographies du thorax, crâne (F/T), rachis (F/P), bassin (F), membres (F)
• ± TDM ou IRM corps entier (selon les possibilités)

- L'exhaustivité de ces examens est essentielle pour espérer distinguer les morts subites inexpliquées des secondaires à une pathologie identifiable, à une cause accidentelle ou à une maltraitance.
- La découverte d'une explication au décès facilite le travail de deuil des parents et peut, dans le cas de maladie génétique, éviter un décès dans la fratrie à venir.

5.4.3. *Autopsie médicale*

- L'autopsie médicale est un examen clé dans le bilan d'une MIN. Elle est donc recommandée pour chaque cas de décès de nourrisson survenu de façon inattendue après avoir obtenu l'accord écrit des parents. Il est indispensable de prendre le temps d'expliquer aux parents l'intérêt de cette autopsie et son caractère systématique, en utilisant des informations claires et des mots simples.
- En cas de refus d'autopsie, il sera fait une synthèse des données déjà disponibles (cliniques et paracliniques, dont une imagerie cérébrale indispensable dans ce cas). Puis le médecin appréciera au cas par cas s'il y a lieu de procéder à un signalement.
- L'autopsie sera réalisée, de préférence, par un anatomopathologiste compétent en pathologie pédiatrique, et si possible, dans les 48 heures qui suivent le décès, selon un protocole standardisé et reconnu internationalement.

5.5. Modalités de suivi à moyen et long terme

- Recevoir les parents en consultation pour leur expliquer les résultats des investigations puis les conclusions de la confrontation multidisciplinaire.
- Informer les membres de la famille qu'ils peuvent bénéficier d'un suivi psychologique.
- Orienter les parents vers des associations d'aide au deuil.
- Proposer un soutien aux personnes (autre que la famille) qui avaient la garde de l'enfant au moment du drame.
- Donner des informations et prévoir de renforcer le suivi en cas de grossesse ultérieure.

6. Démarches médico-légales

6.1. Certificat de décès

- L'établissement d'un certificat de décès est une obligation légale.
- Il s'agit d'un document à la fois administratif et d'évaluation de santé publique, dont la rédaction est scindée en deux parties adaptées à chacun de ces objectifs.
- La partie administrative (supérieure, nominative) distingue les causes de décès non suspectes (case « prélèvements en vue de rechercher la cause du décès »), des causes de décès suspectes (case « obstacle médicolégal »). Elle est adressée au service de l'État civil, à des fins juridiques et sociales.
- La partie médicale (inférieure, anonyme) renseigne sur la cause la plus probable du décès (partie I) et sur les éventuelles causes associées (partie II). Elle est adressée au CépiDc (Centre d'épidémiologie sur les causes médicales de décès) de l'Inserm.
- La particularité de la rédaction de ce certificat dans le contexte de MIN souligne que la cause du décès ne peut être que rarement établie définitivement lors de la constatation initiale du décès de l'enfant.
- Un certificat médical de décès complémentaire, tenant compte de l'ensemble des investigations, et notamment de l'autopsie (rubrique spécifique), statuera de manière définitive sur la cause du décès (maladie, cause externe, MIN inexpliquée).
- Cocher la case « obstacle médicolégal » du certificat de décès en cas de suspicion de maltraitance.

6.2. Signalement judiciaire

- L'éventualité d'un signalement judiciaire peut être évoquée :
  - lors de la prise en charge au domicile : signes cliniques évocateurs (ecchymoses, brûlures, morsures, maigreur extrême), refus de transport du corps vers un centre de référence MIN
  - lors de l'enquête au centre de référence MIN : contexte évocateur lors des premières investigations cliniques et paracliniques, refus de réalisation d'une autopsie, résultats de l'autopsie
- Au domicile, le médecin coche la case « obstacle médicolégal à l'inhumation » sur le certificat de décès, et fait un signalement judiciaire auprès du procureur de la République.
- Le refus d'une autopsie médicale de la part des parents peut conduire à la réalisation d'une autopsie médicolégale ordonnée par la Justice.
- Toute personne a l'obligation de signaler les cas de maltraitance ou ceux de forte suspicion. Il s'agit d'une dérogation au secret professionnel pour les médecins.
- L'éventualité d'un signalement judiciaire peut être évoquée à tout moment de la prise en charge d'une situation de MIN.

Références

- Fleming PJ, Blair PS, Bacon C, et al. Sudden unexpected deaths in infancy: the CESDI SUDI studies: 1993–1996. London: The stationery office; 2000: 112.
- Bloch J, Denis P et Jezewski-Serra D et le comité de pilotage. Les morts inattendues des nourrissons de moins de 2 ans – Enquête nationale 2007-2009 – Synthèse. Saint-Maurice: Institut de veille sanitaire; 2011. 4 p. http://www.invs.sante.fr
- Haute Autorité de santé. Prise en charge en cas de mort inattendue du nourrisson (moins de 2 ans) – Recommandations Professionnelles – Argumentaire. Saint-Denis: HAS; 2007, http://www.has-sante.fr/portail/upload/docs/application/pdf/recommandations_mort_inattendue_nourrisson.pdf
- Collège National des Pédiatres Universitaires (CNPU). Université Numérique Francophone des Sciences, de la Santé et du Sport. http://campus.cerimes.fr/media/campus/deploiement/pediatrie/enseignement/mort_inattendue/site/html/1.html

+++ COUP DE POUCE DE L'ENSEIGNANT

1. Connaître les facteurs de risque de MIN.
2. Connaître la prise en charge sur les lieux du décès.
3. Connaître les examens à faire dans le centre de référence.
4. Connaître les mesures préventives de la MIN.

Chapitre 15

Convulsions chez le nourrisson et chez l'enfant

OBJECTIFS ECN

→ Diagnostiquer une convulsion chez le nourrisson et chez l'enfant.

→ Identifier les situations d'urgence et planifier leur prise en charge pré-hospitalière et hospitalière (posologies).

Dr Romain Guedj*, Dr Solène Loschi, Dr Pauline Gatterre***, Pr Ricardo Carbajal******

* PHC, Service des urgences pédiatriques, AP-HP, Hôpital Armand Trousseau, Sorbonne-Université

** CCA, Service des urgences pédiatriques, AP-HP, Hôpital Armand Trousseau, Sorbonne-Université

*** PHC, Service des urgences pédiatriques, AP-HP, Hôpital Armand Trousseau, Sorbonne-Université

**** PU-PH, Chef de Service des urgences pédiatriques, AP-HP, Hôpital Armand Trousseau, Sorbonne-Université

MOTS CLÉS : Convulsion, épilepsie, méningites

1. Définitions, diagnostic positif de convulsions et questions posées

1.1. Quelques définitions

- **Une crise d'épilepsie** est une manifestation clinique secondaire à une décharge neuronale excessive et hypersynchrone de neurones. Sa symptomatologie dépend de la population neuronale affectée.
- **Une convulsion ou crise convulsive** est définie par une crise d'épilepsie ayant des manifestations motrices. La convulsion peut être « occasionnelle », c'est-à-dire secondaire à une condition transitoire (trouble métabolique, infection neuro méningée, hémorragie cérébrale...), ou elle peut s'intégrer dans le cadre d'une maladie épileptique.
- **La maladie épileptique ou épilepsie** est définie comme une maladie neurologique chronique caractérisée par la récidive spontanée de crises d'épilepsie. En cas de maladie épileptique, les facteurs déclenchants de crises sont nombreux. Les plus fréquents chez le nourrisson et l'enfant sont la fièvre et la non observance du traitement antiépileptique.

1.2. Diagnostic positif de convulsion et caractéristiques sémiologiques

- Le diagnostic de convulsion est clinique et repose sur l'anamnèse de l'épisode. Aucun examen complémentaire ne permettra de poser ce diagnostic *a posteriori*.
- Le diagnostic est évoqué devant une manifestation motrice paroxystique associée ou non à une perte de connaissance. Les crises les plus fréquentes sont :
  - **Crise généralisée tonico-clonique** : perte de connaissance initiale associée à une phase tonique (contraction prolongée musculaire) suivie d'une phase clonique (secousses rythmiques des membres). À l'arrêt de la crise, il existe une hypotonie et une confusion post-critique.

- **Crise clonique** : secousses rythmiques des membres associées ou non à une perte de connaissance.
- **Crise tonique** : contraction tonique des membres associée à une révulsion oculaire et un trismus.
- **Crise atonique** : chute secondaire à une baisse soudaine du tonus musculaire.

- Ces crises peuvent s'accompagner de morsure de langue ou de perte d'urine. Cependant ces signes ne sont ni sensibles ni spécifiques. Ainsi, le diagnostic positif de convulsions peut parfois être difficile à faire et les diagnostics différentiels sont nombreux :
  - **Frissons** : absence de perte de connaissance et de confusion post-critique.
  - **Spasmes du sanglot** : pleurs suivis d'une apnée et d'une cyanose en cas de contrariété entre 6 mois et 3 ans.
  - **Myoclonies du sommeil** : clonies survenant lors de l'endormissement.
- Il est important de préciser la durée de la crise et le caractère généralisé (intéressant l'ensemble des membres et du corps) ou focal (intéressant une partie du corps, pouvant secondairement se généraliser).
- Enfin, le caractère fébrile et la présence d'antécédent de maladie épileptique modifient la prise en charge diagnostique chez un patient qui a convulsé. Ainsi, il existe trois situations cliniques différentes :
  - Crise convulsive fébrile ;
  - Crise convulsive non fébrile ;
  - Crise convulsive chez un patient épileptique.

1.3. Questions posées

En cas de convulsion chez le nourrisson et chez l'enfant, plusieurs questions se posent :

1. Si le patient est en train de convulser, quelle est la prise en charge en urgence ?

Dans la grande majorité des cas, la convulsion a cédé au moment où le patient consulte.

2. La convulsion est-elle « occasionnelle » ou est-elle la première manifestation d'une maladie épileptique débutante ?

Si la convulsion est « occasionnelle », il est important de faire le diagnostic de sa cause car la prise en charge peut être une urgence. Si elle est une manifestation initiale d'une maladie épileptique débutante, le diagnostic est moins urgent mais nécessite une prise en charge spécialisée.

2. Crises convulsives fébriles du nourrisson et de l'enfant

2.1. Généralités

- La particularité des crises convulsives fébriles chez le nourrisson et l'enfant par rapport à l'adulte est que dans la très grande majorité des cas, elles sont dues à la fièvre et non à la cause de la fièvre. **On parle dans ce cas de crise convulsive hyperthermique** (CCH).
- **Une CCH se définit donc comme une crise convulsive associée à de la fièvre survenant chez un enfant de 3 mois à 5 ans, sans infection du système nerveux central ni autre cause expliquant la crise convulsive.** Ainsi, la crise est secondaire à la fièvre et non pas à la cause de la fièvre, ce qui est impossible chez l'enfant âgé de 6 ans ou plus et chez l'adulte.
- Actuellement, on ne connaît pas le mécanisme physiopathologique expliquant cette « susceptibilité » à la fièvre que possèdent les enfants entre 3 mois et 5 ans. Ce diagnostic est fréquent puisque 2 à 5 % des enfants présentent un épisode de CCH, et son pronostic est excellent sauf s'il est la manifestation d'une maladie épileptique débutante. Enfin, bien que rares, d'autres étiologies, plus graves, peuvent faire convulser et donner de la fièvre.

Ainsi, en cas de prise en charge d'un enfant présentant une crise convulsive fébrile il faut répondre chronologiquement à ces deux problèmes :

1. **Faire la distinction entre une crise convulsive hyperthermique (CCH) et un autre diagnostic différentiel de convulsion fébrile** (méningite, abcès...), en sachant que le diagnostic le plus fréquent est celui de CCH mais que les autres diagnostics sont des urgences.
2. **En cas de diagnostic de CCH, évaluer le risque que cette crise soit révélatrice d'une maladie épileptique.**

2.2. CCH ou autre cause de convulsions fébriles ?

2.2.1. *Étiologies à évoquer devant une crise convulsive fébrile*

- Les étiologies à évoquer et les signes cliniques à rechercher sont :
  - **Méningites bactériennes ou virales** : un syndrome méningé (Tableau I), un examen neurologique anormal.
  - **Méningo-encéphalites herpétiques ou non herpétiques** : crise focale (brachio faciale +++), crise prolongée (> 15 minutes), troubles des fonctions supérieures, examen neurologique anormal.
  - **Abcès cérébral** : crise focale, signe de localisation à l'examen neurologique.
  - **Thrombophlébite cérébrale** : crise focale, crise prolongée, examen neurologique anormal.
  - **Neuro paludisme** : retour d'un voyage en zone tropicale.
  - **Crise convulsive hyperthermique** : c'est un diagnostic d'élimination. Ainsi, le diagnostic est posé devant :
    - ➢ Âge compris entre 3 mois et 5 ans
    - ➢ ATCD de CCH
    - ➢ Aucun argument clinique +/- para-clinique en faveur d'une autre étiologie.

Tableau I. SYNDROME MÉNINGÉ ET HYPERTENSION INTRACRÂNIENNE CHEZ LE NOURRISSON ET L'ENFANT

	Nourrisson (< 2 ans)	Enfant
Syndrome méningé	**Trouble du comportement :** – Cris à la mobilisation – Pleurs inconsolables – Hyper irritabilité – Enfant geignard – Somnolence **Vomissements** **Anomalies à l'examen neurologique :** – Fontanelle bombée – Hypotonie axiale	**Symptômes :** – Céphalées en casque – Vomissements – Photophobie **Signes physiques :** – Raideur méningée – Signe de Kernig : tout en maintenant les membres inférieurs en extension, on les fléchit sur le tronc. Le signe est positif quand cela entraîne une flexion invincible des jambes sur les cuisses – Signe de Brudzinski : l'antéflexion de la tête entraîne une flexion involontaire des membres inférieurs

Hypertension intracrânienne	**Symptômes :** – Vomissements en jets – Somnolence, apathie **Signes physiques :** – Augmentation du périmètre crânien +++ – Disjonction des sutures – Yeux en coucher de soleil – Mydriase, strabisme, anisocorie.	**Symptômes :** – Céphalées matinales, augmentées à l'effort – Vomissements en jets soulageant les céphalées – Irritabilité, modification du caractère, somnolence, apathie – Éclipses visuelles, baisse de l'acuité visuelle – Trouble de l'équilibre, ataxie, vertige **Signes physiques :** – Mydriase, strabisme, anisocorie. – Torticolis

2.2.2. *Quand prescrire des examens complémentaires ?*

- **En cas d'examen clinique normal** :

Le diagnostic de CCH ne nécessite aucun examen complémentaire en l'absence d'arguments cliniques (cités ci-dessus) évoquant une autre étiologie. Cependant, il est recommandé dans la conférence de consensus de 2009 sur la prise en charge des méningites bactériennes aiguës communautaire de réaliser une ponction lombaire (PL) chez le nourrisson de moins de 9 mois et de discuter son indication entre 9 mois et 12 mois.

- **En cas d'examen clinique anormal** :
  - En cas de suspicion clinique de méningite, une PL doit être réalisée pour éliminer formellement une méningite.
  - En cas de suspicion clinique de méningo-encéphalite ou d'abcès cérébral ou de thrombophlébite, une imagerie suivie d'une PL (après s'être assuré de l'absence d'hypertension intracrânienne sur l'imagerie) doivent être réalisées.
  - En cas de voyage en zone impaludée, un frottis goutte épaisse doit être réalisé.
  - Si ces examens complémentaires sont normaux, le diagnostic de CCH peut alors être posé.

2.3. CCH simple ou CCH complexe ?

- Une fois le diagnostic de CCH posé, la question qui se pose est de savoir si cette crise s'intègre dans une maladie épileptique. Il est important de le dépister précocement car le risque de faire des crises compliquées est alors plus important. C'est pour cette raison que la CCH est qualifiée comme simple ou complexe.

2.3.1. *CCH simple*

On parle de CCH simple s'il existe l'ensemble de ces critères :

- Âge > 1 an, sans ATCD neurologique, avec un développement psychomoteur normal ;
- Crise généralisée, de durée de moins de 15 minutes et ne récidivant pas sur 24 heures ;
- Examen neurologique normal au décours.

- En cas de CCH simple, le risque de développer une maladie épileptique est identique à la population générale.

Prise en charge après une CCH simple :

– Traitement ambulatoire ;

– Traitement étiologique et symptomatique de la fièvre (pas de bithérapie antipyrétique, on traite la fièvre comme d'habitude) ;

– Aucun examen complémentaire (pas d'EEG) ni traitement antiépileptique ;

– Expliquer aux parents que l'enfant n'est pas à risque de développer une épilepsie, ne gardera aucune séquelle de la crise mais que le risque de récidive de crise est de 30 % jusqu'à l'âge de 5 ans.

2.3.2. CCH complexe

On parle de CCH complexe s'il existe au moins un de ces critères :

– Âge < 1 an, ou ATCD neurologique, ou développement psychomoteur anormal ;

– OU crise focale, ou de durée supérieure à 15 minutes ou récidivant au cours des 24 heures ;

– OU examen neurologique anormal au décours.

- En cas de CCH complexe, le risque que cette crise s'intègre dans une maladie épileptique est augmenté. Il faut donc demander un avis spécialisé.

Prise en charge après une CCH complexe :

– Surveillance hospitalière (au moins quelques heures) ;

– Traitement étiologique et symptomatique de la fièvre (pas de bithérapie antipyrétique, on traite la fièvre comme d'habitude) ;

– Avis neurologique et discuter EEG et imagerie cérébrale sans urgence ;

– Discuter de la mise en place d'un traitement antiépileptique sans urgence.

2.3.3. Prise en charge diagnostique de la fièvre

En cas de diagnostic de CCH, il faut rechercher l'étiologie de la fièvre. La démarche diagnostique clinique et paraclinique est identique à celle d'un enfant ayant de la fièvre mais n'ayant pas convulsé. Ainsi, on ne prescrit pas de bilan infectieux systématique parce que l'enfant a eu une CCH.

3. Crise convulsive non fébrile

En cas de crise convulsive non fébrile, il faut pouvoir répondre à la question : la convulsion est-elle « occasionnelle » ou est-elle la première manifestation d'une maladie épileptique débutante ?

3.1. Étiologies à évoquer et examen clinique

- **Saignements intracérébraux :** un hématome sous dural- ou extra-dural doit être évoqué devant une crise convulsive non fébrile dans un contexte de traumatisme ou de maltraitance. Ainsi, l'examen clinique recherche :
  – un contexte de traumatisme crânien, des signes évoquant une maltraitance ;
  – une pâleur ;
  – des signes d'hypertension intracrânienne (HTIC) (Tableau I) ;
  – des signes de localisation.

- **Autres causes neurologiques:** une tumeur cérébrale, AVC, thrombophlébite, hémorragie méningée.

Ces causes sont rares mais à évoquer devant un examen neurologique anormal.

- **Cause métabolique:** hyponatrémie, hypocalcémie, hypoglycémie.

Le contexte est généralement évocateur: déshydratation, patient diabétique, maladie métabolique connue…

- **Intoxications:** CO, médicamenteuses, alcool…

Le contexte est évocateur.

- **HTA.**
- **Première crise convulsive révélant une maladie épileptique.**

C'est un diagnostic d'élimination. On l'évoque après avoir éliminé les diagnostics de crises occasionnelles. C'est la récidive de crises convulsives ou des anomalies évocatrices à l'électroencéphalogramme (EEG) qui confirmeront le diagnostic.

3.2. Démarche diagnostique et examens complémentaires

L'objectif de l'évaluation initiale est d'éliminer une cause de convulsion occasionnelle. L'examen clinique (Tableau II) réalisé permet de s'orienter. Il n'existe pas de consensus sur l'indication des examens complémentaires.

<table>
<tr><th colspan="3">Tableau II. EXAMEN CLINIQUE AU DÉCOURS D'UNE CRISE CONVULSIVE</th></tr>
<tr><th></th><th>Crise convulsive fébrile</th><th>Crise convulsive non fébrile</th></tr>
<tr><td rowspan="2">Situations d'urgences</td><td colspan="2">Mauvaise tolérance respiratoire: Bradypnée, apnées, cyanose
Mauvaise tolérance hémodynamique: Tachycardie, temps de recoloration cutanée > 3 secondes, marbrures, extrémités froides, hypotension artérielle
Mauvaise tolérance neurologique: Trouble de conscience, crise récidivante (état de mal)</td></tr>
<tr><td>Purpura fébrile
Sepsis sévère</td><td></td></tr>
<tr><td rowspan="2">Interrogatoire</td><td colspan="2">ATCD d'épilepsie ou de crise épileptique
ATCD de maladie neurologique
Évaluation du développement psychomoteur de l'enfant
Description complète de la crise: généralisée/focale, durée, tonique/clonique/atonique</td></tr>
<tr><td>ATCD de CCH
Notion de retour de voyage d'une zone impaludée</td><td>ATCD de maladie chronique: diabète, maladie métabolique...
Facteur de risque de maltraitance
Prise potentielle de toxique</td></tr>
<tr><td rowspan="2">Examen physique</td><td colspan="2">Examen neurologique complet:
– Signes d'HTIC, courbe de PC+++
– Syndrome méningé
– Signes de localisations
– Trouble des fonctions supérieures, Glasgow</td></tr>
<tr><td>Purpura</td><td>HTA
Pâleur
Ecchymoses ou hématomes évoquant une maltraitance ou un traumatisme</td></tr>
</table>

- **En pratique :**

3.2.1. *En urgence*

- **En cas de contexte de traumatisme ou de maltraitance, de signe d'HTIC et/ou d'examen neurologique anormal** : imagerie cérébrale.
- **En cas d'arguments pour une prise de toxique** : recherche de toxiques sanguins et urinaires.
- **En cas de contexte évocateur de troubles ioniques, ou de signes de déshydratation** : ionogramme, calcémie et urémie.
- **En cas d'examen clinique normal** :
  - si l'enfant a moins de 1 an : ionogramme sanguin, calcémie et glycémie ; imagerie cérébrale ;
  - si l'enfant a plus de 1 an : aucun examen complémentaire.

3.2.2. *Sans urgence dans les 48 premières heures*

- Réalisation d'un électroencéphalogramme (EEG) à la recherche de signes évoquant une maladie épileptique.

3.3. Prise en charge thérapeutique

- **En cas de crise occasionnelle, le traitement de la cause est indispensable.**
- Le cas le plus est fréquent est celui où on ne retrouve pas de cause à la crise d'épilepsie. Une partie de ces enfants referont une crise convulsive dans les mois ou années à suivre révélant ainsi une maladie épileptique. L'autre partie des enfants ne refera jamais de crise.
- Ainsi, après une première crise convulsive non fébrile, avec examen clinique normal et EEG normal : abstention thérapeutique. En cas de récidive : avis spécialisé pour mettre en place un traitement antiépileptique.

4. Convulsion chez un patient épileptique

4.1. Étiologies à évoquer

- Lorsqu'un patient épileptique fait une crise convulsive, il faut de principe évoquer une cause occasionnelle à cette crise.
- Cependant les facteurs déclencheurs de crises convulsives chez un enfant épileptique les plus fréquents sont :
  - la fièvre ;
  - la mauvaise observance thérapeutique.

4.2. Démarche diagnostique

- Il faut donc réaliser un examen clinique complet.
- On réalise systématiquement un dosage du traitement antiépileptique (si le traitement est dosable). On ne réalise pas d'autre examen complémentaire si l'examen clinique est normal.

5. Prise en charge d'une crise convulsive

- Dans la grande majorité des cas, la crise cède spontanément en moins de 5 minutes, tandis que les crises durant plus de 5 à 10 minutes ont une probabilité faible de s'arrêter spontanément. Donc, la prise en charge pendant les 5 premières minutes d'une crise consiste à assurer les fonctions vitales de l'enfant. Si la crise dure plus de 5 minutes, elle consiste alors à instaurer un traitement antiépileptique.
-

- **Ainsi, en cas de crise convulsive :**

5.1. Assurer les fonctions vitales de l'enfant

- Assurer la liberté des voies aériennes : mise en position latérale de sécurité, aspiration +/- canule de Guedel.
- Mise en place d'un scope cardio-respiratoire.
- Assurer une bonne oxygénation : oxygénothérapie si besoin.
- Assurer une bonne hémodynamique : remplissage vasculaire si troubles hémodynamiques.
- Glycémie capillaire à la recherche d'une hypoglycémie.

5.2. Si la crise dure plus de 5 minutes

- **Administration d'un traitement par benzodiazépine :**
  - Diazépam (Valium®) en intrarectal : 0,5 mg/kg (max : 10 mg) ;
  - Ou si voie veineuse : clonazépam (Rivotril®) : 0,015 mg/kg en IVL.
- **En cas de persistance 5 minutes après le traitement par benzodiazépine :**
  - Nouvelle dose de benzodiazépine en IV : clonazépam (Rivotril®) : 0,015 mg/kg en IVL ;
  - ET : phénytoine (Dilantin®) à 20 mg/kg en IV ou phénobarbital (Gardénal®) à 15 mg/kg en IV ;
  - ET traitement étiologique en urgence :
    - ➢ Si fièvre : traitement probabiliste d'une méningite bactérienne et d'une méningo-encéphalite herpétique : céphalosporine de 3e génération et aciclovir en IV.
- **En cas de persistance 20 à 30 minutes après :**
  - Transfert en réanimation ;
  - Adjonction de phénytoine si phénobarbital déjà injecté ou adjonction de phénobarbital si phénytoine déjà injectée.
- **La prise en charge de l'état de mal épileptique a fait l'objet de recommandations en 2009.**

► Références

- Auvin S. Crises épileptiques occasionnelles de l'enfant. EMC (Elseiver Masson SAS, Paris), Pédiatrie, 2013 ; 4-091-A-10 ; 8 : 1-8
- Bahi-Buisson N, Soufflet C, and Nabbout R. Convulsions et épilepsies de l'enfant. EMC (Elseiver Masson SAS, Paris), Médecine d'urgence, 2008 ; 25-140-G-20 ; 1-8
- Outin H, Blanc T, Vinatier I. Prise en charge en situation d'urgence et en réanimation des états de mal épileptiques de l'adulte et de l'enfant (nouveau-né exclu). Société de réanimation de langue française experts recommandations]. Revue neurologique 2009 ; 165:297-305.

POINTS CLÉS

DIAGNOSTIC POSITIF DE CONVULSION
(voir 1.2.)

CRISE CONVULSIVE EN COURS
(voir 5.)

Prise en charge en urgence :

- Assurer les fonctions vitales (voir 5.1.)
- Si crise > 5 minutes : traitement médicamenteux (voir 5.2)

DIAGNOSTIC DIFFÉRENTIEL DE CONVULSION
(voir 1.2.)

- Frissons
- Spasme du sanglot
- Myoclonies du sommeil

2 éléments d'orientation

Fièvre ?
ATCD d'épilepsie ?

Crise convulsive fébrile
(voir 2., cf. page suivante)

Crise convulsive non fébrile
(voir 3.)

Crise convulsive chez un patient épileptique
(voir 4.)

Éliminer une convulsion occasionnelle

Étiologie et examen clinique (voir 3.1.)

- **Saignements intracérébraux :** maltraitance, traumatisme, pâleur, HTIC, signe de localisation
- **Tumeur cérébrale, AVC, thrombophlébite :** examen neurologique anormal
- **Hyponatrémie, hypocalcémie, hypoglycémie :** ATCD de diabète, déshydratation…
- **Intoxications :** CO, médicamenteuse… : contexte évocateur
- **HTA**

Examens complémentaires pour éliminer une convulsion occasionnelle (voir 3.2.)

- **Contexte de traumatisme ou de maltraitance, signes d'HTIC et/ou d'examen neurologique anormal :** imagerie cérébrale
- **Arguments pour une prise de toxique :** toxiques sanguins et urinaires.
- **Contexte évocateur de troubles ioniques ou déshydratation :** Ionogramme, calcémie et urémie.
- **En cas d'examen clinique normal :**
  - → Si l'enfant a moins de 1 an : ionogramme sanguin, calcémie et glycémie ; imagerie cérébrale.
  - → Si l'enfant a plus de 1 an : aucun examen complémentaire

Crise convulsive non occasionnelle (voir 3.)
EEG dans les 48 h

EEG NORMAL

- Une partie de ces enfants ne referont jamais de crise.
- L'autre partie récidivera, affirmant le diagnostic d'épilepsie.
- Abstention thérapeutique.

EEG ANORMAL

- Probable épilepsie
- Avis spécialisé

POINTS CLÉS

CRISE CONVULSIVE FÉBRILE (voir 2.)

Éliminer une cause grave et urgence de crise convulsive fébrile pour poser le diagnostic de CCH

Étiologie et examen clinique (voir 2.2.) :

– **Méningite :** syndrome méningé, examen neurologique anormal
– **Méningo-encéphalite herpétique ou non herpétique :** crise focale, crise prolongée, trouble des fonctions supérieures, examen neurologique anormal
– **Abcès cérébral, thrombophlébite cérébrale :** crise focale, crise prolongée, examen neurologique anormal
– **Neuro paludisme :** retour d'un voyage en zone impaludée

Examens complémentaires :

– **Suspicion clinique de méningite :** ponction lombaire
– **Suspicion clinique de méningo-encéphalite, abcès cérébral, thrombophlébite :** imagerie cérébrale +/- PL
– **Retour de voyage en zone impaludée :** frottis-goutte épaisse
– **En cas d'examen clinique normal et de crise non focale et non prolongée :**
→ Si l'enfant a moins de 9 mois : ponction lombaire pour éliminer une méningite
→ Si l'enfant a plus de 9 mois : aucun examen complémentaire

Diagnostic de CCH si :

- **Enfant âgé entre 3 mois et 5 ans ++**
- **+/- ATCD** de CCH
- **Autre étiologie éliminée par l'examen clinique +/- par les examens complémentaires**

CCH SIMPLE (voir 2.3)

- Âge > 1 an,
- ET pas d' ATCD neurologique,
- ET développement psychomoteur normal
- ET crise :
  – généralisée,
  – ET de durée de moins de 15 minutes
  – ET ne récidivant pas sur 24 heures
- ET examen neurologique normal au décours.

Risque de maladie épileptique identique à la population générale

- Traitement ambulatoire
- Aucun examen complémentaire
- Expliquer aux parents que :
  1. l'enfant n'est pas à risque de développer une épilepsie
  2. il ne gardera aucune séquelle de la crise
  3. le risque de récidive de crise est de 30 % jusqu'à l'âge de 5 ans.

CCH COMPLEXE (voir 2.3)

- Âge < 1 an,
- OU ATCD neurologique,
- OU développement psychomoteur anormal
- OU crise :
  – focale,
  – OU de durée de plus de 15 minutes
  – OU ne récidivant pas sur 24 heures
- OU examen neurologique anormal au décours.

Risque de maladie épileptique augmenté

- Surveillance hospitalière de quelques heures
- Avis neurologique et discuter EEG et imagerie cérébrale sans urgence
- Discuter la mise en place d'un traitement antiépileptique sans urgence

Prise en charge diagnostique et thérapeutique de la fièvre
La prise en charge de la fièvre d'un enfant ayant une CCH est la même que celle d'un enfant n'ayant pas eu de CCH

+++ LE COUP DE POUCE DE L'ENSEIGNANT

1. Ne pas confondre crise d'épilepsie et épilepsie.
2. Ne pas confondre crise convulsive fébrile qui est un symptôme (crise convulsive + fièvre) et crise convulsive hyperthermique (CCH) qui est une étiologie de crise convulsive fébrile, et qui signifie que la crise est secondaire à la fièvre et non à son étiologie.
3. Le diagnostic de CCH est un diagnostic d'élimination. Il nécessite que l'enfant ait entre 3 mois et 5 ans, et qu'il n'existe aucun argument clinique +/- paraclinique pour une autre cause de crise convulsive fébrile.
4. En cas de diagnostic de CCH, il ne faut pas oublier de rechercher et de traiter la cause de la fièvre. La prise en charge diagnostique et thérapeutique de la fièvre est la même que si l'enfant n'avait pas eu de CCH.
5. En cas de crise convulsive non fébrile, il faut éliminer une cause de crise occasionnelle.
6. En cas de crise convulsive non fébrile, l'EEG doit être prescrit dans les 48 heures, mais n'est pas une urgence.

CHAPITRE 16

Rétention aiguë d'urine

OBJECTIFS ECN

→ Diagnostiquer une rétention aiguë d'urine.

→ Identifier les situations d'urgence et planifier leur prise en charge.

Dr Florence Dumas*, Dr Benoît Doumenc**

*MCU-PH, Service des Urgences, Hôpital Cochin, AP-HP, Faculté de Médecine Université Paris Descartes

**PH, Chef de service, Service des Urgences, Hôpital Cochin - AP-HP, Faculté de Médecine Université Paris Descartes

MOTS CLÉS : cathétérisme sus-pubien, globe vésical, hémorragie a vacuo, hypertrophie bénigne de prostate, insuffisance rénale obstructive, sondage urétral, syndrome de levée d'obstacle, toucher rectal

1. Définition

- **La rétention vésicale complète ou rétention aiguë d'urine correspond à l'impossibilité totale d'uriner (miction impossible) malgré la réplétion vésicale.**
- **Elle traduit le plus souvent la présence d'un obstacle sous la vessie empêchant l'évacuation des urines.**

2. Physiopathologie, histoire naturelle

- La vessie est un muscle lisse recueillant l'urine qui se contracte lors de la miction.
- Le sphincter strié est composé de fibres musculaires circulaires qui doublent le manchon des cellules musculaires lisses urétrales. Classiquement, il est composé de fibres à contraction lente, développant l'activité tonique et de fibres à conduction rapide capable de produire une compression volontaire (interruption de jet) ou réflexe (augmentation soudaine de la pression intra-abdominale).
- Le système nerveux contrôle à la fois les phases de remplissage de la vessie et les phases de miction, en permettant notamment que la vessie se contracte après que le sphincter urinaire se soit parfaitement relâché (synergie vésico-sphinctérienne).

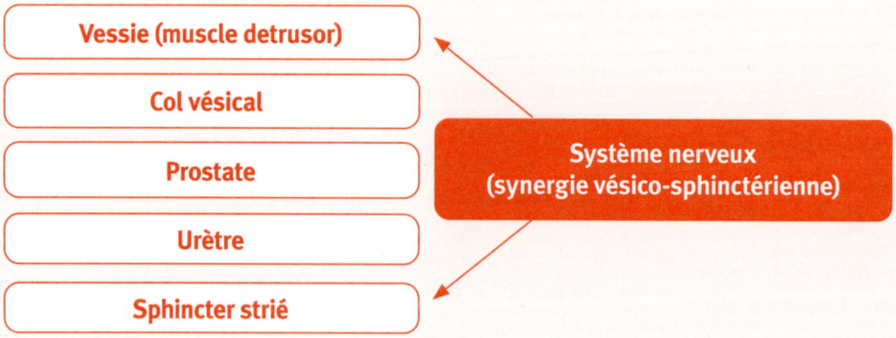

- La rétention aiguë d'urine peut donc résulter d'un obstacle sous-vésical (le plus souvent) ou d'une altération de la commande neurologique, et enfin plus rarement d'un défaut de contraction vésicale. C'est la mise en tension brutale du muscle vésical qui provoque la douleur.

2.1. Obstacles sous vésicaux

- **Hypertrophie bénigne de la prostate** : étiologie la plus fréquente de rétention aiguë d'urine, le risque augmentant avec l'âge.
- **Tumeur de prostate.**
- **Hématurie** par formation de caillot (tumeurs vésicales…).
- **Lithiases** : calculs enclavés dans le col vésical ou dans l'urètre, étiologie rarement rencontrée.
- **Sclérose du col vésical.**
- **Sténose de l'urètre** au décours d'un traumatisme ou d'une infection.
- **Compression extrinsèque** par les tumeurs pelviennes chez les femmes, fécalome volumineux.

2.2. Prostatite

- La prostatite peut être responsable de rétention, sa survenue étant favorisée par la présence d'une hypertrophie bénigne de prostate.

2.3. Neurologiques

- Les étiologies neurologiques sont à l'origine d'une vessie acontractile ou d'une dyssynergie vésico-sphinctérienne suite à des lésions médullaires.

2.3.1. Origine centrale

- Sclérose en plaques.
- Compression médullaire (syndrome de queue de cheval en particulier).
- Maladie de Parkinson.
- AVC.
- Traumatiques.

2.3.2. Origine périphérique

- Diabète.
- Neuropathie périphérique.

2.4. Iatrogène

2.4.1. *Anticholinergiques*

- **Collyre mydriatique**:
  - atropine ;
  - cyclopentolate ;
  - topicamide.
- **Anticholinergiques utilisés pour traiter l'instabilité vésicale**:
  - oxybutinine ;
  - toltéodine ;
  - trospium.
- **Neuroleptiques** en particulier les phénothiazines.
- **Antidépresseurs tricycliques imipraminiques** (première génération).
- **Certains antiparkinsoniens**:
  - bipéridéne ;
  - trihexephénidyle ;
  - tropatépine.
- **Antalgiques d'usage courant**:
  - néfopam ;
  - tiemonium.
- **Bronchodilatateurs bétamimétiques à action secondaire anticholinergique ou associé à un anticholinergique.**
- **Antihistaminiques.**

2.4.2. *Morphiniques (en particulier post-opératoire)*

2.4.3. *Autres*

- **Les sympathomimétiques**:
  - phénylpropanolamine ;
  - pseudo-phédrine ;
  - phenyléphrine ;
  - éphédrine.
- **Les bêta-2-mimétiques**:
  - salbutamol ;
  - terbutaline.
- **Les inhibiteurs calciques.**

La rétention aiguë d'urine chez la femme est plus rare et les étiologies à rechercher spécifiques:
- Vessie neurologique
- Post-chirurgicale
- Compression extrinsèque (tumeur pelvienne)
- Prolapsus pelvien
- Utérus gravide rétroversé
- Pathologie urinaire
- Psychogène

3. Diagnostic

- Le patient se présente dans un état **algique**, anxieux et **agité** (voire **confusion** en particulier chez la personne âgée), avec une envie pressante d'uriner permanente.

3.1. À l'interrogatoire

- Antécédents en particulier urologiques (adénome de prostate…).
- Antécédents neurologiques (maladie du système nerveux central, diabète).
- Prise de **traitements** en cours (anticoagulants, psychotropes…).
- Circonstances d'apparition.
- **Signes fonctionnels** précurseurs (dysurie, brûlures mictionnelles…).
- **Signes associés** (fièvre, frissons, hématurie).

3.2. À l'examen clinique

- **Douleur** sus-pubienne.
- **Globe vésical :**
  - voussure hypogastrique à convexité supérieure ;
  - matité à la percussion ;
  - douloureuse à la palpation (majorant l'envie d'uriner).
- **Toucher rectal :**
  - Estimation du volume prostatique, aspect de la prostate (induration, asymétrie) ;
  - Douleur à la palpation de la prostate.
- **Examens des organes génitaux externes :** recherche d'un phimosis, orchiépidimite.
- **Palpation des fosses lombaires.**
- **Examen neurologique complet.**

3.3. Biologie

- La rétention aiguë d'urine est une urgence thérapeutique et **ne nécessite aucun examen à visée diagnostique**.
- Il convient de rechercher par un bilan biologique per-thérapeutique de formes compliquées :
  - **Examen Cyto-Bacterien des Urines** (à la recherche d'une infection, systématique après drainage) ;
  - Hémocultures en cas de fièvre ;
  - Numération Formule Sanguine (notamment en cas d'hématurie associée) ;
  - **Créatininémie**, ionogramme et urée plasmatique (afin d'estimer la fonction rénale).
- Le dosage de PSA, utile dans la recherche étiologique n'est pas préconisé en urgence.

3.4. Imagerie

- **Dans le cadre de l'urgence, l'échographie du haut appareil urinaire** permet d'éliminer une dilatation des voies uretro-pyélocalicielles (ne doit pas retarder le drainage sauf si doute diagnostique). Les autres examens sont indiqués secondairement dans la recherche étiologique en fonction de la cause suspectée.

3.4.1. Échographie

- Le retentissement vésical, diverticule, épaississement pariétal, lithiase vésicale.
- Tumeurs vésicales (en cas d'hématurie).

- Lobe médian prostatique.
- Volume prostatique (échographie endo-rectale).
- Des techniques ultrasoniques portables d'utilisation simple permettent un diagnostic au lit du malade.

3.4.2. *Uro-Tensidométrie*

- Exploration d'hématurie macroscopique.
- Suspicion d'une étiologie tumorale, bilan d'extension, bilan préthérapeutique.

3.4.3. *Cystoscopie*

- Exploration d'une hématurie macroscopique.
- Exploration d'une sténose ou traumatisme de l'urètre.

3.4.4. *Débitmétrie*

3.4.5. *Bilan urodynamique*

- En cas de suspicion de pathologie neurologique responsable.

- **Le diagnostic d'une rétention aiguë d'urine est clinique :**
  - Douleur, agitation, confusion (en particulier de la personne âgée) doit faire rechercher un globe vésical.
- **Le bilan initial** (ne devant pas retarder le drainage) repose sur :
  - ECBU, fonction rénale ;
  - Échographie rénale.

4. Diagnostic différentiel

- La rétention ne doit pas être confondue avec l'**anurie** (absence de sécrétion d'urine par les reins), généralement non douloureuse (absence de globe). En cas de doute diagnostique, l'échographie permet d'établir le diagnostic.

5. Traitement

- **La rétention aiguë d'urine est une urgence thérapeutique** afin de soulager la douleur du patient et d'éviter les complications.
- Sa prise en charge repose sur un drainage des urines soit par sondage urétral soit par cathétérisme vésical sus-pubien.

5.1. Le sondage urétral

- **C'est la méthode de drainage de première intention.** On débute avec une sonde de 16 ou 18 CH qu'on aura lubrifiée. La sonde est introduite jusqu'à la garde sans forcer, puis le gonflage du ballonnet permet le maintien de la sonde en place. La pose doit être aseptique et atraumatique. En cas d'impossibilité de passage dû à un obstacle infranchissable, après avis spécialisé, l'utilisation d'autres sondes (béquillée) ou du cathérérisme pourra être alors considérée.
- **Les contre-indications du sondage vésical** sont la sténose urétrale, traumatisme de l'urètre (fracture du bassin) et l'infection (relative).

5.2. Le cathétérisme sus-pubien

- Il est réalisé après anesthésie du point et du trajet de ponction, en condition stérile. Le troquart est introduit perpendiculairement à deux travers de doigts du pubis, sur la ligne médiane de l'abdomen. Dès que le reflux d'urine est obtenu, le cathéter est poussé puis fixé à la paroi.
- **Les contre-indications absolues** de la mise en place d'un cathéter sus-pubien :
  - absence de globe ;
  - pontage vasculaire en région sus-pubienne.
- **Les contre-indications relatives** (selon avis du spécialiste) :
  - troubles de l'hémostase ;
  - les patients sous anti-coagulants ;
  - présence de cicatrices de laparotomie ;
  - les antécédents de tumeurs de vessie.

Tableau I. CONTRE-INDICATIONS

Sondage urétral	Cathétérisme sus-pubien
Sténose urétrale	– Incertitude diagnostique sur la rétention – Tumeur de vessie
Prostatite	– Hématurie – Troubles de coagulation (ou prise d'anticoagulant)
Traumatisme	– Cicatrice abdominale – Pontage artériel sus-pubien

5.3. Traitements associés

- Le drainage des urines soulage rapidement les douleurs. En cas de persistance, un traitement antalgique adapté à l'intensité est associé.
- Un traitement par **alpha-bloquant** (si le patient n'est pas déjà traité) sera associé en particulier si la cause de la rétention est une hypertrophie bénigne de prostate ou une prostatite.

5.4. Traitement étiologique

- Après drainage, le **traitement de l'étiologie** (évacuation du fécalome, antibiothérapie en cas de prostatite, chirurgical en cas d'hypertrophie de la prostate, urétrotomie en cas de sténose urétrale, arrêt des médicaments responsables de la rétention, ...).

5.5. Surveillance

- Il convient de **surveiller après drainage**, la diurèse horaire et la survenue de complications (syndrome de levée d'obstacle, hémorragie *a vacuo* en particulier)

Cas particulier de la rétention aiguë d'urine et hématurie macroscopique :

- Un drainage s'impose avec pose d'une sonde double courant permettant le lavage jusqu'à éclaircissement des urines. Le cathétérisme est alors non recommandé (risque d'aggraver une lésion tumorale potentielle). Parfois, un décaillotage est nécessaire à la seringue pour lever l'obstacle. Enfin plus rarement, une prise en charge chirurgicale peut être indiquée.
- Une hospitalisation ainsi qu'un bilan biologique et imagerie sera nécessaire afin d'établir la cause et son traitement éventuel chirugical.

6. Complications

6.1. Insuffisance rénale aiguë

- L'obstruction sous vésicale peut entraîner une insuffisance rénale obstructive. L'élévation de la pression intravésicale entraîne une dilatation bilatérale des voies urinaires excrétrices et une diminution secondaire de la filtration glomérulaire. L'insuffisance rénale régresse très rapidement après drainage vésical, la dilatation des cavités pyélo-calicielles pouvant persister pendant quelques semaines. En cas d'une obstruction prolongée, l'atteinte rénale peut devenir irréversible.

6.2. Vessie claquée

- Elle correspond à une vessie distendue de manière majeure par augmentation de la capacité vésicale (lié à la rétention) et l'absence de contraction du muscle. Progressivement, cette distension aboutit à une perte des propriétés contractiles du muscle et à un claquage musculaire, pouvant aboutir à une destruction du muscle en amont d'un obstacle.

6.3. Syndrome de levée d'obstacle

- Il s'agit d'une polyurie et natriurèse massives au décours d'une obstruction complète des voies urinaires avec insuffisance rénale obstructive. Il est consécutif à une altération des fonctions tubulaires et glomérulaires lors de la phase d'obstruction.
- Le diagnostic se fait sur l'observation de la polyurie (surveillance diuerèse horaire). Ce phénomène s'accompagne de manifestations musculaires et cardiovasculaires pouvant aller jusqu'à un collapsus.
- Biologiquement, on observe une hypokaliémie, hypocalcémie, hypomagnésémie, …
- Une surveillance des entrées/sorties hydriques ainsi qu'une réhydratation préalable permettent de prévenir ce phénomène.

6.4. Hématurie *a vacuo*

- Il s'agit d'une hémorragie qui survient au décours du sondage par rupture des veines sous-muqueuses liée à la distension de la paroi vésicale.
- Pour prévenir cette complication, il est recommandé de réaliser un clampage tous les 500 ml pendant quelques minutes.

- La rétention est le plus souvent due à un obstacle sous vésical à l'écoulement des urines.
- En l'absence de traitement cela aboutit à des complications mécaniques et/ou une insuffisance rénale obstructive.
- Le traitement de la rétention repose sur le drainage vésical qui peut se compliquer d'un syndrome de levée d'obstacle ou d'une hémorragie *a vacuo*. La prévention de ces derniers repose sur la surveillance de la diurèse après drainage.

Références

- P. Carli, B. Riou, C. Télion. *Urgences Médico-Chirurgicales de l'adulte*. Éditions Arnette.2004
- Latteux G., Faguer R., Bigot P., Chautard D., Azzouzi A. R. Rétentions aiguës d'urine complètes. Encyclopédie médico-chirurgicale 2011 : 18-207-D-10.

POINTS CLÉS

1. La rétention aiguë d'urine se caractérise par l'impossibilité de miction.

2. Étiologie

- **Un obstacle sous vésical** (le plus fréquent) :
  – Hypertrophie de prostate, sténose urétrale)
- Une **infection** (prostatite)
- **Neurologique** (central-maladies dégénératives, médullaires-, ou périphérique- neuropathie)
- **Médicamenteux** (anticholinergique, morphiniques)

3. Diagnostic clinique

- Globe vésical
- Toucher rectal

4. Examens paracliniques

- ECBU
- Fonction rénale
- Échographie rénale :
  – Recherche d'une dilatation des voies excrétrices

5. Traitement : urgence thérapeutique, drainage des urines

- Sondage urétral
- Cathétérisme sus-pubien
- Choix de la méthode en respect des contre-indications

6. Complication/pronostic : insuffisance rénale aiguë obstructive

7. Surveillance diurèse

- **Compenser les apports hydriques** (prévention du syndrome de levée d'obstacle)
- **Drainage progressif** (prévention de l'hémorragie *a vacuo*)

+++ LE COUP DE POUCE DE L'ENSEIGNANT

1. Un état d'agitation ou **syndrome confusionnel** (en particulier chez le patient âgé) doit faire rechercher un globe vésical
2. Toute **rétention aiguë d'urine fébrile est une prostatite** jusqu'à preuve du contraire
3. La rétention chez l'homme doit faire rechercher en premier lieu une pathologie de la prostate ou une sténose urétérale, chez la femme, une compression extrinsèque (tumeurs pelviennes) ou neurologique.
4. La rétention post-traumatique doit faire rechercher un **traumatisme loco-régional** (fracture du bassin), un syndrome de queue de cheval (compression médullaire).
5. Le **diagnostic de rétention** est clinique (aucun examen complémentaire ne doit retarder son traitement).
6. Sa prise en charge est une **urgence thérapeutique.**
7. Ne pas oublier le traitement étiologique associé (antibiothérapie, chirugie,...).
8. Après drainage, ne pas oublier la **surveillance** de la diurèse horaire (apports hydriques pour prévenir le syndrome de levée d'obstacle, le drainage progressif pour l'hémorragie *a vacuo*).

Chapitre 17

Insuffisance rénale aiguë — Anurie

OBJECTIFS ECN

➔Diagnostiquer une insuffisance rénale aiguë (IRA) et une anurie

➔Diagnostiquer une IRA fonctionnelle, obstructive et parenchymateuse

➔Connaître les principales causes des IRA

➔Argumenter les principes du traitement et la surveillance des IRA

Dr Séverine Gosselin*, Pr Patrick Ray**

*CCA, Centre régional universitaire des urgences, CHU Dijon, Université Bourgogne

** PU-PH, Centre régional universitaire des urgences, CHU Dijon, Université Bourgogne

MOTS-CLÉS : Urgence, diurèse, hyperkaliémie, échographie rénale, arrêt des médicaments néphrotoxiques, traitement symptomatique et étiologique

1. Définition

- L'insuffisance rénale aiguë (IRA) se définit comme une **altération brutale de la fonction d'épuration du rein.**
  - Elle est caractérisée par une diminution du débit de filtration glomérulaire pouvant mettre en jeu le pronostic vital à court terme. Elle est habituellement réversible après traitement. La diurèse peut être conservée ou diminuée (oligoanurie, anurie).
  - En 2012, la KDIGO (*Kidney Disease : Improving Global Outcomes*) a proposé une définition internationale de l'IRA, basée sur des anciennes définitions RIFLE (*Risk, Injury, Failure, Loss of function, End-stage renal disease*) et AKIN (*Acute Kidney Injury Network*), établies lors de précédentes conférences de consensus et qui repose sur les variations de la créatininémie et/ou de la diurèse dont la sévérité se décline en 3 stades (Tableau I).

Tableau I. STADES D'IRA SELON LA CLASSIFICATION DE LA KDIGO

Stades	Augmentation de la créatininémie	Diminution de la diurèse
1	≥ 26,5 µmol/l sur une période de 48 h ou ≥ 1,5 fois la valeur de base en 7 jours	< 0,5 ml/kg/h sur 6 h à 12 h
2	≥ 2 fois la valeur de base	< 0,5 ml/kg/h sur 12 h à 24 h
3	≥ 3 fois la valeur de base ou > 354 µmol/l en l'absence de valeur antérieure Ou critères de dialyse	≥ 0,3 ml/kg/h sur ≥ 24 h ou Anurie (< 100 ml sur 24 h)

2. Épidémiologie

- L'incidence réelle de l'insuffisance rénale aiguë (IRA) en France n'est pas connue.
  - Elle est estimée entre 170 et 200 cas par million d'habitants et par an dont 13 à 40 % nécessiteront une épuration extra-rénale.
  - L'incidence globale de l'IRA est d'environ 2 % de tous les patients hospitalisés.
  - Le taux de mortalité de l'IRA demeure élevé.
    - ➢ L'IRA est un facteur indépendant de surmortalité.
    - ➢ La mortalité intra-hospitalière varie de 10 % à 60 % et augmente avec la gravité de l'IRA.
    - ➢ La mortalité chez les survivants à long terme est de 30 % à 60 % au-delà de 2 et 5 ans.

3. Les déterminants de la filtration glomérulaire

- Le débit de filtration glomérulaire (DFG) dépend de plusieurs paramètres physiques. Il est modélisé par la formule :

DFG = PUF x Kf

PUF : pression d'ultrafiltration (gradient de pression transcapillaire glomérulaire)
Kf : coefficient de filtration

  - Le PUF dépend de la différence de pression **hydrostatique** entre le capillaire glomérulaire et la chambre urinaire du glomérule et de la différence de pression **oncotique** entre le capillaire glomérulaire et la chambre urinaire.
  - Le débit sanguin rénal n'apparaît pas directement dans l'équation du DFG, mais la pression **hydrostatique** du capillaire glomérulaire dépend du flux sanguin et de la différence de résistances entre les artérioles afférentes (RAF) et efférentes (REF).

4. Les mécanismes de l'IRA

- Une baisse du débit de filtration glomérulaire s'observe lors d'une :
  - diminution du débit sanguin rénal (hypovolémie, état de choc) ;
  - diminution des REF par une vasodilatation de l'artériole efférente glomérulaire ;
  - diminution des RAF par une vasoconstriction pré-glomérulaire ;
  - augmentation de la PUF due à un obstacle intratubulaire ou sur la voie excrétrice.
- Les différents mécanismes peuvent être intriqués.

5. Physiopathologie des principaux types d'IRA

5.1. IRA fonctionnelle ou pré-rénale

- **Elle résulte d'une diminution du flux sanguin rénal et de la pression de perfusion rénale sans anomalie du parenchyme rénal.**
  - **L'hypoperfusion rénale stimule :**
    - ➢ la production de rénine par l'appareil juxtaglomérulaire, qui entraîne la formation de l'angiotensine II et la sécrétion de l'aldostérone ;
    - ➢ le système sympathique périphérique ;
    - ➢ la production d'ADH.

- **L'hypoperfusion rénale a pour conséquence au niveau :**
  - ➢ **glomérulaire**: la vasoconstriction de l'artériole efférente pour maintenir la pression de filtration malgré la chute du flux sanguin rénal. Mais au-delà d'une certaine limite, la pression de filtration chute et l'IRA fonctionnelle apparaît.
  - ➢ **tubulaire**: la formation d'urines très concentrées, peu abondantes (oligurie voire anurie), acides et pauvres en sodium mais riches en potassium par :
    - une réabsorption tubulaire proximale, liée à la baisse de pression hydrostatique dans les capillaires péritubulaires ;
    - une réabsorption distale accrue de sodium sous l'effet de l'aldostérone ;
    - une réabsorption d'eau sous l'effet de l'ADH ;
    - une réabsorption passive d'urée avec l'eau dans le tubule collecteur responsable d'une augmentation plus importante de l'urée plasmatique que de la créatinine plasmatique.
- **L'IRA fonctionnelle** est immédiatement réversible quand le flux sanguin rénal est restauré. En revanche, si l'ischémie rénale n'est pas corrigée, des lésions de nécrose tubulaire peuvent s'installer, l'IRA devient alors **organique**.

Cas particuliers

- **Certains médicaments exposent à une IRA fonctionnelle en contexte d'hypoperfusion rénale :**
  - Soit en inhibant la vasoconstriction de l'artériole efférente par l'effet des **bloqueurs du système rénine angiotensine** (inhibiteurs de l'enzyme de conversion, antagonistes du récepteur de l'angiotensine II ou inhibiteur direct de la rénine).
  - Soit en inhibant la vasodilatation de l'artériole afférente de part l'effet inhibiteur de la synthèse de prostaglandines des **AINS et anti COX-2.**
  - Les REF, qui n'augmentent pas, ont pour conséquence une baisse de la pression de filtration qui elle est responsable de l'IRA. Les situations à risque sont l'hypovolémie chez les patients ayant une sténose de l'artère rénale ou des lésions athéromateuses sur les artérioles préglomérulaires (néphroangiosclérose).

5.2. IRA obstructive ou post-rénale

- **Elle est due à un obstacle sur la voie excrétrice ou à une obstruction intratubulaire rénale.**
  - L'obstacle entraîne une augmentation de la pression hydrostatique intratubulaire et annule la pression de filtration. L'IRA n'apparaît que si l'obstacle est bilatéral ou sur un rein unique.

Cas particulier du syndrome de levée d'obstacle

- L'insuffisance rénale aiguë obstructive constitue une urgence médico-chirurgicale et la première modalité du traitement est urologique et consiste à traiter l'obstacle.
- L'ablation de l'obstacle peut entraîner une polyurie hypotonique par diabète insipide néphrogénique. En effet, l'hyperpression dans les voies urinaires bloque la filtration glomérulaire et entraîne une redistribution du flux sanguin rénal et empêche la constitution du gradient osmotique cortico-médullaire nécessaire à l'effet de l'ADH. Le syndrome de levée d'obstacle est fréquent et son dépistage repose sur la surveillance horaire de reprise de la diurèse. Le traitement du syndrome de levée d'obstacle repose sur le principe de la compensation administrée par voie orale ou intraveineuse de façon adaptée aux données de l'examen clinique et à la diurèse (volume et électrolytes). Cette compensation doit être dégressive sur quelques jours.

5.3. IRA organique ou parenchymtateuse

- **Elle est due à des lésions du parenchyme rénal, obéissant à des mécanismes différents.** La cause dans 90 % des cas est une **nécrose tubulaire aiguë** (NTA) dont les 2 mécanismes principaux sont ischémique et toxique.

- **L'altération de la filtration glomérulaire est due à une :**
  - ➢ augmentation de la **pression intratubulaire** causée par l'obstruction tubulaire provoquée par des débris cellulaires nécrosés et/ou à la précipitation intratubulaire de myoglobine (**rhabdomyolyse**), d'hémoglobine (**hémolyses** massives), ou de chaînes légères d'immunoglobulines (**myélomes**) au cours de certaines néphropathies tubulaires. Après une phase d'IRA de 1 à 3 semaines, la fonction rénale récupère progressivement pour revenir à l'état antérieur.
  - ➢ diminution de la perméabilité de la membrane glomérulaire sous l'effet de l'angiotensine II donc du Kf par baisse de la surface de filtration au cours des **glomérulonéphrites** ou des **microangiopathies thombotiques.**
  - ➢ augmentation de la pression intrarénale diminuant le flux sanguin et la pression de filtration glomérulaire par de l'œdème interstitiel au cours des **néphrites interstitielles aiguës.**
  - ➢ rétrodiffusion des urines au travers des parois tubulaires altérées contribuant à l'installation d'une oligurie et d'une hyperazotémie.

Cas particulier

- La néphropathie secondaire à l'injection de produit de contraste (NPC), iodé ou à base de gadolinium, est la troisième cause d'insuffisance rénale intra-hospitalière. Elle survient essentiellement chez les patients porteurs de facteurs de risque bien définis et est associée à une augmentation de la morbidité et de la mortalité. Le score de Mehran est utilisé pour quantifier le risque de néphropathie au produit de contraste. La prévention de la néphropathie au produit de contraste consiste en une expansion volémique par du chlorure de sodium 0,9 % ou du bicarbonate de sodium 1,4 %, intraveineux. Les études comparatives randomisées semblent montrer une supériorité du bicarbonate de sodium par rapport au chlorure de sodium. L'adjonction de N-acétylcystéine à l'expansion volémique ne semble apporter aucun bénéfice surajouté.

6. Diagnostic de l'IRA

6.1. Affirmer le caractère aigu de l'insuffisance rénale

- **Élévation significative et récente** (< 1 mois) de la **créatininémie**:
  - avec notion de fonction rénale normale auparavant
  - des reins de taille normale ou augmentée
  - en l'absence d'anémie et d'hypocalcémie.
- Préciser la **diurèse**:
  - conservée (> 500 ml/24 h) ou
  - oligo-anurique (< 500 ml/24 h ou < 20 ml/h) ou
  - anurique (< 100 ml/24 h).
- Parfois, il s'agit d'une poussée d'insuffisance rénale aiguë sur fond d'insuffisance rénale chronique (IRC).

6.2. Différencier le caractère aigu du caractère chronique de l'insuffisance rénale

- En théorie, seule l'existence **d'un dosage antérieur de créatinine permet de différencier IRA et IRC de manière fiable** mais il est souvent impossible d'en disposer aux urgences.
  - En effet, les signes accompagnant l'IRC chez l'adulte que sont l'anémie, l'hypocalcémie et l'atrophie rénale sont fréquents chez les sujets âgés et peuvent admettre d'autres causes que l'IRC et la taille des reins est souvent diminuée et de manière bilatérale du fait du simple vieillissement rénal.
  - **MAIS :**
    - ➢ l'hypocalcémie et hyperphosphorémie peuvent être présentes au cours des IRA secondaires à une **rhabdomyolyse**.

- ➢ l'IRA peut être associée à une anémie, en cas d'hémolyse aiguë ou de choc hémorragique eux-mêmes à l'origine de l'IRA.
- ➢ des reins de taille **normale** ou **augmentée** peuvent se voir dans certaines formes d'**IRC** (diabète, myélome et amylose, polykystose).

- Dans l'incertitude, il vaut mieux toujours considérer qu'il peut exister un facteur fonctionnel aggravant la fonction rénale de base, le rechercher et le traiter.

6.3. Interrogatoire

- **L'anamnèse doit faire préciser :**
  - Antécédents de lithiase de l'appareil urinaire, de tumeurs (digestive, utérine, prostatique, vésicale) en faveur d'une cause **obstructive ;**
  - Antécédents d'insuffisance cardiaque congestive, de cirrhose, de syndrome néphrotique en faveur d'une cause **fonctionnelle ;**
  - Antécédents de myélome, néphropathies en faveur d'une cause **organique ;**
  - Terrain : HTA, diabète, insuffisance rénale chronique ;
  - Contexte : fièvre, chute avec station allongée prolongée, crises convulsives tonico-cloniques, consommation d'alcool, troubles digestifs, prise de **poids** (OMI, ascite...), douleurs lombaires, **signes fonctionnels urinaires**, hématurie ;
  - La **diurèse** +++ des dernières 24 h : oligo-anurie, polyurie ;
  - Prise **médicamenteuse** et toxique +++ : diurétiques (IEC...), AINS, anti-infectieux (ampicilline, fluoroquinolone, aciclovir ...), injection récente d'**iode** (scanner, coronarographie...).

6.4. Examen clinique

- Les signes d'accompagnement de l'IRA varient en fonction du contexte de survenue principalement, de la rapidité d'installation de l'IRA et de ses conséquences métaboliques.

6.4.1. Signes fonctionnels généraux

- Fièvre ;
- Asthénie ;
- Ralentissement idéo-moteur ;
- **Signes d'hypovolémie** (tableau de **choc**) : hypotension orthostatique, soif, muqueuses sèches, tachycardie, pli cutané, extrémités froides...

6.4.2. Signes fonctionnels spécifiques

- **Cardiaque** : mort subite par trouble du rythme sur hyperkaliémie le plus souvent (exceptionnel), trouble du rythme, HTA, surcharge hydro-sodée (OAP, OMI...), péricardite urémique avec un rare tableau d'insuffisance ventriculaire droite aiguë ou de tamponnade.
- **Digestif** : nausées - vomissements (peuvent être la cause comme la conséquence).
- **Neurologique** : syndrome confusionnel (encéphalopathie).
- **Respiratoire** : polypnée (acidose métabolique), dyspnée (OAP).
- **Urologique** : oligo-anurie, douleurs des fosses lombaires, signes fonctionnels urinaires, hématurie (urines « porto » - myoglobinurie), **globe vésical**, hypertrophie prostatique (**TR** +++).
- **Cutané** : éruption cutanée associée à des arthralgies évocatrice d'une néphrite interstitielle allergique, orteils pourpres ou livedo reticularis évocateurs d'emboles de cholestérol, purpura palpable évocateur de vascularite, lésions de grattage en cas d'insuffisance rénale chronique.

6.5. Biologie

- Les perturbations biologiques à rechercher en fonction du contexte sont :
  - Augmentation de la créatininémie > 130 µmol/l ou 44 µmol/l au-dessus de la valeur de base ;
  - Hyperurémie > 8,4 mmol/l ;
  - **Hyperkaliémie** +++ ;
  - Hypercalcémie, hypophosphorémie et élévation des LDH témoignant d'un syndrome de lyse tumorale ;
  - Hypocalcémie et hyperphosphorémie signant une atteinte rénale chronique mais peuvent être présentes au cours des IRA secondaires à une **rhabdomyolyse** (hyperuricémie, élévation CPK) ;
  - Élévation des LDH (rhabdomyolyse, syndrome de lyse tumorale, néphropathies vasculaires) ;
  - Baisse de la bicarbonatémie (acidose métabolique) ;
  - Anémie en faveur d'une IRC mais l'IRA peut être associée à une anémie, en cas d'hémolyse aiguë (SHU, CVO ...) ou de choc hémorragique eux-mêmes à l'origine de l'IRA ;
  - Syndrome inflammatoire (infection) ;
  - Hyperéosinophilie (néphrites interstitielles immuno-allergiques) ;
  - Thrombopénie (SHU) ;
  - Ionogramme urinaire (Tableau I. Profils biologiques pour différencier les IRA).

6.6. Examens complémentaires

6.6.1. *ECG +++*

- Signes d'hyperkaliémie : ondes T amples et symétriques, QRS larges.
- Troubles du rythme : TV, FV.

6.6.2. *Bandelette urinaire ECBU, densité urinaire*

- Hématurie : lithiase urinaire, tumeur vésicale, néphropathies.
- Protéinurie : néphropathies.
- Leucocyturie et nitrites : infection.

6.6.3. *Échographie rénale*

- Il est nécessaire de réaliser de manière systématique une échographie rénale et vésicale morphologique pour :
  - rechercher une dilatation des cavités pyélo-calicielles témoignant d'un obstacle sur les voies excrétrices et chez l'homme la morphologie de la prostate ;
  - évaluer la taille des reins : de petits reins ou une atrophie corticale bilatérale peuvent signer une IRC préexistante. En revanche, des reins de taille **normale** ou **augmentée** peuvent se voir dans certaines formes d'**IRC** (diabète, myélome et amylose, polykystose).

6.6.4. *ASP*

- L'ASP permet de repérer les calculs radio-opaques, mais il est quasi abandonné.

6.6.5. *Uro-scanner*

- La tomodensitométrie rénale est utile pour le diagnostic des IRA obstructives devant une suspicion d'infiltration rétropéritonéale tumorale ou fibreuse, les thromboses vasculaires rénales ou infarctus rénal et chez les patients hypoéchogènes (obésité, chirurgie abdominale...) mais risque d'aggravation de l'IRA à cause de la toxicité des produits de contraste iodés. Pour les coliques néphrétiques compliquées, le plus souvent on réalise maintenant un scanner low dose.

6.6.6. Uro-IRM

- Une uro-IRM après injection de gadolinium peut permettre de visualiser les voies excrétrices à la recherche de causes obstructives mais reste un examen peu disponible en urgence.

6.6.7. UIV

- L'UIV n'est plus pratiquée aujourd'hui car le risque de toxicité lié aux produits de contraste iodés est trop important.

6.6.8. Biopsie rénale

- Les indications à une biopsie rénale sont :
  - la présence d'œdème, d'HTA ;
  - la présence d'une protéinurie abondante voire d'un syndrome néphrotique ;
  - la présence d'une hématurie (micro ou macroscopique) sans caillot ;
  - des circonstances étiologiques confuses ;
  - l'absence de reprise d'une fonction rénale dans les délais attendus.

7. Différencier les différentes IRA

- L'enjeu est de pouvoir rapidement mettre en route un traitement adapté en cas d'IRA fonctionnelle (pré-rénale) ou obstructive (post-rénale) pour éviter le passage vers l'IRA organique (nécrose tubulaire). L'analyse se fonde sur la biologie (**rapport U/P de l'urée**), **fraction d'excrétion du sodium, le sédiment urinaire, l'échographie rénale** et surtout le contexte médical dans lequel survient l'IRA (Tableau II).

Tableau II. PROFILS BIOLOGIQUES POUR DIFFÉRENCIER LES IRA

Type d'IRA	Fonctionnelle (pré-rénale)	Organique (parenchymateuse)	Obstructive (post-rénale)
Biologie	Na U < 20 mmol/L Na U/K U < 1 U/P créatinine > 30 U/P urée > 10 FE Na < 1 % FE urée < 35 %	Na U > 40 mmol/L Na U/K U > 1 U/P créatinine < 30 U/P urée < 10 FE Na > 1-2 % FE urée > 35 %	Na U > 40 mmol/L Na U/K U > 1 U/P créatinine < 20 U/P urée < 10 FE Na > 2 %
Sédiment urinaire	Normal	+/- Protéinurie +/- Hématurie +/- Leucocyturie	+/- Hématurie

FE Na = clairance Na/clairance créatinine [U/P Na x P/U créat]
FE urée = clairance urée/clairance créatinine [U/P urée x P/U créat]
FE : fraction d'excrétion - P : concentration plasmatique – U : concentration urinaire

Tableau III. ÉTIOLOGIES DES DIFFÉRENTES IRA			
Type d'IRA	**Fonctionnelle (pré-rénale)**	**Organique (parenchymateuse)**	**Obstructive (post-rénale)**
Étiologies	**1) Déshydratation extracellulaire** • Pertes cutanées : sudation, brûlure • Pertes digestives : vomissements, diarrhée, fistules • Pertes rénales : traitement diurétique excessif, polyurie osmotique du diabète décompensé et du syndrome de levée d'obstacle, néphrite interstitielle chronique, insuffisance surrénale. **2) Hypovolémie réelle ou « efficace »** • Syndrome néphrotique sévère • Cirrhose hépatique décompensée • Insuffisance cardiaque congestive • Hypotension artérielle des états de choc débutants cardiogéniques, septiques, anaphylactiques, hémorragiques. **3) IRA médicamenteuse** • IEC, ARA2, AINS, anticalcineurines	**1) Nécroses tubulaires aiguës** • Ischémiques par choc • Toxicité tubulaire directe : antiinfectieux (aminosides, amphotéricine B, céphalaosporines 1re génération), iodes, AINS, anticancéreux (cisplatine, ciclosporine A et tacrolimus) • Précipitation intratubulaire : médicamenteuses (aciclovir, inhibiteurs des protéases, méthotrexate, sulfamides, anti-rétroviraux), chaînes légères d'Ig (myélome), myoglobine (rhabdomyolyse), hémoglobine (hémolyse), syndrome de lyse tumorale **2) Néphrites interstitielles aiguës** • Infectieuses : pyélonéphrites aiguës, leptospiroses, fièvres hémorragiques virales • Immuno-allergiques : sulfamides, ampicilline, méthicilline, AINS, fluoroquinolones... **3) Néphropathies glomérulaires aiguës ou rapidement progressives** • Glomérulonéphrite aiguë post-infectieuse • GNRP endo et extracapillaire : lupus, cryoglobulinémie, purpura rhumatoïde • Glomérulonéphrite extracapillaire : polyangéite granulomateuse (Wegener), polyangéite microscopique, syndrome de Goodpasture **4) Néphropathies vasculaires aiguës** • Syndrome hémolytique et urémique (SHU) • Embolies de cristaux de cholestérol • Thromboses et embolies des artères rénales	**1) Lithiases urinaires** • Calcul unilatéral sur rein fonctionnel unique ou bilatéral **2) Pathologie tumorale** • Adénome de prostate (HBP) • Cancer de la prostate, utérin, vessie, rectum, ovaire, utérus • Métastases rétropéritonéales **3) Pathologie inflammatoire :** • Adénopathies • Fibrose ou liposclérose rétropéritonéale

8. Diagnostic différentiel

- Rétention aiguë urinaire qui doit être systématiquement recherchée lors de l'interrogatoire et de l'examen clinique (globe vésical).

9. Prise en charge médicale

9.1. Mortalité

- La mortalité de la monodéfaillance rénale est de l'ordre de 10 % et 50 % toutes causes confondues au cours de l'IRA survenant en réanimation.
- Elle est liée :
  - à la **maladie causale** : choc septique ou hémorragique, convulsions, détresse respiratoire, traumatisme, pancréatite ;
  - au **terrain** : âge , maladies coronariennes, insuffisance respiratoire, diabète, cancers ;
  - aux **complications secondaires** de la réanimation et en particulier aux infections nosocomiales : septicémie sur cathéter, pneumopathie, dénutrition.

9.2. Principales complications

- **Les complications métaboliques propres à l'IRA :**
  - **acidose métabolique :**
    - ➢ Alcalinisation si elle s'accompagne d'une hyperkaliémie menaçante.
    - ➢ La prévention de l'acidose justifie une réduction des apports d'acides aminés.
    - ➢ Enfin, elle constitue un critère de recours à l'EER.
  - **hyperkaliémie** (ECG +++) :
    - ➢ Le défaut d'élimination du potassium, de l'acidose métabolique et des phénomènes de lyse cellulaire peuvent provoquer des hyperkaliémies menaçantes.
    - ➢ Limiter les apports de potassium.
    - ➢ Alcalinisation et/ou au sérum glucosé-insuline qui provoquent un transfert intracellulaire du potassium.
    - ➢ **En urgence,** le gluconate de calcium intraveineux permet de contrôler rapidement les anomalies électrophysiologiques induites par l'hyperkaliémie sans modifier la valeur de la kaliémie. On peut aussi utiliser le mélange insuline-glucose et/ou les aérosols de b2 - mimétique.
    - ➢ L'EER, bien que très efficace pour normaliser la kaliémie, n'est pas systématique.
  - **surcharge hydro-sodée (hypervolémie et OAP) :**
    - ➢ Réduire les apports d'eau à moins de 1 000 ml/j et réduire les apports de sel < de 2 g/j.
    - ➢ Ces apports seront adaptés au débit urinaire et aux bilans biologiques afin d'éviter les effets délétères d'une déshydratation dans ce contexte.
    - ➢ L'installation d'une hyponatrémie, le plus souvent par hémodilution, justifie la restriction hydrique et peut représenter un critère d'épuration extrarénale (EER).
  - **dénutrition par défaut d'anabolisme et souvent hypercatabolisme azoté :**
    - ➢ Besoins nutritionnels importants chez les patients souffrants d'une IRA dans le cadre d'un sepsis ou d'un syndrome de défaillance multiviscérale afin de limiter l'hypercatabolisme et les conséquences pronostiques catastrophiques de la dénutrition dans ce contexte.

- ➢ Les modalités d'EER seront adaptées en fonction de ces contraintes nutritionnelles. Ainsi, il est recommandé un apport calorique de l'ordre de 30 kcal/kg/j, permettant une réduction de la néoglucogenèse et de la production d'urée. L'apport de protides sous forme d'acides aminés essentiels dépend du régime de dialyse.
- ➢ En l'absence d'EER, ils doivent être limités de 0,6 à 1 g/kg/j. Ils peuvent être augmentés à 1,2 g/kg/j en dialyses intermittentes et à 2,5 g/kg/j en EER continue. À la phase de récupération, l'apport de protide doit être adapté aux besoins et ne pas entraîner de majoration des contraintes de dialyse qui peuvent ralentir la restauration de la fonction rénale.

- **les infections nosocomiales fréquentes.**
- **les hémorragies digestives.**
- **les complications cardiovasculaires :** phlébite, embolie pulmonaire, infarctus du myocarde, accident vasculaire cérébral.

9.3. Traitement spécifique/étiologique

- **IRA fonctionnelle :**
  - Arrêt des médicaments modifiant le débit de filtration glomérulaire : diurétiques, IEC, ARA2, AINS, vasodilatateurs, même chez un insuffisant cardiaque, sauf en cas de syndrome œdémateux.
  - Réhydratation voie intra-veineuse à l'aide de solutés appropriés dont la composition dépend du type de troubles de l'hydratation.
  - Déshydratation extra-cellulaire avec natrémie normale ou hyponatrémie : sérum salé isotonique 0,9 %.
  - Déshydratation extra-cellulaire avec hypernatrémie : soluté hypotonique avec sodium (Glucosé 5 %, Glucosé 2,5 %, NaCl 0,2 %).
  - Traitement des états de choc en fonction de leur étiologie.
- **Insuffisance rénale aiguë organique :**
  - Transfert en urologie en cas d'obstacle ; transfert en néphrologie pour ponction biopsie rénale en cas de glomérulonéphrite rapidement progressive ; transfert en Unité de Soins Intensifs en cas d'anurie ou d'état de choc et avis néphrologique dans les autres cas et arrêt des médicaments néphrotoxiques.
- **Épuration extra-rénale (EER) :**
  - En cas d'IRA organique, ce ne sont pas les chiffres d'urée et de créatinine qui font décider de la nécessité d'une EER mais le retentissement clinique des complications métaboliques dont **certaines mettent en jeu le pronostic vital :**

> - L'acidose métabolique (**Bicarbonates** < **10 mmol/l**).
> - **L'hyperkaliémie** > **6,5 mmol/l ou symptomatique avec troubles électriques.**
> - **La rétention hydrosodée** ne répondant pas aux diurétiques de l'anse à fortes doses, avec œdèmes périphériques et œdème pulmonaire symptomatique.
> - **L'encéphalopathie urémique** rare actuellement, ou hémorragie digestive avec une urée très élevée.

- La cause de l'IRA ainsi que l'état général du patient et sa fonction rénale de base sont également pris en compte dans cette décision.

9.4. Surveillance

- Sur le plan clinique, il est nécessaire de surveiller la correction de la volémie, la **diurèse** et les constantes classiques (PA, FC, FR, $SatO_2$, température).
- Sur le plan paraclinique, il est important de réaliser des **électrocardiogrammes** répétés pendant les 12 premières heures de la prise en charge et de contrôler le bilan biologique (ionogramme urinaire).

10. Prévention de l'IRA

Compte tenu de la gravité de l'IRA, la prévention est extrêmement importante.

- **Prévention de l'IRA repose sur des principes simples :** l'identification des patients à risque avec la mesure préalable de leur niveau de fonction rénale, la prudence lors d'administration de médicaments qui peuvent interférer avec l'hémodynamique rénale et ceux qui ont une néphrotoxicité, attention à l'état volémique et à la fonction cardiaque.
- **Prévention de la NTA s'impose dans les cas suivants :**
  - Identification des sujets à risque (âgés, diabétiques, insuffisants rénaux, insuffisants cardiaques…)
  - Contexte d'hypoperfusion rénale (sepsis, état de choc, suites de chirurgie lourde notamment cardiaque ou aortique avec clampage de l'aorte sus-rénale…)
  - Le traitement préventif repose sur le maintien d'une volémie efficace et de la diurèse.
  - Les apports hydrosodés seront adaptés en fonction :
    - ➢ de la courbe de poids ;
    - ➢ de l'apparition d'œdèmes ;
    - ➢ du bilan des entrées et des sorties (diurèse et natriurèse, pertes digestives…).
- **Prévention de la tubulopathie à l'iode :**
  - Si l'administration de produits de contraste iodés (PCI) ne peut être évitée, il est indispensable d'en prévenir la toxicité :
    - ➢ par l'arrêt préalable des AINS et des diurétiques ;
    - ➢ par une hydratation correcte soit per os (eau de Vichy), soit par perfusion de soluté salé isotonique à 9 g/L ou de bicarbonate de sodium isotonique à 14 ‰ (1 ml/kg/h pendant les 12 h précédant l'examen et les 12 h suivantes) par l'utilisation des PCI de faible osmolarité ou iso-osmolaires en limitant le volume de PCI administrés.
    - ➢ La N-acétyl cystéine per os le jour précédent et le jour de l'injection d'iode est utilisée par certains mais n'a pas fait la preuve de son efficacité.
- **Prévention de la néphrotoxicité et/ou surdosage médicamenteux :**
  - Les médicaments néphrotoxiques nécessite une surveillance rénale (créatininémie et diurèse) accrue.
  - La posologie des médicaments doit être adaptée à la fonction rénale.
- **Prévention du syndrome de lyse :**
  - Au cours des rhabdomyolyses ou des lyses tumorales importantes (spontanées ou après chimiothérapie des leucémies aiguës, des lymphomes, des cancers anaplasiques à petites cellules), la NTA doit être prévenue par une hydratation massive avec diurèse forcée.
  - L'alcalinisation des urines est recommandée au cours des rhabdomyolyses pour limiter la précipitation de myoglobine et de protéine de Tamm-Horsfall mais évitée au cours des syndromes de lyse tumorale car cela augmente le risque de précipitation de cristaux de phosphate de calcium. L'injection précoce d'uricase (Fasturtec®) permet d'éviter l'hyperuricémie des syndromes de lyse tumorale.
- **Prévention des IRA fonctionnelles médicamenteuses :**
  - Les IEC et les antagonistes des récepteurs de l'angiotensine II doivent être prescrits avec prudence chez le sujet âgé et chez les patients à risque cardiovasculaire. Leur prescription est précédée par la recherche d'un souffle abdominal et un écho-doppler doit être réalisé en cas de doute sur une sténose des artères rénales.
  - Les AINS sont contre-indiqués au cours de l'insuffisance rénale chronique.

POINTS CLÉS

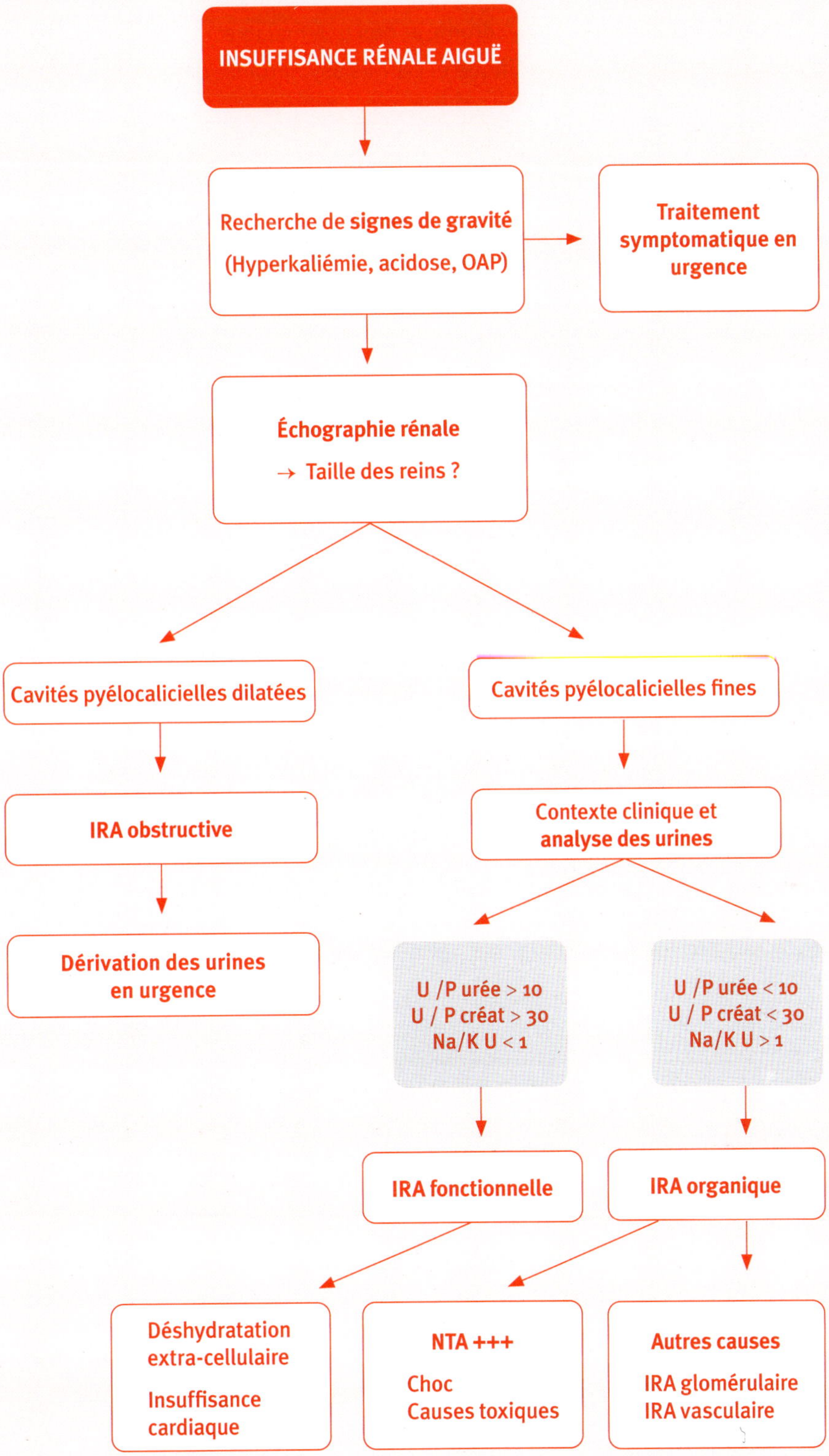
INSUFFISANCE RÉNALE AIGUË
Recherche de signes de gravité (Hyperkaliémie, acidose, OAP)
Traitement symptomatique en urgence
Échographie rénale → Taille des reins ?
Cavités pyélocalicielles dilatées
Cavités pyélocalicielles fines
IRA obstructive
Contexte clinique et analyse des urines
Dérivation des urines en urgence
U /P urée > 10
U / P créat > 30
Na/K U < 1
U /P urée < 10
U / P créat < 30
Na/K U > 1
IRA fonctionnelle
IRA organique
Déshydratation extra-cellulaire
Insuffisance cardiaque
NTA +++
Choc
Causes toxiques
Autres causes
IRA glomérulaire
IRA vasculaire

POINTS CLÉS

1. L'insuffisance rénale aiguë est un **syndrome** et non une maladie.
2. Le **diagnostic clinique** est **peu spécifique** et parfois asymptomatique.
3. Le diagnostic est **biologique**.
4. L'**anurie** n'est présente que dans 50 % des cas.
5. Une insuffisance rénale aiguë doit faire rechercher une étiologie **fonctionnelle** (atteinte pré-rénale) ou une étiologie **obstructive** (post-rénale) rapidement réversibles avant d'envisager une cause purement **organique** (rénale).
6. L'insuffisance rénale aiguë peut constituer une **urgence vitale** par ses conséquences métaboliques : **hyperkaliémie** +++, acidose métabolique et surcharge hydrosodée.
7. L'**ECG**, la **BU** et l'**échographie réno-vésicale** sont les examens complémenaires clés.
8. Arrêt de tous les **médicaments néphrotoxiques**.
9. L'**EER** est à proposer en cas de **menace vitale** mais doit être précédé de traitements symptomatiques le temps de sa mise en œuvre.
10. La **prévention** de l'IRA est importante compte tenu de son retentissement sur le pronostic vital qui reste dramatiquement sévère.

+++ LE COUP DE POUCE DE L'ENSEIGNANT

1. Attention à la **iatrogénie.** Lorsqu'il y a une insuffisance rénale aiguë, le temps de demi-vie des médicaments se trouve augmenté, ce qui signifie que les médicaments restent plus longtemps dans l'organisme et que l'administration de doses trop fortes ou de doses répétées pourrait entraîner une accumulation.
2. Insuffisance rénale et injection de **produits de contraste** : sauf urgence vitale, aucun examen iodé ne doit être réalisé chez un patient ayant une créatinine > à 200 µmol/l ou une Cl.Cr. < 30 ml/min car le risque de NTA est trop important.
3. Une IRM avec gadolinium est contre-indiqué si DFGe < 30 ml/min/1,73 m^2, car il y a un risque de fibrose systémique néphrogénique.
4. Les types d'IRA peuvent être intriqués. Il existe un continuum entre l'insuffisance rénale aiguë d'origine pré-rénale qui est potentiellement rapidement réversible et la nécrose tubulaire ischémique confirmée. Le traitement doit commencer avant que ne survienne un dommage tubulaire pouvant évoluer vers la nécrose tubulaire aiguë qui entraîne tout un lot de complications et peut nécessiter des traitements d'hémodialyse en urgence.

CHAPITRE 18

Infections aiguës des parties molles
(abcès, panaris, phlegmon des gaines)

OBJECTIFS ECN

➔ Diagnostiquer et traiter une infection aiguë des parties molles (abcès, panaris, phlegmon des gaines).

➔ Identifier les situations d'urgence et celles nécessitant une hospitalisation, initier la prise en charge.

Dr Anne Warot*, Dr Thomas Moumneh, Pr Pierre-Marie Roy*****

*PHC, Service de Médecine polyvalente, Département de Médecine d'Urgence, CHU Angers

**CCA, Service des Urgences – SAMU49, Département de Médecine d'Urgence, CHU Angers

***PU-PH en Thérapeutique et Médecine d'Urgence, Responsable du Département de Médecine d'Urgence, CHU Angers ; L'UNAM Université, Faculté de Médecine d'Angers

MOTS-CLÉS : Abcès, panaris, phlegmon, *Staphylococcus aureus*, prophylaxie anti-tétanique, urgence médicochirurgicale

1. Définition, nosologie

1.1. Cadre général

- Les principales infections aiguës des parties molles de la main sont les abcès, les panaris et les phlegmons des gaines des doigts ou des espaces celluleux graisseux de la main. Ces dernières ne sont pas au programme de l'ECN mais leur existence et les grands principes thérapeutiques doivent être connus des cliniciens. En dehors de la main, les infections aiguës des membres inférieurs sont abordées dans le chapitre Item 345 « Grosse jambe rouge aiguë ».

1.2. Définition

1.2.1. Abcès

Infection suppurative définie par une collection purulente dans une cavité néoformée.

1.2.2. Phlegmon

Infection diffusant dans le tissu conjonctif (les parties molles) sans collection organisée.

1.2.3. Panaris

- Infection aiguë superficielle des parties molles d'un doigt. Il s'agit d'une forme particulière d'infection caractérisée par sa localisation pouvant constituer un abcès ou un phlegmon.
- **On distingue :**
  - Les panaris superficiels (siégeant dans l'épaisseur du revêtement cutané) ;
  - Les panaris sous cutanés (forme habituelle) ;
  - Les panaris en bouton de chemise (ils réalisent alors une poche superficielle reliée à une poche profonde par un pertuis).

1.2.4. Phlegmon des gaines

- Infection des gaines des tendons fléchisseurs de la main (*cf.* figure 1).

Figure 1. Gaines synoviales des tendons fléchisseurs des doigts.
1 : Gaine ulnaire. 2 : Gaine radiale. 3,4,5 : Gaines digitales des doigts moyens

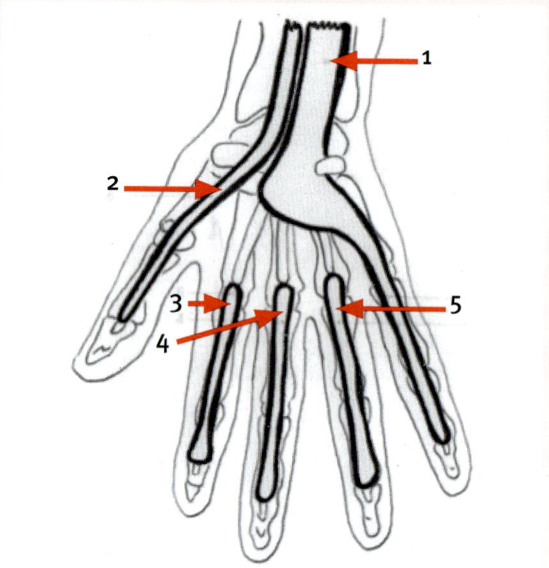

- Il s'agit d'une forme particulière d'infection caractérisée par sa localisation au sein du tissu conjonctif des gaines tendineuses pouvant constituer une collection purulente délimitée par les gaines tendineuses.
- **On distingue 3 stades en fonction des constatations peropératoires :**
  - ***le stade 1***, inflammatoire correspond à une synovite exsudative. Le liquide est louche, le tendon est sain.
  - ***le stade 2***, purulent correspond à une synovite purulente. Le liquide est purulent, le tendon est intact.
  - ***le stade 3***, nécrotique correspond à une nécrose infectieuse du tendon.

1.2.5. Phlegmon de la main

Infection des espaces celluleux graisseux diffusant à l'ensemble de la main (non collectée par les gaines ou par une cavité néoformée).

2. Épidémiologie microbiologique

- La bactérie la plus souvent responsable est ***Staphylococcus aureus*** correspondant à plus de 60 % des cas.
- Dans le cas des phlegmons, les bactéries en cause varient en fonction du mode de contamination : staphylocoques en cas d'inoculation directe, flore polymicrobienne après morsure, avec un risque d'infection à *Pasteurella multocida.*
- Il existe des souches particulières de staphylocoques responsables d'épidémies d'infections cutanées ; les souches productrices de la leucocidine de Panton Valentine (toxine PVL).
- Certaines infections aiguës des parties molles peuvent être dues à des mycobactéries atypiques : *Mycobacterium marinum* (surinfection d'une plaie par eau d'aquarium contaminée) ; *Mycobacterium fortuitum* et *chelonae* (abcès après geste opératoire).

3. Physiopathologie et histoire naturelle

- Le mode le plus fréquent de contamination est une inoculation directe lors d'une plaie, un traumatisme. Celui-ci peut être minime et méconnu (soins de manucures).
- Les travailleurs manuels sont les plus touchés en particulier sur un terrain favorisant : diabète, éthylisme chronique, tabac, traitements immunosuppresseurs, HIV, toxicomanie.
- Pour les infections des gaines, la contamination peut se faire par inoculation directe (objet pénétrant), par diffusion à partir d'un foyer infectieux de voisinage (panaris, abcès) ou par contamination hématogène (1).

- **L'évolution se fait en 4 phases :**
  - phase d'inoculation ;
  - phase d'inflammation ;
  - phase de collection ;
  - phase des complications.

- À la phase de collection lors d'un abcès ou lors d'une collection naturelle au sein des gaines, l'évolution naturelle est défavorable sous traitement médical seul et une excision chirurgicale est requise de façon systématique.

- **Les complications les plus fréquentes sont :**
- la diffusion de l'infection aux parties molles (phlegmon de l'ensemble de la main) ;
- la diffusion de l'infection au tissu ostéoarticulaire (arthrite, ostéite) ;
- la survenue d'une septicémie et éventuellement d'une endocardite.

- Lors d'un phlegmon des gaines, un retard thérapeutique peut entraîner une rétraction irréversible responsable d'un flexum irréductible du ou des doigts concernés.

4. Diagnostic

4.1. Clinique

4.1.1. *Panaris et abcès*

Les signes cardinaux sont la douleur et les signes inflammatoires locaux.

- **On distingue 3 stades en fonction de l'évolution :**
  - **stade d'inoculation :**
    - ➢ Douleur aiguë suivie d'un intervalle libre.
  - **stade phlegmasique :**
    - ➢ Douleur spontanée, atténuée ou absente la nuit.
    - ➢ Signes inflammatoires locaux modérés (œdème, rougeur, chaleur).
    - ➢ Absence de signes régionaux ou généraux.
  - **stade de collection :**
    - ➢ La douleur est intense, permanente, pulsatile, insomniante.
    - ➢ Signes locaux importants (tuméfaction inflammatoire, rouge, chaude, tendue, le pus pouvant être visible sous la peau).
    - ➢ Signes régionaux (adénopathie, lymphangite) et généraux (fièvre, syndrome inflammatoire biologique) inconstants constituant un élément de gravité.

Figure 2. Panaris péri-unguéal

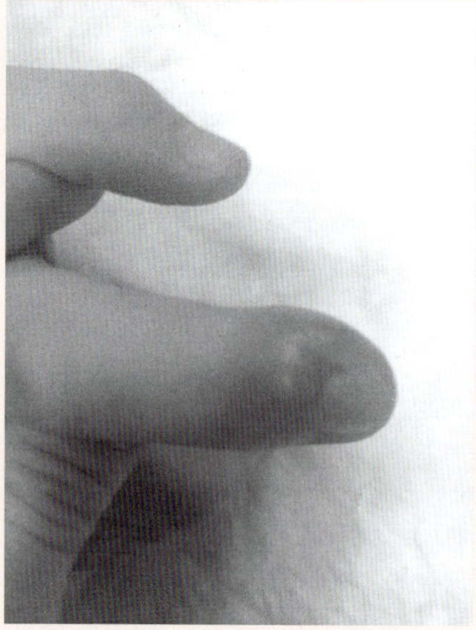

Figure 3. Abcès de la main

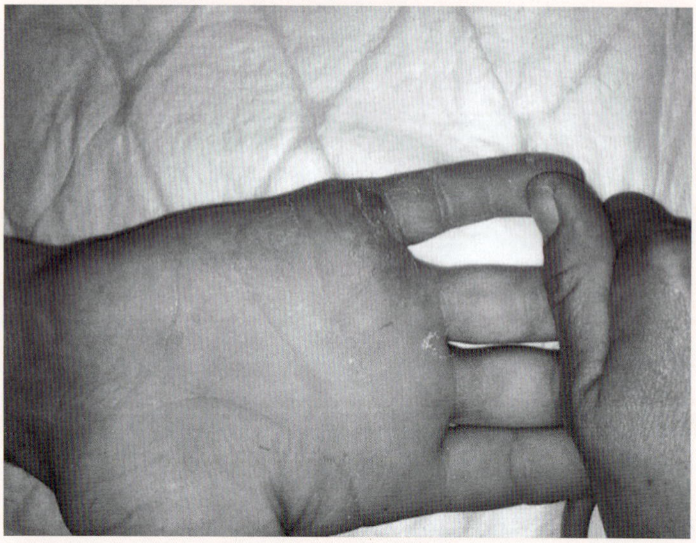

- **Pour les panaris, on distingue en fonction de la localisation :**
  - les panaris péri et/ou sous unguéaux (il s'agit de la forme la plus fréquente correspondant aux 2/3 des panaris, le pus est souvent visible sous l'ongle) ;
  - les panaris pulpaires (très douloureux avec un risque d'extension vers la gaine des fléchisseurs) ;
  - les panaris de la face palmaire des doigts (rares mais comportant un risque important d'extension à la gaine des fléchisseurs) ;
  - les panaris du dos de la première phalange dit anthracoïdes (panaris centré par un follicule pilo-sébacé) ;
  - les panaris du dos des deuxième ou troisième phalanges (rares mais graves avec une diffusion rapide et un risque de nécrose cutanée et/ou d'atteinte des appareils extenseurs des doigts et des articulations interphalangiennes).

4.1.2. *Phlegmon des gaines*

- **Interrogatoire :**
  - douleur traçante, insomniante, de caractère inflammatoire. Elle siège tout le long de la gaine correspondante et au niveau des culs de sacs.
  - signes généraux (inconstants, constituant un signe de gravité) : hyperthermie, frissons.
- **Examen clinique :**
  - œdème du doigt infecté ou englobant toute la main ;
  - douleur à l'extension passive du doigt ;
  - **douleur à la palpation du cul-de-sac de la gaine concernée ;**
  - possible attitude des doigts en crochet irréductible ;
  - adénopathies dans le territoire de drainage, traînée de lymphangite.
- **On distingue plusieurs présentations topographiques (*cf.* figure 1) :**
  - phlegmon de la gaine radiale au niveau du pouce (cul-de-sac proximal au poignet) ;
  - phlegmon de la gaine digito-carpienne ou ulnaire au niveau du 5e doigt ;
  - phlegmon des gaines digitales des doigts moyens (2e, 3e et 4e doigts) (cul-de-sac proximal dans la paume en regard de l'articulation métacarpo-phalagienne) ;
  - phlegmon à bascule en cas de communication entre la gaine radiale et la gaine ulnaire (variante anatomique).

4.2. Examens complémentaires

- Le diagnostic est clinique.
  - Radiographie à la recherche d'un corps étranger et de signes d'ostéite ou d'arthrite.
  - Prélèvements bactériologiques de pus en per opératoire.

5. Évolution, pronostic

5.1. Panaris, abcès

- L'évolution est en règle générale favorable sous traitement adéquat. Les complications peuvent être : ostéite et/ou arthrite, phlegmon des gaines, voire nécrose digitale. Un traitement antibiotique injustifié peut entraîner une évolution « refroidie » dont le diagnostic et le traitement sont difficiles.
- Les séquelles sont surtout esthétiques.

5.2. Phlegmon des gaines

La complication la plus fréquente est la raideur. Celle-ci peut être évitée par une rééducation précoce. Si le traitement est insuffisant, on peut observer : une diffusion aux autres doigts, une ostéite, une arthrite, une nécrose tendineuse voire digitale, ou une récidive.

6. Critères de gravité

- Hyperthermie, tachycardie, frissons témoignant d'une diffusion de l'infection.
- Signes de nécroses cutanées.
- Phlegmon des gaines (infection mettant en jeu le pronostic fonctionnel).
- Flexum des doigts en crochet irréversible témoignant d'une atteinte tendineuse.
- Signe clinique ou radiologique d'arthrite.

- Atteinte osseuse à la radiographie.
- Contexte d'immunodépression.

7. Formes particulières et diagnostics différentiels

- Origine tuberculeuse, mycobactériose atypique ou origine mycosique: abcès froid sans signes inflammatoires locaux;
- Pseudopanaris herpétiques à HSV 1 ou 2: lésions vésiculeuses situées sur un doigt;
- Faux panaris d'Osler: nodosités douloureuses de la pulpe des doigts, entrant dans le cadre d'une endocardite infectieuse.

8. Traitement

8.1. Panaris – abcès

- **Au stade phlegmasique:**
  - Bains antiseptiques pluriquotidiens ;
  - Réévaluation à 48 h ;
  - Antibiothérapie discutée si terrain fragilisé ou extension régionale des signes infectieux (2) (antibiothérapie antistaphylococcique: cloxacilline ou amoxiciline - acide clavulanique ou synergistine pendant dix jours).
- **Au stade de collection: le traitement est chirurgical.**
  - Parage des tissus infectés et nécrosés ;
  - Prélèvements bactériologiques ;
  - Antibiothérapie seulement en cas de diffusion régionale de l'infection ou de signes infectieux systémiques ;
  - Mise en cicatrisation dirigée.
- **Dans le cas des pseudopanaris herpétiques**, le traitement repose sur l'aciclovir ou le valaciclovir. L'incision est inutile voire dangereuse.

8.2. Phlegmon des gaines

- Le phlegmon est une **urgence médico-chirurgicale** mettant en jeu le pronostic fonctionnel de la main, nécessitant une hospitalisation en milieu spécialisé.

- La prise en charge chirurgicale varie en fonction du stade clinique:
  - Stade 1: lavage de la gaine;
  - Stade 2: lavage + synovectomie de la gaine;
  - Stade 3: lavage + synovectomie de la gaine + excision des tendons.
- Les prélèvements bactériologiques sont systématiques.

- Le traitement médical repose sur une antibiothérapie IV initiale puis secondairement per os adaptée au germe retrouvé pour une durée minimale de 2 semaines prolongée en cas d'atteinte articulaire ou osseuse.

Références

1. W. Mamane, J. Silvera, V. Vuillemin, E. Masmejean. Panaris et phlegmons des gaines des tendons fléchisseurs des doigts. In: B. Vande Berg, J.-C. Dosch, P. Bonnevialle, E. Hinglais, X. Demondion, B. Augereau, J. Barthelemy, H. Bard. Les urgences en pathologie musculo squelettique. SAURAMPS MEDICAL; 2012. P. 343-357.

2. Stevens DL, Bisno AL, Chambers HF, Dellinger EP, Goldstein EJ, Gorbach SL, Hirschmann JV, Kaplan SL, Montoya JG, Wade JC. Practice guidelines for the diagnosis and management of skin and soft tissue infections: 2014 update by the Infectious Diseases Society of America. Clin Infect Dis. 2014 Jul 15; 59(2):e10-52. doi: 10.1093/cid/ciu444.

3. HCSP. Calendrier des vaccinations et recommandations vaccinales 2015 selon l'avis du Haut Conseil de la santé publique, 26 mars 2015). Disponible à l'adresse: http://www.sante.gouv.fr/calendrier-vaccinal.html

POINTS CLÉS

1. Infections fréquentes le plus souvent dues au *Staphylococcus Aureus*.
2. Le diagnostic est clinique reposant sur les signes locaux.
3. Le phlegmon des gaines des fléchisseurs est une urgence médicochirurgicale engageant le pronostic fonctionnel de la main.
4. La présence de signes régionaux marqués ou de signes généraux constitue des éléments de gravité.
5. Un panaris ou un abcès collecté nécessite une excision chirurgicale.
6. Un phlegmon nécessite une prise en charge chirurgicale spécialisée en urgence et une antibiothérapie adaptée prolongée.

+++ COUP DE POUCE DE L'ENSEIGNANT

Les pièges à éviter

1. Dans tous les cas, il convient de rechercher un terrain favorisant: déficit immunitaire (corticothérapie, immunosuppresseurs, SIDA), diabète, éthylisme...
2. Le **statut vaccinal du patient vis-à-vis du tétanos** doit être systématiquement évalué. Des mesures préventives doivent être adaptées en cas de vaccination non à jour, selon les recommandations du calendrier vaccinal 2015.
3. Un abcès, un panaris ne s'incise pas mais s'excise.

Grosse jambe rouge aiguë

Chapitre 19

OBJECTIFS ECN

➔ Diagnostiquer une grosse jambe rouge aiguë.

➔ Identifier une situation d'urgence et planifier leur prise en charge.

Dr Thomas Moumneh*, Dr Anne Warot, Pr. Pierre-Marie Roy*****

*CCA, Service des Urgences – SAMU49, Département de Médecine d'Urgence, CHU Angers

**PHC, Service de Médecine polyvalente, Département de Médecine d'Urgence, CHU Angers

*** PU-PH en Thérapeutique et Médecine d'Urgence, Responsable du Département de Médecine d'Urgence, CHU Angers ; L'UNAM Université, Faculté de Médecine d'Angers

MOTS-CLÉS : Dermo-hypodermite, érysipèle, cellulite, faciite, myosite, gangrène, thrombose veineuse

1. Nosologie

- Une grosse jambe rouge aiguë se définit par l'association d'un œdème et d'un érythème unilatéral d'apparition récente. Cette entité regroupe de nombreuses pathologies :
  - La dermohypodermite bactérienne ou érysipèle, la plus fréquente,
  - La dermohypodermite bactérienne nécrosante avec ou sans faciite nécrosante, la plus grave,
  - La thrombose veineuse, ou thrombophlébite, de diagnostic difficile,
  - La dermite de stase, difficile à distinguer cliniquement d'une thrombose veineuse aiguë,
  - Les causes infectieuses particulières (Pasteurellose, maladie du Rouget de porc),
  - Les causes non-infectieuses (Fièvre méditerranéenne familiale, eczéma de contact, syndrome de Wells, photosensibilisation, artérite).
- Le terme « cellulite » est imprécis et source de confusion, et ne doit donc plus être utilisé.
- Seront initialement abordées en détail les dermo-hypodermites bactériennes nécrosantes et non-nécrosantes, et la thrombose veineuse puis de manière transversale l'attitude diagnostique à avoir devant une grosse jambe rouge.

2. Dermo-hypodermites infectieuses

2.1. Définition

Les dermo-hypodermites sont des infections bactériennes des tissus sous-cutanés avec réaction toxidermique. La dermo-hypodermite non-nécrosante ou érysipèle se distingue de la dermo-hypodermite nécrosante sur le plan physiopathologique, anatomique, pronostique et thérapeutique.

2.2. Dermo-hypodermite bactérienne non nécrosante ou érysipèle

2.2.1. *Épidémiologie*

- L'érysipèle :
  - est la cause la plus fréquente de « grosse jambe rouge aiguë » ;
  - peut toucher toutes les parties du corps, en particulier la face ;
  - concerne les membres inférieurs dans 90 % des cas ;
  - son incidence augmente avec l'âge, avec une moyenne autour de 60 ans et une légère prédominance féminine.
- La dermo-hypodermite survient préférentiellement lors de l'association d'un **terrain** propice et d'une **porte d'entrée** infectieuse.
- Les états propices principaux sont :
  - les **lymphœdèmes** (= consécutif à une dysfonction du circuit lymphatique) ;
  - les **œdèmes** des membres inférieurs ;
  - le **surpoids.**
- Les portes d'entrée imputables sont toutes les effractions cutanées à proximité homolatérale.
- En cumulant fréquemment ces facteurs de risques, les patients **diabétiques** et **alcooliques chroniques** sont particulièrement sujets à cette infection.
- L'association à une thrombose veineuse est très rare, et ne justifie pas de recherche systématique si le diagnostic d'érysipèle est probant.

2.2.2. *Physiopathologie*

- Il s'agit d'une :
  - réaction **toxidermique ;**
  - dans le cadre d'une infection des parties molles sous-cutanées ;
  - respectant l'aponévrose superficielle (résistante, adhérente aux muscles, macroscopiquement identifiable).

S'il existe une atteinte de cette aponévrose, ou plus profonde que celle-ci, il ne s'agit plus d'un érysipèle, mais d'une dermo-hypodermite bactérienne nécrosante (cf. chapitre spécifique) ;

- Le germe en cause est le **streptocoque β hémolytique**.
- D'autres germes sont parfois retrouvés dont le staphylocoque doré mais sans que leur implication dans la dermo-hypodermite ne soit montrée. Il s'agit le plus souvent de colonisation ou contamination des prélèvements par les germes de la flore commensale cutanée ne devant pas être pris en compte dans les choix thérapeutiques.

2.2.3. *Diagnostic*

2.2.3.1. Signes cliniques

- **Le tableau clinique typique associe :**
  - **Des signes généraux :**
    - ➢ fièvre volontiers annonciatrice (manquante dans 15 % des cas) ;
    - ➢ syndrome pseudo-grippal ;
    - ➢ toute modification de l'état général chez la personne âgée fragile.
  - **Des signes locaux d'apparition aiguë dominés par un érythème chaud et douloureux :**
    - ➢ Érythème :
      - classiquement d'extension centrifuge et entouré d'un bourrelet périphérique mais le bourrelet est souvent absent lors d'un érysipèle de jambe ;
      - pouvant comporter des bulles superficielles et un purpura pétéchial ;

    - Augmentation de la chaleur locale ;
    - Douleur superficielle au contact de l'érythème.
  - **Des signes régionaux inconstants :**
    - adénopathie satellite douloureuse (1 cas sur 2) ;
    - traînée de lymphangite (1 cas sur 4) ;
  - **Une porte d'entrée retrouvée dans ¾ des cas.**
    - ulcère ;
    - plaie traumatique et/ou corps étranger en particulier plantaire ;
    - intertrigos interdigitaux-plantaires ;
    - piqûres d'insecte.

2.2.3.2. Biologie, Imagerie

- **Le diagnostic est clinique et ne repose sur aucun élément para-clinique.**
  - Le syndrome inflammatoire (hyperleucocytose et/ou élévation de la protéine C réactive) :
    - Est aspécifique : L'absence de syndrome inflammatoire biologique n'élimine pas une dermo-hypodermite bactérienne nécrosante, et sa présence se retrouve aussi bien dans la thrombose veineuse que lors d'une anaphylaxie, et n'a donc aucun impact diagnostique.
    - N'est pas un élément pronostique : L'efficacité d'un éventuel traitement antibiotique est affirmée par la régression de l'hyperthermie et des signes locaux, une persistance du syndrome inflammatoire biologique ne modifie en rien la conduite à tenir vis-à-vis de l'antibiothérapie.
    - La procalcitonine n'a pas été étudiée dans ce contexte.
  - Les prélèvements bactériologiques locaux superficiels, permettent le plus souvent d'identifier les contaminations/colonisations et ne retrouvent pas le germe à l'origine de l'infection. Ces examens sont source de confusion et ne doivent pas faire modifier l'attitude thérapeutique.
  - Les hémocultures sont positives dans moins de 10 % des cas et leurs résultats sont souvent obtenus tardivement.
  - Le ionogramme sanguin et la créatinine, sans orienter le diagnostic, peuvent permettre d'identifier une décompensation d'organe en particulier chez les patient poly-médiqués (insuffisance rénale, dysnatrémie…).
- **Aucun examen d'imagerie n'est nécessaire.**

2.2.4. *Évolution, pronostic*

- Évolution en général favorable sous antibiothérapie efficace avec obtention de l'apyrexie sous 48 à 72 h. Les signes locaux persistent une dizaine de jours avec une régression de la périphérie vers le centre.
- L'absence d'amélioration à une semaine doit faire :
  - reconsidérer le diagnostic ;
  - suspecter une inobservance ;
  - suspecter un germe résistant.
- Récidives fréquentes. Le traitement de la porte d'entrée est primordial pour limiter les récidives. Dans certains cas, en particulier chez les patients ayant un lymphœdème primaire et des récidives d'érysipèle très fréquentes, une antibiothérapie au long cours est indiquée.

2.2.5. *Critères de gravité*

- Hyperthermie marquée, tachycardie, frissons témoignant d'une diffusion de l'infection.
- Hypotension artérielle, marbrures témoignant d'un sepsis grave.
- Signes de nécroses cutanés témoignant d'une dermohypodermite nécrosante.
- Contexte d'immunodépression.

2.2.6. Traitement

- **Antibiothérapie** ciblée sur le streptocoque. Les β-lactamines constituent le traitement de référence.
  - Amoxicilline (50 mg/Kg/j en 3 prises orales ou IV) ou
  - Pénicilline G (10 à 20 millions d'unités/j en 6 perfusions courtes).

Les alternatives en cas d'allergie sont la Pristinamycine (classe des synergistines, per os, 50 mg/kg/j) ou la Clindamycine (classe des lincoamides, 20 mg/kg/j)

- Traitement de la **porte d'entrée**, en particulier l'intertrigo qui doit être traité par un antifongique en application locale pendant 3 semaines en plus des consignes d'hygiène (propreté et pied au sec).
- Prise en charge de **l'insuffisance veineuse/lymphœdème** : contention veineuse, surélévation, repos, drainage lymphatique…
- Prévention de la maladie thromboembolique veineuse en cas d'alitement.

2.3. Dermo-hypodermite bactérienne nécrosante

2.3.1. Épidémiologie

- La dermo-hypodermite nécrosante est :
  - une pathologie rare
  - de gravité extrême (mortalité dépassant 30 %)
  - touchant principalement les patients de plus de 65 ans, mais pouvant survenir à tout âge,
  - le plus souvent sur un terrain fragile :
    - immunodépression, chimiothérapie, corticothérapie
    - hémopathie ou cancer solide
    - alcoolisme, diabète…
- Les anti-inflammatoires non stéroïdiens pourraient favoriser la survenue d'une dermo-hypodermite nécrosante, mais cela est surtout évoqué pour les atteintes cervicales.

2.3.2. Physiopathologie

- Il s'agit d'une :
  - infection des parties molles sous-cutanées avec réaction toxidermique,
  - **avec atteinte profonde du fascia et éventuellement du tissu musculaire** (myosite),
  - avec des thromboses vasculaires favorisant l'extension,
  - et l'apparition de **nécroses** (gangrène).
- Le germe principal en cause est un **streptocoque pyogène** mais une association synergique entre plusieurs germes est évoquée, en particulier avec des germes anaérobies.

2.3.3. Diagnostic

2.3.3.1. Signes cliniques

- Le tableau clinique s'installe en général de façon très rapide en quelques heures mais peut avoir une installation plus insidieuse sur plusieurs jours.
- Il associe :
  - **Des signes généraux marqués et souvent au premier plan correspondant à des critères de sepsis grave :**
    - fièvre ;
    - tachycardie ;
    - hypotension artérielle ;

   - ➢ marbrures ;
   - ➢ toute modification de l'état général chez la personne âgée fragile ;
 - **Des signes locaux d'apparition aiguë dominés par la douleur et la nécrose :**
   - ➢ **Douleur très intense** pouvant paraître initialement disproportionnée par rapport aux signes locaux ;
   - ➢ Érythème avec des zones de lividité témoignant de l'atteinte vasculaire ;
   - ➢ **Nécroses** signant le diagnostic ;
   - ➢ Zones d'hyposensibilité témoignant de l'atteinte nerveuse ;
   - ➢ Crépitation neigeuse témoignant de germes anaérobies.

2.3.3.2. Biologie, Imagerie

- **Le diagnostic est clinique.**
- **Les examens biologiques servent à analyser la gravité et éventuellement à individualiser les germes en cause :**
  - Hémocultures : fréquemment positives, souvent à germes multiples (prélèvements bactériologiques locaux pendant la chirurgie) ;
  - Numération plaquettaire et globulaire formule sanguine (anémie ? thrombopénie ? leucopénie ?) ;
  - TP, TCA, fibrinogène (Coagulation intravasculaire disséminée ? insuffisance hépatocellulaire ?) ;
  - Ionogramme – urée – créatinine (défaillance rénale ?) ;
  - Gazométrie artérielle – lactate (acidose métabolique ?) ;
  - CPK – myoglobine (myosite ?).
- **Aucune imagerie n'est nécessaire à la prise en charge chirurgicale et médicale qui est une urgence thérapeutique.**

2.3.4. *Évolution, pronostic*

La précocité du traitement et en particulier du débridement chirurgical est l'élément pronostique déterminant. En l'absence d'exérèse des parties nécrotiques, le pronostic vital est médiocre.

2.3.5. *Critères de gravité*

- La gravité est évaluée par la sévérité du sepsis et des défaillances d'organes associés. Ces signes sont rappelés dans le Tableau I.

Tableau I. CRITÈRES DU SEPSIS SÉVÈRE (SEPSIS SURVIVING CAMPAIGN)
Critères du sepsis sévère, associe un sepsis en plus d'au moins un des signes suivants :
Hypotension induite par le sepsis
Hyperlactatémie
Oligurie < 0,5 ml/kg/h pendant plus de 2 h malgré un remplissage adéquat
Insuffisance respiratoire aiguë avec PaO_2/FIO_2 < 250 sans pneumopathie
Insuffisance respiratoire aiguë avec PaO_2/FIO_2 < 200 si pneumopathie
Créatinine > 2,0 mg/dL (=177 µmol/L)
Bilirubine totale > 2 mg/dL (=34 µmol/L)
Thrombopénie < 100.000/mm^3
Coagulopathie avec INR > 1,5

- Le pronostic fonctionnel est engagé et dépendant de l'extension des lésions, qui sera constatée après la chirurgie.

2.3.6. *Traitement*

- C'est une **urgence médico-chirurgicale**.
- Le traitement repose sur :
  - Prise en charge symptomatique du sepsis, et traitement des défaillances existantes,
  - **Débridement chirurgical** des zones nécrotiques,
  - **Antibiothérapie** introduite sans délai, probabiliste et synergique :
    - ➢ β-lactamine (Amoxicilline 100 mg/kg/j ou Pénicilline G 20MUI/j en continu) et Clindamycine (20 mg/kg/j)
    - ➢ ou β-lactamine et Rifampicine (25 mg/kg/j)
    - ➢ et éventuellement un aminoside en particulier en cas d'immunodépression (Amikacine 15 mg/kg/j ou Gentamicine 5 mg/kg/j)
  - **Anticoagulation** à dose préventive.

3. Thrombose veineuse profonde

3.1. Définition

- La thrombose veineuse, correspond à la survenue d'un thrombus (caillot) dans une des veines du réseau vasculaire profond. Elle correspond à la manifestation la plus fréquente de la maladie thromboembolique veineuse, l'embolie pulmonaire étant plus rare mais plus grave.
- Par définition anatomique, une veine est dite profonde lorsqu'elle chemine de manière satellite d'une artère. La thrombose veineuse profonde (TVP) touche principalement les membres inférieurs, mais peut survenir sur toute veine. La thrombose est dite distale si elle n'atteint pas la veine poplitée et proximale lorsqu'elle touche la veine poplitée ou supra.

3.2. Épidémiologie

- La thrombose veineuse est :
  - une pathologie fréquente (incidence estimée à 1,2/1 000 habitants),
  - augmentant de façon exponentielle avec l'âge (après 50 ans),
  - dont la prévalence est étroitement liée au contexte (facteurs de risques thrombotiques cf. Tableau II).

Tableau II. PRINCIPAUX FACTEURS DE RISQUE DE THROMBOSE	
Facteurs héréditaires	Thrombophilie Déficits en antithrombine, en protéine C, en protéine S et en fibrinogène, facteur V de Leiden, résistance à la protéine C activée, mutation du gêne de la thrombine
Facteurs acquis	Antécédent familial ou personnel de maladie thrombo-embolique Syndrome des anti-phospholipides Immobilisation (alitement, plâtre...) Age > 60 ans Néoplasie ou pathologie sévère évolutive, chimiothérapie Pathologie médicale aiguë avec alitement Chirurgie majeure récente Traumatisme et/ou lésion médullaire Grossesse ou post-partun Obésité (index de masse corporelle > 30) Varices des membres inférieurs et/ou insuffisance veineuse chronique Contraception orale ou traitement hormonal substitutif

- Les thromboses distales représentent plus de 50 % des TVP et sont volontiers asymptomatiques. Le risque de migration embolique conditionne le pronostic et est d'autant plus important que la thrombose profonde est proximale. Approximativement, 90 % des embolies pulmonaires proviennent de TVP des membres inférieurs.

3.3. Physiopathologie

- La thrombose est favorisée par 3 éléments formant la triade de Virchow :
  - lésion pariétale, par altération de l'endothélium vasculaire ;
  - stase veineuse ;
  - hypercoagulabilité.
- On distingue les thromboses veineuses provoquées faisant suite à une exposition à un facteur de risque transitoire majeur (chirurgie, affection médicale avec alitement, cancer…) et les TVP non provoquées témoignant d'un « risque endogène » de thrombose pouvant être lié à une thrombophilie biologique connue ou non.
- En pratique la survenue d'un thrombus symptomatique correspond à un déséquilibre entre les mécanismes thrombotiques physiologiques et fibrinolytiques endogènes.
- Le thrombus peut :
  - induire une inflammation de la paroi vasculaire et des tissus avoisinants responsable d'une douleur à la pression ;
  - s'opposer au retour veineux, induisant un œdème interstitiel ;
  - migrer et provoquer une embolie pulmonaire plus ou moins grave ;
  - léser les valvules veineuses et entraîner un syndrome post-thrombotique plus ou moins réversible ;
  - rester asymptomatique.

3.4. Diagnostic

3.4.1. *Signes cliniques*

- **Ils sont inconstants, peu sensibles et aspécifiques.**
- Le diagnostic de TVP doit donc être évoqué sur une symptomatologie compatible en l'absence d'autre diagnostic probant (cf. algorithme décisionnel).
- **Ils associent :**
  - douleur du mollet : intensité variable, majorée par la marche ou la pression profonde des loges musculaires ou la mise en tension du triceps sural par dorsi-flexion forcée du pied (signe de Homans),
  - œdème : tardif, typiquement ferme, prenant mal le godet, pouvant diminuer le ballant du mollet du côté atteint,
  - augmentation de la chaleur locale et dilatation des veines superficielles,
  - léger érythème lié à la vasodilatation.
- Des signes d'embolie pulmonaire doivent être recherchés : dyspnée, douleur thoracique, malaise, palpitations, tachycardie, hémoptysie…
- Les signes cliniques ne permettent pas de rejeter l'hypothèse d'une TVP sur une symptomatologie compatible ni de la confirmer mais permettent, en tenant compte des éléments du terrain, d'établir un niveau de suspicion ou probabilité clinique qui va permettre de stratifier les examens complémentaires. Le score révisé de Wells est le plus utilisé pour cela (cf. Tableau III).

Tableau III. SCORE DE WELLS À DEUX CLASSES	
Éléments cliniques	**Score**
Néoplasie active (traitement en cours ou dans les six derniers mois ou palliatif)	1
Alitement récent de plus de 3 jours, ou chirurgie majeure dans les 12 semaines	1
Douleur localisée au niveau d'un trajet veineux profond	1
Augmentation de volume diffuse d'un membre inférieur	1
Augmentation du périmètre du mollet > 3 cm comparé au côté saint (mesuré 10 cm en-dessous de la tubérosité tibiale)	1
Œdème prenant le godet (prédominant au niveau du membre symptomatique)	1
Présence d'une circulation veineuse collatérale (non variqueuse)	1
Antécédent de TVP	1
Diagnostic alternatif au moins aussi probable que la thrombose veineuse profonde	-2
Interprétation :	< 2 : TVP improbable (probabilité clinique faible) ≥ 2 : TVP probable (probabilité clinique forte)

- Lorsque la probabilité clinique est forte, le traitement doit être initié sans attendre la confirmation ou infirmation diagnostique.

3.4.2. Biologie, Imagerie

- Les principaux examens utiles au diagnostic positif ou négatif de TVP sont le dosage des D-dimères et l'échographie doppler veineuse. La phlébographie, est invasive et n'est plus utilisée en pratique courante.
  - **Les D-Dimères :**
    - témoignent d'une activation du processus thrombose / fibrinolyse et sont augmentés dans de nombreuses circonstances physiologiques (âge, grossesse, post-partum) ou pathologiques (infection, traumatisme, cancer…) ;
    - avec une technique quantitative sensible, un test négatif (< 500 µg/L) permet d'exclure une TVP au moins proximale si la probabilité clinique de TVP est faible (improbable) ;
    - un dosage positif n'a pas de valeur diagnostique ;
    - lorsque la probabilité clinique est forte (probable) ou que le patient est anticoagulé depuis plus de 24 h, un test négatif n'est pas fiable et un dosage des D-dimères n'est pas recommandé.
  - **L'échographie doppler veineux des membres inférieurs :**
    - permet de poser le diagnostic de thrombose veineuse, en constatant une veine incompressible sous la sonde ;
    - un examen négatif sur l'ensemble de l'axe veineux des membres inférieurs permet d'exclure une TVP de façon fiable ;
    - un examen limité aux veines proximales « examen quatre points » permet de sursoir à une anticoagulation lorsqu'il est négatif mais doit impérativement être contrôlé dans un délai bref car il méconnaît les thromboses distales.

3.5. Évolution, pronostic

- L'évolution peut se faire vers une lyse naturelle du thrombus, vers une extension du thrombus et/ou sa migration totale ou partielle ou vers une organisation fibreuse du thrombus.

- On estime que ¼ des TVP distales symptomatiques auront une extension proximale et que les ¾ s'amenderont sous l'effet de la fibrinolyse naturelle. La très grande majorité des TVP proximales ne s'amenderont pas spontanément et évolueront vers une organisation fibreuse du thrombus et/ou la survenue d'embolies pulmonaires.
- Le pronostic vital est lié à la survenue éventuelle d'une embolie pulmonaire. Ce risque est d'autant plus important que la thrombose est proximale.
- Le pronostic loco-régional fonctionnel est lié à la survenue d'un syndrome post-thrombotique suite à des lésions irréversibles des valvules veineuses.

3.6. Critères de gravité

- Signes d'embolie pulmonaire (dyspnée, douleur thoracique, malaise) pouvant engager le pronostic vital ;
- Signes d'ischémie aiguë associée à la TVP (jambe froide, cyanosée sans palpation de pouls) constituant une phlébite bleue ou « phlegmatia cerulea dolens » pouvant engager le pronostic fonctionnel ;
- Thrombose veineuse proximale occlusive comportant un risque important de syndrome post-thrombotique.

3.7. Traitement

En cas de symptomatologie respiratoire, la prise en charge est celle d'une embolie pulmonaire.

Le traitement de la TVP repose sur :

- **l'anticoagulation administrée à dose curative après évaluation du risque hémorragique :**
  - les options possibles (en fonction des contre-indications et des AMM des produits) sont :
    - ➢ Chez le patient sans insuffisance rénale :
      - une héparine de bas poids moléculaire à dose curative ou le fondaparinux en sous-cutané avec relais par un anticoagulant oral direct d'administration différée (dabigatran, edoxaban) ou un anti-vitamine K ;
      - un anticoagulant oral direct administrable d'emblée (rivaroxaban, apixaban).
    - ➢ Chez les patients sans insuffisance rénale, ayant un cancer actif :
      - une héparine de bas poids moléculaire sans relais par un traitement oral.
    - ➢ Chez les patients ayant une insuffisance rénale sévère :
      - l'héparine non fractionnée par voie sous-cutanée ou intraveineuse avec relais par un antivitamine K.
  - La durée du traitement dépend des circonstances de survenue de la TVP :
    - ➢ 3 mois en cas de TVP provoquée ;
    - ➢ de façon indéfinie en cas de TVP non provoquée récidivante en estimant au minimum annuellement le rapport bénéfice / risque du traitement ;
    - ➢ en fonction du rapport bénéfice / risque du traitement et des préférences du patient lors d'un premier épisode non provoqué.
- **En cas de contre-indication formelle à l'anticoagulation curative : pose d'un filtre cave.**
- **Une contention veineuse en l'absence de pathologie athéromateuse sévère** afin de prévenir le syndrome post-thrombotique : doit être mise avant le lever, pendant une durée de 18 mois à deux ans, de force III si bien tolérée (de force II dans le cas contraire).

4. Diagnostics différentiels

4.1. Pasteurellose

Elle se manifeste par des signes brutaux et bruyants dans les quelques heures suivant une morsure ou une griffure de chien ou de chat. Le traitement s'orientera plutôt vers l'association de l'amoxicilline avec un inhibiteur des β-lactamases ou les cyclines.

4.2. Poussée inflammatoire d'un syndrome post-thrombotique

Elle intervient chez les patients souffrant d'un syndrome post-thrombotique, par stase veineuse après destruction des valvules lors d'un premier épisode de thrombose veineuse. La distinction à la phase aiguë avec une récidive de thrombose est pratiquement impossible, y compris en échographie si on ne dispose pas d'un examen de référence. Le traitement repose sur le port prolongé de contention veineuse élastique.

4.3. Anaphylaxie

La notion d'exposition à un allergène et l'urticaire prurigineux rapidement mirant orientent le diagnostic. Le traitement initial comprendra antihistaminique et corticothérapie.

4.4. Dermatite atopique

On retrouve un terrain atopique avec des lésions desquamantes ou suintantes, régressant progressivement sous corticothérapie locale.

4.5. Syndrome de Wells

Rare, c'est une cellulite aseptique à éosinophiles avec éruption bulleuse, parfois récidivante. Le traitement repose sur la corticothérapie.

4.6. Rupture de kyste synovial de Baker

Secondaire à un kyste poplité à contenu synovial, une rupture se traduit par une douleur, un œdème et un hématome d'apparition brutale, localisé sous le genou. Le traitement est symptomatique.

Références

- Société française de dermatologie. Érysipèle et fasciite nécrosante : prise en charge. Ann Dermatol Venereol 2001 ; 128 : 463-82.
- ESC guidelines on the diagnosis and management of acute pulmonary embolism. European Heart Journal 2014 ; 35 : 3033–3080.
- Wells, P.S., et al., Derivation of a simple clinical model to categorize patients probability of pulmonary embolism : increasing the models utility with the SimpliRED D-dimer. Thromb Haemost, 2000. 83(3): 416-20.
- Bates, S.M., et al., Diagnosis of DVT : Antithrombotic Therapy and Prevention of Thrombosis, 9th ed : American College of Chest Physicians Evidence-Based Clinical Practice Guidelines. Chest, 2012. 141(2 Suppl) : e351S-418S.
- Kearon, C., et al., Antithrombotic therapy for VTE disease : Antithrombotic Therapy and Prevention of Thrombosis, 9th ed : American College of Chest Physicians Evidence-Based Clinical Practice Guidelines. Chest, 2012. 141(2 Suppl) : e419S-94S.
- Surviving Sepsis Campaign. International Guidelines for the Management of Severe Sepsis and Septic Shock : 2012. Crit Care Med. 2013 Feb ; 41(2):580-637.

POINTS CLÉS

ALGORITHME DIAGNOSTIC

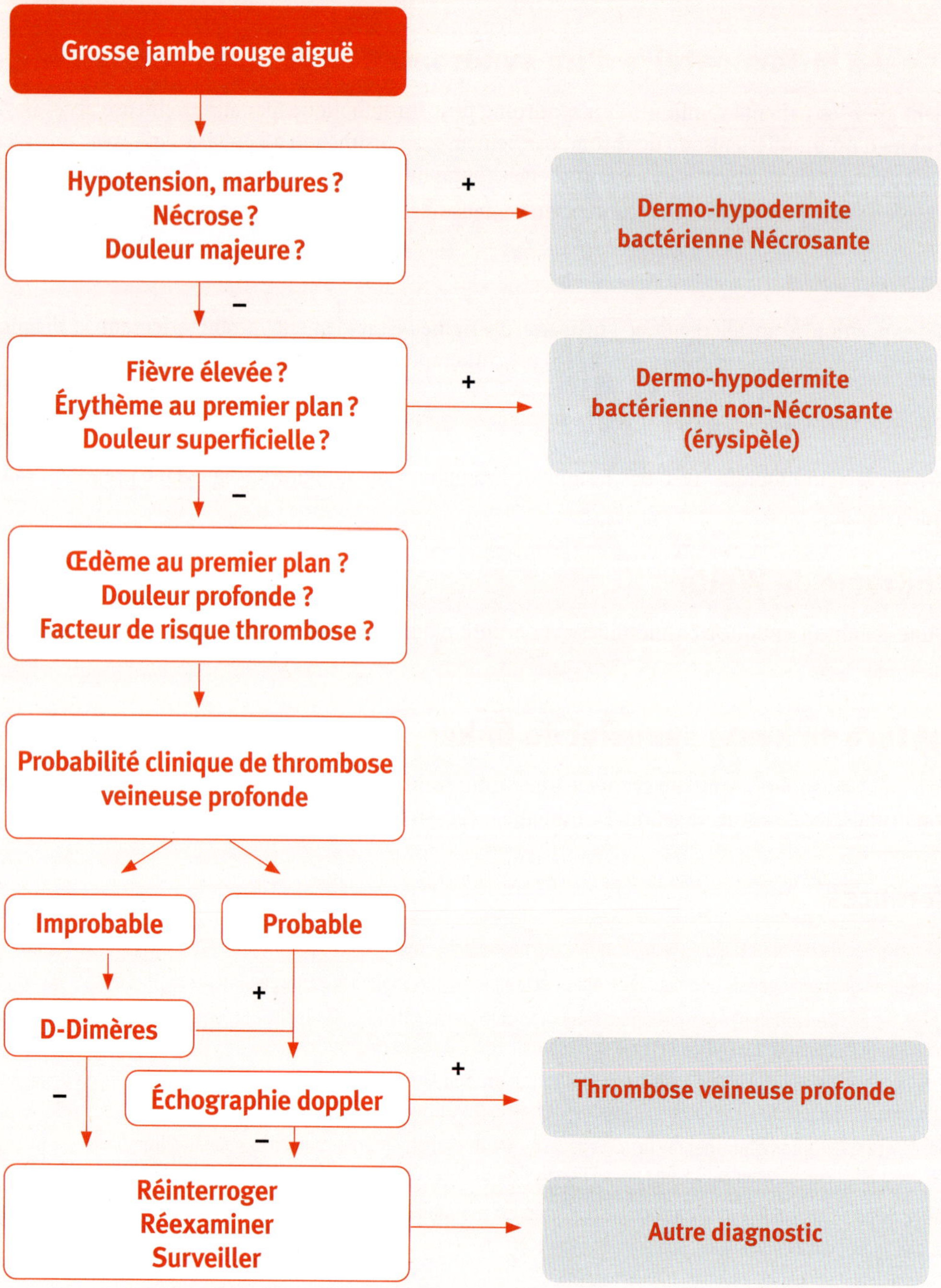

ATTITUDE

Dermo-hypodermite bactérienne nécrosante	
Bilan :	Ionogramme, numération, lactatémie, bilan hépatique et rénal coagulation, hémocultures, gaz du sang, ECG
Gravité :	Hémodynamique Défaillance d'organe Terrain
Traitement :	Antibiothérapie large synergique Chirurgie de débridement urgente Traitement symptomatique des défaillances d'organe

Dermo-hypodermite bactérienne non-nécrosante	
Bilan :	Inutile
Gravité :	Dermo-hypodermite nécrosante ? Terrain
Traitement :	Antibiothérapie ciblée Traitement de la porte d'entrée Ambulatoire possible Repos

Thrombose veineuse	
Bilan :	D-Dimères si probabilité faible ou improbable Échographie doppler veineux Créatininémie et coagulation pré-thérapeutique
Gravité :	Embolie pulmonaire associée Phlébite bleue
Traitement :	Anticoagulation curative Contention veineuse Ambulatoire possible Recherche de la cause

+++ LE COUP DE POUCE DE L'ENSEIGNANT

1. Restez systématiques et vigilants sur les signes généraux ! Le danger étant de se focaliser sur la jambe et d'omettre des signes de sepsis grave ou une symptomatologie thoracique pouvant faire évoquer une embolie pulmonaire associée.
2. La terminologie est sujette à controverse entre pays, préférez le terme de dermo-hypodermite bactérienne à l'érysipèle, et bannissez le terme de cellulite.
3. La recherche d'un syndrome inflammatoire biologique n'oriente en rien le diagnostic ni le pronostic.
4. Les prélèvements bactériologiques locaux superficiels ne doivent plus être réalisés, car sont peu rentables, et retrouvent fréquemment des germes colonisateurs ou une flore commensale sans lien avec le germe responsable de l'infection. Ils ne doivent pas faire modifier le traitement antibiotique.
5. En cas de pied diabétique, un érysipèle doit faire rechercher une ostéite associée, et motive une surveillance hospitalière avec réalisation de prélèvements profonds avec une antibiothérapie prolongée et étendue au staphylocoque.
6. En l'absence de preuves fiables d'innocuité, l'usage des anti-inflammatoires non-stéroïdiens est à proscrire en cas de suspicion de dermo-hypodermite.
7. Une suspicion de thrombose veineuse doit aboutir à sa confirmation/infirmation à l'aide d'examens complémentaires, qui sont fonction de la probabilité clinique initiale, et un traitement d'attente doit être administré si la probabilité clinique est élevée sans attendre le résultat des examens.
8. En cas de thrombose veineuse, le repos strict au lit n'est pas recommandé.
9. Tout repose sur l'interrogatoire et l'examen clinique, ne pas hésiter à réexaminer et réinterroger les patients.

Agitation et délire aigu

APITRE 20

OBJECTIFS ECN

➔ Diagnostiquer une agitation et un délire aigu.

➔ Identifier les caractéristiques d'urgence de la situation et planifier la prise en charge préhospitalière et hospitalière (posologies).

Dr Bluenn Quillerou*, Dr Karima Bouaza**
*PH, Service de Psychiatrie adulte, Hôpital Saint-Antoine, AP-HP, Paris
** PHA, Service de Psychiatrie adulte, Hôpital Saint-Antoine, AP-HP, Paris

MOTS CLÉS : agitation, antipsychotiques, benzodiazépines, contention, délire aigu

- L'état d'agitation est un trouble psychomoteur caractérisé par une hyperactivité motrice associée à une perte de contrôle des actes, de la parole et de la pensée. Il peut s'accompagner d'une violence verbale et comportementale avec **auto- ou hétéro-agressivité**.
- Le délire aigu est l'éclosion brutale d'une symptomatologie délirante. Il conduit très fréquemment à un état d'agitation, aussi sa fréquence et sa prise en charge seront celles d'un état d'agitation.
- L'agitation est le motif d'admission d'un patient sur 100 dans un service d'accueil des urgences (SAU).

- **Il s'agit d'une urgence absolue** tant sur le plan du diagnostic étiologique que sur celui de la prise en charge du patient et de l'entourage.
- La prise en charge présente deux objectifs principaux :
  - maîtriser le plus rapidement possible la situation ;
  - réaliser le diagnostic étiologique.

1. Définitions

1.1. L'agitation

- L'agitation se définit comme une perturbation du comportement moteur, psychique et relationnel. Elle suscite une réaction d'intolérance de l'entourage et du milieu.
- **Les trois composantes de l'état d'agitation sont :**
  - Les aspects **moteurs** qui vont de l'instabilité motrice à la fureur ;
  - Les aspects **psychiques** : excitation idéique, logorrhée, désinhibition verbale, insultes…
  - Les aspects **relationnels** : auto- ou hétéro-agressivité, crise clastique…

L'un de ces trois aspects peut prédominer.

1.2. Le délire aigu

- Les états délirants aigus sont caractérisés par :
  - **l'éclosion brutale d'un délire** dont les thèmes sont multiples et les mécanismes divers ;
  - **un vécu de façon immédiate et intense** qui peut entraîner des troubles majeurs du comportement ;
  - **de possibles troubles de l'humeur ;**
  - d'éventuels troubles de la conscience.
- Ils sont le plus souvent responsables d'états d'agitation. Leurs étiologies et leurs prises en charges se confondent avec ceux de l'agitation aiguë.

1.3. Agitations compréhensibles versus agitations non compréhensibles

Tableau I. AGITATIONS COMPRÉHENSIBLES VS AGITATIONS NON COMPRÉHENSIBLES

Critères	Agitations compréhensibles	Agitations non compréhensibles	
		États délirants	**Confusion mentale**
Présentation	Absence de bizarrerie vestimentaire	Un détail ou l'ensemble est étrange	Aspect négligé
Contact	Possibilité d'instaurer la confiance	Méfiance difficile à dissiper	Fluctuant
Conscience	Claire	Claire pendant l'entretien	Trouble
Discours	En rapport avec la situation	Propos incongrus	Pauvre, stéréotypé
Affects	Modulés selon l'attitude de l'entourage	Dérèglement massif, discordance	Perplexité, indifférence
Dialogue	Facile à établir	Propos délirant	Incohérence, difficultés cognitives
Comportement	Réactionnel à l'environnement	Déterminé par le vécu délirant	Imprévisible, échappe au contrôle du patient

2. Épidémiologie

- La prévalence au sein des services d'urgence se situe entre 0,8 % et 1,2 % de la totalité des passages.
- **Il s'agit donc du motif d'admission d'un patient sur 100 au sein d'un SAU.**

2.1. Analyse des étiologies des états d'agitation indépendamment du sexe et de l'âge

- Les étiologies des états d'agitations, indépendamment du sexe et de l'âge des patients, sont les suivantes :
  - Pathologies **psychiatriques** : 62 % ;
  - Pathologies **organiques** : 25 % ;
  - Pathologies **toxiques** : 25 % ;

Ces étiologies peuvent donc être intriquées.

2.2. Analyse des étiologies par tranche d'âge

- Les étiologies des états d'agitation diffèrent selon l'âge des patients.
- Ainsi, on retrouve une prépondérance:
  - Chez les 13/19 ans: d'intoxications éthyliques et causes toxiques ;
  - Chez les 20/54 ans: de troubles psychiatriques ;
  - Chez les plus de 55 ans: de causes multifactorielles.

2.3. Analyse des étiologies en milieu psychiatrique

- En milieu psychiatrique les étiologies diffèrent de celles d'un SAU et sont les suivantes:
  - Pathologie psychotique: 70 % ;
  - Bipolarité: 13 % ;
  - Causes toxiques: entre 15 et 20 %.

Il est important de toujours rechercher une cause toxique même en milieu hospitalier où les patients peuvent consommer divers toxiques malgré leur prohibition au sein des services hospitaliers.

Motif d'admission d'un patient sur 100 au sein d'un SAU.

Étiologies: psychiatriques, organiques et toxiques; elles peuvent être intriquées.

3. Étiologies

- Comme nous venons de le voir, les causes de l'agitation et du délire aigu sont multiples: psychiatriques, toxiques ou organiques.
- Leur prépondérance dépendra notamment de l'âge du patient.

3.1. Causes psychiatriques

- Toutes les pathologies psychiatriques sont susceptibles d'entraîner des états d'agitation aiguë, cependant certaines d'entre elles sont plus fréquemment responsables de tels épisodes:
  - **Les pathologies psychotiques**: schizophrénie, épisode psychotique aigu (ou bouffée délirante aiguë dans les anciennes dénominations)
  - **La bipolarité**: en particulier les épisodes maniaques.

Toutes les pathologies psychiatriques peuvent entraîner un état d'agitation aiguë.

3.2. Causes toxiques

3.2.1. Causes toxiques chez l'adolescent et l'adulte

- **Alcool:**
  - L'intoxication éthylique aiguë représente la première cause d'agitation chez l'adulte et l'adolescent ;
  - Syndrome de sevrage.
- **Stupéfiants:** amphétamines, ecstasy, cannabis, opiacés, cocaïne, nouvelles drogues de synthèse…
- **Médicaments:** intoxications volontaires, effets secondaires (corticoïdes), effets paradoxaux (avec les benzodiazépines par exemple), réaction de sevrage en particulier avec les benzodiazépines et les morphiniques.
- **Intoxication** au CO.

Tous les états de dépendance à une substance (alcool, anxiolytiques, opiacés...) peuvent déclencher lors d'une intoxication aiguë ou à l'inverse lors d'un sevrage brutal, volontaire ou non, des états d'agitation.

Coup de pouce : toujours penser au syndrome de sevrage.

3.2.2. Causes toxiques chez le sujet âgé

- **Toutes les thérapeutiques sont susceptibles de créer un état confusionnel et d'aggraver des troubles du comportement préexistants. Rôle de la iatrogénie.**
- Les **psychotropes** sont responsables de la majorité des confusions iatrogènes.
- Une **erreur d'observance d'un traitement** pris de longue date peut être responsable d'un syndrome confusionnel et donc d'une agitation et/ou d'un délire aigu.
- Une **circonstance physiopathologique** en augmentant la forme sérique libre (dénutrition, déshydratation) ou une interaction médicamenteuse peuvent rendre toxique une substance jusque-là bien supportée.
- Là encore **une intoxication aiguë ou un sevrage brutal** (en particulier en alcool ou benzodiazépines) peuvent entraîner un état d'agitation.

Chez le sujet âgé, envisager d'abord une iatrogénie, puis une dépendance à une substance (intoxication aiguë ou sevrage).

3.3. Causes organiques non toxiques

- Les causes organiques responsables d'états d'agitation sont nombreuses. Leur diagnostic sera guidé par l'examen clinique du patient, ses antécédents somatiques et psychiatriques, ainsi que par le bilan paraclinique.
- Voici, de manière non exhaustive, les principales causes organiques responsables d'états d'agitation à évoquer :

ÉLÉMENTS POUR UNE CAUSE MÉDICALE :

- Âge élevé
- Anomalies des signes vitaux
- Maladie ou traitement connu, incriminable
- Alcoolisme
- Début brutal
- Fluctuation de l'humeur
- Pas d'antécédent psychiatriques
- Confusion
- Troubles de mémoire récent
- Hallucinations critiquées
- Hallucinations visuelles

CAUSES ORGANIQUES NON TOXIQUES :

- **Causes générales (en particulier chez le sujet âgé)**
  - Hypoxie, hypercapnie
  - État de choc
  - Fièvre, hyperthermie
  - Douleur, traumatologie méconnue
  - Rétention aiguë d'urine
  - Fécalome
- **Causes métaboliques et endocriniennes**
  - Hypoglycémie
  - Troubles hydroélectrolytiques : hypernatrémie, hyponatrémie, hypercalcémie
  - Hypercorticisme
  - Hyperthyroïdie (thyrotoxicose)
- **Causes neurologiques**
  - Épilepsie : en particulier épilepsie partielle temporale, état post-critique
  - Hémorragie méningée
  - Hématome sous-dural, hématome extra-dural
  - Accident vasculaire cérébral
  - Méningite, méningoencéphalite (infectieuses, néoplasiques...)
  - Tumeur cérébrale
  - HTIC
  - Syndrome démentiel
- **Causes infectieuses**
  - Infection VIH et ses maladies opportunistes
  - Méningite, méningoencéphalite infectieuses
  - Choc septique

D'abord éliminer les causes faciles à rechercher et à corriger : douleur, globe vésical, fécalome, hypoglycémie, fièvre.

4. Diagnostic

- Le diagnostic d'un état d'agitation et d'un délire aigu est exclusivement clinique. Il est en général rapidement établi dès l'arrivée du patient.
- L'enjeu du diagnostic sera celui du diagnostic étiologique.

4.1. Bilan clinique

- Il sera souvent difficile à réaliser du fait même de l'état du patient.
- Il sera important de recueillir un maximum d'informations auprès de l'entourage, du dossier médical, du médecin traitant.
- **L'examen clinique sera le même que pour tout patient :**
  - **Antécédents médicochirurgicaux, antécédents psychiatriques ;**
  - **Paramètres vitaux :** $SatO_2$, glycémie capillaire, FR, FC, TA, température ;
  - **ECG** (qui ne pourra peut-être réalisé qu'après sédation au moins partielle du patient) ;
  - **Examen clinique complet.**

Les données cliniques dont le recueil est indispensable en urgence car elles orienteront la prise en charge sont les suivantes (conférence de consensus) :
- Glycémie capillaire
- Saturation en oxygène
- Antécédents psychiatriques

4.2. Bilan paraclinique

4.2.1. *Les patients présentant :*

- Une pathologie psychiatrique connue
- **ET** un examen clinique (comprenant SpO_2 et glycémie capillaire) normal

ne nécessitent aucun autre examen paraclinique. Ils peuvent dès lors être pris en charge par le psychiatre.

4.2.2. *Tout patient sans antécédent psychiatrique connu présentant :*

- Une agitation inaugurale
- ou un examen clinique (comprenant SpO_2 et glycémie capillaire) anormal
- ou une agitation incontrôlable

est suspect d'une pathologie organique ou toxique jusqu'à preuve du contraire.

- **Des examens complémentaires seront donc nécessaires**. Ils seront orientés par l'anamnèse, l'examen clinique, l'âge du patient.

En première intention seront proposés :
- Un bilan biologique : NFS, plaquettes, CRP, ionogramme sanguin, calcémie, fonction rénale, bilan hépatique, CPK
- Recherche de toxiques sanguins et urinaires, alcoolémie, HbCO.
- Une TDM cérébrale (ou une IRM cérébrale), un EEG, + ou- PL

Tout patient sans antécédent psychiatrique connu présentant une agitation inaugurale, ou un examen clinique (comprenant SpO2 et glycémie capillaire) anormal, ou une agitation incontrôlable est suspect d'une pathologie organique ou toxique jusqu'à preuve du contraire.

4.3. Évaluation du retentissement somatique

- Un état d'agitation peut avoir un retentissement somatique, en particulier si celui-ci évolue depuis quelques jours, qu'il faudra évaluer. On recherchera en particulier des signes cliniques et paracliniques de déshydratation, de dénutrition, de sevrage (arrêt des psychotropes, antihypertenseurs, antidiabétiques…).

Toujours rechercher un retentissement somatique à un état d'agitation, en particulier une déshydratation.

5. Prise en charge

Patient agité = danger pour le patient, pour le personnel et désorganisation du service.

La prise en charge sera guidée par deux objectifs :
- Maîtriser la situation le plus rapidement possible pour protéger le patient et l'entourage.
- Établir un diagnostic étiologique.

5.1. Isolement du patient

- **L'urgence est d'isoler le patient des autres patients et de son entourage.**
- **Le patient sera placé de préférence dans un box, voire une chambre d'isolement.**
- **Il est important que cet endroit soit sécurisé** afin de protéger le patient de lui-même également et d'éviter tout passage à l'acte violent.

Éléments prédictifs d'un passage à l'acte violent :

- Antécédents de comportements violents
- Port d'armes
- Sexe masculin
- Patient jeune
- Toxicomanie, intoxication aiguë ou syndrome de manque
- Refus de coopérer, de s'asseoir
- Instabilité motrice
- Ébauches de gestes de menace
- Changements brutaux inexpliqués d'activité
- Menaces, insultes

5.2. Approche relationnelle

- Formation des personnels, équipe pluridisciplinaire (IAO, urgentistes, personnel soignant, psychiatre…).
- Démarche évaluative et diagnostique.
- Prévenir ou enrayer l'escalade vers la violence et le passage à l'acte.
- Créer et maintenir le lien.

Déroulement de l'entretien :

- Attitude calme, instaurer un climat de confiance,
- Recueil d'informations,
- Expliquer les buts des examens,
- Assister dans les besoins concrets,
- Changer d'interlocuteur si besoin,
- Éloigner le soignant se faisant agresser…

5.3. Sédation

- **La sédation médicamenteuse est quasi systématiquement nécessaire lors d'agitation. Elle est indispensable lorsque le patient a été contentionné.**
- **Les objectifs thérapeutiques sont les suivants :**
  - Permettre un examen clinique ;
  - Réduire l'agitation et l'anxiété ;
  - Limiter la durée de la contention physique.
- Le choix de la molécule s'articulera autour de deux grandes classes thérapeutiques : les benzodiazépines et les antipsychotiques sédatifs.

Évaluation bénéfice-risque *cf.* « le coup de pouce de l'enseignant » en fin de ce chapitre :

Nous proposerons le schéma thérapeutique suivant :

1. Une benzodiazépine per os – par exemple lorazepam 2,5 mg en une prise à renouveler toutes les 45 mn jusqu'à sédation suffisante du patient ;
2. En cas d'agitation psychiatrique, il pourra être associé au lorazepam 2,5 mg un antipsychotique de type olanzapine 10 mg per os, du lorazepam 2,5 mg pourra ensuite être proposé toutes les 45 mn jusqu'à sédation suffisante ;
3. En cas de refus de la prise du traitement per os, un traitement IM sera imposé au patient : typiquement il s'agira d'une association d'un antipsychotique et d'une benzodiazépine (qui en réduira les effets secondaires de type extrapyramidal) – par exemple olanzapine 10 à 20 mg et diazepam 10 mg ou encore loxapine 100 mg et diazepam 10 mg.
4. Intoxications à la cocaïne ou aux amphétamines : privilégier les benzodiazépines.
5. Personnes âgées : réduire les doses.

Avant tout traitement par antipsychotique un ECG est indispensable afin d'éliminer un QT long qui pourrait être aggravé par la prise de l'antipsychotique.

5.4. Contention mécanique

- **La contention mécanique peut être nécessaire, parfois même avant toute autre prise en charge en cas d'agitation incontrôlable**. Celle-ci doit être la plus courte possible et levée dès que l'état clinique le permet.
  - Elle doit être associée systématiquement à une sédation chimique,
  - être effectuée sur prescription médicale,
  - horodatée,
  - surveillée,
  - réévaluée.

Procédure ritualisée par équipe entraînée :

- **5 personnes**
  - 1 par membre ;
  - 1 à la tête, ayant également le rôle de coordonateur.
- **TOUJOURS**
  - 4 ceintures pour 4 membres ;
  - 1 ceinture ventrale.

- **Les indications sont les suivantes :**
  - Prévention d'une violence imminente du patient envers lui-même ou autrui alors que les autres moyens de contrôle ne sont pas efficaces ou pas appropriés.
  - Prévention d'un risque de rupture thérapeutique, en particulier d'une fugue.
  - Isolement en vue d'une diminution des stimuli.
- **Il existe des contre-indications.** Elles sont représentées par des affections organiques non stabilisées et sévères :
  - Insuffisance cardiaque sévère ;
  - État infectieux instable ;
  - Trouble de la thermorégulation ;
  - Trouble métabolique sévère non corrigé ;
  - Atteinte orthopédique.

La contention mécanique peut être nécessaire, parfois même avant toute autre prise en charge.

5.5. Bilan étiologique

- Une fois le patient protégé de lui-même, isolé, sédaté, le bilan étiologique pourra être réalisé.

5.6. Surveillance

- La surveillance du patient devra être effectuée au minimum toutes les demi-heures avec :
  - Relevé des constantes : TA, FC, FR, SpO2, score de Glasgow ;
  - Efficacité et tolérance des traitements.
- Ces relevés devront apparaître dans des fiches de surveillance de sédation et de contention qui font partie du dossier médical.

Références

- **9e conférence de consensus de la SFMU, Agitation en urgence (petit enfant excepté), texte long, 6 décembre 2002.**
- Moritz F., Jeuvrin J., Canivet S., Gerault D., Conduite à tenir devant une agitation aux urgences, Réanimation (2004, 13, 500-506).
- Confusion aiguë chez la personne âgée : prise en charge initiale de l'agitation, recommandations HAS, 2009.

POINTS CLÉS

- **L'état d'agitation** est un trouble psychomoteur caractérisé par une hyperactivité motrice associée à une perte de contrôle des actes, de la parole et de la pensée. Il peut s'accompagner d'une violence verbale et comportementale avec auto- ou hétéro-agressivité.
- **Le délire aigu** conduit très fréquemment à un état d'agitation, aussi sa fréquence et sa prise en charge seront celles d'un état d'agitation.

1. Épidémiologie
Motif d'admission d'un patient sur 100 dans un SAU.
2. Étiologies
Étiologies principales : psychiatriques, organiques (métaboliques, neurologiques, infectieuses) et toxiques qui peuvent être intriquées.
3. Bilan clinique et paraclinique
• **Données cliniques indispensables** : – Glycémie capillaire ; – Saturation en oxygène ; – Antécédents psychiatriques. • **Bilan de première intention** : – Un bilan biologique : NFS, plaquettes, CRP, ionogramme sanguin, calcémie, – fonction rénale, bilan hépatique, CPK ; – Recherche de toxiques sanguins et urinaires ; – Une TDM cérébrale (ou mieux une IRM cérébrale), un EEG, + ou - PL.
4. Prise en charge
• Avant tout isoler le patient. • La contention mécanique peut être nécessaire, parfois même avant toute autre prise en charge.

+++ LE COUP DE POUCE DE L'ENSEIGNANT

AVANTAGE, BÉNÉFICE RISQUE DES TRAITEMENTS SÉDATIFS PAR BENZODIAZÉPINES OU NEUROLEPTIQUES

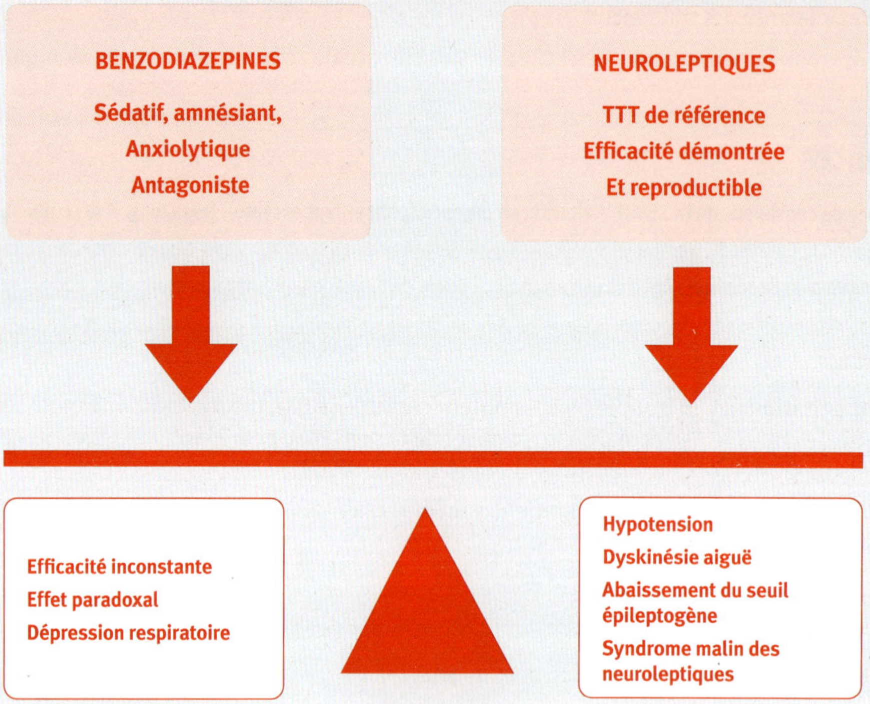

CHAPITRE 21

Crise d'angoisse et attaque de panique

OBJECTIFS ECN

➔ Diagnostiquer une crise d'angoisse aiguë et/ou une attaque de panique.

➔ Identifier les caractéristiques d'urgence de la situation et planifier leur prise en charge préhospitalière et hospitalière (posologies).

Dr Bluenn Quillerou*, Dr Anna Maignan**
*PH, Service de Psychiatrie adulte, Hôpital Saint Antoine, AP-HP, Paris
**Interne, Service de Psychiatrie adulte, Hôpital Saint Antoine, AP-HP, Paris

MOTS CLÉS : Attaque de panique, crise d'angoisse aiguë, raptus anxieux, suicide

- La crise d'angoisse aiguë ou **attaque de panique** est un état d'angoisse de survenue brutale et extrêmement intense durant de quelques minutes à quelques heures, le plus souvent de 20 à 30 minutes et **moins d'une heure**. Cet état est le plus souvent spontanément résolutif.
- Il s'agit d'un trouble très fréquent dans la population générale, le plus souvent survenant de manière ponctuelle et isolée.
- Les plaintes somatiques peuvent être au premier plan et égarer le diagnostic : dyspnée, douleur thoracique, vertiges, sensation de malaise…
- Une crise d'angoisse simple, isolée, chez un patient ne présentant pas d'antécédent de trouble psychiatrique, constitue une **urgence médicale** relevant du médecin généraliste ou de l'urgentiste en situation hospitalière ou pré-hospitalière, ne justifiant pas nécessairement l'avis du psychiatre.

La prise en charge présente deux objectifs principaux :

1 – apaiser le plus rapidement possible le patient
2 – éliminer les diagnostics différentiels

1. Définition/diagnostic

- **L'attaque de panique (AP) ou crise d'angoisse aiguë se définit ainsi :**
  - **Début brutal**, sans raison identifiée, imprévisible ;
  - **Durée brève** de quelques minutes à quelques heures, le plus souvent entre 20 et 30 minutes et moins d'une heure ;
  - **Manifestations psychiques :**
    - Malaise intense, peur de présenter une syncope, ou une crise cardiaque ;
    - **Sensation de danger** ou de mort imminente ;
    - Peur de perdre la raison, peur « de devenir fou », peur de commettre un acte incontrôlé ;

    - ➢ Difficultés de concentration, troubles mnésiques ;
    - ➢ Sensation de « déjà vu » ;
    - ➢ Impressions de dépersonnalisation et déréalisation.
  - **Manifestations physiques :**
    - ➢ Palpitations, tachycardie, douleur thoracique ;
    - ➢ Dyspnée, hyperventilation, gêne respiratoire ;
    - ➢ Sueurs, bouffées vasomotrices, frissons, tremblements ;
    - ➢ Nausées, diarrhées, spasmes, pollakiurie.
  - **Manifestations comportementales :**
    - ➢ **Agitation ;**
    - ➢ Ou au contraire sidération stuporeuse.
- **La répétition de ces crises d'angoisse aiguë définit le trouble panique.**

L'attaque de panique est à distinguer :

- D'une anxiété transitoire et réactionnelle ;
- De l'anxiété symptomatique d'un trouble anxieux : anxiété généralisée, état de stress aigu, syndrome de stress post-traumatique, phobie, phobie sociale...
- De l'anxiété symptomatique d'un autre trouble psychiatrique ;
- D'un trouble de la personnalité.

- **Le diagnostic de l'attaque de panique est un diagnostic clinique.** Des examens complémentaires peuvent parfois être nécessaires afin d'éliminer d'éventuels diagnostics différentiels.

- L'attaque de panique ou crise d'angoisse aiguë est une manifestation anxieuse de début brutal, de durée limitée, entre 20 et 30 minutes, associant des manifestations psychiques, physiques et comportementales.
- Le diagnostic est clinique. Des examens complémentaires pourront être nécessaires pour éliminer d'éventuels diagnostics différentiels.

2. Complications

- Les complications de l'AP sont principalement d'ordre psychiatrique. Elles sont systématiquement à rechercher car elles peuvent conduire à des actes auto ou hétéroagressifs graves.
- **Ces complications sont les suivantes :**
  - Le raptus anxieux qui peut conduire à un **passage à l'acte autoagressif** ; celui-ci sera favorisé par : des antécédents psychiatriques connus, un trouble de la personnalité ou encore des précédents passages à l'acte.
  - Le trouble panique (défini par la répétition d'AP) qui peut lui-même se compliquer :
    - ➢ D'agoraphobie ;
    - ➢ De **consommation et de dépendance aux toxiques**, en particulier à l'alcool et aux benzodiazépines ;
    - ➢ D'un **syndrome dépressif** qui peut s'accompagner d'idées suicidaires (qui seront à rechercher systématiquement) ;
    - ➢ D'un **passage à l'acte suicidaire.**

3. Diagnostics différentiels

Ils constituent la principale difficulté de la prise en charge d'une AP. En effet, l'enjeu ne sera pas de diagnostiquer une AP mais d'éliminer les diagnostics différentiels. Ils sont psychiatriques et somatiques.

3.1. Diagnostics différentiels psychiatriques

- **L'anxiété peut être symptomatique de toute pathologie psychiatrique. Cependant on recherchera plus spécifiquement dans ce contexte d'urgence :**
  - Un syndrome dépressif qui peut conduire à des passages à l'acte suicidaire ;
  - Une anxiété relevant d'un trouble de la personnalité ;
  - Une anxiété généralisée ;
  - Un état de stress aigu au décours immédiat d'un psychotraumatisme, qui peut se compliquer de stress dépassé, une urgence thérapeutique ;
  - Un état de stress post-traumatique à distance d'un psychotraumatisme.

Toutes les pathologies psychiatriques peuvent se manifester par une recrudescence anxieuse évoquant une AP. Il faudra rechercher en particulier un syndrome dépressif avec des idées suicidaires et un état de stress aigu pouvant se compliquer d'un stress dépassé.

3.2. Diagnostics différentiels somatiques

Ils sont nombreux. Leur recherche dépend des éléments anamnestiques recueillis et de l'examen clinique du patient.

- **Diagnostics différentiels toxiques :**
  - Intoxication aiguë (en particulier avec les psychostimulants : alcool, cocaïne, LSD, amphétamines…) ou syndrome de sevrage (en particulier en benzodiazépines ;
  - Iatrogénie : hormones thyroïdiennes, corticoïdes, amphétamines, antiépileptiques, effets paradoxaux des benzodiazépines…
- **Diagnostic différentiel neurologique :**
  - Épilepsie, en particulier **épilepsie temporale partielle** simple dont les symptômes peuvent évoquer une AP (on recherchera en particulier des crises convulsives hyperthermiques dans l'enfance qui peuvent conduire à une sclérose hippocampique elle-même responsable d'épilepsie temporale).
- **Diagnostics différentiels cardio-pulmonaires :**
  - Syndrome coronarien aigu ;
  - Crise hypertensive aiguë ;
  - Poussée d'insuffisance cardiaque ;
  - Embolie pulmonaire ;
  - Crise d'asthme ;
  - Pneumothorax.
- **Diagnostics différentiels ORL** : maladie de Ménière.

- **Diagnostics différentiels endocrinologiques :**
  - Hypoglycémie (diabète non équilibré, insulinome) ;
  - Phéochromocytome ;
  - Hyperthyroïdie ;
  - Hypercorticisme.

4. Bilan

4.1. Bilan clinique

- **À l'interrogatoire, on recherche :**
  - Des antécédents médicochirurgicaux ;
  - Des facteurs de risque cardiovasculaires ;
  - Des consommations de toxiques ;
  - La prise d'un traitement.
  - En particulier :
    - ➢ Des antécédents psychiatriques ;
    - ➢ La survenue d'autres crises du même type ;
    - ➢ Une symptomatologie dépressive et des idées suicidaires ;
    - ➢ Des antécédents de passage à l'acte violent.
- **On réalise un examen clinique cardio-vasculaire, respiratoire, abdominal et neurologique :**
  - **Paramètres vitaux** : fréquence cardiaque, fréquence respiratoire, SpO_2, TA ;
  - ECG ;
  - Glycémie capillaire.

4.2. Bilan paraclinique

- **Des examens complémentaires peuvent être nécessaires pour éliminer un diagnostic différentiel. Ils ne sont pas systématiques et sont guidés par la clinique.**
- **Peuvent être proposés, de manière non exhaustive, et en fonction de l'orientation clinique :**
  - Biologie : NFS plaquettes, ionogramme sanguin, calcémie, glycémie, bilan hépatique, fonction rénale, TSHus, troponine, BNP, D-Dimères, toxiques sanguins et urinaires, catécholamines urinaires ;
  - Radiographie du thorax ;
  - TDM cérébrale, EEG ;
  - TDM abdominale, écho abdominale.

> Les examens complémentaires sont indiqués pour éliminer un diagnostic différentiel, guidés par la clinique et non systématiques.

5. Prise en charge

L'urgence est d'**isoler** le patient des autres patients et de son entourage qui peuvent accroître l'angoisse.

- Le patient est placé de préférence dans un box, voire une chambre d'isolement.
- Il est important de **rassurer** le patient sur le caractère fréquent et bénin d'une crise d'angoisse. En particulier il est pertinent de lui préciser **qu'il ne risque ni de mourir ni de « devenir fou »**, les deux craintes majeures des patients dans cette circonstance.
- Cette étape d'isolement et de réassurance peut suffire au soulagement de la crise.
- Si celle-ci ne suffit pas, on proposera un **traitement anxiolytique** :
  - Une benzodiazépine de demi-vie courte à intermédiaire en première intention.

  Exemple : Lorazepam 1 mg per os (Témesta®).
  - En seconde intention (et si absence d'allongement du QT à l'ECG), on peut proposer de l'hydroxyzine 25 à 100 mg per os (Atarax ®) ou un neuroleptique sédatif comme le cyamémazine 25 à 50 mg per os voire en IM (Tercian®).
- Dans le cas d'une AP simple, une hospitalisation n'est pas nécessaire.
- Dans un second temps, il est proposé au patient :
  - Un retour à domicile simple sans prise en charge ambulatoire devant une AP simple et isolée ;
  - Une consultation psychiatrique spécialisée devant des AP à répétition ou compliquées d'un trouble psychiatrique.

Références

1. Bandelow B, Sher L, Bunevicius R, et al, guidelines for the pharmacological treatment of anxiety disorders, obsessive-compulsive disorder and posttraumatic stress disorder in primary care, International Journal of Psychiatry in *Clinical Practice* (2012, 16, 77-84).
2. Hardy-Bayle MC, *Psychiatrie*, intermed (2000).

POINTS CLÉS

1. Définition

- L'attaque de panique ou crise d'angoisse aiguë est une manifestation anxieuse de début brutal, de durée limitée, entre 20 et 30 minutes, associant des manifestations psychiques, physiques et comportementales.
- Le diagnostic est clinique. Des examens complémentaires pourront être nécessaires pour éliminer d'éventuels diagnostics différentiels.

2. Complications

- Raptus anxieux et trouble panique pouvant se compliquer de syndrome dépressif avec risque de passage à l'acte suicidaire.

3. Diagnostics différentiels

- **Psychiatriques** : Toutes les pathologies psychiatriques peuvent se manifester par une recrudescence anxieuse évoquant une AP. Il faudra rechercher en particulier un syndrome dépressif avec des idées suicidaires et un état de stress aigu pouvant se compliquer d'un stress dépassé.
- **Somatiques** : Toxiques, iatrogénie, épilepsie temporale, SCA, crise hypertensive aiguë, embolie pulmonaire, asthme, pneumothorax, insuffisance cardiaque, hypoglycémie, hyperthyroïdie...

4. Bilan

- Bilan clinique complet : constantes, ECG, examen clinique complet.
- Les examens complémentaires sont indiqués pour éliminer un diagnostic différentiel, guidés par la clinique et non systématiques.

5. Prise en charge

1 – Isolement et réassurance.

2 – Anxiolyse si nécessaire, en première intention une benziodiazépine type lorazepam 1 mg.

+++ LE COUP DE POUCE DE L'ENSEIGNANT

Toujours rechercher des idées suicidaires (ce qui est le cas systématiquement en psychiatrie, en particulier dans un contexte d'urgence).

APITRE 22

Risque et conduites suicidaires chez l'enfant, l'adolescent et l'adulte : identification et prise en charge

OBJECTIFS ECN

→ Détecter les situations à risque suicidaire chez l'enfant, chez l'adolescent et chez l'adulte.

→ Argumenter les principes de la prévention et de la prise en charge.

Pr Jean-Philippe Raynaud*, Dr Anjali Mathur**

*PU-PH, Chef de service, Service universitaire de Psychiatrie de l'enfant et de l'adolescent (SUPEA), pôle psychiatrie, CHU de Toulouse, Hôpital La Grave, Toulouse.

**PH, Centre de Thérapie brève et Service des Urgences psychatriques, pôle psychiatrie, CHU de Toulouse, Hôpital Purpan, Toulouse.

MOTS-CLÉS : Suicide, tentative de suicide, crise suicidaire, évaluation, prévention, intervention

1. Définitions

- **Suicide** : acte de se donner délibérément la mort (OMS, 2014).
- **Suicidé** : individu qui s'est donné la mort volontairement.
- **Tentative de suicide** : acte délibéré, sans issue fatale, visant à accomplir un geste de violence sur sa propre personne ou à ingérer une substance toxique ou des médicaments à une dose supérieure à la dose thérapeutique. Cet acte doit être inhabituel. Les conduites addictives, les automutilations répétées et les refus de s'alimenter ne font pas partie des tentatives de suicide.
- **Suicidant** : individu qui a survécu à sa tentative de suicide.
- **Idées suicidaires** : pensées de se donner la mort.
- **Suicidaire** : individu qui a des idées suicidaires.
- **Crise suicidaire** : crise psychique dont le risque principal est le suicide. Elle se caractérise par un état réversible et temporaire d'insuffisance de moyens de défense, et une vulnérabilité plaçant la personne dans une situation de souffrance et de rupture d'équilibre relationnel avec elle-même et son environnement. Dans cette situation la personne peut développer des idées suicidaires qui sont un moyen d'atténuer sa souffrance. Alors que la crise progresse, le suicide apparaît de plus en plus à la personne comme la seule solution lui permettant de sortir de l'état de crise dans lequel elle se trouve.
- **Autopsie psychologique** : Enquête menée après un décès par suicide. Cette méthode a permis d'affiner la connaissance des facteurs de risque du comportement suicidaire et d'améliorer la prévention. L'autopsie psychologique collecte un certain nombre de paramètres : détails sur les circonstances du décès, paysage familial, contexte social, parcours de vie, relations, conditions de travail, santé physique et mentale, antécédents, conduites suicidaires antérieures, événements de vie négatifs, contact avec des services d'aide avant le passage à l'acte, réaction des proches au suicide.

2. Épidémiologie

Pourquoi l'épidémiologie des comportements suicidaires est-elle difficile à établir ?

- Elle repose sur l'analyse de différentes données.
- Le nombre de décès par suicide est connu grâce à l'analyse des certificats de décès par le Centre d'épidémiologie sur les causes médicales de décès de l'Inserm (CépiDc-Inserm), avec toutefois une imprécision due à la sous-déclaration des décès par suicide. Cette imprécision est actuellement estimée à 9,4 %.
- Le nombre de tentatives de suicide (TS) est déterminé à partir des données du PMSI (Programme de médicalisation des systèmes d'information) des services hospitaliers et des chiffres provenant du réseau OSCOUR® (Organisation de la surveillance coordonnée des urgences). Il donne le nombre d'admissions aux urgences pour TS, et ne prend donc pas en compte les TS « non médicalisées » ou qui n'aboutissent pas aux urgences.
- Pour compléter ce chiffre, il faut donc se référer à des auto-déclarations dans des études épidémiologiques.

2.1. Données épidémiologiques concernant le suicide

- Au niveau mondial, le suicide est la cause du décès de 800 000 personnes par an.
- La France est l'un des pays européens les plus touchés, avec 14,9 suicides pour 100 000 habitants (après la Finlande, la Belgique et les pays de l'Est). Ce niveau est nettement supérieur à la moyenne européenne, qui s'établit à 10,2 suicides pour 100 000 habitants).
- En 2014, 8 8885 décès par suicide ont été enregistrés en France métropolitaine. En faisant l'hypothèse d'une sous-estimation de 10 %, on compterait après correction près de 9 773 décès.
- Les hommes sont plus touchés que les femmes : trois suicidés sur quatre sont des hommes. Cette inégalité existe à tous les âges, mais s'accentue avec l'avancée en âge.
- L'incidence du suicide augmente avec l'âge, et les hommes de plus de 85 ans sont les plus touchés (83,8 pour 100 000 habitants) ; 28 % des suicides en 2011 ont concerné des personnes âgées de plus de 65 ans.
- La classe d'âge de 45-54 ans est également à risque (22,2 pour 100 000 habitants).
- Il existe des disparités régionales : les régions de l'Ouest et du Nord de la France se situent très nettement au-dessus de la moyenne nationale.
- Le mode de suicide le plus fréquent est la pendaison (53 % chez les hommes et 37 % chez les femmes), suivie par la prise de médicaments et d'autres substances, puis les armes à feu et enfin la précipitation d'un lieu élevé.
- Le nombre de suicides en France a diminué au cours des 20 dernières années, passant de 11 403 en 1990 à 8 885 cas enregistrés en 2014. Cette diminution concerne davantage les personnes âgées et les jeunes que les personnes d'âge moyen (45-64 ans), pour lesquelles ces taux sont stables.

Attention !

- Alors que le taux de suicide baissait depuis 20 ans au niveau mondial et français, les derniers chiffres européens et nord-américains montrent une augmentation entre 2008 et 2010.

2.2. Données épidémiologiques concernant les tentatives de suicide

- En France en 2015, il a été recensé environ 79 000 admissions aux urgences pour tentative de suicide, dont 38.5% sont des hommes. Ces chiffres montrent une diminution du nombre d'admissions, qui ne concerne que les femmes.

- Pour les 15-54 ans, les facteurs de risque sont : avoir subi des violences physiques dans les 12 derniers mois pour les femmes et avoir un faible niveau de revenu pour les hommes, mais aussi vivre seul et consommer des substances psychoactives.
- Un français sur 20 déclarait en 2010 avoir fait une TS, et 2 pendant l'année précédente.
- Les femmes sont en proportion plus nombreuses (7,6 % au cours de la vie et 0,7 % dans l'année) que les hommes (respectivement 3,2 % et 0,3 %) à déclarer avoir tenté de se suicider.
- **TS et risque de suicide : la TS est le facteur de risque le plus important pour le suicide.** 10 % des patients ayant commis une TS se suicident (50 fois plus que dans la population générale). Un tiers à une moitié des personnes décédées par suicide avait fait une TS.
- **TS et risque de récidive : 40 % des personnes qui font une TS récidiveront ; pour la moitié d'entre elles dans l'année.**

2.3. Données épidémiologiques concernant les pensées suicidaires

- En France en 2010, 3,9 % des personnes interrogées ont déclaré avoir pensé à se suicider au cours des 12 derniers mois. Les femmes sont plus nombreuses (4,4 %) que les hommes (3,4 %).
- C'est entre 45 et 54 ans que l'on observe la plus forte prévalence de pensées suicidaires au cours des 12 derniers mois (5,1 % chez les hommes et 5,2 % chez les femmes).

3. Prévention du suicide

- En France en 2013, un Observatoire national du suicide a été créé avec comme objectif de renforcer les moyens consacrés à la prévention du suicide, priorité de santé publique.
- **Dans le tableau ci-dessous, nous présentons les actions de prévention secondaire et tertiaire, cibles potentielles du professionnel de santé**, notamment la détection de la crise suicidaire, puis les interventions auprès du suicidant.

Tableau I. ACTIONS DE PRÉVENTION

Prévention primaire	Prévention secondaire	Prévention tertiaire
– Diminuer l'accessibilité des moyens létaux (stockage des armes, conditionnement des médicaments, protection des ponts…). – Campagnes d'information destinées au grand public sur le suicide ou la dépression (semaine de prévention du suicide). – Programmes de prévention centrés sur la promotion d'une vie saine et les facteurs de protection. – Améliorer la qualité de la communication sur le suicide dans les médias.	– Détecter la crise suicidaire. – Traiter les pathologies mentales présentant un risque suicidaire. – Protéger les personnes dans des groupes à haut risque (sortie d'hospitalisation psychiatrique, détenus…) – Mettre en place des soutiens pour les personnes touchées par la mort d'un proche (assistance téléphonique).	Intervenir auprès des suicidants. Dispositifs de recontact avec les suicidants.
– Former les médecins généralistes, les médecins de l'Éducation nationale et les médecins du travail. – Mettre en place des réseaux d'accueil et d'écoute.		

3.1. Détecter une crise suicidaire

- La majorité des personnes qui se suicident a été en contact avec un professionnel de la santé.
- Le mois avant son suicide, un suicidé sur deux a eu un contact avec un professionnel de la santé, et un sur cinq avec un professionnel de santé mentale. Ces données montrent qu'il y a un potentiel de prévention à développer dans le repérage des personnes à risque, par tous les personnels de santé.
- Ce repérage nécessite une bonne connaissance **des facteurs de risque pour le suicide** ainsi que la capacité d'évoquer la question d'une manière claire tout en créant des conditions d'entretien favorables.
- Chez un patient qu'il connaît, le professionnel de santé devra :
  - être à l'écoute des idées suicidaires exprimées ou les rechercher ;
  - reconnaître les manifestations d'une crise psychique ;
  - repérer les situations de vulnérabilité.
- **Certaines situations sont dites à « très haut risque » : sujets qui viennent de faire une tentative de suicide et patients récemment sortis d'une hospitalisation psychiatrique.**

3.2. Modèle de la crise suicidaire

- Comme toute crise, la crise suicidaire traduit un moment de rupture dans l'équilibre du sujet avec lui-même et avec son environnement. Elle se caractérise par une période de désorganisation, accompagnée de signes anxieux, voire une agitation qui culmine en une phase aiguë, avant de se conclure par une période de récupération.

Figure 1. La crise suicidaire

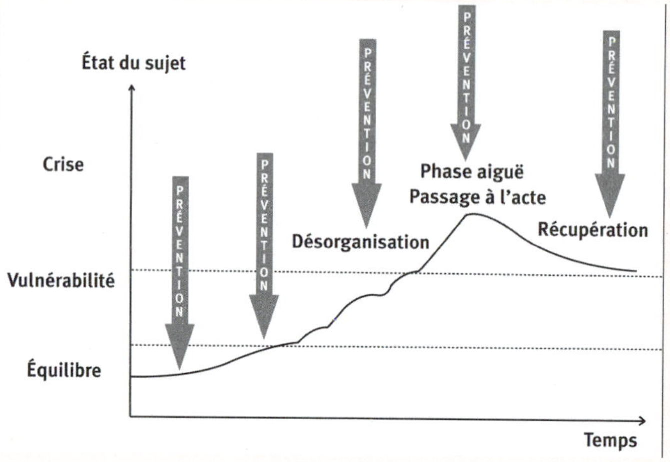

- Si le risque majeur de la crise suicidaire est le suicide, le geste suicidaire ne représente qu'une des sorties possibles de la crise. Les autres manifestations peuvent être la fugue, l'agressivité, l'abus d'alcool et de toxiques, ou toute autre conduite de rupture permettant de faire baisser le niveau de la souffrance causée par une situation difficile.
- Représentée comme la trajectoire qui va du sentiment d'être en situation d'échec à l'impossibilité de sortir de cette impasse et de concevoir une issue autre que la mort, avec l'élaboration d'idées suicidaires de plus en plus fréquentes et envahissantes jusqu'au passage à l'acte, la crise suicidaire ne répond pas à un cadre nosographique précis. Un des avantages de cette représentation est qu'elle met en lumière que le geste suicidaire est bien l'aboutissement d'une série d'étapes, et qu'en ceci il n'est pas totalement imprévisible. Ce modèle laisse entrevoir la possibilité d'une intervention extérieure tout au long de la trajectoire. **Une crise suicidaire dure en moyenne 6-8 semaines.**

Deux points sont importants pour le clinicien :

- La phase de récupération, au bout de laquelle le sujet revient à l'état d'équilibre est longue : cela signifie qu'après une crise suicidaire, et a fortiori après un geste suicidaire, le suivi et la vigilance devront être prolongés.
- Les sujets présentant un trouble psychique (dépression, schizophrénie, trouble de la personnalité,...) sont en permanence en état de vulnérabilité, donc passent plus facilement et plus rapidement à l'état de crise. Ils nécessitent une attention particulière au risque suicidaire.

3.3. Évaluation de la crise suicidaire : le potentiel suicidaire

- Le médecin qui est au contact du patient aura à évaluer le potentiel suicidaire de celui-ci au moment de leur rencontre, afin de mettre en place les interventions les plus appropriées.
- L'évaluation du potentiel suicidaire est triple ; elle doit prendre en compte les facteurs de risque (R) les facteurs d'urgence (U), rendant compte de l'imminence du passage à l'acte, et les facteurs de danger (D) qui sont les moyens envisagés par la personne pour se suicider et leur accessibilité. D'où le moyen mnémotechnique RUD.
- Un quatrième niveau est constitué par le repérage de facteurs de protection. Ils font contre-poids avec les facteurs de risque.

3.3.1. Les facteurs de risque (FDR)

- Ils sont très nombreux (l'association américaine de psychiatrie en relève une centaine) ; nous ne noterons que les principaux dans le tableau ci-après :

Tableau II. FACTEURS DE RISQUE DE SUICIDE (FDR)

Facteurs de risque individuels	Facteurs de risque familiaux	FDR psychosociaux
• Sexe masculin • Âge avancé • Antécédents de TS • Trouble psychiatrique (trouble bipolaire, dépression, psychose, trouble de la personnalité, anorexie mentale...) • Dépendance à l'alcool ou autres toxiques • Problèmes de santé physique, douleurs chroniques • Faible estime de soi • Tempérament rigide, perfectionniste ou impulsif	• Antécédents de violence, d'abus physique, psychologique ou sexuel dans la vie du sujet • Relation conflictuelle entre le sujet et ses parents • Pertes et abandons précoces • Négligence de la part des parents • Problèmes de santé mentale, de toxicomanie et d'alcoolisme chez les parents • Comportements suicidaires chez l'un ou les deux parents	• Isolement social et affectif • Perte de liens importants (deuil ou séparation) ou d'un statut (travail, rôle de parent) • Placement en famille d'accueil (pour les enfants), en foyer, ou centre de détention • Difficultés professionnelles, avec l'autorité administrative, avec la loi • Échecs ou événements humiliants • Harcèlement, victimisation • Difficultés économiques persistantes • Effet de contagion (suivant le suicide d'un proche)

- **Les facteurs de protection :**

Ils sont intéressants à rechercher car ils peuvent raccrocher un patient à la vie. Ils sont à mettre en pondération avec les facteurs de risque :

- Le soutien et la proximité de la famille, un proche, un conjoint et les relations sociales.
- La grossesse, les enfants vivant à la maison.
- Les responsabilités familiales.
- L'intégration au sein de la communauté et de la société.

- Une forte croyance religieuse ou une conviction morale condamnant le suicide.
- La résilience et la capacité à résoudre les problèmes.

FACTEURS DE RISQUE MODIFIABLES ET NON MODIFIABLES :

- **Certains facteurs de risque ne sont pas modifiables, par exemple :**
  - antécédents de suicide,
  - sexe masculin,
  - histoire familiale marquée par la maltraitance.
- **D'autres facteurs de risque peuvent être modifiés par des actions thérapeutiques et/ou sociales et sont donc particulièrement intéressants à repérer, par exemple :**
  - présence d'un épisode dépressif,
  - isolement social,
  - dépendance à l'alcool.

3.3.2 L'urgence

- Dans l'évaluation du potentiel suicidaire, cette dimension correspond à l'intentionnalité suicidaire de la personne : la fréquence des idées suicidaires, leur intensité et le fait qu'elles soient accompagnées ou non d'un **scénario**. Elle requiert de demander directement au patient s'il a des idées suicidaires. Cette question se révèle assez difficile à poser pour certaines personnes. La croyance selon laquelle poser une telle question peut bouleverser quelqu'un de non suicidaire est souvent citée comme raison de ne pas le faire. Certains croient même que cela pourrait donner des idées suicidaires à une personne qui n'y avait pas encore pensé. L'expérience clinique montre que le fait de poser cette question a généralement pour effet de soulager la personne suicidaire, en lui offrant de parler ouvertement de suicide et d'exprimer clairement ses idéations suicidaires.
- Chaque clinicien trouvera la formulation qui convient et s'adaptera à chaque situation, mais on peut citer : « Pensez-vous à vous tuer ? » ; « Souffrez-vous au point d'envisager de vous supprimer ? » ; « Pensez-vous à vous suicider ? » ; « Considérez-vous la possibilité de vous suicider ? ».

Pour l'évaluation de l'urgence, les principaux facteurs de gravité sont :

- **Au niveau clinique :** l'envahissement par les idées suicidaires au détriment d'autres pensées ; une forte participation anxieuse ou au contraire un calme, un soulagement paradoxal*.
- **Au niveau des idées :** la conviction qu'il n'y pas d'autre solution, la précision d'un scénario, ou d'une date, une heure.
- **Au niveau des comportements :** la préparation, la rédaction d'un testament, le règlement des affaires administratives.

* Quand un sujet en crise suicidaire a pris la décision de passer à l'acte, il arrive qu'il présente une amélioration apparente.

3.3.3. Dangerosité

- On évalue la dangerosité en appréciant la létalité du moyen envisagé et son accessibilité. L'intérêt de cette dimension est de pouvoir rendre le moyen inaccessible : par exemple, faire jeter des médicaments qui ont été stockés, faire retirer une arme présente au domicile.
- Un patient présentant un niveau d'urgence élevé avec accès à une arme létale présente un potentiel suicidaire élevé et nécessite une hospitalisation d'urgence (voir plus loin).

4. Principes d'intervention

4.1. Entretien avec le patient

- **L'entretien est à la fois un moyen d'évaluation et de soin.** Il revêt à ce titre une grande importance.
- Pour aborder la question du suicide, **le médecin doit avoir une position non jugeante**, libre de tout préjugé et il doit garder une position ouverte. Le premier objectif est la mise en place d'une relation de confiance suffisante, sans quoi les éléments décrits ci-dessus, qui sont nécessaires à l'évaluation du potentiel suicidaire, ne pourront être recueillis.
- **L'examen physique du patient ne doit pas être négligé** car il permet parfois un apaisement et une entrée en relation.
- **L'expression des émotions doit être facilitée.** À partir d'une écoute attentive, des phrases du type « vous m'avez l'air de beaucoup souffrir » ou « cette situation doit être très difficile à supporter », peuvent être utiles. L'expression des émotions permet souvent une baisse du niveau de tension chez le patient. La perspective de pouvoir s'appuyer sur une aide extérieure peut faire baisser l'intensité des idées suicidaires et donc du degré d'urgence.
- **La recherche de facteurs protecteurs** permet l'identification de membres de l'entourage du patient qui peuvent être aidants. Avec l'accord du patient, il est souvent très aidant de les mobiliser afin qu'ils jouent un rôle de soutien.

4.2. Indication d'hospitalisation ou de suivi ambulatoire

- **La question qui se pose le plus souvent est celle de la nécessité ou non d'une hospitalisation.**
- Les éléments en faveur d'une hospitalisation sont d'abord un potentiel suicidaire élevé, en particulier un degré d'urgence élevé. D'autres facteurs comme un isolement important, une impossibilité à s'engager dans une relation d'aide, un entourage épuisé ou potentiellement délétère, une prise de toxiques non contrôlée et un trouble psychiatrique décompensé sont aussi à prendre en considération. En cas de menace vitale pour le patient et d'impossibilité d'obtenir son consentement, une admission sous contrainte peut être indiquée.
- Il ne faut pas oublier que l'hospitalisation ne garantit pas qu'un patient ne se suicidera pas : il existe des suicides en milieu hospitalier. En cas d'hospitalisation, communiquer avec l'équipe qui recevra le patient à propos du niveau de risque suicidaire, afin que des mesures puissent être prises dès son arrivée. Rappelons que **la période suivant une hospitalisation psychiatrique est de nouveau une période à haut risque**. La surveillance et le soutien dans cette période doivent être organisés.
- En cas de non-hospitalisation, un suivi ambulatoire spécialisé doit être mis en place rapidement. L'intérêt du suivi sera de traiter un trouble psychiatrique s'il existe, soutenir un patient dans ses difficultés, éventuellement recevoir la famille et l'entourage s'il existe une difficulté environnementale. Ce suivi devra durer au moins le temps de la crise suicidaire (c'est-à-dire six à huit semaines), et davantage en présence d'une pathologie mentale.

5. Situations particulières

5.1. Les patients dans le service des urgences générales

- Le service des urgences, qui accueille les patients qui ont fait une tentative de suicide, qui présentent des automutilations (scarifications), ou certaines formes physiques de troubles anxieux, est un lieu privilégié de détection de risque suicidaire et de troubles mentaux.

5.1.1. *Les patients admis aux urgences pour tentative de suicide (TS) : les suicidants*

- Une tentative de suicide, qu'elle soit consciemment ou non accompagnée d'une volonté de mourir, est le facteur de risque le plus important pour un suicide abouti. En effet, le risque de mourir par suicide augmente de 50 à 100 fois pendant les douze mois suivant une tentative de suicide, par rapport au risque dans la population générale. Les six premiers mois sont une période de risque maximum pour une récidive de TS ou pour un suicide.

- Selon les études, 60 à 90 % des suicidants présenteraient au moins un trouble psychiatrique. Leur détection et la mise en place d'un suivi pour leur traitement sont ainsi un enjeu pour la prévention d'une récidive de TS et du suicide.
- L'évaluation du potentiel suicidaire, comme elle a été décrite ci-dessus, sera complétée par des informations au sujet de la tentative de suicide ayant mené à l'admission : ses circonstances, sa létalité objective et perçue par le patient, feront peser plus ou moins le facteur de risque constitué par l'antécédent de TS.
- **Sont des facteurs de gravité : une tentative de suicide préméditée, effectuée alors que le patient était isolé, accompagnée d'une lettre et d'un testament, et avec des moyens « violents »** (pendaison, arme, précipitation).
- Des études montrent que les patients admis aux urgences pour des tentatives de suicide sont moins bien perçus que ceux admis pour d'autres causes « non psychiatriques », ce qui peut constituer un obstacle à leur prise en charge globale. Des organismes tels que le NICE (National Institute for Health and Care Excellence) au Royaume-Uni, précisent dans leurs recommandations que ces patients doivent être aussi bien considérés que les autres. Cette attitude des soignants (médecins et personnels non médicaux) peut être modifiée par des formations.
- Les patients aux comportements suicidaires sont notoirement difficiles à engager dans un processus de soins. Deux facteurs connus pour favoriser le suivi après une TS sont le fait de donner un rendez-vous avec un professionnel précis (et non proposer au patient de chercher lui-même ou d'appeler lui-même) et que le rendez-vous soit rapide. Le suivi aura pour but de soutenir le patient dans ses difficultés, l'aider à développer des stratégies pour y faire face (abord psychologique) et traiter les comorbidités psychiatriques éventuelles (dépression ou autre trouble). Des études récentes ont montré l'intérêt de maintenir un lien téléphonique ou postal avec des suicidants sur une période de plusieurs mois, avec pour effet une réduction du nombre de récidives. A ce titre, le dispositif VIGILANS, dispositif de recontact et de veille des patients qui ont été admis aux Urgences pour une TS se met en place progressivement dans toute la France, région par région.

5.1.2. Les automutilations, notamment les scarifications

- Les personnes consultant pour des plaies liées aux automutilations constituent également un groupe à risque élevé, avec un taux de suicide et de TS élevé, ceci alors même que le geste pour lequel ils consultent n'avait pas la mort comme objectif. Il s'agit souvent de patients qui présentent un trouble psychiatrique et qui peuvent présenter des idées suicidaires à certains moments.

5.1.3. Les attaques de panique

- Chez les patients présentant des douleurs thoraciques non expliquées, un diagnostic d'attaque de panique doit être recherché. Les attaques de panique peuvent être le signe d'un trouble anxieux ou d'une dépression, et sont un facteur de risque pour le suicide. À ce titre ils font partie d'un groupe à risque pour le suicide.

2 GROUPES PARTICULIERS DE SUICIDANTS À NE PAS NÉGLIGER

- Les tentatives de suicide utilisant les moyens les plus létaux sont celles à plus haut risque pour un suicide ultérieur, mais parfois ces patients ne sont pas évalués par une psychiatre car les blessures ou la gravité de leur état peuvent faire diversion.
- De manière semblable, le fait de présenter des tentatives de suicide à répétition, qui est aussi un facteur de gravité, peut induire une certaine banalisation chez les soignants.

5.2. Les patients suivis pour un trouble psychiatrique

- Tous les troubles psychiatriques sont des facteurs de risque pour le suicide. Le trouble bipolaire est le diagnostic qui présente le risque le plus important, suivi de la dépression. 90 % des personnes mortes par suicide avaient au moins un diagnostic psychiatrique, et souvent plusieurs. Une combinaison particulièrement à risque est celle d'une dépression, d'un trouble de la personnalité comportant une impulsivité et une dépendance à l'alcool.
- Chez les patients présentant un trouble psychiatrique, l'état d'équilibre est plus fragile et les idées suicidaires accompagnant une situation de crise peuvent arriver plus vite. Il est donc essentiel d'être particulièrement prudent, de se référer à leur psychiatre habituel, de ne pas hésiter à aborder la question des idées suicidaires rapidement et de s'assurer de leur sécurité. Ces patients peuvent avoir des médicaments chez eux, parfois en quantités importantes, source potentielle de danger. La question d'une hospitalisation devra être posée.

5.3. Les enfants

- Le suicide reste exceptionnel avant l'âge de 10 ans, mais est plutôt en augmentation au cours des 10 dernières années. Il est plus fréquent chez les garçons.
- Le nombre de tentatives de suicide chez l'enfant est probablement sous-estimé. Il arrive en clinique psychiatrique qu'un adolescent, voire un adulte, évoque dans ses antécédents une TS dans son enfance, passée inaperçue ou qui n'a pas été « prise au sérieux ».

5.4. Les adolescents

- En France, le suicide est la deuxième cause de mortalité chez les 15-24 ans : il est responsable de 600 à 800 décès par an dans cette tranche d'âge (certains suicides n'étant pas forcément identifiés comme tels).
- Le suicide chez l'adolescent est une préoccupation des acteurs de santé dans tous les pays occidentaux. Dans cette période de fragilité, il est souvent difficile de faire la part entre ce qui relève d'une crise à valeur maturative et ce qui expose le jeune à des passages à l'acte dangereux pour son intégrité physique et psychique. Les outils d'évaluation du potentiel suicidaire sont les mêmes que chez l'adulte, avec quelques spécificités.
- En face de tout adolescent, le médecin doit avoir à l'esprit le risque suicidaire et être attentif aux clignotants qui peuvent l'alerter. Il est donc important de toujours aménager un temps d'échange, d'écoute, quel que soit le motif de consultation : les adolescents sont globalement en bonne santé et consultent peu ; toute consultation est l'occasion pour le médecin de signifier à l'adolescent qu'il peut être son interlocuteur de premier recours, à sa disposition pour l'écouter et qu'il n'y a aucune honte à venir dire à son médecin que l'on se sent en difficulté.
- Les facteurs les plus fréquents qui, sur un terrain fragilisé, peuvent venir précipiter le passage à l'acte à l'adolescence, vont de la rupture amoureuse au décès d'un proche, en passant par des relations familiales conflictuelles, un isolement social, un harcèlement (*bullying*, homophobie, humiliations), des événements traumatiques ou stressants récents, des problèmes légaux, un conflit avec l'autorité, des problèmes scolaires, une intoxication, une date symbolique, une série de nuits blanches, un état d'agitation…
- Les parents et les professionnels (soignants et non soignants) doivent être informés des **principaux signes d'alarme qui indiquent qu'un adolescent souffre et est éventuellement en crise suicidaire :** un contexte de deuil, de perte douloureuse sur le plan affectif ; des propos ou écrits avec allusion directe (« je vais me foutre en l'air ») ou indirecte (« je sais quoi faire… », « je ne vous embêterai plus… », « vous allez avoir la paix… ») ; des attitudes de retrait, avec recherche d'isolement, appauvrissement affectif et relationnel ; toutes les manifestations qui sont en rupture nette avec une trajectoire antérieure, d'autant que les signaux d'alarme se multiplient, s'amplifient, s'associent et se pérennisent.
- Toute tentative de suicide à l'adolescence doit être identifiée, en sachant que la gravité du geste n'est pas en lien avec le degré de souffrance psychique. Cela signifie qu'une tentative de suicide sans gravité sur le plan somatique n'est jamais anodine. Il convient en revanche de ne pas dramatiser la situation et d'en faire une lecture la plus juste possible, ce qui prend du temps et nécessite donc plusieurs consultations.
- Une évaluation clinique, dans ses composantes physiques, psychologiques et environnementales, doit être effectuée au décours immédiat de la tentative de suicide. Elle peut être complétée dans le cadre d'une hospitalisation en milieu pédiatrique, pédopsychiatrique ou psychiatrique.

Un tiers des adolescents suicidants récidivent.

Parmi les facteurs de risque de récidive les plus fréquemment identifiés, on trouve la notion d'une personnalité pathologique, d'antécédents familiaux pathologiques (alcoolisme, abus sexuels notamment), de pathologie relationnelle familiale, de pathologie dépressive.

- Mais il est également un facteur évident de risque de récidive, qui concerne l'absence de prise en compte du premier geste de la part de l'entourage du jeune. Ce « raté » concerne en particulier les équivalents suicidaires ou encore les tentatives de suicide n'ayant pas mis en jeu le pronostic vital et qualifiées à tort de « tentatives de suicide a minima ». La banalisation du geste est donc un facteur de risque majeur de récidive, souvent plus grave (escalade dans la prise de risque).
- Il est enfin très difficile d'évaluer un pronostic à distance de la tentative de suicide chez l'adolescent.

5.5. Les personnes âgées

- **Cette catégorie d'âge est celle qui est à plus haut risque de suicide.** Il s'agit d'une période de la vie où les facteurs de risque (pertes, isolement, désinsertion, maladies physiques…) peuvent s'accumuler.
- Les idées suicidaires sont le plus souvent accompagnées d'un épisode dépressif. Le dépistage de la dépression chez la personne âgée revêt une grande importance. Si elle est dépistée, elle doit être traitée. **Il ne faut pas considérer comme « normal » d'être déprimé quand on est âgé.**

▸ Références

- Agence nationale de l'évaluation et de la qualité des établissements et services sociaux et médico-sociaux (ANESM). Recommandations de bonnes pratiques professionnelles : prise en compte de la souffrance psychique de la personne âgée : prévention, repérage et accompagnement, mai 2014. http://www.anesm.sante.gouv.fr/IMG/pdf/ANE-Agees-Souffrance_psychique_BAT.pdf
- Collège national des universitaires en psychiatrie. Association pour l'enseignement de la sémiologie psychiatrique. Référentiel de psychiatrie : psychiatrie de l'adulte, psychiatrie de l'enfant et de l'adolescent, addictologie. Presses Universitaires François Rabelais, 2016 (2e édioon).
- Haute autorité de santé. La crise suicidaire : reconnaître et prendre en charge. Texte des recommandations. Conférence de consensus, 19 et 20 octobre 2000. http://www.has-sante.fr/portail/upload/docs/application/pdf/suicilong.pdf
- Observatoire national du suicide 3e rapport . Février 2019.
- Organisation mondiale de la santé. Prévention du suicide : l'état d'urgence mondial. 2014. http://www.who.int/mental_health/suicide-prevention/world_report_2014/fr
- Raynaud JP, Olliac B. Risque et conduite suicidaires chez l'enfant, l'adolescent et l'adulte : identification et prise en charge chez l'enfant et l'adolescent. La Revue du Praticien, 2010, 60 : 8, 1149-54.

Liens avec du matériel audiovisuel

- Vidéo « Crise suicidaire - Premiers symptômes », santé médecine.com, Dr Pierrick Hordé.
- http://sante-medecine.commentcamarche.net/faq/3470-crise-suicidaire-premiers-symptomes.
- Vidéo « Peut-on faire dévier les trajectoires suicidaires ? Monique Seguin at TEDxGatineau ».
- https://www.youtube.com/watch?v=HFHLs37E4-4.
- Vidéo « La méthode du Pr Terra : prévention collective du suicide ».
- https://www.youtube.com/watch?v=lDZR3SwLkic.
- Film de fiction : « 2h37 » (2:37 ou Two Thirty 7) de Murali K. Thalluri, 2006.
- https://www.youtube.com/watch?v=EonAfX5DkIA.
- https://www.youtube.com/watch?v=LLwINvbaOE8.

POINTS CLÉS

1. **Tout médecin doit être à même :**
   - de repérer des facteurs de risque de suicide aux différents âges de la vie ;
   - d'intervenir en première ligne pour orienter un patient comme en crise suicidaire ;
   - de connaître sur son territoire de santé les interlocuteurs clés de la prévention et/ou de l'intervention en cas de risque suicidaire ;
   - d'activer les réseaux de prévention dans un certain nombre de situations à risque qui le concernent directement : deuil par suicide, maladie somatique aiguë ou chronique, maladie somatique ou psychique d'un parent, etc.
2. **Toute tentative de suicide doit faire l'objet d'une évaluation et d'un accompagnement.**

+++ LE COUP DE POUCE DE L'ENSEIGNANT

1. **Dans la plupart des situations cliniques de psychiatrie, penser :**
   - À l'évaluation du potentiel suicidaire.
   - Aux mesures de protection des patients, qu'ils soient hospitalisés, maintenus à domicile ou en institution non hospitalière.
   - À la fragilité particulière à la sortie d'une hospitalisation en psychiatrie.
2. **Après une tentative de suicide, penser :**
   - À mettre en place un suivi efficace.
   - À agir sur les facteurs de risque.
   - À s'appuyer sur les facteurs de protection.
   - À faire des liens avec les partenaires.

Chapitre 23

Syndrome occlusif de l'adulte et de l'enfant

OBJECTIFS ECN

- Diagnostiquer un syndrome occlusif.
- Identifier les situations d'urgence et planifier leur prise en charge.

Pr Dominique Pateron*, Dr Vincent Guinard-Samuel, Dr Youri Yordanov*****
* PU-PH, Chef de service des Urgences de l'Hôpital Saint-Antoine, AP-HP, Sorbonne-Université
** CCA, Service de Nutrition et Gastroentérologie pédiatriques de l'Hôpital Trousseau, AP-HP, Sorbonne-Université
*** MCU-PH, Service des Urgences de l'Hôpital Saint-Antoine, AP-HP, Sorbonne-Université

MOTS CLÉS : occlusion, obstruction, étranglement, sonde gastrique, strangulation, scanner, chirurgie, bride, hernie, invagination

1. Définition, nosologie

Le syndrome occlusif, défini par une interruption du transit intestinal normal avec un arrêt des matières et des gaz, est une urgence diagnostique et thérapeutique. Sa gravité est liée au risque de nécrose intestinale et aux troubles hydro-électrolytiques entraînés par l'occlusion. En cas d'occlusion mécanique, le traitement est le plus souvent chirurgical.

2. Épidémiologie

- L'occlusion de l'adulte représente 10 % des étiologies des syndromes douloureux abdominaux « chirurgicaux » dont elle est la troisième cause après l'appendicite et la cholécystite. Cette proportion augmente avec l'âge. Les occlusions du grêle s'observent à tout âge, les occlusions coliques sont plus fréquentes au-delà de 50 ans.

3. Physiopathologie, histoire naturelle

- **Les trois grands mécanismes de l'occlusion sont l'obstruction, l'étranglement et l'ileus,** mais de façon pragmatique, **on distingue deux entités :**
  - **L'occlusion fonctionnelle**, en rapport avec un trouble de contractilité de l'intestin sans atteinte anatomique vraie, réactionnelle à un trouble métabolique (hypokaliémie), une origine médicamenteuse (opiacés, neuroleptiques) ou à un phénomène aigu inflammatoire ou infectieux, en général intra abdominal mais possiblement extra-abdominal qui entraîne un ileus reflex. Ce type d'occlusion est dû à un dysfonctionnement du système autonome digestif, sympathique et parasympathique.
  - **L'occlusion mécanique**, en rapport avec un obstacle endoluminal ou une souffrance à composante ischémique du tube digestif quelle qu'en soit la cause.

- Les deux phénomènes sont parfois d'emblée intriqués. L'exemple type est le volvulus qui correspond à la torsion d'une anse digestive sur son axe vasculaire. Il en résulte un obstacle luminal et surtout une ischémie aiguë du segment volvulé : la strangulation.

- **L'évolution liée d'un obstacle mécanique aboutit à une souffrance vasculaire.** La distension intestinale, due à l'accumulation de liquides digestifs et de gaz, induit un hyperpéristaltisme réflexe d'amont dans un premier temps puis secondairement une atonie avec hyperpression intra luminale. Cette tension pariétale retentit sur la microcirculation, entraînant une stase veineuse, un œdème pariétal et finalement une hypoxie cellulaire. Ceci aboutit à des troubles de la perméabilité capillaire avec une hypersécrétion réflexe et une fermentation qui majore la distension. Elle est combattue par l'aspiration gastrique.

4. Diagnostic

4.1. Clinique

- **Le plus souvent, le malade est vu aux urgences pour un syndrome douloureux abdominal.**
- **Le diagnostic est habituellement facile lorsqu'il existe une triade fonctionnelle associant** :
  - **Douleurs abdominales** évoluant par paroxysme sur un fond douloureux continu.
  - **Nausées et vomissements** alimentaires, bilieux et tardivement fécaloïdes.
  - **Arrêt des matières et des gaz** signant l'occlusion.
- **L'examen physique recherche un météorisme** :
  - Il est généralement bien visible à l'inspection,
  - De siège variable,
  - Soit diffus, soit localisé et asymétrique.
  - Il peut être immobile ou animé d'ondulations péristaltiques.
  - Il est rénitent à la palpation et tympanique à la percussion.
- **Parfois le diagnostic est moins évident**, notamment chez le sujet âgé :
  - La douleur peut être atténuée ou permanente.
  - Les vomissements peuvent être absents et il peut exister uniquement quelques nausées.
  - L'arrêt des matières et des gaz peut être remplacé par une fausse diarrhée (vidange segment d'aval).
  - Le météorisme peut être minime ou absent (occlusion haute à ventre plat).
- **Il faut dans tous les cas** :
  - Préciser, l'âge, les antécédents et les traitements des patients.
  - Prendre la température et apprécier le degré de déshydratation.
  - Rechercher une cicatrice abdominale.
  - Palper les orifices herniaires et faire les touchers pelviens.
  - Rechercher des signes de souffrance d'une anse intestinale : fièvre, douleur intense, localisée, défense et matité localisées.

4.2. Biologie

- Le **bilan biologique initial** comprend :
  - NFS ;
  - Ionogramme sanguin ;
  - Hémostase ;
  - Urée ou Créatininémie sanguine ;
  - Groupe, RAI.

4.3. Imagerie

- **Lorsqu'on suspecte une occlusion digestive, l'orientation clinique n'est pas suffisamment précise et l'imagerie est systématiquement indiquée.**
- L'ASP a longtemps été l'examen de référence mais n'est désormais plus indiqué en dehors des situations où le scanner n'est pas disponible.
- **Le scanner est le seul examen qui permette d'obtenir l'ensemble de ces informations sur le mécanisme et le siège.** Grâce aux évolutions récentes du scanner hélicoïdal multi-barettes, le scanner a pris une place importante dans le diagnostic et le bilan de gravité d'un syndrome occlusif aigu.
  - **Une première acquisition abdomino-pelvienne sans injection de contraste iodé est systématique** afin d'orienter le diagnostic, de situer le niveau d'occlusion, de rechercher certaines étiologies (hématome), détecter de l'air extradigestif.
  - **Une seconde acquisition sera réalisée après injection de produit de contraste.** Une insuffisance rénale modérée secondaire à la déshydratation ne constitue pas une contre-indication, mais il est nécessaire de bien hydrater le patient avant de pratiquer l'injection iodée. En cas d'insuffisance rénale, l'injection d'iode doit être discutée entre cliniciens et radiologue afin d'évaluer le rapport risque/bénéfice.
- **La sensibilité et la spécificité du scanner sont supérieures à 95 % pour faire le diagnostic positif d'une occlusion.** En cas d'occlusion du grêle, le scanner montre une dilatation de plus de 2,5 cm de l'anse grêle et de plus de 6 cm en cas d'occlusion colique. Dans les deux cas, il existe des niveaux hydroaériques. Le niveau de l'occlusion est marqué par la présence d'une zone de transition anse saine plate - anse dilatée.
- **Le scanner donne des indications sur la lésion en cause** :
  - **causes endoluminales** (boudin d'invagination, sténose liée à un cancer du colon), causes pariétales (hématome),
  - **causes extraluminales** (compression extrinsèque). L'existence d'une bride est mise en, évidence par le scanner dans la grande majorité des cas. Un aspect radiaire des vaisseaux mésentériques vers les anses grêles dilatées formant un C ou un U est en faveur d'un étranglement. Un enroulement convergeant vers le site de torsion signe un volvulus intestinal. Le scanner est très utile dans le diagnostic des hernies internes et permet de mettre en évidence un foyer infectieux associé à une occlusion fonctionnelle.
- **le scanner fait le point sur les éléments de gravité :**
  - **L'importance de la distension** : une distension cæcale de plus de 9 cm doit faire craindre une perforation.
  - **Le scanner évalue la souffrance pariétale.** On distingue :
    - ➢ **la congestion veineuse mésentérique** associant un épaississement pariétal circonférentiel, une perte de transparence du mésentère avec aspect flou et dilatation des veines mésentériques, un épanchement intra-péritonéal transsudatif abondant.
    - ➢ **la nécrose transmurale par ischémie artérielle** avec un amincissement pariétal digestif, un retard ou une absence de rehaussement après injection, une infiltration du mésentère, un épanchement intrapéritonéal. Une pneumatose pariétale, un pneumopéritoine, une aéroportie ou une aéromésentérie signent une souffrance majeure.
- La place de l'échographie est très limitée, dans le syndrome occlusif, elle peut néanmoins se révéler utile chez l'enfant (invagination) ou chez l'adulte jeune et maigre. Elle peut mettre en évidence des anses intestinales distendues à contenu liquidien. Elle est très sensible pour la détection d'un épanchement intra-péritonéal et peut parfois mettre en évidence la cause de l'occlusion comme une tumeur, une invagination, un hématome pariétal ou un corps étranger. Une absence de péristaltisme et un épaississement pariétal hypo-échogène sont des signes de souffrance intestinale.

Figure 1a. Occlusion mécanique iléo-caecale sur bride : anse fermée iléo-caecale (flèche blanche) avec défaut de rehaussement modéré du caecum ; dilatation d'amont du grêle (flèche rouge).

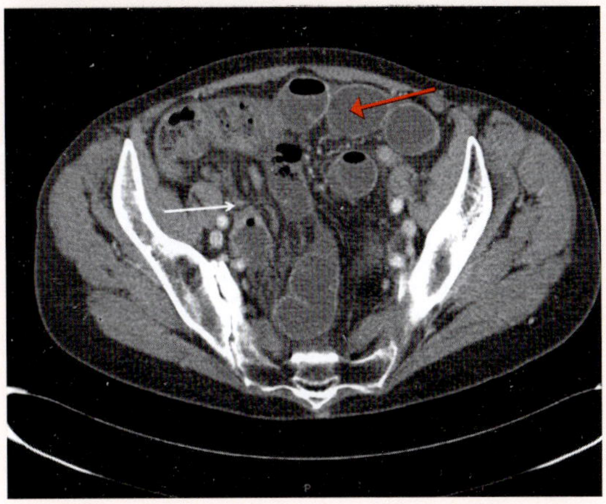

Figure 1b. Occlusion mécanique iléo-caecale sur bride: anse fermée iléo-caecale (flèche blanche) avec défaut de rehaussement modéré du caecum; dilatation d'amont du grêle (flèche rouge). Coupe sagitale.

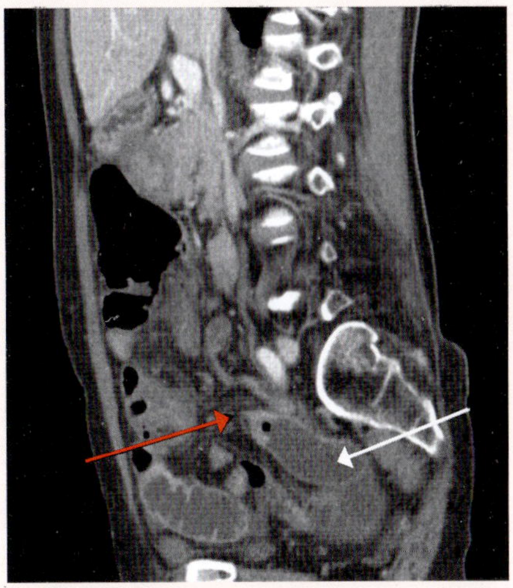

Figure 2. Occlusion mécanique iléo-caecale avec mécanisme de volvulus sur bride : anse fermée iléale pelvienne avec feces sign (flèche blanche).

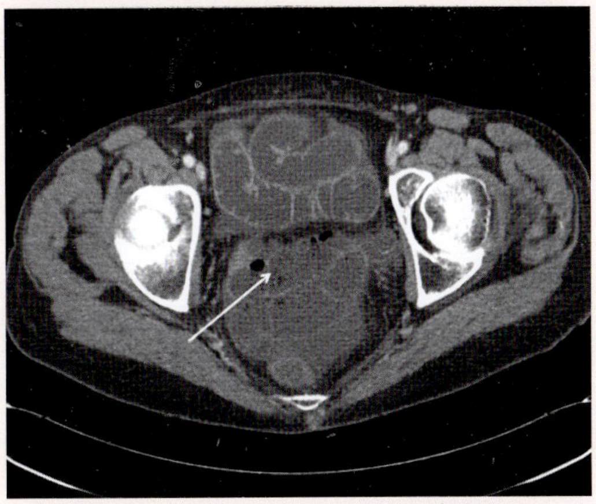

Figure 3a. Volvulus du sigmoïde : anse sigmoïde dilatée.

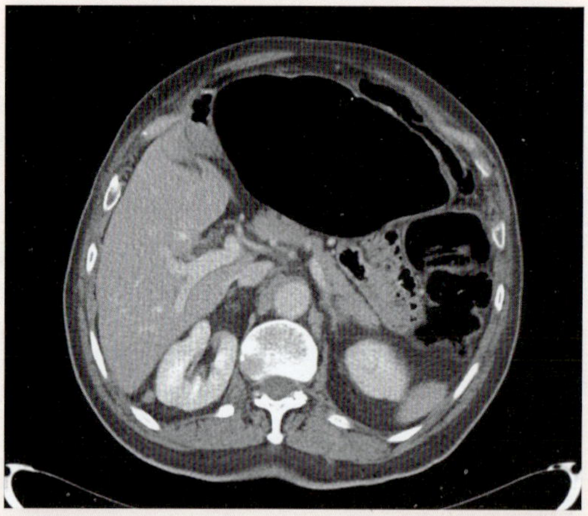

Figure 3b. Volvulus du sigmoïde : enroulement de l'axe vasculaire (flèche blanche). Coupe coronale.

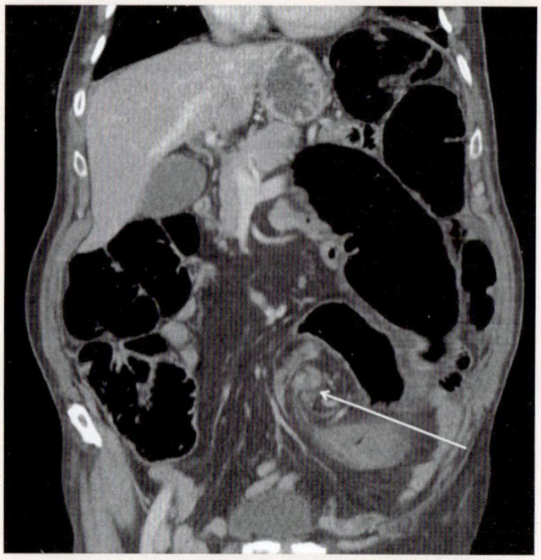

Figure 3c. Volvulus du sigmoïde ; sigmoïde très dilaté (flèche blanche) ; anses grêles et colon droit peu distendus (flèche rouge). Coupe coronale.

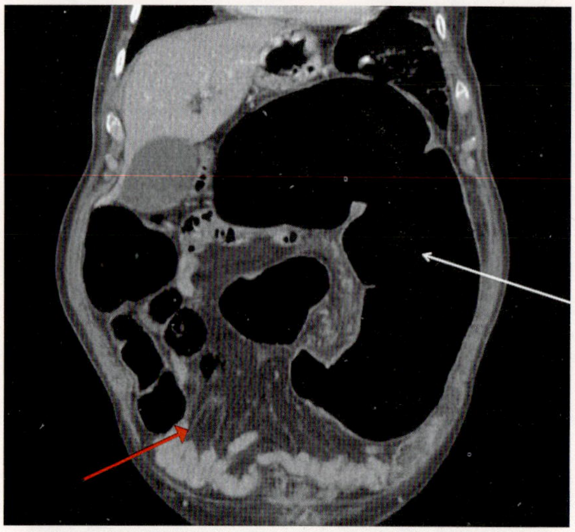

Figure 4a. Occlusion du grêle sur bride : grêle plat grêle dilaté.

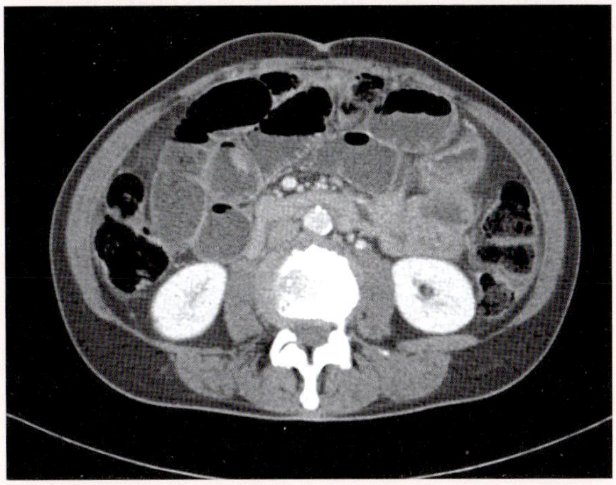

Figure 4b. Occlusion sur bride : grêle plat (flèche blanche), grêle dilaté (flèche rouge) ; feces sign (flèche noire).

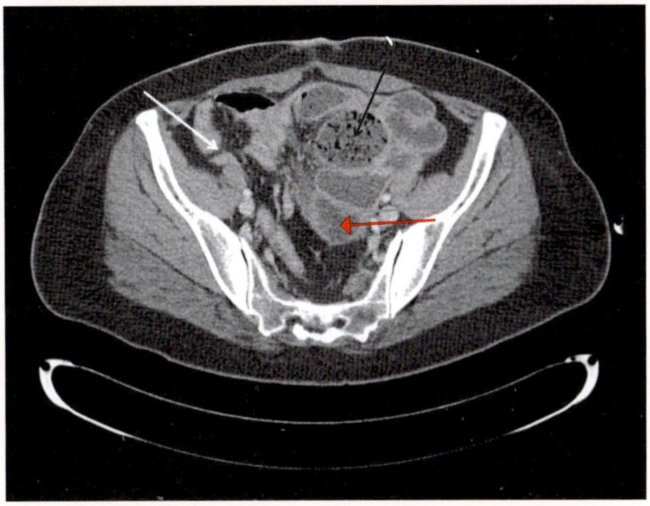

Figure 4c. Occlusion sur bride : grêle plat (flèche rouge), grêle dilaté (flèche blanche) avec feces sign.
Coupe coronale

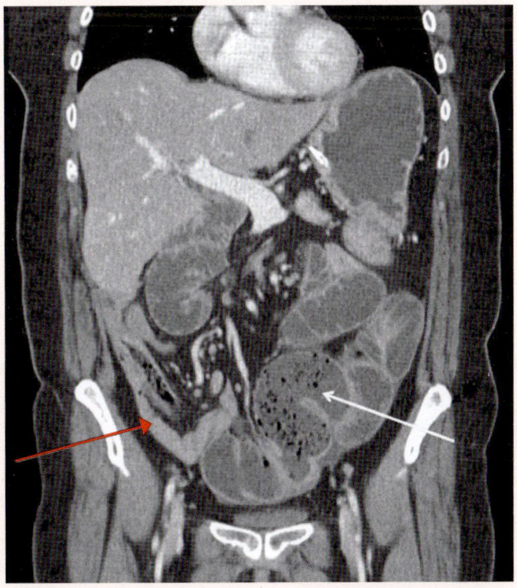

4.4. Diagnostic du siège

- **Il se base sur des éléments cliniques et les éléments recueillis à l'imagerie.**

4.4.1. *En cas d'occlusion du grêle*

- **Les signes cliniques sont au premier plan avec :**
  - Une douleur vive d'apparition brutale,
  - Des vomissements abondants,
  - Et une altération rapide de l'état général.
  - L'arrêt des matières et des gaz est peu net.
  - Le météorisme est souvent discret, péri-ombilical, voire absent, remplacé par une douleur fixe, profonde avec défense localisée.
- **À l'imagerie, les niveaux hydro-aériques sont :**
  - De siège central, nombreux, surtout si l'occlusion est distale,
  - Plus larges que hauts, à bords minces,
  - Finement ondulés.
  - Il n'y a pas de gaz dans le colon.

4.4.2. *En cas d'occlusion colique*

- **Les signes fonctionnels sont pauvres :**
  - Avec un début progressif et insidieux,
  - La douleur est peu intense,
  - Les vomissements sont rares et tardifs.
  - Par contre l'arrêt des matières et des gaz est précoce.
  - L'état général est assez longtemps conservé.
  - Le météorisme, en cadre, est souvent au premier plan.
- **À l'imagerie, les niveaux hydro-aériques sont :**
  - Disposés sur le cadre colique,
  - Peu nombreux,
  - De taille importante,
  - Plus hauts que larges avec des bords épais et présence d'haustrations.

4.5. Diagnostic du mécanisme

4.5.1. *Occlusion par strangulation*

- **Elle est suspectée devant l'importance des signes fonctionnels.**
  - Douleur à début brutal, très vive, s'accompagnant de vomissements abondants ;
  - L'altération de l'état général est rapide, la déshydratation précoce ;
  - Le météorisme est asymétrique, localisé, immobile, tympanique.
- **À l'imagerie, typiquement mais rarement, il existe une image hydro-aérique dessinant un arceau gazeux aux jambages réunis en « omega » avec niveau liquide à chaque pied.**
- C'est une **urgence chirurgicale.**

4.5.2. Occlusion par obstruction

- **Elle est suspectée devant les signes fonctionnels progressifs à début lent,**
  - Précédés de crises douloureuses paroxystiques et de douleurs à type de coliques.
  - L'état général est plus longtemps conservé.
- **Le météorisme est diffus, mobile avec ondulations péristaltiques et « gargouillements ».**
  - À l'imagerie, les niveaux hydro-aériques sont plus nombreux (aspect en tuyaux d'orgue en cas d'occlusion du grêle).

4.5.3. Occlusion mixte mécanique et inflammatoire

- Elle doit être différenciée d'un simple iléus paralytique fonctionnel.
- Elle relève à la fois d'un mécanisme fonctionnel et d'un facteur mécanique par l'agglutination d'anses autour d'un abcès ou d'une zone inflammatoire.
- Elle est marquée par la présence d'une fièvre.
- Elle peut être mixte, grêle et colique. Son traitement est celui du foyer septique abdominal.

4.6. Diagnostic étiologique

4.6.1. En cas d'occlusion du grêle

- Le diagnostic de la cause peut être difficile et un scanner abdominal avec injection doit être fait.

4.6.1.1. Volvulus sur bride

- C'est la cause la plus fréquente d'occlusion intestinale aiguë chez l'adulte jeune.
- Elle peut être précoce ou tardive (plusieurs années) après une intervention abdominale.
- La présence d'une cicatrice abdominale, la liberté des orifices herniaires sont des éléments d'orientation essentiels.

4.6.1.2. Hernie étranglée

- Le grêle est intra-herniaire avec un risque de nécrose majeure.
- Le tableau est celui d'une occlusion par strangulation.
- La palpation des orifices herniaires doit être systématique lors d'un syndrome douloureux abdominal.
- Le mécanisme est le même en cas d'éventration étranglée.

4.6.1.3. Occlusion postopératoire précoce

- Elle doit être différenciée de l'iléus fonctionnel postopératoire.
- Elle peut témoigner d'un foyer inflammatoire, de troubles hydro-électrolytiques (hypo-kaliémie) ou de l'existence de brides précoces.
- L'absence d'amélioration sous traitement médical après avoir éliminé un sepsis intra-abdominal (scanner), impose la réintervention.

4.6.1.4. Ileus biliaire

- Il s'agit d'une occlusion par obstruction.
- La douleur abdominale diffuse se fixe dans la fosse iliaque droite ou en péri-ombilical et évolue par à coups paroxystiques.
- Les vomissements sont précoces, abondants, intermittents.
- L' arrêt des matières et des gaz est incomplet, évoluant par à coups.

- L' état général est altéré.
- Il existe des antécédents lithiasiques, un syndrome douloureux et fébrile de l'hypochondre droit exceptionnellement suivi d'un méléna, a précédé l'occlusion.
- L'imagerie peut montrer une aérobilie et plus rarement un calcul radio-opaque.
- La tomodensitométrie permet le diagnostic.

- **Lorsqu'il existe une fièvre, il faut toujours penser à un foyer septique intra-abdominal:** appendicite surtout si méso-caeliaque, sigmoïdite, annexite, cholecystite.
- Parfois, seule l'intervention met en évidence un volvulus du grêle sur bride, une hernie interne, une tumeur du grêle, un rétrécissement inflammatoire (MICI, tuberculose) ou cicatriciel, un corps étranger intra-intestinal...

4.6.2. En cas d'occlusion colique

- S'il existe un doute diagnostic et afin de préciser l'étiologie de l'occlusion, il est nécessaire, si l'état du patient le permet, de réaliser soit un lavement aux hydrosolubles, soit une tomodensitométrie abdominale avec injection.
- **Deux grandes causes dominent et doivent être éliminées avant d'envisager un autre diagnostic:**

4.6.2.1. Le cancer colique

- Le début est souvent progressif succédant à des troubles du transit.
- L'arrêt des matières et des gaz contraste avec la discrétion des douleurs et des vomissements.
- Le météorisme abdominal est mobile et en cadre.
- À l'imagerie, il existe une distension gazeuse en amont de la tumeur.
- Dans ce contexte, le diagnostic peut être confirmé par un scanner ou un lavement aux hydrosolubles sous faible pression.

4.6.2.2. Le volvulus du colon pelvien

- L'arrêt des matières et des gaz est complet.
- Le météorisme est souvent très important.
- Il existe des antécédents de constipation chronique et la crise de douleur colique à laquelle le malade était habitué, persiste anormalement.
- Un lavement aux hydro-solubles sous faible pression peut montrer un arrêt complet à la charnière recto-sigmoïdienne au niveau de la spire de torsion sigmoïdienne.

4.6.2.3. Les autres causes d'obstruction coliques sont...

- La sigmoïdite sténosante.
- Le fécalome.
- Une compression extrinsèque (une tumeur pelvienne).
- Une colite ischémique.

Le problème diagnostique est en règle résolu par le scanner.

5. Évolution, pronostic / le pronostic est lié au type d'occlusion et au terrain

Plus l'ischémie digestive est importante plus le retentissement est important ; plus l'occlusion est haute, plus le retentissement hydro-électrolytique est rapide ; plus le terrain est mauvais, plus les décompensations viscérales associées sont importantes.

6. Critères de gravité

- **L'occlusion mécanique est une urgence thérapeutique, le plus souvent chirurgicale.** Un retard diagnostique et de prise en charge peut être lourd de conséquences soit à cause d'une nécrose intestinale qui obligera à réaliser une résection potentiellement importante de grêle, soit à cause d'une perforation transformant l'occlusion en une péritonite beaucoup plus sévère.

Il faut donc d'emblée rechercher les éléments de gravité qui imposent une intervention en urgence :
- **cliniques** : début brutal, douleur intense, constante, vomissements fécaloïdes, défense, fièvre
- **biologiques** : acidose, déshydratation, insuffisance rénale
- **radiologiques** : degré de dilatation, aéroportie

7. Traitement

7.1. Symptomatique

Les premiers gestes à faire :
- Poser une voie veineuse.
- Mettre en place une sonde naso-gastrique. L'aspiration par sonde gastrique est systématique.
- **Dans la majorité des cas, une intervention chirurgicale est nécessaire** mais le traitement débute toujours par une réanimation avec mise en route d'une rééquilibration hydro-électrolytique basée sur les données cliniques (hémodynamiques, diurèse, aspiration gastrique) et biologiques à répéter.

7.2. Étiologique

7.2.1. En cas d'occlusion du grêle

- **Rechercher au cours de l'intervention la jonction grêle plat-grêle dilaté** repérée au scanner.
- **Suppression de l'obstacle** (section d'une bride, réduction d'une hernie, détorsion d'un volvulus, extraction d'un corps étranger).
- **Appréciation de la viabilité de l'anse grêle** (couleur, mobilité, sérum chaud) **aboutissant soit à la réintégration soit à une résection-anastomose.** Dans les autres cas (rétrécissement inflammatoire, tumeur), on résèque les lésions et on rétablit la continuité digestive.

7.2.2. Volvulus du colon pelvien

- On peut essayer dans un premier temps une intubation recto-sigmoïdienne sous contrôle endoscopique. Cette méthode est contre-indiquée en cas de diagnostic douteux ou de signe de nécrose.
- En cas de succès, une colectomie secondaire est discutée.
- La chirurgie est indiquée en cas de contre-indication et d'échec de l'intubation et de doute diagnostique.
- Le plus souvent, on réalisera une résection associée à une colostomie, la continuité n'étant rétablie que secondairement.

7.2.3. *Occlusion des cancers coliques*

- **Deux attitudes peuvent être envisagées en fonction du terrain, de l'importance des lésions (tomodensitométrie abdominale), de leur situation (colon droit ou gauche) et des habitudes du chirurgien :**
  - **Colostomie de proche amont** permettant de lever l'occlusion, puis lors d'une deuxième intervention programmée, réalisation d'une colectomie avec anastomose sur un colon dégonflé et préparé.
  - **Colectomie d'emblée**, plus ou moins étendue en fonction des lésions, avec anastomose d'emblée ou non protégée par une colostomie d'amont.

8. Particularités des formes de l'enfant

Les particularités des occlusions de l'enfant tiennent à ses causes et à la stratégie radiologique où la place de l'échographie est beaucoup plus importante que chez l'adulte. Les étiologies sont très largement dominées par l'invagination intestinale aiguë idiopathique.

8.1. L'invagination intestinale aiguë

- De siège strictement grélique (rare) ou iléo-colique (fréquent), il s'agit d'une cause à évoquer de façon très large chez l'enfant, même devant des tableaux cliniques incomplets ou atypiques. Les formes idiopathiques (pour lesquelles un contexte d'infection virale digestive ou ORL est souvent retrouvé) surviennent classiquement entre 6 mois et 5 ans, avec une fréquence accrue avant 2 ans.
- La sémiologie complète associe des crises douloureuses abdominales paroxystiques avec pâleur, et arrêt du transit. Les vomissements sont inconstants. Les rectorragies, tardives, font redouter une nécrose intestinale. La forme « neurologique », se manifestant exclusivement par une hypotonie, doit être reconnue.
  - Chez le grand enfant, l'invagination est plus souvent secondaire (purpura rhumatoïde, diverticule de Meckel, duplication digestive, lymphome, polype grêlique dans le cadre d'un syndrome de Peutz-Jeghers…).
  - L'examen clé, à réaliser devant toute suspicion d'invagination, est l'échographie abdominale, qui met en évidence une image en cocarde ou en sandwich.
  - La prise en charge thérapeutique des formes iléocoliques non compliquées est la réduction par lavement thérapeutique à la baryte ou au gaz, en urgence, réalisée par le radiologue en présence du chirurgien. L'opacification des dernières anses grêles, dans les formes iléocoliques, signe le succès de la procédure.
- Cette technique permet la réduction non chirurgicale de la grande majorité des invaginations.
- Les formes grêlo-gréliques primitives sont plus rares que les précédentes, mais elles régressent presque toujours spontanément, sans nécessiter de réduction, ni radiologique, ni chirurgicale.
- Au contraire, les formes grêlo-grêliques secondaires ne régressent jamais spontanément et nécessitent donc toujours une intervention chirurgicale.

8.2. La hernie inguinale étranglée

- La tuméfaction herniaire douloureuse est au premier plan.
- Dans les premières heures, on tente par taxis de réduire la hernie.
- En cas de succès, le diagnostic d'engouement herniaire est posé et la hernie doit être opérée dans de brefs délais.
- **Mais la réduction peut être impossible et nécessiter une intervention en urgence de cette hernie étranglée.**

8.3. L'appendicite aiguë

- Elle peut réaliser un tableau d'occlusion fébrile avec altération de l'état général, mais est rare avant trois ans. La diarrhée peut remplacer l'arrêt du transit. Les formes méso-coeliaques sont plus fréquentes que chez l'adulte.
- L'ASP recherche un stercolithe appendiculaire.
- L'échographie cherche à mettre en évidence une collection, un stercolithe.
- **L'intervention s'impose en urgence.**

8.4. Autres causes

- **Devant un syndrome occlusif non fébrile on évoque une occlusion mécanique.**
  - Le volvulus sur mésentère commun incomplet (anomalie de la rotation intestinale), est plus fréquent en période néonatale et est évoqué devant une occlusion à ventre plat. Les douleurs abdominales et vomissements bilieux sont précoces. Le diagnostic repose sur l'échographie abdominale et éventuellement sur le transit du grêle. L'intervention est très urgente avant que n'apparaisse l'ischémie digestive avec risque de nécrose extensive conduisant à un syndrome de grêle court.
  - L'occlusion sur bride en cas de cicatrice abdominale.
  - D'autres pathologies sont plus rares :
    - Diverticule de Meckel, fixé par une bride sous l'ombilic ou sur le mésentère ;
    - Duplication digestive ;
    - Hernie interne ;
    - Pathologie tumorale : lymphangiome kystique du mésentère bénin, lymphome malin ;
    - Iléite terminale avec sténose de la valvule iléo-caecale dans le cadre d'une maladie de Crohn parfois méconnue.
  - Les examens complémentaires (ASP, échographie, plus rarement scanner) précisent la cause de l'occlusion et ne retarde pas la mise en route du traitement.
  - L'intervention est réalisée en urgence si les signes occlusifs ne s'améliorent pas en quelques heures.

9. Formes du nouveau-né

9.1. Occlusions hautes

9.1.1. *Atrésie duodénale*

- Associe des vomissements bilieux, un abdomen plat sauf dans la région épigastrique. On retrouve habituellement la notion d'hydramnios :
  - L'ASP montre une double bulle gastro-duodénale sans aération du grêle si l'obstacle est total et est complété par une opacification.
  - Il existe une dilatation gastroduodénale à l'échographie anténatale avec hydramnios, imposant le caryotype fœtal (Trisomie 21) et la recherche de malformations cardiaques associées.
  - L'intervention chirurgicale consiste en une duodéno-duodénostomie latéro-latérale dont le pronostic est excellent en l'absence de malformations associées.

9.1.2. *Mésentère commun incomplet*

- Il n'y a pas de diagnostic prénatal.
- La clinique est dominée par des vomissements bilieux après un intervalle libre habituel de quelques heures à quelques jours (65 % de formes néonatales, mais possible à tout âge). L'abdomen est plat et dépressible initialement, puis météorisé avec réaction péritonéale en cas de souffrance digestive.
- Le diagnostic est confirmé par échographie complétée par une opacification duodénale.

9.2. Occlusions « basses » avec ballonnement abdominal

9.2.1. *Atrésies et sténoses du grêle*

- D'origine probablement ischémique, le diagnostic prénatal est possible et il faut éliminer la mucoviscidose.
- L'ASP montre une distension d'une ou plusieurs anses grêles avec niveaux hydroaériques sans air dans le colon.
- **Intervention chirurgicale en urgence.**
- Le pronostic fonctionnel dépend de la longueur du grêle restant.

9.2.2. *Iléus méconial*

- Le nouveau-né est ballonné dès la naissance, avec vomissements clairs puis bilieux et on note l'absence de méconium.
- L'ASP montre une distension du grêle avec des niveaux hydroaériques et un granité de la fosse iliaque droite correspondant à du méconium impacté dans l'iléon.
- L'opacification par voie basse avec un produit hydrosoluble, fait le diagnostic en montrant les billes méconiales dans l'iléon et un microcolon. Elle réalise le premier temps thérapeutique.
- Si l'obstacle n'est pas levé une intervention est nécessaire.
- Une mucoviscidose est retrouvée dans la majorité des cas.

9.2.3. *Maladie de Hirschsprung (ou mégacolon congénital)*

- Due à une absence de cellules ganglionnaires dans les plexus nerveux de la paroi intestinale.
- 80 % de garçons, formes familiales.
- Le plus souvent il s'agit d'une atteinte du rectum et du rectosigmoïde (80 % des cas), mais la maladie peut remonter plus haut sur le colon voire sur le grêle. Il n'y a pas de diagnostic prénatal
- Le plus souvent, occlusion néonatale marquée par un retard à l'élimination méconiale au-delà de la 24e heure de vie, un ballonnement abdominal puis des vomissements bilieux.
- ASP : distension des anses avec niveaux hydroaériques.

Après l'ASP, la montée de sonde rectale prudente, entraînant une débâcle de méconium et de gaz est très évocatrice du diagnostic et permet le déballonnement de l'enfant.

- Le diagnostic est histologique, réalisé en premier lieu par une biopsie sous-muqueuse.
- La manométrie anorectale recherche l'absence de réflexe recto-anal inhibiteur.
- Le lavement opaque permet le plus souvent de localiser la zone de transition entre colon sain et aganglionnaire.
- Le traitement est chirurgical et consiste en une résection de la zone aganglionnaire avec abaissement colo-anal ou colo-rectal en un temps dans les formes courtes.

Références

- Holder WD. Intestinal obstruction. Gastroenterol Clin North Am 1988, 17 : 317.
- Bass KN, Jones B, Bulkley GB. Current management of small-bowel obstruction. Adv Surg, 1998, 31 : 1.
- L. Chiche, G. Lebreton, V. Le Pennec. Syndromes occlusifs. EMC - Médecine d'urgence 2007:1-12 [Article 25-050-A-30].

POINTS CLÉS :

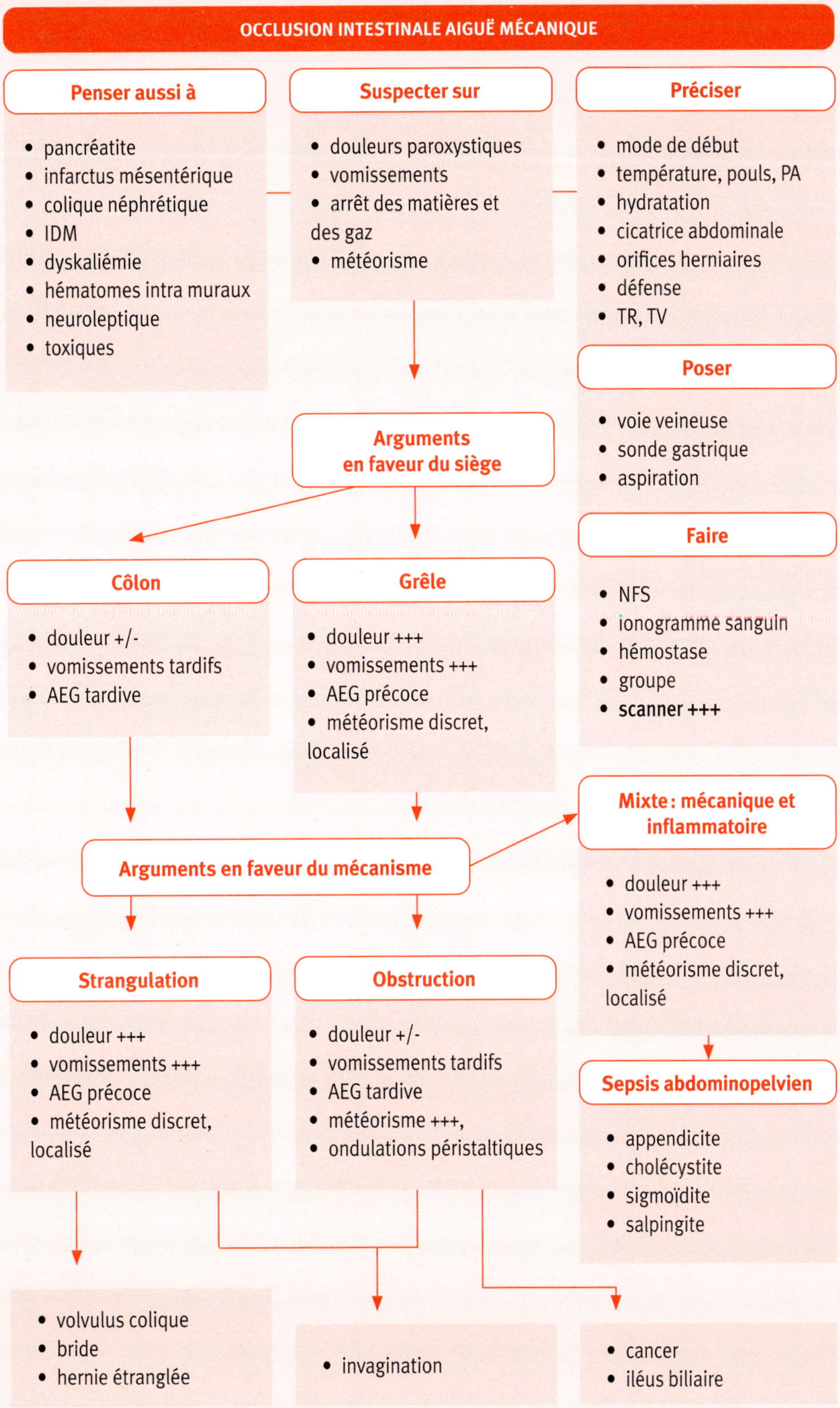
OCCLUSION INTESTINALE AIGUË MÉCANIQUE
Penser aussi à
• pancréatite
• infarctus mésentérique
• colique néphrétique
• IDM
• dyskaliémie
• hématomes intra muraux
• neuroleptique
• toxiques
Suspecter sur
• douleurs paroxystiques
• vomissements
• arrêt des matières et des gaz
• météorisme
Préciser
• mode de début
• température, pouls, PA
• hydratation
• cicatrice abdominale
• orifices herniaires
• défense
• TR, TV
Poser
• voie veineuse
• sonde gastrique
• aspiration
Faire
• NFS
• ionogramme sanguin
• hémostase
• groupe
• scanner +++
Arguments en faveur du siège
Côlon
• douleur +/-
• vomissements tardifs
• AEG tardive
Grêle
• douleur +++
• vomissements +++
• AEG précoce
• météorisme discret, localisé
Arguments en faveur du mécanisme
Mixte : mécanique et inflammatoire
• douleur +++
• vomissements +++
• AEG précoce
• météorisme discret, localisé
Strangulation
• douleur +++
• vomissements +++
• AEG précoce
• météorisme discret, localisé
Obstruction
• douleur +/-
• vomissements tardifs
• AEG tardive
• météorisme +++,
• ondulations péristaltiques
Sepsis abdominopelvien
• appendicite
• cholécystite
• sigmoïdite
• salpingite
• volvulus colique
• bride
• hernie étranglée
• invagination
• cancer
• iléus biliaire

+++ LE COUP DE POUCE DE L'ENSEIGNANT

1. Le syndrome occlusif est une urgence diagnostique et thérapeutique, le plus souvent chirurgicale en cas d'occlusion mécanique.
2. L'évolution liée d'un obstacle mécanique aboutit à une souffrance vasculaire.
3. Les signes cardinaux de l'occlusion sont sous la douleur abdominale, les nausées et vomissements, l'arrêt des matières et des gaz et le météorisme.
4. Le scanner est le seul examen qui permette d'obtenir l'ensemble de ces informations sur le mécanisme et le siège.
5. Le scanner fait le point sur les éléments de gravité : importance de la distension *et* la souffrance pariétale.
6. L'aspiration par sonde gastrique est systématique.
7. Les particularités des occlusions de l'enfant tiennent à ses causes et à la place de l'échographie, beaucoup plus importante que chez l'adulte.

CHAPITRE 24

Hémorragies digestives

OBJECTIFS ECN

➔ Diagnostiquer une hémorragie digestive.
➔ Identifier les situations d'urgence et planifier leur prise en charge pré-hospitalière et hospitalière.

Dr Youri Yordanov*, Pr Dominique Pateron**
*MCU-PH, Service des Urgences de l'Hôpital Saint-Antoine, APHP, Sorbonne-Université
** PU-PH, Chef de service des Urgences de l'Hôpital Saint-Antoine, APHP, Sorbonne-Université

MOTS-CLÉS : Cirrhose, coloscopie, endoscopie, hémorragie digestive, hémostase, remplissage, scanner, sonde gastrique, TIPS, transfusion, ulcère

1. Définition, nosologie

- Les hémorragies digestives (HD) sont les saignements qui prennent leur origine dans le tube digestif.
- Elles sont considérées par définition comme hautes lorsque la lésion est située en amont de l'angle de Treitz (jonction duodénum-jéjunum) et basse en aval de cette zone.

2. Épidémiologie

- L'incidence des HD hautes est estimée de 100 à 150/100.000 adultes/an.
- L'incidence reste élevée malgré les progrès thérapeutiques concernant les pathologies génératrices d'HD du fait du vieillissement de la population et l'utilisation plus importante des AINS et d'antithrombotiques.
- L'âge médian de survenue des hémorragies varie de 60 à 70 ans selon les études. Le sex-ratio varie de 1,3 à 1,8.
- L'HD basse est trois fois moins fréquente que l'HD haute. Les HD basses sont plus fréquentes chez le sujet de plus de 60 ans et chez l'homme.

3. Physiopathologie, histoire naturelle

3.1. Hémorragies non liées à l'HTP (Tableau I)

- La maladie ulcéreuse gastroduodénale (pour moitié dans l'estomac et pour moitié dans le duodénum) est la principale cause d'HD. Les facteurs favorisant l'HD d'origine ulcéreuse sont la prise d'aspirine (Risque relatif (RR) 2-15, dose dépendant), la prise d'AINS non salicylés (RR 3-9), les traitements anti thrombotiques et l'intoxication alcoolique aiguë.

- Le syndrome de Mallory-Weiss est une déchirure de la muqueuse au niveau du cardia consécutive à des vomissements itératifs.
- L'œsophagite peptique est généralement secondaire à un reflux.
- Les gastrites et duodénites aiguës hémorragiques correspondent à des ulcérations multiples et sont favorisées par la prise d'AINS ou d'alcool.
- Les tumeurs malignes ou bénignes gastriques nécessitent des biopsies des berges d'un ulcère.
- L'exulcération simplex de Dieulafoy (le plus souvent dans la partie haute de l'estomac), érode une artériole sous muqueuse parfois responsable d'HD de grande abondance.
- L'hémobilie est une cause rare associant HD haute, douleurs biliaires et ictère. Elle est due le plus souvent à une lésion traumatique du foie.
- Les fistules aortoduodénales ou aorto-œsophagiennes compliquent de 2 % à 4 % des prothèses aortiques.

Tableau I. LÉSIONS RESPONSABLES D'HÉMORRAGIES DIGESTIVES	
Ulcères gastro-duodénaux	35
Gastrites et duodénites	15
Syndromes de Mallory Weiss	5
Œsophagites	5
Tumeurs malignes	5
Tumeurs bénignes	1
Ulcérations de Dieulafoy	1
Angiomes	< 1
Hémobilies	< 1
Fistules aorto-digestives	< 1
Liées à l'hypertension portale : – varices œsophagiennes : 80 % – varices sous-cardiales : 10 % – gastropathie : 10 %	15

3.2. Hémorragies liées à l'HTP (Tableau I)

- Rupture de varices œsophagiennes dans 80 % des cas, les autres causes étant liées à une rupture de varices sous-cardiales ou à une gastropathie.
- Le risque de survenue d'une HD chez le malade atteint de cirrhose augmente avec la gravité de la cirrhose.

3.3. Hémorragies digestives basses

Tableau II. CAUSES DES HÉMORRAGIES DIGESTIVES BASSES	
Anus	
Hémorroïdes	Fissure
Rectum	
Ulcération traumatique Rectite radique, ischémique, inflammatoire	Polype ou cancer
Grêle	
Diverticule de Meckel Ulcère du grêle (médicamenteux, infectieux) Angiodysplasie	Tumeur bénigne ou maligne (lymphome) Entérites inflammatoires (maladie de Crohn), radique
Colon	
Diverticulose colique Angiodysplasie Polype ou cancer Polypectomie endoscopique Entérites inflammatoires (Rectocolite hémorragique, Crohn)	Colite ischémique, médicamenteuse, radique Endométriose Ulcère infectieux (amibien, à cytomégalovirus) Varices (hypertension portale)

4. Diagnostic

4.1. Clinique

- L'hématémèse : vomissement de sang rouge ou noir : correspond toujours à une HD haute.
- Le méléna, émission de selles noires, nauséabondes, goudronneuses est le plus souvent lié à une HD haute.
- L'hématochézie ou selles sanglantes avec des caillots est le plus souvent liée à une HD basse.
- Les rectorragies de sang rouge orientent vers une HD basse.
- Anémie ferriprive non extériorisée qui peut témoigner de n'importe quel type d'HD.
- L'abondance de l'hémorragie est évaluée sur des paramètres cliniques qui guident le remplissage (Tableau III). L'intensité des signes cliniques dépend de la rapidité avec laquelle l'hémorragie se constitue.

Tableau III. CRITÈRES D'ÉVALUATION DE L'ABONDANCE D'UNE HÉMORRAGIE DIGESTIVE AIGUË

Pertes (ml)	< 750	750-1500	> 1500
Pression artérielle systolique	Nale	Nale	Diminuée
Pouls (b/mn)	< 100	100-120	> 120
Fréquence respiratoire	Nale	Nale	Accélérée
État neurologique	Nal	Anxiété	Confusion Agitation

D'après les Recommandations pour la Pratique Clinique : remplissage vasculaire au cours des hypovolémies relatives ou absolues. Rea Urg 1997 ; 6: 331-425.

- Chez le sujet atteint de cirrhose, le pouls doit être interprété en fonction de la prise de bêtabloquants, de la présence d'un syndrome de sevrage en cas d'alcoolisme et l'existence d'une éventuelle infection associée.
- Le caractère actif de l'hémorragie s'apprécie par l'évolution des paramètres hémodynamiques sous remplissage et éventuellement par lavages gastriques répétés.
- L'appréciation du terrain est essentielle, notamment la reconnaissance précoce d'une cirrhose, d'une coronaropathie (ECG systématique) d'une insuffisance respiratoire et rénale ; antécédents de pathologie œsogastroduodénale peptique, de pathologie colique ou proctologique, l'existence de vomissements récents.
- Prises médicamenteuses : AINS, anticoagulants, bêtabloquants en particulier.

4.2. Biologie

- L'hématocrite initial n'est pas un bon reflet de la perte sanguine, tant que l'hémodilution physiologique ou par le remplissage vasculaire n'a pas eu lieu.
- Il convient de rechercher des troubles ioniques, une acidose métabolique, des troubles acquis de l'hémostase : NFS, hémostase, ionogramme sanguin et fonction rénale, Groupe, RAI et transaminases, bilirubinémie en cas de cirrhose.

4.3. Endoscopie, imagerie

- L'endoscopie digestive haute est l'examen clef. Elle doit être réalisée au mieux dans les 24 premières heures qui suivent le début de l'hémorragie car la précocité de l'examen en améliore les performances diagnostiques. Ce délai est de 12 h en cas de cirrhose associée.
- Précédée éventuellement par une injection d'érythromycine 250 mg voie IV (sauf contre-indication, allongement du QT à l'ECG) dans les 30 minutes précédant l'examen.
- L'endoscopie est réalisée dès que possible lorsqu'une HD haute active est suspectée : choc hémorragique, présence de sang frais dans l'estomac, instabilité hémodynamique, hémoglobinémie inférieure à 8 g/100 dL.
- Elle doit être effectuée après intubation trachéale chez les patients ayant des troubles de la conscience.
- Elle affirme la cause du saignement dans 90 % des cas, évalue le risque de récidive hémorragique, et permet un éventuel traitement hémostatique.
- Parfois le scanner est indiqué en cas d'HD grave (extériorisation abondante et retentissement hémodynamique) et :
  - présomption HD haute mais FOGD non disponible immédiatement,
  - ou suspicion de fistule aorto-duodénale.

5. Évolution, pronostic

- Mortalité globale : 5 % et 14 %, varie en fonction de la cause.
- La mortalité des hémorragies liées à l'HTP est de l'ordre de 20 %, tandis que la mortalité de l'hémorragie ulcéreuse est de l'ordre de 5 %. La récidive hémorragique est un facteur de gravité indépendant.
- Les facteurs pronostiques des HD hautes en général sont liés à l'abondance de l'hémorragie, son caractère actif et le terrain (Tableau IV).

Tableau IV. FACTEURS PRONOSTIQUES DES HÉMORRAGIES DIGESTIVES	
• Terrain • Cirrhose • Âge > 60 ans • Prise d'anticoagulants • Saignement	• Troubles hémodynamiques, choc initial • Hémoglobinémie < 8 g/dL • Activité du saignement • Sang frais, stigmates d'hémorragie récente

- Le pronostic des HD basses est globalement meilleur ; 80 % cèdent spontanément, la mortalité se situe entre 2 % et 4 %.

6. Critères de gravité, scores

- **Les trois quarts des HD s'arrêtent spontanément.**
- Pour les hémorragies ulcéreuses, l'aspect endoscopique de l'ulcère est apprécié par la classification de Forrest (Tableau V). Les ulcères classés Forrest Ia (saignement artériel en jet), Ib (saignement veineux en nappe), ou IIa (vaisseau visible) sont à haut risque de récidive. Les caillots adhérents (IIb) sont à risque intermédiaire. Les ulcères avec taches pigmentées (IIc) ou à fond propre (III) sont à faible risque hémorragique.

Tableau V. FRÉQUENCE DES LÉSIONS CONSTATÉES EN ENDOSCOPIE EN CAS D'HÉMORRAGIE ULCÉREUSE ET INFLUENCE DE CES LÉSIONS SUR LE RISQUE DE RÉCIDIVE HÉMORRAGIQUE (CLASSIFICATION DE FORREST)

	Fréquence %	Récidive %	Mortalité %
Ulcère à cratère propre	40	< 5	< 5
Taches hémorragiques	20	10	0-10
Caillot adhérent	15	20	5-10
Vaisseau visible	15	45	10
Saignement actif	15	55	10

- Pour les HD liées à l'HTP, la taille des varices est un élément pronostique ; les varices œsophagiennes grade III (circonférentielles, confluentes, ne disparaissant pas à l'insufflation), ou avec signes rouges, sont à haut risque de récidive. La gravité de la cirrhose est le principal facteur de gravité des HD sur ce terrain. Elle est appréciée par le score de Child-Pugh ou de MELD (Tableau VI).

Tableau VI. SCORE MELD (MODEL FOR END-STAGE LIVER DISEASE) CALCUL ET PRONOSTIC

MELD Score = (0.957 * ln(Serum Cr) + 0.378 * ln(Serum Bilirubin) + 1.120 * ln(INR) + 0.643) * 10

Score MELD	Mortality
10	3,8
15	9,9
20	23,6
25	46,6
> 30	> 71,1

- Scores spécifiques de l'HD haute :
  - le score de Rockall est basé sur l'âge, les antécédents, le retentissement hémodynamique, et les constatations endoscopiques (Tableau VII).

Tableau VII. SCORE DE ROCKALL POUR LE PRONOSTIC DES MALADES				
Score	**0**	**1**	**2**	**3**
Âge (ans)	< 60	60-79	≥ 80	
Choc	Pas de choc	Tachycardie	Hypotension	
Fréquence cardiaque (battements par minute)	≤ 100	> 100	> 100	
Pression artérielle systolique (mmHg)	≥ 100	≥ 100	< 100	
Comorbidité	Absence		Insuffisance coronaire	Insuffisance rénale
			Insuffisance cardiaque	Insuffisance hépatique
			Autre comorbidité majeure	Cancer disséminé
Diagnostic	Syndrome de Mallory-Weiss. Pas de lésion observée. Pas de signe d'hémorragie récente	Autres diagnostics	Lésions malignes du tube digestif supérieur	
Signe endoscopique d'hémorragie récente	Absence ou taches hémorragiques		Sang dans l'estomac, caillot adhérent, vaisseau visible	

  - le score de Glasgow-Blatchford (GBS) est clinico-biologique. Il a l'avantage de ne pas nécessiter d'endoscopie digestive (Tableau VIII).

Tableau VIII. SCORE DE GLASGOW-BLATCHFORD POUR LE PRONOSTIC DES MALADES		
Urée (mmol/L)	≥ 6.5 et < 8 ≥ 8 et < 10 ≥ 10 et < 25 ≥ 25 ≥ 12 et < 13	2 3 4 6 1
Hémoglobine (dg/L) chez l'homme	≥ 10 et < 12 < 10 ≥ 10 et < 12	3 6 1
Hémoglobine (dg/L) chez la femme	< 10 100-109 mm Hg	6 1
Pression Artérielle Systolique	90-99 mm Hg < 90 mm Hg	2 3
Pouls	> 100 bpm	1
Melaena	présent	1
Syncope	présent	2
Hépatopathie	présente	2
Insuffisance cardiaque	présente	2
Total		

- L'orientation peut être guidée par le score de Rockall et le score GBS, qui permettent d'aider à identifier les patients à haut risque de morbidité et de mortalité devant aller en réanimation et les patients qui peuvent à l'inverse rapidement retourner à domicile.

7. Diagnostic différentiel

- Apport oral de fer ; vomissements fécaloïdes.
- Hémoptysie ; hémorragies oro-pharyngée ; épistaxis déglutie qui peut être responsable secondairement d'une hématémèse.
- Méno-métrorragies abondantes, à distinguer des rectorragies.

8. Traitement

8.1. Symptomatique

- Pose d'une ou deux voies veineuses périphériques.
- **Le traitement répond aux 2 objectifs suivants :**
  - maintenir le débit cardiaque et la pression artérielle systémique : nécessite un remplissage précoce guidé par l'évaluation de la perte sanguine. Il s'effectue essentiellement par cristalloïdes.
  - maintenir le transport de l'oxygène : nécessite une transfusion pour maintenir une hémoglobinémie entre 7 et 8 g/dL, associée à une oxygénothérapie en cas d'hémorragie sévère.
- Récemment les stratégies de transfusions restrictives y compris pour les patients ayant des pathologies cardio-respiratoires se sont avérées préférables aux recommandations habituelles. Objectif : ne transfuser que si hémoglobinèmie ≤ 7 g/dL.
- Dans l'HD liée à l'HTP, le maintien d'un objectif de pression artérielle moyenne à 65 mmHg et d'une hémoglobinémie entre 7 et 8 g/dL.

- Au-delà de 2 CG, il convient de discuter la transfusion systématique de plasma frais congelé. En dehors de la cirrhose, l'hémostase nécessite un taux de plaquettes > 50 g/L en cas de saignement actif, un TP ≥ 40 % et un taux de fibrinogène ≥ 1,5 g/L. Il convient d'éviter ou corriger l'hypothermie.
- Les troubles de l'hémostase du cirrhotique ne doivent pas être corrigés, en dehors d'une thrombopénie < 30 g/L si l'HD n'est pas contrôlée.
- La pose d'une sonde gastrique n'est justifiée qu'en cas de doute diagnostique (HD non extériorisée) ou pour suivre l'activité hémorragique par lavages gastriques répétés (environ 20 % des HD).

8.2. Traitement étiologique

- Le traitement par inhibiteurs de la pompe à proton à forte dose est utile pour les hémorragies ulcéreuses actives. Les dernières recommandations préconisent de le débuter d'emblée et de modifier éventuellement le traitement après l'examen endoscopique.
- Le traitement par hémostase endoscopique de l'ulcère hémorragique est guidé par la classification de Forrest. Il peut s'effectuer par injection d'adrénaline, thermocoagulation ou la pose de clips hémostatiques.
- Pour l'hémostase des VO, le traitement de première intention est la ligature élastique des VO est éventuellement complétée par sclérothérapie et l'encollage des varices gastriques. Le traitement endoscopique doit être associé au traitement par vasopresseurs.
- La sonde de tamponnement œsophagien doit être mise en place en cas d'échec du traitement endoscopique d'une hémorragie liée à l'HTP, dans l'attente d'un TIPS.
- Un saignement persistant après deux tentatives d'hémostase endoscopique doit être traité par artériographie sélective avec embolisation ou par intervention chirurgicale.
- Dans l'HD liée à l'HTP, la baisse du débit splanchnique est obtenue grâce à l'utilisation de vasopresseurs utilisés le plus tôt possible. On dispose de la somastostatine, de l'octréotide ou de la terlipressine. Le traitement vasoconstricteur est poursuivi au maximum 5 jours et ses modalités d'utilisation sont résumées dans le tableau IX. Le relais est pris par l'instauration des bêta-bloquants en l'absence de contre-indications.

Tableau IX. PRINCIPAUX VASOPRESSEURS UTILISÉS DANS L'HÉMORRAGIE DIGESTIVE CHEZ LE MALADE ATTEINT DE CIRRHOSE

	Posologie et voie d'administration	Contre-indications principales	Effets indésirables principaux
Sandostatine	25 µg/h IVSE	Hypersensibilité Grossesse Allaitement	Troubles digestifs
Somatostatine	250 µg bolus IVL (> 1 mn) puis 250 µg/h IVSE	Déconseillé si : – Grossesse – Allaitement	Flush, nausées et bradycardie si administration trop rapide
Terlipressine	> 50 kg : 2 mg bolus IV/4 h jusqu'au contrôle de l'HD. < 50 kg : 1 mg bolus IV/4 h jusqu'au contrôle de l'HD.	Hypersensibilité Choc septique **Déconseillé si :** – Cardiopathie ischémique – Troubles du rythme cardiaque – HTA non contrôlée – AVC – Artérite des membres inférieurs – Asthme, BPCO – Insuffisance Rénale Chronique Âge > 70 ans – Grossesse	Poussée hypertensive Bradycardie Syndrome coronarien aigu Troubles du rythme cardiaque Ischémie aiguë périphérique

- Le TIPS, habituellement mis en place par le radiologue, est réservé aux échecs du traitement endoscopique de l'HD en rapport avec l'HTP.

8.3. Traitements associés

- Chez le malade atteint de cirrhose :
  - Antibiothérapie : C3G ou fluoroquinolone pendant 5-7 jours.
  - Il n'y a pas de bénéfice du lactulose dans la prévention de l'encéphalopathie hépatique.
  - Il n'y a pas d'indication à la poursuite des IPP en cas de rupture de VO.

9. Particularités des hémorragies digestives basses

- En cas de rectorragies de sang rouge, sans déglobulisation significative (probable saignement ano-rectal ou colique gauche), la démarche diagnostique commence par la réalisation d'une anuscopie et d'un examen de la marge anale précédant une rectosigmoïdoscopie.
- En cas d'HD d'allure basse abondante, un des principaux problèmes en urgence est de ne pas méconnaître une cause haute devant une extériorisation de l'hémorragie qui oriente plutôt vers une cause basse. Ceci justifie la pratique d'une endoscopie digestive haute rapide lorsque l'examen proctologique et la rectosigmoïdoscopie n'ont pas permis de mettre en évidence l'origine de ce saignement. S'ils sont négatifs, l'HD est très probablement d'origine colique.
- Lorsque celle-ci cesse spontanément, une coloscopie avec exploration du grêle terminal est réalisée après une bonne préparation colique (wash-out par polyéthylène glycol).
- Le développement du scanner multibarette permet de préciser la localisation de l'hémorragie et a une importance croissante dans la démarche diagnostique de ces HD basses.
- L'artériographie à la recherche d'une lésion colique peut être couplée à un geste d'hémostase par embolisation. Elle doit être réservée aux échecs de la coloscopie en cas d'hémorragie dont le débit est supérieur à 1 $ml.min^{-1}$.
- Dans les rares cas où l'abondance de l'hémorragie et l'absence de diagnostic précis mettent en jeu le pronostic vital, une laparotomie exploratrice est discutée, l'endoscopie per opératoire pouvant aider au diagnostic et à la localisation de la lésion hémorragique.

Références

1. De Franchis R Revising consensus in portal hypertension: report of the Abvent V consensus workshop on methodology of diagnosis and therapy in portal hypertension. J Hepatol 2010; 53: 762–8.
2. Barkun AN, Bardot M, Kippers EJ, et al International consensus recommendations on the management of patients with nonvariceal upper gastrointestinal bleeding. Ann Intern Med 2010; 152: 101–13.
3. Osman D, Djibré M, Da silva D, Goulenok C. Management by the intensivist of gastrointestinal bleeding in adults and children. Ann Intensive Care 2012; 2: 46.
4. Rockey DC Lower gastrointestinal bleeding. Gastroenterology 2006; 130: 165–71.
5. Pateron D, Pourriat J-L, Carbonell N, X Dray. Hémorragies digestives non traumatiques de l'adulte. EMC (Elsevier Masson SAS, Paris), Médecine d'urgence, 2012; 25-050-B-20; 7: 1-12.

POINTS CLÉS

Prise en charge d'une hémorragie digestive haute aiguë

AFFIRMER LE DIAGNOSTIC

- Facile si saignement extériorisé :
  - Hématénèse
  - Méléna
- Plus difficile si :
  - Malaise isolé
  - État de choc
- Une rectorragie évoque une hémorragie basse, mais hémorragie haute n'est pas exclue si très active et post pylorique

ÉLIMINER

- Épistaxis déglutie, saignement oro-pharyngé
- Hémoptysie

MESURES INITIALES

- Pose d'une à deux voies veineuses périphériques
- Prélever : groupe, NFS, hémostase, ionogramme sanguin, créatinémie
- ECG
- Oxygénothérapie si besoin
- Pose d'une sonde gastrique uniquement si doute, hémorragie active
  - Remplissage vasculaire selon l'abondance des pertes :
    - < 800 ml : cristalloïdes
    - > 1500 ml : cristalloïdes ou colloïdes
- Transfusion
  - si Hb < 7 g/100 ml
  - transfusion restrictive
- IPP en attente d'endoscopie

ÉVALUER LA GRAVITÉ

Apprécier l'abondance :

Pertes sanguines (mL)	< 800	800-1500	> 1500
PA (mmHg)	> 120	< 90 en orthostatisme	< 90
Pouls (batt/min)	< 100	> 120	> 120 (faible)
Neurologie	Nle	anxiété	agitation
Fréquence respiratoire	Nle	Nle	> 25/min

Apprécier l'activité :

Évolution hémodynamique

Interrogatoire :

- AINS
- Aspirine
- β-, anticoagulant
- UGD
- Cirrhose
- Chirurgie aorte
- Vomissements
- Éthylisme

Évaluer la comorbidité :

- Coronaropathie
- Hépatopathie
- Insuffisance rénale
- Insuffisance respiratoire

• Différencier dès lors les HDHA sans et avec hypertension portale

• Surveillance :
- hémodynamique sous remplissage
- hémoglobinémie répétée
- érythromycine 1/2h avant l'endoscopie

Si hypertension portale
- Remplissage prudent (augmente la pression portale)
- Vasopresseur IV le plus tôt possible
- Terlipressine (déconseillé en cas de coronaropathie évolutive)
- Ou somatostatine
- Antibiothérapie : C3G, Fluoro-quinolone

ENDOSCOPIE DIAGNOSTIQUE ET THÉRAPEUTIQUE

Prise en charge d'une hémorragie digestive basse aiguë

AFFIRMER LE DIAGNOSTIC

- Facile si saignement extériorisé :
  - Hématochézie
  - Rectorragie
- Plus difficile si :
  - Malaise isolé
  - État de choc

ÉLIMINER

- Une hémorragie haute par endoscopie
- Si ATCD de chirurgie aortique : scanner

MESURES INITIALES

- Pose d'une à deux voies veineuses périphériques
- Prélever : groupe, NFS, hémostase, ionogramme sanguin, créatinémie
- ECG
- Oxygénothérapie si besoin
- Remplissage vasculaire selon l'abondance des pertes :
  - < 800 mL : cristalloïdes
  - > 1500 mL : cristalloïdes ou colloïdes
- Transfusion
  - si Hb < 7 g/100 mL
  - transfusion restrictive

ÉVALUER LA GRAVITÉ

Apprécier l'abondance :

Pertes sanguines (mL)	< 800	800-1500	> 1500
PA (mmHg)	> 120	< 90 en orthostatisme	< 90
Pouls (batt/min)	< 100	> 120	> 120 (faible)
Neurologie	Nle	anxiété	agitation
Fréquence respiratoire	Nle	Nle	> 25/min

Apprécier l'activité :
Évolution hémodynamique

Évaluer la comorbidité :
- Coronaropathie
- Hépatopathie
- Insuffisance rénale
- Insuffisance respiratoire

Interrogatoire :
- AINS
- β-, anticoagulant
- Cirrhose
- Vomissements
- Aspirine
- UGD
- Chirurgie aorte
- Éthylisme

Diagnostic
- Coloscopie diagnostique après wash-out
- Scanner +++
- Artériographie

Choix des procédures diagnostiques et thérapeutiques en fonction de :
- l'activité de l'hémorragie
- la stabilité hémodynamique

Thérapeutique
- Coloscopie thérapeutique
- Artériographie avec embolisation
- Chirurgie

+++ LE COUP DE POUCE DE L'ENSEIGNANT

1. Prise en charge multidisciplinaire des HD, associant l'urgentiste et le gastroentérologue, parfois le radiologue, l'anesthésiste, le chirurgien ou le réanimateur.
2. Les HD hautes, les plus fréquentes, sont dominées par l'HD ulcéreuse et l'HD liée à l'HTP.
3. La prise en charge diagnostique s'attache à confirmer l'HD, à évaluer sa gravité, à rechercher une cause.
4. L'endoscopie digestive haute est réalisée dans les 24 h, dans les 12 h en cas de cirrhose, ou dès que possible en cas de choc hémorragique.
5. Les IPP à forte dose doivent être débutés dès la suspicion clinique d'HD haute, avant la réalisation de l'endoscopie.
6. L'hémostase des patients doit être corrigée en cas de troubles acquis, alors que les troubles de l'hémostase du cirrhotiques peuvent être tolérés, sauf en cas de thrombopénie profonde avec saignement actif.
7. Dans l'hémorragie liée à l'HTP, les objectifs hémodynamiques de remplissage sont minimalistes avec une pression artérielle moyenne à 65 mmHg.
8. Le traitement vasopresseur (Octréotide, Somatostatine, ou terlipressine) est débuté dès la suspicion clinique d'HD liée à l'HTP, avant la réalisation de l'EOGD.
9. Le scanner prend une place de plus en plus importante pour le diagnostic des HD basses.
10. L'artériographie est réservée à l'échec du traitement endoscopique dans l'HD haute active non liée à l'HTP, et aux HD basses avec saignement actif au scanner.

CHAPITRE 25

Appendicite aiguë de l'enfant et de l'adulte

OBJECTIFS ECN

➔ Diagnostiquer une appendicite chez l'enfant et chez l'adulte.

➔ Identifier les situations d'urgence et planifier leur prise en charge.

Pr Dominique Pateron*, Pr Jérémie Lefevre, Dr Youri Yordanov*****

*PU-PH, Chef de service des Urgences, Hôpital Saint-Antoine, AP-HP, Sorbonne-Université

**PU-PH, Service de Chirurgie générale et digestive, Hôpital Saint-Antoine, AP-HP, Sorbonne-Université

*** MCU-PH, Service des Urgences, Hôpital Saint-Antoine, AP-HP, Sorbonne-Université

MOTS CLÉS : **Appendicite, appendicectomie, abcès, péritonite, chirurgie, défense, drainage, échographie, scanner**

1. Définition

- L'appendicite aiguë est la plus fréquente des **urgences abdominales chirurgicales**. Il s'agit d'une inflammation de l'appendice iléocæcale d'évolution imprévisible (inflammation, abcès, perforation). Il n'existe **pas de parallélisme anatomo-clinique**. L'indication de l'appendicectomie qui se basait autrefois sur les données essentiellement cliniques s'effectue désormais en prenant en compte les données de l'**imagerie** qui ont réduit la fréquence des appendicectomies inutiles.

2. Épidémiologie

- Le pic des fréquences de l'appendicite aiguë se situe entre 10 et 20 ans, plus fréquente chez l'homme et concerne environ 7 % de la population occidentale. L'incidence annuelle de l'appendicectomie en France est de 1,4/1 000 habitants.

3. Anatomie, physiopathologie

3.1. Anatomie

- L'appendice vermiforme est un diverticule tubulaire borgne d'un calibre d'environ 8 mm et d'une longueur variant de 2 à 20 cm. Sa base est implantée sur le bas-fond caecal au point de convergence des trois bandelettes longitudinales coliques droites.
- Les **variations anatomiques** de localisation de l'appendice et du caecum sont fréquentes et expliquent les variations de localisation de la douleur.

La position est :

- latérocaecale interne dans 70 % des cas
- rétrocoecale dans 20 % des cas
- pelvienne dans environ 5 % des cas
- plus rarement mésocœliaque (pré iléale ou rétro iléale) ou sous hépatique.

3.2. Physiopathologie

- L'appendice contient de nombreux germes aérobies et anaérobies, essentiellement *Escherichia Coli* et *Bacteroides fragilis*.
- **Les mécanismes aboutissant à une appendicite aiguë sont multifactoriels :**
  - **obstruction de la lumière appendiculaire pouvant être due le plus souvent :**
    - à **un stercolithe ;**
    - un corps étranger ;
    - une hyperplasie lymphoïde.
  - **Plus rarement :**
    - une sténose inflammatoire d'un Crohn ;
    - une tumeur (carcinoïde) ;
    - des parasites.
- Une augmentation de la pression intraluminale interférant avec la circulation veineuse lymphatique voire artérielle.
- Les formes cliniques d'appendicite aiguë non compliquée et compliquée sont résumées sur le Tableau I.

Tableau I. FORMES CLINIQUES DE L'APPENDICITE	
Formes non compliquées (75 % des cas)	Appendicite catarrhale
	Appendicite suppurée
Formes compliquées (25 % des cas)	Appendicite toxique
	Abcès appendiculaire
	Plastron appendiculaire
	Péritonite appendiculaire

4. Diagnostic

4.1. Clinique

Les tableaux cliniques sont influencés par la position de l'appendice, par le terrain et par le stade évolutif de l'appendicite aiguë. **Devant une douleur abdominale, aucun signe ou symptôme clinique (y compris la fièvre ou l'apyrexie) n'a de valeur diagnostique individuelle suffisamment élevée pour permettre de confirmer ou d'exclure un diagnostic d'appendicite (HAS, accord fort).**

4.1.1. Forme d'appendicite non compliquée de l'enfant ou de l'adulte jeune

- **Le diagnostic est relativement facile lorsqu'il existe :**
  - **des signes fonctionnels :**
    - une douleur de **début brutal**, initialement en péri ombilicale puis se localisant progressivement dans la fosse iliaque droite. Cette douleur **migratrice** devient progressivement permanente, augmentée par les mouvements ;
    - une fièvre modérée ;
    - des nausées.
  - **des signes physiques :**
    - la palpation abdominale, débutée en zone non douloureuse, retrouve une douleur provoquée à type de **sensibilité nette ou de défense ;**
    - parfois, la décompression de la fosse iliaque droite est douloureuse (signe de Blumberg) ;
    - parfois, la décompression de la fosse iliaque gauche est douloureuse (signe de Rovsing) ;
    - douleur au TR effectué avec prudence chez l'enfant.
- **Les fréquences des symptômes cliniques de l'appendicite aiguë latéro-cœcale sont rapportées dans le tableau II.**

Tableau II. FRÉQUENCE DES SIGNES CLINIQUES DE L'APPENDICITE AIGUË OBSERVÉE EN FRANCE

SIGNE	%
Douleur fosse iliaque droite	100
Douleur péri-ombilicale initiale	50
Douleur de moins de 5 jours	70
Douleur à la décompression	30
Nausées	60
Vomissements	40
Anorexie	40
Fièvre > 37,5°	65
Défense	15

4.1.2. Formes selon la localisation

- L'appendice **rétrocoecale** :
  - les signes fonctionnels sont pauvres ;
  - il existe souvent un psoïtis ;
  - l'examen en décubitus latéral gauche peut sensibiliser la palpation ;
  - l'évolution vers l'abcès n'est pas rare.
- L'appendicite **pelvienne** :
  - fait discuter une salpingite aiguë droite ou une infection urinaire ;
  - peut s'associer à une irritation vésicale (dysurie, pollakiurie) ou rectale (épreinte ténesme, émission glaireuse, diarrhée) ;
  - les touchers pelviens déclenchent en général une douleur.

- L'appendicite **mésocœliaque** :
  - de symptomatologie insidieuse ;
  - évoluant vers une occlusion intestinale fébrile du fait de l'agglutination d'anses grêles qu'elle provoque.
- L'appendicite **sous hépatique** :
  - un maximum de signes dans le flanc droit et l'hypocondre droit ;
  - le tableau peut mimer une cholécystite.

4.1.3. *Formes selon le terrain*

- **Enfant de moins de trois ans :**
  - l'interrogatoire et l'examen physique sont difficiles ;
  - survenue au décours d'un épisode grippal ou de gastro-entérite :
    - ➢ d'une torpeur inhabituelle ;
    - ➢ de diarrhée ;
    - ➢ de douleurs abdominales avec météorisme.
  - **penser largement au diagnostic.**
- **Enfant de plus de trois ans :**
  - le tableau peut mimer une entérocolite ;
  - les formes évolutives sévères sont particulièrement fréquentes ;
    - ➢ avec un taux élevé de perforation appendiculaire ;
    - ➢ dues soit à un retard diagnostique soit à des formes graves d'emblée.
- **Forme du sujet âgé :**
  - le tableau est souvent **moins typique, trompeur ;**
  - fréquent retard diagnostic ;
  - un iléus est souvent présent (45 % des cas) ;
  - la forme gangréneuse perforée est constatée dans 10 à 15 % des cas ;
  - formes pseudotumorales d'abcès appendiculaire.
- **Formes de la femme enceinte :**
  - le retard diagnostique peut entraîner des formes compliquées ;
  - au 1re trimestre de grossesse, le tableau clinique ne diffère pas des formes habituelles ;
  - aux 2e et 3e trimestres, l'appendicite peut être refoulée en haut, en dehors et en arrière, en fonction de la taille de l'utérus, modifiant la douleur.
- **Formes de l'immunodéprimé :**
  - la fièvre est souvent inférieure à 37 °C ;
  - il n'y a pas de polynucléose ;
  - une douleur isolée doit faire évoquer le diagnostic ;
  - les formes gangréneuses et perforées sont particulièrement fréquentes.

4.2. Biologie

- La numération formule sanguine peut montrer une hyperleucocytose mais les globules blancs sont normaux dans 20 à 30 % des cas.
- La protéine C réactive augmente de façon décalée par rapport aux signes cliniques (12-24 h).
- Les examens biologiques sont normaux avec une appendicite débutante.

- **La bandelette urinaire et les βHCG**, chez la femme en âge de procréer, doivent être systématiquement effectués.

> - **Devant une douleur abdominale,** aucun paramètre biologique (leucocytes, Polynucléose, CRP) n'a de valeur diagnostique individuelle suffisamment élevée pour permettre de confirmer ou d'exclure un diagnostic d'appendicite (HAS, accord fort).
> - **Devant une douleur abdominale évocatrice d'une appendicite,** la combinaison d'une défense en fosse iliaque droite à une leucocytose supérieure à 10 x 109 cellules/L et une CRP supérieure à 8 mg/L chez l'homme jeune rend le diagnostic d'appendicite aiguë très probable (HAS, accord fort).

4.3. Imagerie

4.3.1. *Abdomen sans préparation*

L'ASP est désormais inutile.

4.3.2. *Échographie*

- Examen de choix en première intention dans de nombreuses situations (Figure 1).
- Examen à privilégier chez **l'enfant, l'adulte jeune et la femme en âge de procréer**, le sujet maigre.
- Permet d'éliminer les diagnostics différentiels gynécologiques et urinaires.

Figure 1. Appendice de siège médian et caecal, de diamètre augmenté à 10 mm, associé à un épanchement de faible abondance en fosse iliaque droite (échographie)

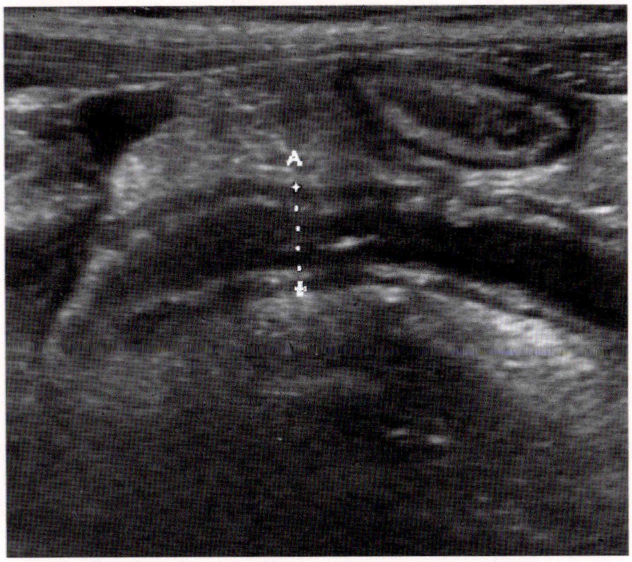

- Le diagnostic d'appendicite repose sur :
  - un diamètre appendiculaire supérieur à 6 mm et une paroi épaissie supérieure à 3 mm. Recherche d'une image en cocarde.
  - une image hyperéchogène avec cône d'ombre postérieur évoque un stercolithe.
  - **douleur provoquée au passage de la sonde.**
  - l'échographie apprécie également l'infiltration de la graisse péri appendiculaire et recherche un épanchement liquidien en péritonéal.

- Lorsque l'échographie visualise l'appendice, sa valeur diagnostique semble être importante. En revanche, la non visualisation de l'appendice ne permet pas d'exclure une appendicite.

4.3.3. Scanner

- Le scanner est effectué avec injection iodée (Figures 2 et 3).
- Il a la **meilleure valeur diagnostique pour l'appendicite aiguë**. Sa sensibilité et sa spécificité sont supérieures à 90 %.

Figure 2. Appendicite sous caecale non compliquée (scanner)

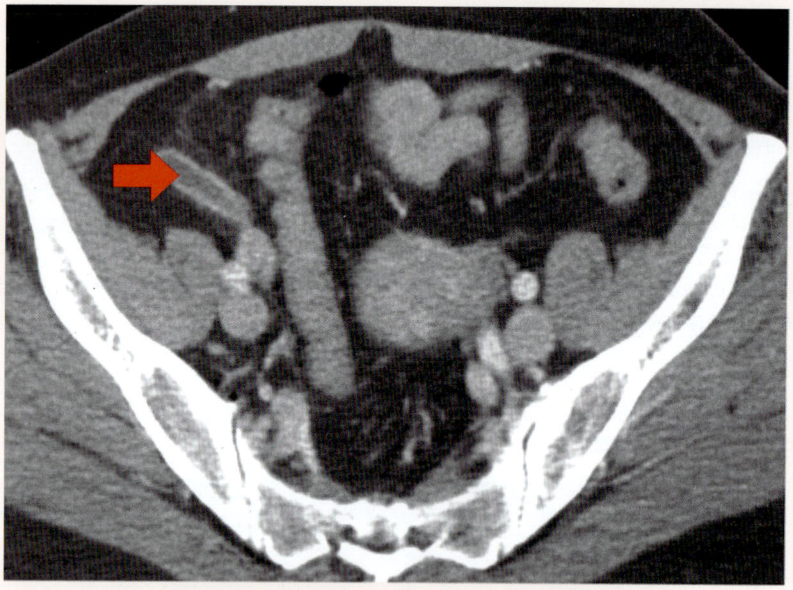

Figure 3. Appendicite latéro caecale avec densification de la graisse péri-appendiculaire (coupe scanner coronale)

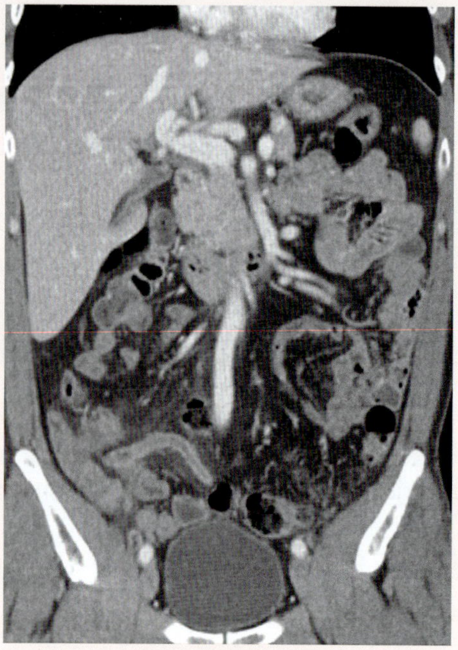

- Le diagnostic repose sur :
  - l'augmentation du diamètre de l'appendice ;
  - l'épaississement de la paroi ;
  - l'infiltration de la graisse péri appendiculaire ;
  - particulièrement intéressant pour apprécier le stade évolutif et la recherche de complications (abcès et péritonite).
- Dès qu'une **appendicite compliquée** est suspectée, il devient alors l'examen de première intention. L'examen doit être réalisé dans les 4 h dans les formes avec signes cliniques de gravité ou survenant sur un terrain fragile et dans les 24 h pour les suspicions d'appendicite non compliquée.

4.3.4. *IRM*

L'IRM n'a pas d'intérêt particulier en dehors de l'absence d'irradiation.

5. Évaluation de la gravité

5.1. Pronostic

- Le pronostic peut être apprécié par des scores clinico-biologiques.
- De nombreux scores ont été proposés dont les plus reconnus sont **le score d'Alvarado** (Tableau III) et **le score d'Andersson** (Tableau IV). Le premier semble présenter un intérêt relatif « chez l'homme » pour identifier les situations dans lesquelles les patients peuvent être renvoyés à domicile ou suivis en observation.

Tableau III. PROBABILITÉ DIAGNOSTIQUE, SCORE D'ALVARADO	
Douleur migrant en fosse iliaque droite	(1 point)
Anorexie	(1 point)
Nausées/vomissements	(1 point)
Température > 37,3°	(1 point)
Sensibilité douloureuse en fosse iliaque droite	(2 points)
Signe du rebond en fosse iliaque droite	(1 point)
Hyperleucocytose > 10. 000/mm³	(2 points)
Polynuclaire neutrophile > 75 %	(1 point)
Score	**Probabilité d'appendicite aiguë**
0-4	Improbable
5-6	Possible
7-8	Probable
9-10	Très probable

Tableau IV. PROBABILITÉ DIAGNOSTIQUE, SCORE D'ANDERSSON	
Vomissements	0/1
Douleur en fosse iliaque droite	0/1
Défense : absente faible modérée importante	 0 1 2 3
Température ≥ 38,5° C	0/1
Leucocytose : 10-14,9.000/mm³ ≥15.000/mm³	 1 2
Neutrophiles : 70-84 % ≥85 %	 1 2
CRP mg/L : 10-49 ≥ 50	 1 2
Faible risque	score < 5
Doute	score (5-8)
Haute probabilité	score > 8

- Ces scores ne peuvent pas être considérés validés, mais peuvent apporter une aide pour apprécier la probabilité d'appendicite et pour orienter la suite de la prise en charge du patient.

5.2. Gravité

La gravité lors de la prise en charge dépend du **stade évolutif de l'appendicite et du terrain.**

5.2.1. *Abcès*

- **L'abcès appendiculaire est suspecté devant :**
  - une défense pouvant s'étendre vers le flanc droit et l'hypogastre ;
  - des signes généraux marqués avec une fièvre supérieure à 38,5 °C ;
  - des troubles du transit évoquant une occlusion.
- **La confirmation se fait par scanner.**

5.2.2. *Plastron*

- Le plastron appendiculaire est dû à l'agglutination d'anses grêles et d'épiploon marquée la persistance des douleurs, une fièvre et un syndrome inflammatoire biologique. À l'examen, il existe :
  - un empâtement diffus dans la paroi, douloureux ;
  - la **confirmation est scannographique** avec un épaississement du péritoine pariétal en regard du foyer infectieux, un petit épanchement liquidien ;

– ce plastron peut régresser lentement avec un risque de constitution d'abcès appendiculaire ou la reconstitution d'une péritonite en trois temps particulièrement grave.

5.2.3. *Péritonite*

- La péritonite peut être une forme progressivement évolutive de l'appendicite initiale.
- Elle est marquée par :
  – un syndrome occlusif ;
  – des signes généraux ;
  – une contracture.

> - **La péritonite peut survenir**
>   – **en deux temps** : après une sédation initiale de la crise franche, apparaissent des douleurs abdominales intenses et une contracture. L'intervention note généralement une perforation appendiculaire.
>   – **en trois temps** après constitution d'un plastron évoluant vers un abcès puis une rupture en péritoine libre.

5.2.4. *Forme gangréneuse*

> - **Forme grave d'emblée :**
>   – les **signes généraux** sont très marqués : une altération de l'état général d'emblée et la possibilité d'une instabilité hémodynamique ;
>   – une douleur initialement intense ;
>   – les signes locaux restent modestes ;
>   – le diagnostic doit être porté rapidement du fait du risque d'évolution vers une défaillance multiviscérale.

6. Diagnostic différentiel

6.1. Nourrisson

- Le principal diagnostic différentiel est la gastro-entérite avec **adénolymphite mésentérique**. La recherche d'antécédents récents d'infection ORL en association à une fièvre élevée et la présence d'adénopathies à l'échographie redressent le diagnostic.
- **L'invagination intestinale** du nourrisson doit être discutée en cas de douleur abdominale avec vomissements.

6.2. Enfant

- Le **diverticule de Meckel** infecté.
- La péritonite primitive à pneumocoque.
- La **pneumopathie** de la base droite est un diagnostic différentiel pouvant s'exprimer par des douleurs abdominales dans un contexte fébrile. La radiographie de thorax est indispensable.

6.3. Adulte

- Une **maladie de Crohn** doit être évoquée sur des douleurs abdominales récurrentes, de la diarrhée et les données scannographiques.
- Chez la femme en âge de procréer, il faut éliminer une pathologie gynécologique ou urinaire.

6.4. Personne âgée

- Tableau trompeur.
- Une tumeur colique droite et les autres causes d'occlusion fébrile doivent être évoquées.

7. Prise en charge thérapeutique

- **Le traitement de l'appendicite aiguë est chirurgical.** Il repose sur l'appendicectomie dans les 12 h en cas d'appendicite aiguë non compliquée. Il faut laisser le malade à jeun d'emblée.

7.1. Traitement chirurgical

- **En cas d'appendicite aiguë non compliquée :**
  - l'intervention s'effectue préférentiellement par **cœlioscopie** ou plus rarement par une laparotomie en fosse iliaque droite (incision de Mac Burney).
  - le temps opératoire comporte une exploration de la cavité péritonéale et la réalisaiton de prélèvements bactériologiques.
  - la pièce opératoire envoyée en anatomopathologie (risque de tumeur carcinoïde : 0,3 à 0,9 % d'appendicectomie). Les adénocarcinomes appendiculaires et les mucocèles appendiculaires cysté-adénocarcinomes sont rares.
  - l'antiobiothérapie est prescrite pour 24 h.
  - l'hospitalisation peut être courte, inférieure à 48 h. Certains cas non compliqués peuvent même être pris en charge en ambulatoire.
- **En cas de péritonite ou de suspicion d'appendicite gangréneuse :**
  - la chirurgie est indiquée en urgence associée à une antibiothérapie.
  - le traitement chirurgical repose, en plus de l'appendicectomie, sur la toilette péritonéale large.
  - le drainage de la cavité péritonéale n'est pas systématique et dépend des conditions locales.
  - une réhydratation hydro-électrolytique en cas de complication est nécessaire.
- **En cas de plastron appendiculaire :**
  - l'antibiothérapie par céphalosporines de troisième génération associée à du métronidazole doit être débutée.
  - en cas d'abcès appendiculaire, **un drainage** peut être réalisé par voie percutanée sous contrôle radiologique.
  - l'appendicectomie sera réalisée à distance.

7.2. Complications

- **Les complications précoces de l'appendicectomie sont :**
  - l'infection du site opératoire (pariétale ou profonde) ;
    - ➢ abcès du Douglas : plus fréquent après laparoscopie ;
    - ➢ abcès de paroi : plus fréquent après incision de Mac Burney ;
  - péritonite par lâchage du moignon appendiculaire (rare).
- **À distance :**
  - le risque à distance **d'occlusion sur bride ;**
  - le risque de récidive sur appendicectomie incomplète.

▶ Références

- Andersson RE. Meta-analysis of the clinical and laboratory diagnosis of appendicitis, Br J Surg, 2004, 91: 28-37.
- Appendicectomie : éléments décisionnels, HAS, 2012.
- Borie F, Philippe C, Appendicite aigüe EMC, Gastro-entérologie 2013, 8 :1-11, [Article 9-066-A-10].

POINTS CLÉS

ANNEXE. Arbre décisionnel devant une suspicion d'appendicite : proposition du groupe d'orientation

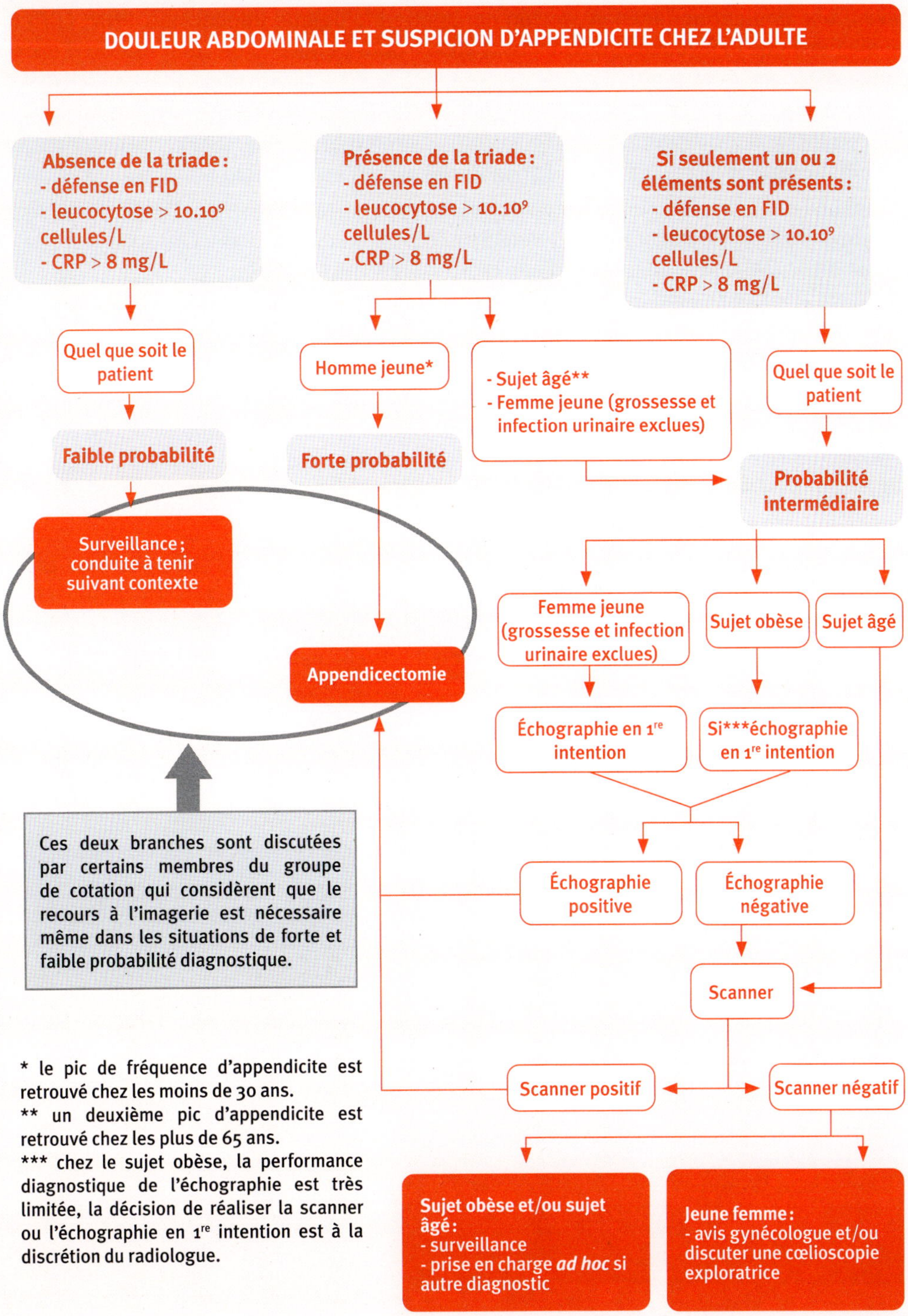

* le pic de fréquence d'appendicite est retrouvé chez les moins de 30 ans.
** un deuxième pic d'appendicite est retrouvé chez les plus de 65 ans.
*** chez le sujet obèse, la performance diagnostique de l'échographie est très limitée, la décision de réaliser la scanner ou l'échographie en 1re intention est à la discrétion du radiologue.

HAS, novembre 2012.

+++ COUP DE POUCE DE L'ENSEIGNANT : RECOMMANDATIONS HAS, 2012

1. Devant une douleur abdominale, aucun signe ou symptôme clinique (y compris la fièvre ou l'apyrexie) n'a de valeur diagnostique individuelle suffisamment élevée pour permettre de confirmer ou d'exclure un diagnostic d'appendicite.
2. Devant une douleur abdominale, aucun paramètre biologique (leucocytes, PNN, CRP) n'a de valeur diagnostique individuelle suffisamment élevée pour permettre de confirmer ou d'exclure un diagnostic d'appendicite.
3. Devant une douleur abdominale évocatrice d'une appendicite, l'absence concomitante d'une défense en fosse iliaque droite, d'une leucocytose supérieure à 10×10^9 cellules/L et d'une CRP supérieure à 8 mg/L rend le diagnostic d'appendicite aiguë peu probable.
4. Devant une douleur abdominale évocatrice d'une appendicite, la combinaison d'une défense en fosse iliaque droite à une leucocytose supérieure à 10×10^9 cellules/L et une CRP supérieure à 8 mg/L chez l'homme jeune rend le diagnostic d'appendicite aiguë très probable.
5. Les scores clinico-biologiques d'Alvarado et d'Andersson ne peuvent pas être considérés validés, mais peuvent apporter une aide pour apprécier la probabilité d'appendicite et pour orienter la suite de la prise en charge du patient.
6. L'intérêt diagnostique de l'échographie paraît variable, opérateur et patient dépendant. Lorsque l'échographie visualise l'appendice, sa valeur diagnostique semble être importante. En revanche, la non visualisation de l'appendice ne permet pas d'exclure une appendicite.
7. Le scanner est performant pour établir le diagnostic d'appendicite ou pour l'exclure. L'indication de cet examen doit être posée en considérant son caractère irradiant.
8. La cœlioscopie exploratrice n'est pas à réaliser en première intention ; elle peut être proposée chez la femme jeune lorsque l'imagerie (échographie puis scanner) n'est pas contributive et après avis gynécologique.
9. Le traitement antibiotique de l'appendicite ne peut actuellement être considéré validé.

CHAPITRE 26

Péritonites aiguës chez l'enfant et chez l'adulte

OBJECTIFS ECN

➔ Diagnostiquer une péritonite aiguë.

➔ Identifier les situations d'urgence et planifier leur prise en charge.

Dr Youri Yordanov*, Pr Jérémie Lefevre, Pr Dominique Pateron*****

* MCU-PH, Service des Urgences de l'Hôpital Saint-Antoine, AP-HP, Sorbonne-Université

** PU-PH, Service de Chirurgie générale et digestive, Hôpital Saint-Antoine, AP-HP, Sorbonne-Université

*** PU-PH, Chef du Service des Urgences de l'Hôpital Saint-Antoine, AP-HP, Sorbonne-Université

MOTS CLÉS : Péritonite, appendicite, chirurgie, antibiotique, sepsis, perforation, choc, abcès, drainage

1. Définition, nosologie

- Il s'agit d'une inflammation aiguë de la séreuse péritonéale liée à la diffusion d'une infection localisée d'un viscère intrapéritonéal ou à la perforation d'un organe creux. **C'est une urgence chirurgicale.** *Stricto sensu*, d'autres agents causals peuvent être concernés (chimique, corps étrangers), mais les infections bactériennes (beaucoup plus rarement fongiques) en sont le plus souvent responsables.

2. Épidémiologie, classification

2.1. Classification selon le mode de survenue, synthétisée par la classification de Hambourg (Tableau I)

Tableau I. CLASSIFICATION DE HAMBOURG DES PÉRITONITES	
Péritonite primitive	• Péritonite spontanée de l'enfant • Péritonite spontanée de l'adulte (pneumocoque, infection d'ascite, etc.) • Péritonite au cours des dialyses péritonéales • Péritonite tuberculeuse

Péritonite secondaire	• Perforation intrapéritonéale d'un viscère abdominal (suppuration aiguë) • Perforation gastro-intestinale • Nécrose de la paroi intestinale • Pelvipéritonite • Péritonite après translocation bactérienne • Péritonite postopératoire • Lâchage d'anastomose • Lâchage de suture • Lâchage de moignon • Autres lâchages iatrogéniques • Péritonite post-traumatique • Péritonite après traumatisme fermé • Péritonite après plaie pénétrante abdominale
Péritonite tertiaire	• Péritonite sans germes • Péritonite fongique • Péritonite avec germes à faible pouvoir pathogène

2.1.1. *Une péritonite primaire est retrouvée lors d'affections médicales*

- péritonite spontanée de l'enfant ;
- péritonite spontanée de l'adulte (pneumocoque, péritonite associée à une méningite à méningocoque, péritonite tuberculeuse) ;
- infection spontanée d'une ascite ;
- iatrogène (infection du liquide de dialyse péritonéale).

• L'ensemencement de la cavité péritonéale résulte du passage de bactéries par voie hématogène ou par translocation. Le traitement de ces péritonites repose sur l'antibiothérapie.

2.1.2. *Les péritonites secondaires sont les formes les plus fréquentes de ces affections*

• Elles sont observées lors d'une perforation du tube digestif ou de l'arbre biliaire, par dissémination des germes digestifs dans le péritoine à partir d'un foyer infectieux intrapéritonéal.

• Elles sont secondaires à une agression (perforation par maladie inflammatoire, traumatisme) et sont caractérisées par le caractère plurimicrobien de l'infection. Les types de germes dépendent du lieu d'infection. La population microbienne, faible au niveau gastrique, croît dans le jéjunum et devient à haute densité bactérienne au niveau du côlon (10^3 germes/mL dans l'estomac à 10^{12} germes/mL dans le colon) avec une prédominance d'entérobactéries et de germes anaérobies. Elle est également fonction du type d'infection, communautaire ou nosocomiale. Dans le premier cas, les germes de la flore résidente sont isolés, dans le second cas, il s'agit de germes tels que le staphylocoque à coagulase positive, le *pseudomonas aeruginosa*, l'*acinetobacter* et dont les résistances aux antibiotiques sont souvent importantes.

• Le traitement chirurgical est impératif et doit être systématiquement associé à un traitement anti-infectieux.

2.1.3. *Les péritonites tertiaires*

• Elles correspondent à une infection secondaire d'évolution compliquée, comme par exemple lors d'une reprise chirurgicale pour sepsis persistant au cours d'une péritonite postopératoire.

• Le diagnostic de péritonite nosocomiale ou postopératoire est souvent retardé du fait de tableaux cliniques trompeurs. Une mise en garde particulière doit être effectuée pour les patients opérés de chirurgie bariatrique pour lesquels la reconnaissance de la complication peut être très tardive.

2.2. Classification selon la localisation anatomique

2.2.1. *Les péritonites d'origine sus-mésocoliques*

Elles concernent les affections gastriques, duodénales et biliaires.

2.2.2. *Les péritonites d'origine sous-mésocoliques*

Elles regroupent toutes les lésions du grêle, appendice, et côlon. Cette distinction est basée sur la notion de résultats bactériologiques et de pronostics différents selon ces localisations.

3. Physiopathologie, histoire naturelle

- La membrane péritonéale est une membrane semi-perméable permettant un flux d'un liquide séreux issu de la circulation systémique, capable de produire de multiples médiateurs et une molécule pro-inflammatoire. Les mouvements du liquide sont liés aux mouvements du diaphragme. La résorption du liquide s'effectue par le péritoine pariétal et des lymphatiques.
- L'évolution naturelle d'une péritonite est marquée par un état septique pouvant s'accompagner d'un choc septique souvent mortel. L'évolution des patients non ou insuffisamment traités, qui survivent à cette première phase, se fait vers la constitution d'abcès multiples ou localisés.
- Les mouvements du diaphragme créent un flux du liquide péritonéal de la zone sous mésocolique vers le péritoine sous diaphragmatique. Les mouvements des viscères intra-abdominaux favorisent la diffusion du liquide septique dans toutes les cavités abdominales.
- Les systèmes péritonéaux de défense associent une absorption rapide des bactéries par les lymphatiques et un cloisonnement de l'infection conduisant à la constitution d'abcès (cul-de-sac de Douglas, gouttière pariéto-colique, zones sous-hépatique et sous-phrénique…).
- L'infection diffuse rapidement et les capacités de défense sont rapidement dépassées nécessitant un geste chirurgical et un drainage pour contrôler la source de l'infection.
- L'épiploon est capable d'absorber des particules libérées dans la cavité péritonéale isolant ainsi la région infectée du reste de la cavité péritonéale. Les adhérences formées par les exsudats fibrineux participent à la limitation de l'infection.

4. Diagnostic

4.1. Clinique

4.1.1. *Il est aisé dans la forme généralisée, communautaire*

- Douleur intense, habituellement brutale ou rapidement progressive, dont on tente d'identifier le point de départ.
- Fièvre dépendant du type d'infection (d'emblée en cas d'appendicite, de sigmoïdite, secondaire en cas de perforation d'ulcère).
- Défense abdominale qui correspond à une tension involontaire des muscles de la paroi abdominale, localisée, centrée sur l'organe pathologique ou généralisée.
- Contracture permanente, forme évoluée de la défense, généralisée, douloureuse et invincible des muscles de la paroi abdominale ; c'est un signe majeur.
- Douleur au toucher rectal.
- Iléus réflexe marqué par des nausées, vomissements et un éventuel arrêt des matières et des gaz. À l'inverse, l'iléus peut être précédé d'une diarrhée initiale.

- L'origine de la péritonite est évoquée sur la localisation initiale des signes et la zone où les signes sont maxima.

4.1.2. En cas de constitution d'un abcès, le tableau est celui d'une péritonite localisée

- La sémiologie associe une défense localisée en lien avec l'agglutination des anses et viscères locaux réalisant un plastron.
  - l'intervention en urgence est difficile et les patients peuvent être traités médicalement dans un premier temps (antibiothérapie et rééquilibration hydro-électrolytique) après avis chirurgical.
  - les localisations les plus fréquentes des abcès sont :
    - **l'abcès sous phrénique** : contexte post-opératoire, diagnostic par échographie ou scanner,
    - **l'abcès du Douglas** : signes rectaux et parfois urinaires associés au syndrome infectieux, diagnostic par scanner.

4.1.3. Quel que soit le tableau, l'origine de la péritonite peut être liée

- à la diffusion d'un foyer le plus souvent appendiculaire ou diverticulaire, mais aussi biliaire ou d'origine gynécologique alors rarement généralisée (salpingite, pyosalpinx, pelvipéritonite) ;
- à la perforation d'un organe creux : estomac (ulcère gastroduodénal), grêle, colon ;
- mixte : diverticule colique infecté puis perforé.

4.1.4. Péritonite du sujet âgé

- Les signes locaux sont moins nets (péritonite asthénique) et les signes généraux sont plus marqués, AEG, asthénie, troubles hydro-électrolytiques. Chez ces patients, « l'abdomen aigu chirurgical » peut ne se manifester que par une ou plusieurs défaillances d'organe (trouble de conscience, détresse cardiovasculaire ou respiratoire…) avec peu d'éléments d'orientation vers l'abdomen.

La contracture est beaucoup moins fréquente.

- Chez des patients porteurs de maladies sous-jacentes (cardiovasculaire, respiratoire, rénale, etc.), la survenue d'une péritonite se traduit souvent par une décompensation brutale du tableau avec un état de choc inaugural ou une défaillance polyviscérale.

4.1.5. Péritonites post-opératoires

- Elles sont observées chez 1,5 à 3,5 % des patients ayant subi une laparotomie, leur fréquence maximale est observée entre le 5e et le 7e jour postopératoire et au-delà de la deuxième semaine.
- Le diagnostic est souvent difficile, marqué par la survenue d'une fièvre au décours d'une chirurgie abdominale, isolée ou associée à des manifestations abdominales ou extra-abdominales :
  - des troubles de conscience, une agitation ;
  - une insuffisance rénale d'aggravation progressive ;
  - une détresse respiratoire aiguë ;
  - une thrombopénie ou des troubles de l'hémostase ;
  - une cholestase inexpliquée et la majoration d'un syndrome inflammatoire.
- La clinique est difficile à interpréter. La défense abdominale est difficile à différencier d'une sensibilité de la paroi d'un opéré récent. En retard diagnostic, un tableau de défaillance polyviscérale.
- Les difficultés diagnostiques des complications postopératoires sont particulières chez les patients ayant eu une chirurgie bariatrique (gastroplastie, *sleeve* gastrectomie ou *bypass*). Les signes les plus souvent notés sont une tachycardie, une dyspnée et une fièvre. Un tableau de syndrome de réponse inflammatoire sévère était observé dès la 48e heure postopératoire dont la fréquence s'accentuait pour atteindre 100 % des cas au-delà du septième jour postopératoire.

- Les interventions qui prédisposent le plus à un sepsis postopératoire sont celles effectuées dans un contexte septique, en situation d'urgence, chez un patient à risque d'immunodépression (corticothérapie, dénutrition, maladie inflammatoire du tube digestif, etc.).
- Ce sont surtout les conditions locales (zone irradiée ou cancéreuse), et la difficulté du geste chirurgical (anastomose bas située : colo-anale) qui favorisent la survenue d'un sepsis postopératoire.

4.2. Biologie

- Les examens biologiques sont essentiellement utilisés pour évaluer le retentissement de l'infection et faire le bilan pré-opératoire. Ils ont peu de valeur diagnostique : NFS, ionogramme sanguin, hémostase, groupe, Rh, RAI, lactates, Gaz du sang, bilirubinémie, transaminases.
- En cas de suspicion de péritonite, comme devant toute suspicion de sepsis, il convient de prélever des hémocultures. Il ne faut pas attendre la réalisation de prélèvements péritonéaux (*i.e.* per opératoires) pour débuter une antibiothérapie.
- La culture de drainages ouverts ou de lames ne présente aucun intérêt dans la décision de reprise des infections postopératoires ou dans la surveillance de l'évolution de ces patients.
- Une identification et un antibiogramme des germes de la flore dominante sont souhaitables en général et indispensable en cas d'infections post-opératoires ou nosocomiales.

4.3. Imagerie

En cas de suspicion de péritonite, le scanner avec injection doit être réalisé immédiatement chez un malade réanimé et ne doit pas retarder la chirurgie. En cas d'instabilité hémodynamique, l'exploration chirurgicale peut être indiquée d'emblée.

- **Le scanner avec injection de produit de contraste recherche :**
  - un épanchement liquidien ;
  - un épaississement et une hyperhémie péritonéale ;
  - un pneumopéritoine qui témoigne de la perforation d'un organe creux. Une solution de continuité entre le pneumopéritoine et la paroi digestive, précisant la topographie de la perforation n'est mise en évidence que dans 50 % des cas ;
  - un abcès ;
  - le scanner est essentiel pour préciser la cause de la péritonite ; il permet de guider le chirurgien dans sa voie d'abord et le type d'intervention.
  - il permet également de rechercher des complications :
    - ➢ Retentissement pleuro-pulmonaire ;
    - ➢ Abcès hépatique, splénique ou rénal ;
    - ➢ Thrombose veineuse mésentérique septique (pyléphlébite).

Figure 1. Présence d'air en extradigestif (flèche blanche) témoignant d'un pneumopéritoine ; épanchement liquidien intrapéritonéal (flèche rouge): péritonite par perforation d'ulcère.

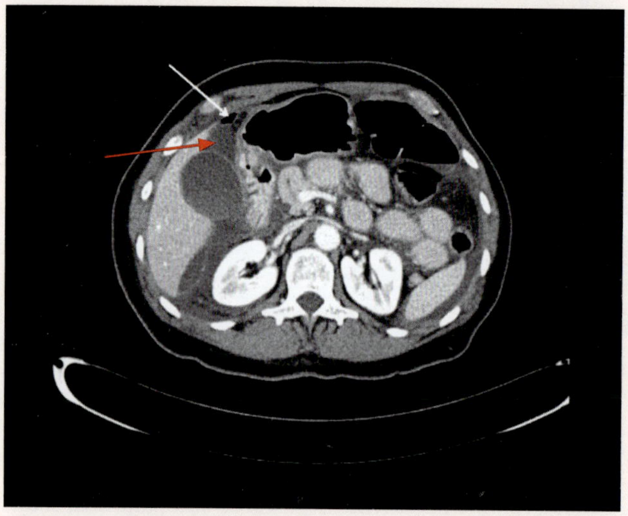

Figure 2. Péritonite par perforation digestive, présence d'un épanchement dans le Douglas (flèche blanche)

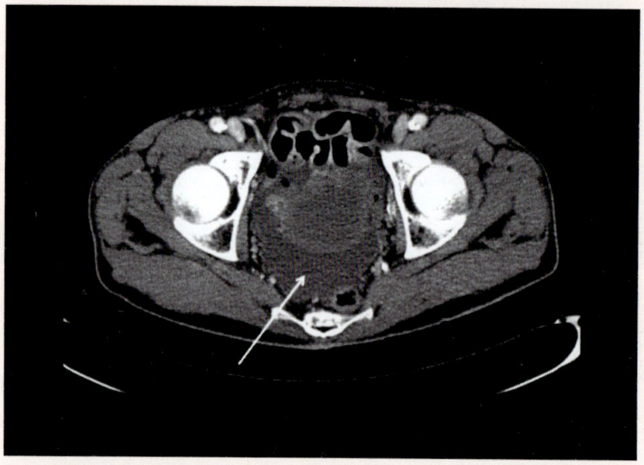

Figure 3. Sigmoïdite perforée avec épaississement de la paroi sigmoïdienne (flèche rouge), bulles gazeuses extra-digestives (flèche blanche), densification de la graisse péri-sigmoïdienne (flèche rose)

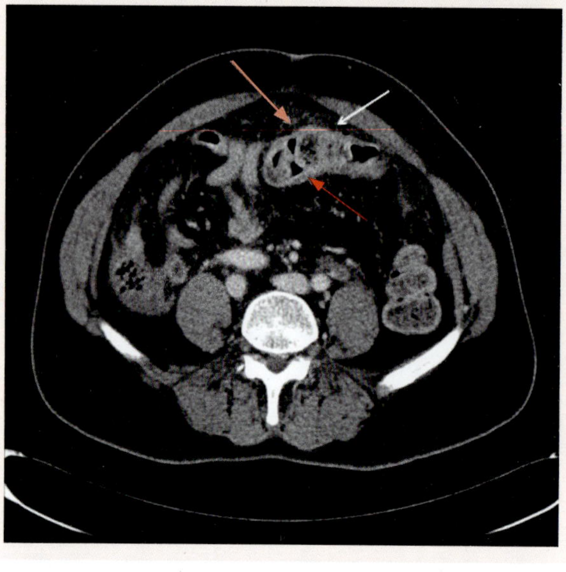

Figure 4. Appendicite aiguë (flèche blanche) avec épanchement liquidien de la fosse iliaque droite (flèche rouge) témoignant d'une péritonite appendiculaire.

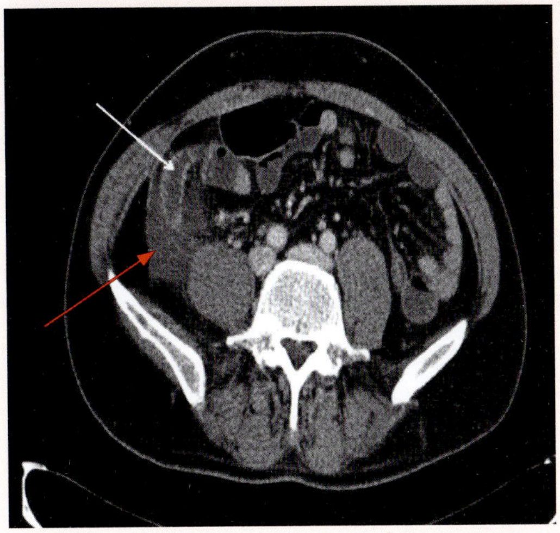

5. Évolution, pronostic (Tableau II)

Tableau II. FACTEURS DE MAUVAIS PRONOSTIC
• Retard du diagnostic et de l'intervention
• Terrain : âge élevé, comorbidité, immunodépression, dénutrition, obésité
• Siège distal d'une perforation
• Nombre de défaillances viscérales associées au moment du diagnostic
• Antibiothérapie initiale inadaptée
• Les péritonites postopératoires

- Il dépend de la rapidité du diagnostic et de l'intervention.
- Le terrain joue un rôle pronostique essentiel : âge, comorbidité, immunodépression, dénutrition, obésité.
- Les péritonites du sujet âgé cumulent les éléments de mauvais pronostic : retard diagnostique, comorbidité, origine colique…
- Plus une perforation est distale plus le risque septique est élevé (péritonite stercorale colique).
- Le nombre de défaillances viscérales associées au moment du diagnostic. L'insuffisance rénale aiguë est rapportée dans environ 30 % des cas, tandis que les défaillances hépatiques et hématologiques sont plus rares. La prise en charge des défaillances d'organes de ces patients ne présente pas de particularités, mais doit être précoce.
- Une antibiothérapie initiale inadaptée.
- Les péritonites postopératoires ont un mauvais pronostic et le délai de réintervention joue un rôle majeur.
- Quelle que soit l'origine de la péritonite, le principal facteur pronostic est la précocité du traitement chirurgical.

6. Diagnostic différentiel

- Le diagnostic différentiel est celui d'un abdomen chirurgical. Les principaux autres diagnostics sont l'ischémie mésentérique, la pancréatite aiguë (lipasémie), les occlusions. La solution diagnostique est en règle générale obtenue par le scanner en urgence.

7. Traitement

7.1. Péritonites primaires

- Le traitement repose sur l'antibiothérapie précoce et probabiliste jusqu'à l'obtention de la caractérisation bactériologique.
- En cas d'infection spontanée du liquide d'ascite chez le cirrhotique, il est recommandé d'utiliser une céphalosporine de 3e génération associée à un remplissage vasculaire par albumine.
- En cas d'infection sur dialyse péritonéale l'antibiothérapie intrapéritonéale est orientée sur les staphylocoques, les Gram négatifs et le Candida (Vancomycine + aminosides). L'ablation du cathéter de dialyse doit être discutée en fonction de l'évolution.

7.2. Péritonites secondaires

- Le traitement des péritonites secondaires et tertiaires associe une réanimation et un traitement chirurgical en urgence.

7.2.1. Chirurgie

- La prise en charge anesthésique des urgences abdominales est bien codifiée. Il s'agit d'une urgence digestive à estomac plein chez un patient hypovolémique. Les éléments d'indication opératoires sont synthétisés dans le « coup de pouce de l'enseignant ».

Les objectifs du traitement chirurgical sont :

- Exploration de l'ensemble de la cavité abdominale ; la voie d'abord en règle générale une laparotomie médiane ; la voie laparoscopique peut être discutée en cas de perforation d'ulcère duodénal, de péritonite appendiculaire ou de péritonite diverticulaire purulente.
- l'identification des lésions.
- la réalisation de prélèvements microbiologiques (bactériologique et parasitologiques) (qui ne doivent pas retarder la mise en route de l'antibiothérapie).
- Traitement du foyer causal : Suture d'un ulcère duodénal, appendicectomie sigmoïdectomie, résection d'une anse nécrosée... Dans tous les cas, il ne faut réaliser d'anastomose ou effectuer une anastomose protégée par une stomie d'amont en cas de résection digestive.
- le lavage abondant de la cavité péritonéale.
- mise en place de drainage si le péritoine est très inflammatoire.

- Pour les formes localisées avec constitution d'abcès, un drainage radiologique ou chirurgical est utile et doit être associé au contrôle du foyer causal par l'antibiothérapie.

7.2.2. Mesures associées

- Voie d'abord permettant un remplissage vasculaire.
- Mise en route d'un traitement vasoconstricteur en cas d'hémodynamique précaire (noradrénaline).
- Correction des troubles hydro-électrolytiques.
- Antalgiques majeurs si nécessaire.
- Mise route d'une aspiration gastrique.
- Assurer une ventilation correcte, oxygénothérapie, ventilation assistée.
- **Antibiothérapie** :
  - dépendante de l'origine du foyer ;
  - généralement choisie pour son activité sur les entérobactéries, l'entérocoque et les anaérobies ;

- doit être précoce et à doses adaptées ;
- plusieurs associations sont proposées, selon l'écologie habituelle du service, la prise récente ou non d'antibiotiques (au cours des 3 mois précédénts) mais aussi en cas de retour de zone d'endémie de BMR (Europe du sud) (Tableau III) ;
- doit être adaptée secondairement aux résultats microbiologiques.

Tableau III. TRAITEMENTS ANTIBIOTIQUES RECOMMANDÉS PAR LA CONFÉRENCE DE CONSENSUS FRANÇAISE SUR LA PRISE EN CHARGE DES PÉRITONITES COMMUNAUTAIRES
• amoxicilline / acide clavulanique + gentamicine
• ticarcilline / acide clavulanique + gentamicine
• céfotaxime ou ceftriaxone + imidazolé
• gentamicine + imidazolé (à réserver aux sujets allergiques aux bêta-lactamines)
• En cas d'élément de gravité, de défaillances d'organe, ces associations probabilistes sont insuffisantes du fait de possibles impasses microbiologiques, on propose : – pipéracilline + tazobactam – imipénème

- **Surveillance** : S'assure de la régression des signes d'infection et l'absence de complications post-opératoires
  - **Clinique** :
    - Hémodynamique
    - Régression de la douleur
    - Reprise du transit
    - Apyrexie
    - Paroi non inflammatoire
    - Absence de complications thrombo-embolique à prévenir
  - **Biologique** :
    - Correction des troubles hydro-élecrolytique, fonction rénale, marqueurs d'inflammation

7.3. Péritonites tertiaires

- Elles surviennent fréquemment dans un contexte réanimatoire, chez des malades ayant des défaillances d'organe. Les caractéristiques de l'établissement guident le choix de l'antibiothérapie. Il faut adjoindre un traitement anti-fongique. Le choix du drainage éventuel d'abcès fait intervenir les chirurgiens, les réanimateurs et les radiologues.

8. Particularités des formes de l'enfant

8.1. Classification

8.1.1. *Selon le type de péritonite*

La plupart des péritonites primitives surviennent sur un terrain particulier qu'il faut rechercher :
- Syndrome néphrotique ;
- Cirrhose avec insuffisance hépatique ;
- Insuffisance rénale chronique ;
- Corticothérapie au long cours (lupus érythémateux, dermatomyosite).

- Les germes les plus souvent en cause sont le pneumocoque ; en cas de cirrhose, les germes Gram négatif, comme *E.Coli* ou *klebsiella pneumoniae* sont les plus fréquents.
- Leur traitement est médical par antibiothérapie probabiliste puis adaptée. Le doute diagnostique avec une appendicite compliquée peut amener à l'intervention diagnostique.
- Les appendicites aiguës représentent la cause principale des péritonites secondaires, largement majoritaire chez l'enfant. Les autres étiologies sont nombreuses, mais rares.
- Les péritonites tertiaires sont plus rares chez l'enfant grâce à une bonne vascularisation et l'absence de terrains polypathologiques. Elles surviennent en post-opératoires ou sur cathéter de dialyse.

8.1.2. Selon l'âge

- **Le nouveau-né** :
  - L'entérocolite ulcéro-nécrosante qui touche essentiellement le prématuré.
    Les perforations isolées qui peuvent toucher le tube digestif de l'estomac au colon.
  - La péritonite méconiale secondaire à une perforation anténatale du tube digestif, très souvent liée aux phénomènes vasculaires, eux-mêmes responsables d'atrésies intestinales et responsables d'une réaction péritonéale inflammatoire aseptique, à l'origine de calcifications visibles à l'ASP.
- **Le nourrisson :**
  - La péritonite appendiculaire est la péritonite la plus fréquente aboutissant à une péritonite abcédée ou généralisée chez plus de la moitié des nourrissons.
  - Les péritonites par rupture d'un diverticule de Meckel. Il s'agit le plus souvent d'une découverte opératoire.
- **Enfant :**
  - L'appendicite représente aussi la cause la plus fréquente de péritonite aiguë. Les autres causes sont le diverticule de Meckel, les perforations traumatiques.

8.2. Diagnostic

8.2.1. Clinique

- Dans tous les cas, les douleurs sont de survenue brutale, intenses, initialement localisées et leur siège permet une orientation diagnostique. La description est d'autant plus difficile à obtenir que l'enfant est jeune. Les nausées, vomissements sont souvent précédés d'un refus d'alimentation.
- Les signes d'occlusion peuvent être précédés d'une diarrhée paradoxale.
- La température est généralement élevée.
- L'état général est conservé au début, puis s'altère rapidement ; il existe des formes asthéniques chez le petit enfant.
- Lorsque la contracture est absente, il faut rechercher des signes d'irritation péritonéale :
  - soit au niveau du cône péritonéal qui monte à l'orifice ombilical. La palpation de l'ombilic provoque souvent une réaction douloureuse.
  - soit par le toucher rectal, difficile d'interprétation chez l'enfant mais douloureux au cul de sac péritonéal de Douglas.

Les arguments en faveur d'une péritonite chez le nourrisson sont les suivants :

- enfant plaintif, refusant le biberon ou anorexique ;
- nourrisson prostré, adynamique fébrile ;
- douleur élective en fosse iliaque droite, avec défense.

8.2.2. Examens complémentaires

Les péritonites appendiculaires récentes peuvent s'accompagner d'une élévation de la CRP sans polynucléose.

- **Les examens radiologiques :**
  - **ASP recherche :**
    - ➢ une grisaille diffuse correspondant à un épanchement liquidien ;
    - ➢ des anomalies de la répartition de l'aération digestive ;
    - ➢ des niveaux hydro-aériques ;
    - ➢ un pneumopéritoine secondaire à la perforation d'un organe creux ;
    - ➢ des signes d'orientation vers une étiologie appendiculaire : stercolithe appendiculaire ;
    - ➢ une pneumatose (air dans la paroi intestinale) en cas d'entérocolite nécrosante.
  - **La radiographie de thorax recherche** une pneumopathie dont l'expression clinique peut être dominée par des douleurs abdominales fébriles ou être associée à une gangrène appendiculaire compliquée de péritonite n'est pas rare non plus.
  - **L'échographie abdomino-pelvienne est devenue essentielle :**
    - ➢ Elle recherche un épanchement péritonéal qui peut être minime dont la valeur prédictive positive n'est pas très bonne.
    - ➢ Elle peut orienter le diagnostic étiologique de la péritonite (gros appendice, stercolithe appendiculaire, épaississement des tissus périappendicumaire).
  - **Le scanner abdominal avec injection** est rarement indiqué.

8.3. Les facteurs de gravité des péritonites

- **Les péritonites néonatales sont toujours très graves :**
  - la cause de la péritonite,
  - le délai entre le début de la maladie et l'intervention,
  - la stratégie antibiotique et son adaptation aux germes en cause.
- **Les principes de la prise en charge thérapeutique des péritonites de l'enfant sont les mêmes que ceux de l'adulte.**

▸ Références

- P Montravers, G Dufour, O Daoud, I Balcan. Péritonites. EMC – Anesthésie-Réanimation 2013 ; 10 (2) : 1-16 [Article 36-726-A-30].
- Conférence de consensus-péritonites communautaires. SFAR 2001 (www.sfar.org).
- Witmann DH. Intraabdominal infection. World J Surg 1990 ; 14 : 145-7.

POINTS CLÉS

CAUSES DES PÉRITONITES SECONDAIRES

EXTENTION DE FOYERS INFECTIEUX VISCÉRAUX

- Appendicite
- Cholécystite
- Diverticule
- Abcès hépatique
- Abcès pancréatique
- Abcès rénal
- Salpingite

PERFORATION PAR ÉVOLUTION D'UNE PATHOLOGIE VISCÉRALE

- Ulcère gastroduodénal
- Infections voies biliaires
- Ulcération du Grêle
- Colon (cancer, diverticule)
- Utérus, trompe, vessie

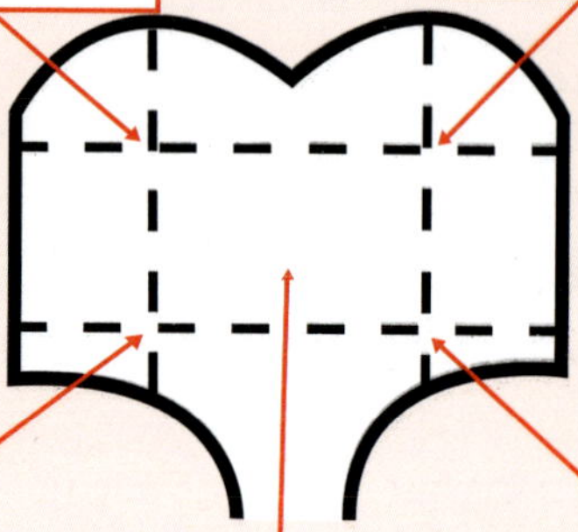

NÉCROSES VISCÉRALES

- Occlusion
- Ischémie mésentérique
- Cholécystite alithiasique
- Pancréatite aiguë

PERFORATIONS TRAUMATIQUES

PÉRITONITES POST-OPÉRATOIRES

- Lâchage de suture
- Contamination et translocation bactérienne.

+++ LE COUP DE POUCE DE L'ENSEIGNANT

PRINCIPAUX CRITÈRES CONDUISANT À UNE DÉCISION OPÉRATOIRE	
Suspicion d'une péritonite extrahospitalière	• Plaie pénétrante de l'abdomen • Pneumopéritoine • Signes cliniques d'irritation péritonéale • Occlusion • État de choc • Signes cliniques de défaillance viscérale
Suspicion d'une péritonite postopératoire	• Défaillance d'organe • Pus dans les drains • Signes cliniques et radiologiques
Critères formels de réintervention	• Défaillance viscérale • Pus ou liquide dans les drains • Signes locaux cliniques et radiologiques
Surveillance renforcée ne conduisant pas immédiatement à une réintervention	• Hyperleucocytose croissante • Fièvre isolée inexpliquée • Troubles du transit isolés • Signes biologiques de défaillance

CHAPITRE 27

Pancréatite aiguë

OBJECTIFS ECN

- Diagnostiquer une pancréatite aiguë.
- Identifier les situations d'urgence et planifier leur prise en charge.

Pr Dominique Pateron*, Dr Youri Yordanov**

*PU-PH, Chef de service des Urgences de l'Hôpital Saint-Antoine, AP-HP, Sorbonne-Université

** MCU-PH, Service des Urgences de l'Hôpital Saint-Antoine, AP-HP, Sorbonne-Université

MOTS CLÉS : pancréatite aiguë, nécrose, lithiase, alcool, scanner, lipasémie, antibiothérapie, remplissage

Introduction

- La prise en charge de la pancréatite aiguë (PA) aux urgences comporte trois éléments intimement liés :
  - l'affirmation du **diagnostic** ;
  - l'appréciation de la **gravité** de la PA ;
  - une **prise en charge** adaptée et précoce.
- Les PA sévères sont associées à une mortalité importante. Une prise en charge **multidisciplinaire** impliquant l'urgentiste, le chirurgien, l'anesthésiste-réanimateur, le radiologue et le microbiologiste est nécessaire.

1. Définitions

1.1. Pancréatite aiguë

- Une PA est définie comme une inflammation aiguë pancréatique qui peut toucher les organes de voisinage ou à distance. Les lésions associent à un œdème interstitiel, de la cytostéatonécrose, de la nécrose du parenchyme pancréatique ou des tissus avoisinants. Des lésions hémorragiques peuvent être présentes.

1.2. Pancréatite aiguë sévère

- La sévérité de la pancréatite est définie par l'existence d'une ou plusieurs **défaillances d'organes** ou d'une complication locale comme une **nécrose**, un **abcès** ou un **pseudokyste**. Une défaillance d'organe est définie par un état de choc cardiovasculaire, une insuffisance rénale, un score de Glasgow < 13, une thrombopénie < 80 000/mm^3 ou une hémorragie digestive.
- La présence de signes de PA sévère est généralement associée à des lésions de nécrose histologique ou macroscopique.

1.3. Nécrose pancréatique

- La nécrose se définit par la présence de tissu pancréatique dévascularisé. Son diagnostic est établi par la présence de zones focales ou diffuses ne prenant pas le contraste au temps artériel d'un scanner avec injection de produit de contraste. La présence de lésions hémorragiques dans le pancréas ou les tissus avoisinants est possible.

1.4. Pseudo-kystes

- Un pseudo-kyste est une collection de liquide pancréatique, circonscrite par une paroi faite d'un tissu de granulation plus ou moins inflammatoire et fibreux, **sans épithélium**. Le liquide, le plus souvent de nature inflammatoire riche en enzymes pancréatiques et en débris tissulaires et nécrotiques peut se **surinfecter**. La formation des pseudo-kystes nécessite plusieurs semaines.

Figure 1. Pancréatite aiguë ; pancréas augmenté de volume avec infiltration de la graisse périphérique (flèche rouge) et coulée de nécrose (flèche blanche)

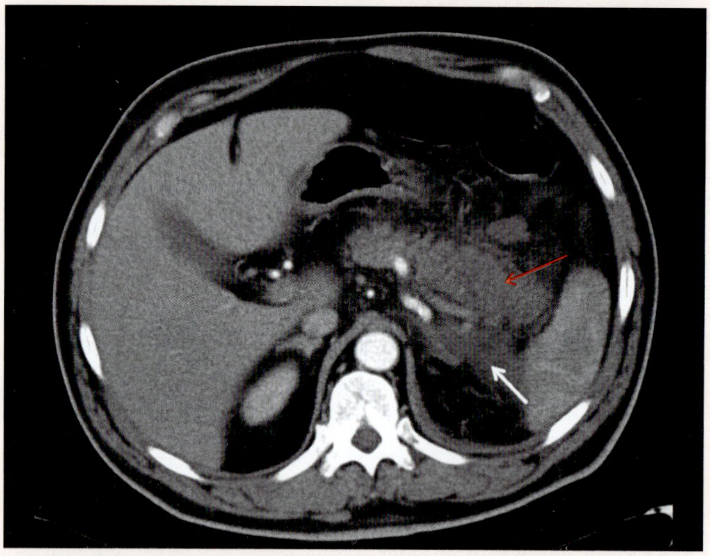

Figure 2. Pseudokyste de la queue du pancréas

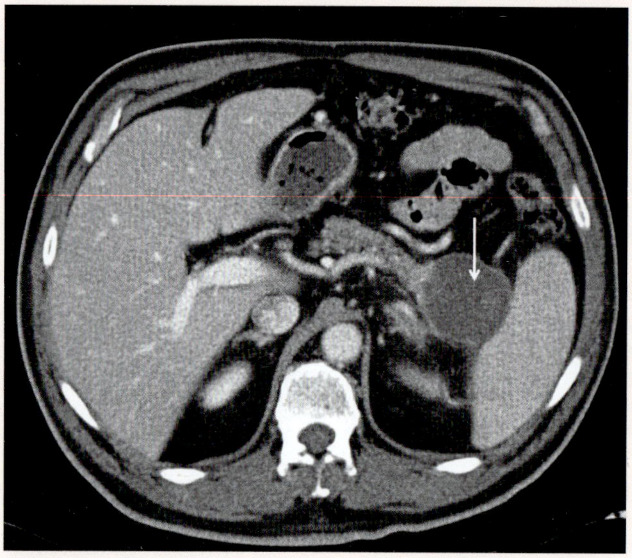

2. Épidémiologie

2.1. Incidence

- L'incidence des PA s'établit dans la littérature entre 15,6 et 79,8 cas pour 100 000 habitants par an. Les études françaises retrouvent une incidence des pancréatites de 22 pour 100 000 habitants avec une **majorité de sujets masculins** (60 %), d'âge médian de 54 ans.

2.2. Formes sévères

- Les formes aiguës sévères des pancréatites représentent, selon les séries, de 10 à 30 % des pancréatites. La mortalité des formes sévères est de 20 à 70 % selon les séries. 60 % des décès surviennent dans la première semaine, le plus souvent liée à une **détresse respiratoire** ou une **défaillance multiviscérale**. Ensuite le problème majeur est lié au sepsis induit par l'**infection** de la **nécrose**.

3. Physiopathologie, étiologie

- On a recensé plus d'une centaine d'étiologies des PA. Dans plus de 80 % des cas, une étiologie est retrouvée. Il ne paraît pas y avoir de lien direct entre la sévérité de la PA et l'étiologie de la maladie.
- La **lithiase biliaire** et l'**intoxication alcoolique** sont les causes les plus fréquentes de pancréatite, observée dans 35 à 45 % des cas pour chacune d'entre elles.
- Il existe une variabilité importante dans la fréquence des étiologies selon le pays d'origine et la population étudiée.
- En Europe, un gradient Nord-Sud est observé avec une prédominance de la responsabilité de l'alcool dans les pays du Nord (38 à 60 %) et de la lithiase dans les pays du Sud (60 à 71 %).
- Les étiologies **médicamenteuses et toxiques** sont très nombreuses et plus de 250 médicaments ont été incriminés.

4. Diagnostic

4.1. Clinique

- Le motif de recours des PA aux urgences est le plus souvent un **syndrome douloureux abdominal aigu**. Le diagnostic aux urgences repose sur l'association d'une douleur abdominale en région épigastrique, intense, avec irradiation postérieure et d'une élévation de la **lipasémie** (> 3N). Cette association suffit pour poser un diagnostic positif et ne nécessite pas de confirmation diagnostique particulière. Les principaux signes cliniques sont indiqués dans le tableau I.

Tableau I. PRINCIPAUX SYMPTÔMES RENCONTRÉS AU COURS DE LA PANCRÉATITE AIGUË

Douleurs abdominales	95 %
Fièvre	80 %
Défense abdominale	80 %
Nausées, vomissements	70 %
Ileus fonctionnel	60 %
Ictère	30 %
Choc	25 %

4.2. Biologie

- Le bilan paraclinique initial comprend : NFS, ionogramme sanguin, glycémie, transaminases, lipasémie, LDH, lactates, **ECG**.
- L'amylasémie normale n'exclut pas le diagnostic (élévation de la 2e à la 12e heure après la douleur). **La lipasémie est plus spécifique** et doit être utilisée exclusivement.

4.3. Imagerie

- **La radiographie thoracique** est systématique à l'admission et recherche des épanchements pleuraux.
- **L'imagerie pancréatique** est demandée en urgence uniquement s'il existe un **doute diagnostique** ou qu'une **origine lithiasique** est fortement suspectée. Dans les autres cas, elle est surtout utile pour évaluer la gravité et doit être effectuée à la 72e heure d'évolution de la douleur.
- **Scanner** :
  - Examen de choix en cas de diagnostic difficile. Réalisé sans et avec injection : montre un gros pancréas, recherche des coulées d'œdème ou de nécrose.
  - Il est indiqué pour faire le bilan des lésions et a une **valeur pronostique** à partir de **48 h-72 h** d'évolution.
- **Échographie** : souvent gênée par les gaz ; indiquée en cas de suspicion de lithiase biliaire.

5. Évaluation de la gravité

- Elle fait partie de la prise en charge initiale et repose sur des éléments cliniques, biologiques et radiologiques. L'obésité et l'existence d'un épanchement pleural sont des facteurs de gravité.
- La classification d'Atlanta (CA) est une classification internationale multidisciplinaire. Jusqu'à la révision en 2012, deux catégories de sévérité existaient : les formes simple et sévère. Plusieurs études ont démontré qu'une forme intermédiaire, caractérisée par une dysfonction d'organe transitoire (< 48 heures), jusqu'alors classée comme pancréatite sévère, évoluait de façon très différente, avec des mortalités et morbidités moindres. Une dysfonction durant plus de 48 heures était associée à une mortalité de 36 à 55 % alors qu'une dysfonction transitoire durant moins de 48 heures était associée à une mortalité de 2-3 %, identique à celle des patients n'ayant pas montré de dysfonction d'organe (Tableau II).

Tableau II. CLASSIFICATION DE LA SÉVÉRITÉ DE LA PANCRÉATITE AIGUË SELON LA RÉVISION D'ATLANTA DE 2012

Forme simple	Forme modérément sévère (1 des critères suivants)	Forme sévère
– Absence de dysfonction d'organe – Absence de complication locale ou systémique	– Présence transitoire (< 48 h) de dysfonction d'organe – Présence de complication locale ou systémique sans dysfonction d'organe persistante – Complication systémique sous forme d'exacerbation d'une comorbidité sous-jacente (BPCO, ischémie chez patient polyvasculaire)	– Dysfonction d'un ou plusieurs organes durant > 48 h

5.1. Scores clinico-biologiques

- Il existe des scores biocliniques spécifiques dont les plus utilisés sont le **score de Ranson** et le **score de Blamey et d'Imrie** (Tableau III et IV). Le *Bedside index of severity in acute pancreatitis score* (BISAP score) a été également proposé et prend en compte l'urémie, l'état de conscience, l'existence d'un épanchement pleural, l'âge > 60 ans et l'existence de signes de SIRS. Ils ont une **bonne valeur prédictive négative de pancréatite sévère** mais une faible valeur prédictive positive. Aucun de ces scores ne s'avère nettement supérieur.
- Pour prédire une défaillance d'organe (au seuil d'un score > 2), les scores de Ranson et Blamey-Imrie ont respectivement une sensibilité de 82 et 64 %, une spécificité de 74 et 91 %, un pourcentage de patients bien classés de 75 et 88 %.

Tableau III. SCORE DE GRAVITÉ DE RANSON

À l'admission	Durant les 48 premières heures
Âge > 55 ans	Baisse hématocrite > 10 %
Globules blancs > 16 G/l	Ascension urée sanguine > 1,8 mmol/l
Glycémie > 11 mmol/l (sauf diabète)	Calcémie < 2 mmol/l
LDH > 350 U/l (1,5 N)	PaO2 < 60 mmHg
ASAT > 250 U/l (6N)	Déficit en bases > 4 mmol/l
	Séquestration liquidienne estimée > 6 l
score > 2 = pancréatite sévère	

Tableau IV. SCORE DE BLAMEY-IMRIE

Âge > 55 ans
Globules blancs > 15 G/l
Glycémie > 10 mmol/l (sauf diabète)
LDH > 600 U/l (3,5 N)
Urée sanguine > 16 mmol/l
Calcémie < 2 mmol/l
PaO2 < 60 mmHg
Albuminémie < 32 g/l
ASAT > 100 U/l (2N)
score > 2 = pancréatite sévère

5.2. Scores radiologiques

- Les signes scannographiques de gravité sont représentés par l'**inflammation pancréatique** et l'extension péri-pancréatique est cotée en cinq grades de A à E. L'**importance de la nécrose** de la glande pancréatique est classée en quatre catégories selon son extension. L'addition de ces deux éléments permet d'établir un « index de sévérité scanner », bien corrélé à la morbidité et la mortalité (Tableau V).

Tableau V. GRAVITÉ RADIOLOGIQUE (SCORE DE BALTHAZAR)		
Inflammation pancréatique et péri-pancréatique		
Grade A : pancréas normal (0 pt)		
Grade B : élargissement focal ou diffus du pancréas (1 pt)		
Grade C : pancréas hétérogène associé à une densification de la graisse péripancréatique (2 pts)		
Grade D : coulée péripancréatique unique (3 pts)		
Grade E : coulées multiples ou présence de bulles de gaz au sein d'une coulée (4 pts)		
Nécrose (avec scanner injecté)		
Pas de nécrose (0 pt)		
Nécrose < 30 % (2 pts)		
Nécrose 30-50 % (4 pts)		
Nécrose > 50 % (6 pts)		
Index de sévérité	**Morbidité %**	**Mortalité %**
< 3	8	3
4 - 6	35	6
7 - 10	92	17

Figure 3a. **Pancréatite aiguë avec nécrose intra-pancréatique et coulées de nécrose extra-pancréatique**

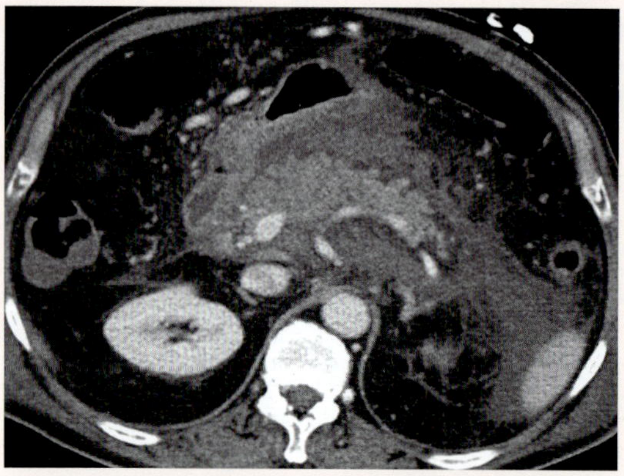

Figure 3b. **Présence d'un épanchement pleural et d'atélectasie témoignant de la gravité d'une pancréatite aiguë**

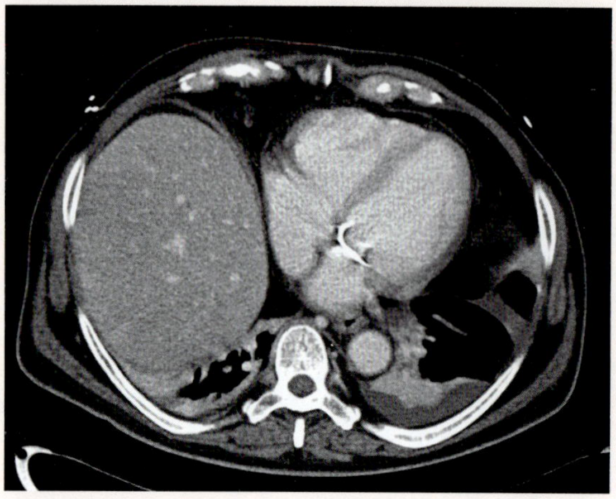

6. Diagnostic différentiel

- Le diagnostic différentiel fait discuter les autres abdomens chirurgicaux, perforation d'ulcère, péritonite aiguë, ischémie mésentérique, occlusion. L'association des douleurs abdominales à une lipasémie élevée suffit pour retenir le diagnostic de PA. Dans les cas douteux, **le scanner injecté en urgence** permet d'établir le diagnostic de la lésion en cause.

7. Prise en charge thérapeutique initiale

7.1. Surveillance

- Une **surveillance étroite** des patients et les traitements conservateurs sont les meilleurs garants d'une évolution simple des pancréatites aiguës et ce malgré toutes les tentatives thérapeutiques. Cette surveillance devra s'exercer pour tous les patients jusqu'à ce que leur degré de sévérité soit établi.
- Dans tous les cas, un bilan clinique (hémodynamique, douleur, sepsis, examen abdominal), biologique (ionogramme sanguin, numération formule sanguine, gaz du sang artériel) et une **radiographie thoracique** sont indispensables à l'admission. Une **réévaluation régulière** clinique (frissons, marbrures, examen abdominal) et biologique est nécessaire.

7.2. Rééquilibration hydro-électrolytique

- La compensation des **pertes hydro-électrolytiques** et le rétablissement d'une volémie correcte doivent être effectués le plus rapidement possible.
- L'apport de cristalloïdes par sérum salé isotonique est généralement suffisant pour traiter les pertes en eau et en NaCl, guidé par la **surveillance hémodynamique**, de la **diurèse**, de l'hématocrite, la protidémie et l'ionogramme urinaire.
- Les colloïdes ne sont nécessaires qu'en cas d'état de choc et leur utilisation repose sur un « avis d'experts ». Chez un adulte sans antécédents, un volume de 35 ml/kg/j de cristalloïdes sert de base pour la réhydratation et sera à adapter en fonction des bilans.
- Les apports en potassium, magnésium et calcium doivent être effectués selon les déficits constatés.
- Une **hyperglycémie** ≥ 13,9 mmol/L doit être traitée par insuline.
- Les transfusions sanguines sont indiquées en cas d'hématocrite inférieur à 25 %.
- Une acidose est souvent le premier témoin d'une hypovolémie ou d'une nécrose.

7.3. Oxygénation

- Une **hypoventilation** est observée chez **près de 40 % des patients**. Une surveillance de l'oxygénation doit être effectuée pour s'assurer du maintien d'une saturation percutanée en oxygène > 95 %.
- Le recours à la ventilation assistée doit permettre de conserver cet objectif.

7.4. Analgésie

- Une analgésie doit être débutée dès la constatation de la douleur.
- Le paracétamol doit être utilisé avec prudence chez les patients alcooliques.
- La **morphine** et ses agonistes purs sont des antalgiques de choix pour ce type de douleurs importantes et doivent être utilisés dès que l'EVA est supérieure à 6. Les effets de la morphine sur le sphincter d'Oddi ne doivent pas influencer son utilisation.
- **L'aspirine et les anti-inflammatoires non stéroïdiens sont contre-indiqués** en raison de leurs effets secondaires.

7.5. Nutrition

- La pose d'une **sonde naso-gastrique d'aspiration** ne s'impose pas en routine. Elle est justifiée lors de vomissements itératifs. La mise à jeun est guidée par les douleurs et l'intolérance digestive.
- Dans les PA peu sévères, l'alimentation orale peut être reprise classiquement progressivement après une période de 48 heures sans douleurs et une normalisation de la lipasémie.
- La PA sévère est responsable d'un **état hypercatabolique** justifiant un support nutritionnel pour compenser cet état et prévenir la dénutrition.
- Chez les PA graves, la **nutrition entérale** doit être privilégiée et débutée dès 48 heures. L'alimentation entérale par sonde naso-jéjunale est préférable du fait du reflux gastrique fréquent.
- Une supplémentation en micronutriments, en particulier à visée anti-oxydante (vitamines A, C, E, sélénium) et en zinc, est indiquée. La nutrition parentérale n'est indiquée qu'en cas d'intolérance de la voie entérale.

7.6. Antibiothérapie

- La **surinfection de la nécrose** est une des complications les fréquentes et les plus graves des formes sévères de PA.
- Sur la base des études disponibles, les conférences de consensus française et internationale **ne recommandent pas l'antibiothérapie préventive systématique** ni par voie systémique ni sous forme de décontamination digestive sélective.
- L'antibiothérapie n'est justifiée qu'en cas d'**infection documentée**, devant un **choc septique**, une **angiocholite**, une **infection nosocomiale**.
- Une antibioprophylaxie doit encadrer les gestes invasifs.

7.7. Traitements physiopathologiques

- De multiples traitements à visée physiopathologique ont été proposés mais aucun n'a fait la preuve de son efficacité. Les conférences de consensus ne recommandent aucun traitement physiopathologique.

7.8. Chirurgie de la PA

- Les seules indications opératoires initiales de la PA sont une **perforation** d'organe creux, un **choc hémorragique** ou une **lithiase biliaire**. La chirurgie pourra être décidée secondairement en cas de surinfection de la nécrose. Les techniques de chirurgie **mini-invasive** sont de plus en plus utilisées.

8. Prise en charge spécifique de PA biliaire

- La recherche de l'origine biliaire d'une PA doit être effectuée précocement par **échographie**.
- Les anomalies biologiques hépatiques sont constatées dans 85 à 90 % de ces cas. Un taux d'**ALAT > 150 UI/L** est hautement prédictif d'une pancréatite biliaire.
- **En urgence**, il faut envisager la recherche par IRM et/cholangiographie rétrograde et le traitement d'une lithiase cholédocienne.
- À distance, il faut discuter l'indication d'une cholécystectomie.
- La **sphinctérotomie endoscopique (SE)** a été proposée dans le but de traiter l'angiocholite, de prévenir la constitution de la nécrose ou sa surinfection. Elle est préférée à la chirurgie de désobstruction canalaire. Dans tous les cas où une SE est envisagée en urgence, elle doit être réalisée le plus précocement possible (Figure 4).

Figure 4. Pancréatite aiguë

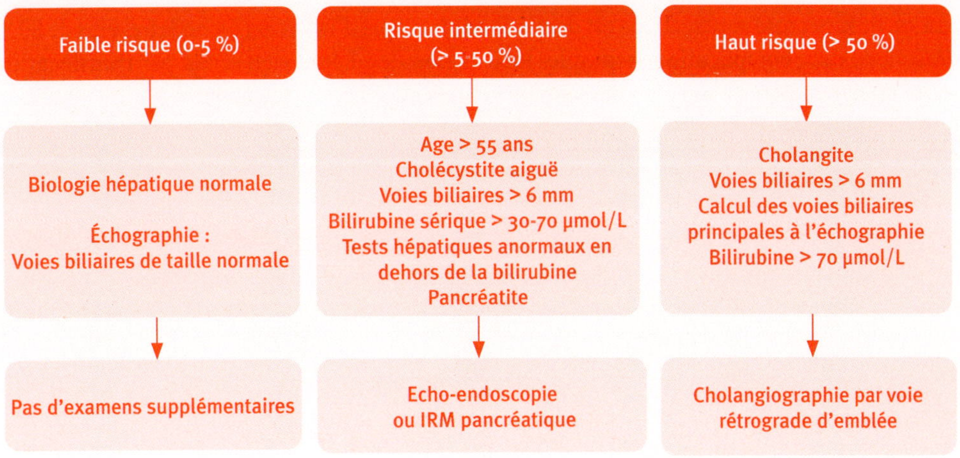

9. Complications

9.1. Complications précoces

- La survenue d'une ou de plusieurs défaillances viscérales impose de rechercher systématiquement une **complication chirurgicale**.
- **Défaillances multi-viscérales** :
  - La survenue des défaillances viscérales augmente parallèlement à la sévérité de la maladie, mais sans lien avec l'étendue de la nécrose. Les plus fréquentes sont respiratoires, rénales, hémodynamiques et hématologiques.
  - Le syndrome de détresse respiratoire peut aussi être secondaire aux **épanchements pleuraux** ou à une altération spécifique de la cinétique diaphragmatique, responsable d'atélectasies des bases. Les épanchements pleuraux ou abdominaux symptomatiques doivent être drainés.
  - Les défaillances circulatoires comportent le plus souvent une hypovolémie en rapport avec un troisième secteur intrapéritonéal. Un choc hyperkinétique est fréquent. Un **remplissage vasculaire précoce** est important pour prévenir les défaillances, en particulier hépatique ou rénale.
  - L'atteinte hépatique est souvent liée à une défaillance circulatoire sévère. L'insuffisance rénale est souvent de nature fonctionnelle, mais peut être liée à une nécrose tubulaire.
  - Les **troubles de l'hémostase**, en particulier la coagulation intravasculaire disséminée, sont fréquents.
  - L'augmentation de la **pression abdominale** peut participer à différentes défaillances et justifier la surveillance de la pression abdominale voire indiquer une laparotomie de décompression.
- **Complications chirurgicales précoces** :
  - Les complications chirurgicales précoces sont liées à la gravité de l'agression locale ou régionale.
  - Les lésions sont hémorragiques, ou liées à une perforation qui touche généralement le côlon, les artères spléniques ou mésentériques

9.2. Complications tardives

- **Surinfection de la nécrose** :
  - L'évolution de la nécrose pancréatique est dominée par le risque d'infection secondaire. Plus de 80 % des décès par PA sont dus aux **complications septiques loco-régionales**. L'infection se fait par **translocation** d'origine digestive soit par contiguïté soit par voie sanguine et touche la nécrose ou l'ascite.
  - Le risque d'apparition de l'infection peut survenir dès la première semaine et **augmente jusqu'à la troisième semaine** d'évolution pour atteindre deux-tiers des patients. La probabilité de survenue de l'infection semble proportionnelle à l'étendue de la nécrose.
  - L'intérêt de l'augmentation de procalcitonine (PCT) reste débattu. La PCT, comme marqueur précoce du développement d'une infection de la nécrose pancréatique, permet d'identifier certains patients qui sont à haut risque de développement de ces infections et pourraient bénéficier d'une antibiothérapie prophylactique.
  - Les travaux récents insistent sur l'isolement fréquent de bactéries multirésistantes ou de levures. L'identification de germe obtenus par **ponction percutanée guidée par imagerie** permet d'affirmer le diagnostic d'infection et est indispensable à la prise en charge thérapeutique de la PA, même si les arguments cliniques, scanographiques et biologiques ont une valeur d'orientation qui fait poser l'indication de la ponction.
  - La ponction systématique n'est pas justifiée. Parfois, l'aspect macroscopique du prélèvement permet de transformer immédiatement le geste diagnostique en geste thérapeutique de drainage.
  - L'antibiothérapie probabiliste débutée dès le diagnostic de surinfection de nécrose doit prendre en compte la possibilité de germes nosocomiaux. L'**adaptation du traitement** antibiotique après résultat de l'antibiogramme est indispensable.
  - En cas d'infection de la nécrose, l'**évacuation** des débris nécrotiques et le **drainage** des collections infectées sont nécessaires, en respectant le pancréas restant. Le drainage chirurgical est la technique la plus classique. La nécrosectomie associée au lavage continu, après fermeture de la laparotomie, semble privilégiée. L'évolution oblige souvent à des interventions itératives. Les résultats du drainage percutané sont améliorés par l'emploi de drains de gros calibre.
- **En l'absence de surinfection**, la nécrose évolue vers la résorption dans plus de 50 % des cas au-delà de la quatrième semaine. Elle peut évoluer vers la constitution de **pseudo-kystes** diagnostiqués au scanner ou à l'échographie ou d'abcès pancréatiques.

Conclusion

- En conclusion, la PA sévère reste une pathologie grevée d'une lourde morbidité et mortalité dont le pronostic est difficile à préciser initialement. Une prise en charge précoce avec un transfert en milieu de réanimation des formes sévères est nécessaire. Les traitements sont purement symptomatiques en essayant de limiter les causes d'infection.

Références

- P Montravers, A Benbara, H Chemchick, N Rkaiby. Pancréatites aiguës. EMC, (Elsevier-Masson SAS, Paris) Médecine d'urgences, 25-050-B-30, 2007.
- Société Nationale Française de Gastro-entérologie. Conférence de consensus : pancréatite aiguë. Gastroenterol Clin Biol 2001, 25 ; S5-S246
- Frossard JL, Steer ML, Pastor JL. Lancet 2008 ; 371 : 143-52.
- Phillip V, Steiner JM, Algül H. Early phase of acute pancreatitis : Assessment and management. World J Gastrointest Pathophysiol. 2014 ; 5 : 158-68.
- Schepers NJ, Besselink MGH, van Santvoort HC. Early management of acute pancreatitis. Best Practice & Research Clinical Gastroenterology. 2013 ; 27 : 727–43.

POINTS CLÉS

ÉTIOLOGIE DES PA
1. Obstruction
– **Lithiase biliaire** – Tumeurs du pancréas, ampullome, malformation : pancréas divisum, diverticule – Corps étranger obstruant la papille, douve de chine, ascaridiase
2. Toxique et médicamenteuse
– **Alcool éthylique**, méthylique – Médicamenteuses (Pancréatox) – Insecticides organo phosphorés, venin de scorpion
3. Traumatique
4. Métabolique
Hypercalcémie (hyperparathyroidie), hyperlipidémie type I et IV
5. Infection
– Virus : oreillons, hépatites, rubéole, adénovirus, CMV, HIV, varicelle – Bactéries : légionelle, mycoplasme, Campylobacter jejuni – Parasites : ascaris, paludisme
6. Vasculaires
– Ischémie, état de choc, malformation, vascularites
7. Iatrogènes
– Cathéthérisme endoscopique, sphinctérotomie, postopératoires
8. Hypothermie
9. Idiopathiques

+++ LE COUP DE POUCE DE L'ENSEIGNANT

1. La prise en charge de la pancréatite aiguë (PA) aux urgences comporte :
   - l'affirmation du diagnostic,
   - l'appréciation de la gravité de la PA,
   - une prise en charge adaptée et précoce.
2. La sévérité de la pancréatite est définie par l'existence d'une ou plusieurs défaillances d'organes ou d'une complication locale comme une nécrose, un abcès ou un pseudo-kyste.
3. La lithiase biliaire et l'intoxication alcoolique sont les causes les plus fréquentes de pancréatite.
4. Le diagnostic aux urgences repose sur l'association d'une douleur abdominale en région épigastrique et d'une élévation de la lipasémie (> 3N).
5. Le scanner est demandé en urgence uniquement s'il existe un doute diagnostique. Dans les autres cas, il est surtout utile pour évaluer la gravité et doit être effectué à la 72e heure d'évolution de la douleur.
6. L'évaluation de la gravité repose sur des éléments cliniques, biologiques et radiologiques.
7. Une surveillance étroite des patients et les traitements conservateurs sont les meilleurs garants d'une évolution simple des PA.
8. La morphine et ses agonistes purs sont des antalgiques de choix pour ce type de douleurs importantes.
9. L'antibiothérapie n'est justifiée qu'en cas d'infection documentée, devant un choc septique, une angiocholite, une infection nosocomiale.
10. Les seules indications opératoires initiales de la PA sont une perforation d'organe creux, un choc hémorragique ou une lithiase biliaire.
11. L'évolution de la nécrose pancréatique est dominée par le risque d'infection secondaire.

CHAPITRE 28

Détresse respiratoire aiguë du nourrisson, de l'enfant et de l'adulte

OBJECTIFS ECN

➔ Diagnostiquer un corps étranger du carrefour aéro-digestif et des voies aériennes.

➔ Diagnostiquer une détresse respiratoire aiguë du nourrisson, de l'enfant et de l'adulte.

➔ Identifier les situations d'urgences et planifier leur prise en charge pré hospitalière et hospitalière.

Pr François Dubos*, Dr Geoffrey Ledoux, Pr Raphaël Favory***, Pr Alain Durocher*****

*PU-PH, Urgences pédiatriques & maladies infectieuses, Pôle de l'Urgence, CHRU de Lille et Université de Lille

**PH, Pôle de Réanimation, CHRU de Lille et Université de Lille, APNET: Association Pédagogique Nationale pour l'Enseignement de la Thérapeutique

***PU-PH, Pôle de Réanimation, CHRU de Lille et Université de Lille, APNET: Association Pédagogique Nationale pour l'Enseignement de la Thérapeutique

MOTS-CLÉS : Dyspnée, épiglottite, embolie pulmonaire, pneumopathie, asthme, œdème de Quincke, BPCO

1. Généralités

1.1. L'examen clinique

- Dans tous les cas, l'examen clinique, et notamment l'**inspection** chez un enfant ou un patient **déshabillé** (recherche de purpura) ou au moins torse nu, est la première étape fondamentale pour l'estimation de la gravité et l'orientation étiologique de la détresse respiratoire.
- Il faut en parallèle et suivant le degré d'urgence :
  - Mesurer la **fréquence respiratoire**, rechercher chez le jeune nourrisson **des pauses respiratoires ou des gasps** qui sont des signes de gravité immédiate ;
  - Rechercher des **signes de lutte** :
    - **Tirage sus-sternal** chez l'adulte et l'enfant ;
    - **Battement des ailes du nez, tirage sus-claviculaire, tirage intercostal, balancement thoraco-abdominal** chez l'enfant.
  - Rechercher une **cyanose** qui apparaît quand l'hémoglobine réduite (non oxygénée) dépasse 5 g/dl. Classiquement elle est plutôt prédominante aux muqueuses en cas de cyanose respiratoire (et dite « chaude ») et plutôt aux niveaux des extrémités en cas de cyanose circulatoire (et dite « froide »).
  - Quand c'est possible, mesurer le degré d'**hypoxie** à l'aide d'un **saturomètre de pouls** (mesure de la saturation périphérique en oxygène digitale ou auriculaire par analyse infrarouge de l'hémoglobine arrivant en périphérie de façon pulsatile).

Suivant le « moment » de la dyspnée :

- Dyspnée **inspiratoire** : laryngite aiguë de l'enfant, **corps étranger** de l'enfant ou de l'adulte.
- Dyspnée aux **deux temps** : laryngotrachéite bactérienne de l'enfant, **corps étranger trachéal** de l'enfant ou de l'adulte.
- Dyspnée **expiratoire : bronchiolite** du nourrisson, **crise d'asthme** de l'enfant ou de l'adulte, **décompensation respiratoire des patients BPCO.**
- Dyspnée « neutre » : **œdème aigu du poumon, pneumopathie.**

- **Tolérance d'une détresse respiratoire :**

- **Respiratoire :**
  - ➢ mise en jeu des muscles respiratoires accessoires : tirage sus-sternal, sus-claviculaire, des sterno-cleïdo-mastoïdiens
  - ➢ battement des ailes du nez
  - ➢ balancement thoraco-abdominal
  - ➢ impossibilité de parler
  - ➢ cyanose
- **Cardiovasculaire :**
  - ➢ tachycardie
  - ➢ hypotension artérielle
  - ➢ marbrures, augmentation du temps de recoloration cutanée
  - ➢ pouls paradoxal (surtout crise d'asthme)
- **Neurologique :**
  - ➢ troubles de la conscience jusqu'au coma

1.2. Les gaz du sang

- En pré-hospitalier, le SMUR aura à disposition la plupart du temps uniquement la saturométrie périphérique qui ne donne un indice que sur la présence et le degré d'hypoxémie et ne renseigne pas sur le niveau d'hypercapnie éventuelle. Il faudra donc se méfier de ne pas trop oxygéner les patients BPCO qui n'ont plus comme stimulus respiratoire que le faible niveau de pression artérielle en oxygène au risque d'aggraver une hypercapnie.
- Les gaz du sang ne seront réalisables en général qu'à l'hôpital. Ils seront prélevés en artériel chez l'adulte. Ils seront prélevés en veineux ou en capillaire chez l'enfant et le jeune nourrisson sans affection cardio-pulmonaire chronique sous-jacente. Ils vont orienter sur le mécanisme de la détresse respiratoire :
  - **L'hypoxémie est la règle**, plus ou moins bien tolérée (baisse de la pression partielle artérielle en oxygène PaO_2). Elle n'est analysable que sur un gaz du sang artériel.
  - **L'hypercapnie** (augmentation de la pression partielle artérielle de CO_2, qui s'accompagne de sueurs, troubles de conscience, tachycardie, élévation de la pression artérielle) va être observée :
    - ➢ lors des **causes neurologiques centrales** agissant sur les centres respiratoires cérébraux (accident vasculaire, surdosage en morphiniques) ou lors d'atteintes des muscles respiratoires (myasthénie, myopathie) ;
    - ➢ lors des **hypoventilations alvéolaires périphériques** : décompensation respiratoire de BPCO ;
    - ➢ et dans toutes les autres causes (où il y aura d'abord une hyperventilation pour compenser l'hypoxémie et une hypocapnie) quand l'adaptation du système respiratoire va être dépassée : asthme, œdème aigu du poumon…

Selon le degré de l'hypercapnie, le pH peut s'abaisser et provoquer une acidose respiratoire. Le tableau 1 résume les différents mécanismes possibles.

- Il faut ajouter qu'une hypoxémie peut survenir également si la saturation veineuse en O_2 est abaissée en cas de baisse du débit cardiaque et/ou d'augmentation de consommation en oxygène en périphérie si les rapports ventilation/perfusion sont anormaux. Ainsi, tout état de choc ou état infectieux sévère peut s'accompagner d'une hypoxémie et donc d'une détresse respiratoire sans cause respiratoire pure retrouvée.

Tableau I. GAZ DU SANG SELON LE MÉCANISME DE LA DÉTRESSE RESPIRATOIRE					
	pH *si acidose respiratoire pure aiguë : pour 10 mmHg d'augmentation de PaCO2 diminution de 0,05 de pH*	**PaO_2**	**$PaCO_2$**	**PaO_2 + $PaCO_2$**	**Corrigible par administration d'O_2**
Hypoventilation homogène ***Poumon normal et ventilation alvéolaire diminuée : maladie neuromusculaire, prise de psychotropes***	Normal ou bas	Basse	Haute	= 140	Oui
Hypoventilation inhomogène* (BPCO) ***Poumon anormal et compensation ventilatoire insuffisante***	Normal ou bas	Basse	Haute	≠ 140	Parfois mal
Troubles de la diffusion (barrière alvéolo-capillaire anormale) ***Œdème interstitiel, pneumopathies infectieuses interstitielles, fibrose pulmonaire***	Normal	Basse	Normale	< 140	Oui

**Associe à des degrés divers effet shunt (perfusé non ventilé) et effet espace mort (ventilé non perfusé)*

2. Différents tableaux cliniques

2.1. Corps étranger de l'enfant

- L'inhalation de corps étranger concerne essentiellement les enfants de 6 mois à 3 ans, même si l'inhalation peut survenir plus tard et y compris chez l'adulte, donnant parfois des tableaux d'arrêt cardiaque hypoxique.
- **Le « syndrome de pénétration »** : à l'occasion d'un repas ou lors d'un jeu, l'enfant va présenter des signes respiratoires bruyants d'apparition brutale : suffocation, détresse respiratoire, cyanose, toux. Il doit être recherché scrupuleusement à l'interrogatoire des parents et est parfois frustre. Même s'il est absent, une pathologie infectieuse récidivante dans le même territoire et résistante au traitement bien conduit doit faire évoquer un corps étranger des voies respiratoires et doit faire discuter une fibroscopie bronchique.
- **Lorsque le corps étranger n'est pas expulsé immédiatement** par la toux, 2 cas caricaturaux s'opposent :
  - **le corps étranger est « haut placé » dans les voies aériennes de l'enfant et l'obstrue presque complètement** : l'enfant est asphyxique, cyanosé en détresse respiratoire majeure et le retrait du corps étranger est une **urgence absolue** : retrait à la main ou à la pince, manœuvre de Heimlich pour augmenter la pression intrathoracique et espérer expulser le corps étranger.
  - dans les autres cas, **transfert** par SMUR, en laissant l'enfant assis et à jeun, avec une voie veineuse périphérique en place, en évitant les mobilisations trop brusques (risque de migration du corps étranger), sous oxygène selon la saturation périphérique en oxygène, vers un centre de référence, qui pourra pratiquer une **bronchoscopie** en urgence est la règle.
- La **radiographie de thorax** pourra retrouver : une **atélectasie** (conséquence d'une obstruction bronchique complète), un **pneumothorax** ou **pneumomédiastin** (conséquence d'une hyperpression intra-thoracique par exemple liée aux efforts de toux), un **emphysème**, mieux visible sur un cliché en expiration ; le corps étranger lui-même s'il est radio-opaque (la cacahuète ne l'est pas par exemple…). Elle peut être normale.

- **En cas de doute, l'endoscopie bronchique est la règle.**

> **Suivant la localisation mais de façon non pathognomonique :**
> - **Carrefour pharyngo laryngé :** symptomatologie mixte respiratoire et digestive (hypersalivation)
> - **Stridor :** bruit aigu sus-glottique
> - **Cornage :** bruit rauque sous-glottique
> - **Trachée :** symptomatologie intermittente avec dyspnée inspiratoire et expiratoire, et toux aboyante
> - **Bronche :** asymétrie auscultatoire

2.2. Épiglottite

- C'est une inflammation de l'épiglotte. Il s'agit d'une **urgence vitale absolue**. Elle survient après 6 mois et peut se voir jusque l'âge adulte. Elle est devenue rarissime depuis la vaccination contre *Haemophilus influenzae type b* (1er agent responsable), à rechercher à l'interrogatoire des parents. Des micro-abcès à *Haemophilus* sont responsables de l'œdème inflammatoire de l'épiglotte.
- Le tableau clinique est représenté par une **dégradation majeure de l'état général avec fièvre élevée** (39-40 °C), adénopathies cervicales, **hypersialorrhée, voix étouffée et dyspnée inspiratoire intense**. Typiquement, l'enfant refuse de s'allonger.
- Une antibiothérapie par céphalosporines de 3e génération type céfotaxime est urgente (50 mg/kg puis 150 mg/kg/j).

> Surtout :
> - **Ne pas utiliser d'abaisse-langue**
> - **Ne pas allonger le patient**

- Le transport à l'hôpital doit être médicalisé. En cas d'intubation, elle devra se faire enfant en position assise, plus ou moins sous fibroscopie, par un opérateur entraîné, avec matériel de trachéotomie à disposition.

2.3. Laryngite aiguë

- Il s'agit d'une affection fréquente en population générale, donnant une toux aboyante et une voix rauque, liée à une inflammation des cordes vocales. Elle peut être à l'origine d'une dyspnée inspiratoire chez le nourrisson et le jeune enfant. Elle est exceptionnelle avant l'âge de 6 mois, et doit dans ces cas faire rechercher une affection sous-jacente (sténose laryngée, hémangiome sous-glottique, autres affections plus rares). Après l'âge de 6 mois, cette dyspnée inspiratoire concerne habituellement les enfants entre 6 mois et 3 ans,et elle est le plus souvent d'installation progressive (laryngite virale) mais survient parfois brutalement (laryngite striduleuse).
- La laryngite virale survient souvent dans un contexte de rhinite avec parfois une fébricule. Elle est alors rarement associée à une détresse respiratoire importante et évolue favorablement en quelques jours. Le traitement est symptomatique (mouchage, paracétamol).
- La laryngite striduleuse est souvent nocturne, avec parfois une polypnée et la mise en jeu des muscles accessoires, voire une cyanose par hypoxie. L'évolution est habituellement spontanément favorable en quelques heures. En cas de détresse respiratoire importante, un traitement anti-inflammatoire par corticoïdes inhalés ou oraux permet une amélioration du tableau clinique. Ce traitement, comparé à un placebo, n'a cependant pas montré de bénéfice sur l'évolution du tableau clinique dans les formes non hypoxémiantes.

2.4. Laryngo-trachéite bactérienne

- Il s'agit d'une infection bactérienne rare mais grave des voies aériennes supérieures, touchant les enfants âgés de 3 mois à 12 ans.
- Dans sa présentation, l'enfant est altéré, fébrile à 39-40 °C mais, à la différence de l'épiglottite, la déglutition est conservée (pas de dysphagie, pas d'hypersialorrhée), la voix est normale ou parfois rauque et l'enfant présente une dyspnée aux deux temps.

- La fibroscopie met en évidence des dépôts inflammatoires importants au niveau laryngotrachéal.
- L'agent causal est habituellement le staphylocoque doré, mais peut être le pneumocoque, un autre streptocoque ou *Haemophilus influenzae*.
- Une assistance respiratoire (non invasive ou invasive) est souvent nécessaire et une antibiothérapie parentérale doit être débutée en urgence.

2.5. Bronchiolite aiguë du nourrisson

- Elle survient chez **l'enfant de moins de 18 mois** (souvent avant 6 mois), dans un contexte **épidémique hivernal** et est causée le plus souvent par le **virus respiratoire syncitial** (VRS), dans un contexte de **rhinopharyngite fébrile** depuis quelques jours.
- On note l'apparition d'une **dyspnée expiratoire sifflante** (ou wheezing). À l'auscultation on perçoit habituellement des sibilants et parfois des râles crépitants. Le diagnostic est clinique. La gravité de l'affection est liée à l'hypoxie engendrée par l'importance de l'atteinte pulmonaire et l'hypercapnie secondaire à l'obstruction bronchiolaire. Le risque est d'autant plus élevé que le nourrisson est jeune (< 6 semaines de vie; bradypnées et pauses respiratoires plus fréquentes), ancien grand prématuré, ou qu'il a une affection cardiaque ou pulmonaire sous-jacente (Tableau II).
- L'enfant devra être positionné en **proclive à 30°**, avec une bonne hydratation avec un lait épaissi et à doses fractionnées en cas de gêne respiratoire importante. La kinésithérapie respiratoire de drainage n'est plus recommandée dans les formes prises en charge en ambulatoire. Les bronchodilatateurs n'ont pas d'effet sur l'évolution de la maladie, ni les corticoïdes oraux ou inhalés. Les antibiotiques ne sont à proposer qu'en cas de surinfection bactérienne. Celle-ci sera suspectée en cas de fièvre persistante plus de 3 jours ou mal tolérée, de foyer franc radiologique, d'otite moyenne aiguë. La prévention repose sur l'allaitement maternel, l'éviction du tabac dans l'entourage, l'hygiène des mains.

Tableau II. RECOMMANDATIONS DE LA HAS POUR LE RECOURS À L'HOSPITALISATION EN CAS DE BRONCHIOLITE AIGUË
L'hospitalisation est recommandée en présence d'un des critères de gravité suivant (grade C) : – aspect "toxique" (altération importante de l'état général) ; – survenue d'apnée; – présence d'une cyanose ; – fréquence respiratoire > 60/minute ; – âge < 6 semaines ; – prématurité < 34 semaines d'aménorrhée, âge corrigé < 3 mois ; – cardiopathie sous-jacente, pathologie pulmonaire chronique grave ; – saturation artérielle transcutanée en oxygène (SpO_2tc) < 94 % sous air et au repos ou lors de la prise des biberons ; – troubles digestifs compromettant l'hydratation, déshydratation avec perte de poids > 5 % ; – difficultés psychosociales ; – présence d'un trouble ventilatoire détecté par une radiographie thoracique, pratiquée sur des arguments cliniques.

2.6. Asthme

- **La crise d'asthme de l'enfant** a des caractéristiques sémiologiques proches de l'asthme chez l'adulte. Il s'agit d'une dyspnée expiratoire, souvent avec bradypnée et associée à un wheezing expiratoire audible ou des sibilants à l'auscultation. Chez le jeune enfant, la symptomatologie peut être différente, avec surtout des signes d'hyperréactivité bronchique à type de toux isolée survenant à l'effort ou la nuit. Cette toux doit faire évoquer une coqueluche chez le très jeune nourrisson, notamment si elle est quinteuse. Un reflux gastro-œsophagien doit aussi être recherché à l'interrogatoire pouvant expliquer cette hyperréactivité bronchique. Si ces causes ont été éliminées, les étiologies principales des crises d'asthme de l'enfant sont virales ou allergiques. L'évaluation de la gravité doit s'appuyer sur l'interrogatoire (antécédents de séjour en réanimation, asthme instable, utilisation récente de nombreuses bouffées de béta-2-mimétiques) et sur le score clinique de PRAM. Ce score varie de 0 à 12 et combine des signes de lutte, l'aspect des sibilants, du murmure vésiculaire (entrée de l'air) et la saturation en oxygène en air ambiant. La gravité de la crise doit être réévaluée régulièrement.

- Un traitement par bronchodilatateurs inhalés en chambre d'inhalation, parfois associé à des corticoïdes oraux pendant quelques jours doivent permettre de faire céder la crise. Un traitement de fond reposant sur l'éviction des allergènes et un traitement par corticoïdes inhalés sera nécessaire pour contrôler l'inflammation résiduelle et limiter les accès aigus.
- **Chez l'adulte**, le diagnostic est souvent évident devant une dyspnée sifflante chez un patient ayant des antécédents d'asthme ou dans un contexte d'exposition à un allergène. Le débit expiratoire de pointe (ou peak flow) pourra donner une idée précise de la gravité de la crise (en général disponible en SMUR). Le seuil de 150 L/min est souvent retenu pour autoriser la sortie de réanimation.
- Le traitement associe dès la phase préhospitalière bronchodilatateurs (salbutamol) au maximum par voie aérosol (efficacité meilleure, effets secondaires [tachycardie, tremblements, anxiété] moindres) sinon par voie veineuse associée à une corticothérapie par voie intraveineuse à 1 mg/kg associés à une réhydratation. En cas d'hypotension associée, l'adrénaline, qui ajoute des effets vasoconstricteurs (alpha plus) aux effets bêta-2 bronchodilatateurs pourra être utilisée. Le transport doit toujours se faire par SMUR, une aggravation brutale potentiellement mortelle étant toujours possible.

2.7. Pneumopathie

- La pneumopathie de l'enfant et de l'adulte a des caractéristiques sémiologiques comparables, associant de la fièvre, une toux et une dyspnée à type de polypnée. L'étiologie est habituellement virale mais aussi bactérienne. Il faut penser à la pneumonie chez l'enfant de moins de 5 ans en cas de douleurs abdominales fébriles avec polypnée et dans tous les cas rechercher des signes de complication à type de pleurésie purulente ou de sepsis nécessitant une prise en charge adaptée.

2.8. Décompensation aiguë de bronchite chronique obstructive (BPCO)

- Le problème de la décompensation de la BPCO est essentiellement un problème de mécanique respiratoire, ce qui explique le succès très fréquent de l'assistance respiratoire par ventilation non invasive.
- Le rétrécissement du calibre des bronches, notamment par la perte de l'élasticité du parenchyme pulmonaire endommagé par la progression de la maladie est responsable d'une augmentation des résistances à l'expiration. Quand la maladie progresse, la vidange pulmonaire du volume inspiré n'est plus complète, impliquant un volume piégé dans le thorax, impliquant lui-même la persistance d'une pression positive anormale (pression expiratoire positive intrinsèque). Un état d'équilibre est atteint chez un patient chronique, mais toute augmentation des besoins ventilatoires (infection, stress...) va pouvoir provoquer une décompensation respiratoire aiguë. Pour s'adapter à la situation chronique, le diaphragme aura tendance à s'horizontaliser et en cas de décompensation aiguë cela pourra faire observer cliniquement un signe de Hoover : lors de l'inspiration diminution du diamètre de la partie basse du thorax.
- Typiquement, les gaz du sang retrouveront une hypoxémie avec une hypercapnie associée ou non à une acidose respiratoire.
- Un objectif modéré d'oxygénation (SpO_2 à 90-92 % par exemple) évitant d'aggraver l'hypercapnie sera la règle. Le traitement de la cause sera bien sûr entrepris souvent en aidant la mécanique respiratoire au moyen d'une ventilation non invasive par masque (en cas d'acidose notamment). L'utilisation de la ventilation non invasive dans ce contexte baisse la mortalité.

Étiologies à rechercher en cas de décompensation aiguë de BPCO :

- Pathologie **cardiaque** : œdème pulmonaire hydrostatique, infarctus du myocarde
- Causes **infectieuses** : pneumopathie infectieuse, bronchite infectieuse
- **Pneumothorax**
- Prise de **médicaments déprimant les centres respiratoires** : exemple somnifère

2.9. Embolie pulmonaire

- La dyspnée est typiquement **d'apparition brutale** chez un patient présentant des f**acteurs de risque** de thrombose veineuse profonde : alitement, périopératoire, néoplasie, etc.
- Sur le plan physiopathologique l'effet espace mort lié à l'absence de perfusion avec une ventilation préservée entraîne théoriquement une hypercapnie (qu'on peut observer chez des patients sous ventilation mécanique contrôlée s'ils sont sédatés) mais l'hyperventilation compensatrice va donner comme résultante sur les gaz du sang une **hypoxémie avec hypocapnie.** En plus du retentissement sur les échanges gazeux, l'augmentation des résistances vasculaires pulmonaires qui est proportionnelle de façon exponentielle au degré d'obstruction des vaisseaux thrombosés va retentir sur le cœur droit puisqu'augmentant sa post-charge et donc son travail cardiaque. Ainsi à l'examen clinique les signes de cœur droit devront être recherchés, et l'échocardiographie pourra retrouver des **signes de cœur pulmonaire aigu** (dilatation du ventricule droit, septum paradoxal, augmentation des pressions artérielles pulmonaires) et parfois pourra mettre en évidence un thrombus s'il est proximal. La mise en route d'une ventilation invasive (intubation/ventilation) est parfois délicate sur le plan hémodynamique en présence d'une défaillance du cœur droit. Le patient doit être transporté à l'hôpital par SMUR sous oxygénothérapie avec des précautions lors des mobilisations (migration de thrombus possible).
- À l'hôpital la **radiographie de thorax sera souvent normale** ou presque (atélectasies en bande, surélévation de coupole) ce qui est évocateur en cas d'hypoxémie importante. **L'électrocardiogramme** peut retrouver des signes de cœur pulmonaire aigu non spécifiques.
- les **D-dimères** seront augmentés (méthode ELISA plus spécifique) l'absence d'augmentation ayant une bonne valeur prédictive négative. Inversement, de nombreux diagnostics différentiels seront accompagnés d'une augmentation de D-dimères. Le BNP et la troponine peuvent être augmentés.
- Le **scanner thoracique avec injection de produit de contraste** fera le diagnostic positif. En cas d'allergie à l'iode et si le patient ne présente pas d'anomalies préexistantes des rapports ventilation/perfusion (patient BPCO par exemple) une scintigraphie de ventilation/perfusion peut être une alternative.
- En l'absence de contre-indications, **l'anticoagulation hypocoagulante** permet d'éviter l'augmentation du degré d'obstruction. La **thrombolyse**, en dehors des contre-indications habituelles, envisagée parfois même en l'absence de preuve scannographique en cas d'apparition de cœur pulmonaire aigu chez un patient sans antécédent respiratoire et présentant des facteurs de risque de thrombose peut améliorer potentiellement beaucoup la situation hémodynamique.

2.10. Œdème de Quincke

- À la deuxième rencontre avec un allergène, l'hypersensibilité de type I peut s'exprimer par un œdème de Quincke.
- Le patient présente un œdème douloureux de la face (paupières et lèvre particulièrement) sans prurit. Il peut y avoir des picotements pharyngés. La dyspnée laryngée se manifeste par une bradypnée inspiratoire avec signes de tirage et parfois d'un cornage. Il faut rechercher des plaques urticariennes.
- Avant tout transport médicalisé par SMUR, le traitement d'urgence devra être entrepris : corticothérapie méthylprednisolone par voie intraveineuse ½ à 1 mg/kg, antihistaminiques, voire adrénaline par voie parentérale.

2.11. Syndrome de détresse respiratoire aiguë de l'adulte (SDRA)

- Ce syndrome caractérisé par un œdème pulmonaire non hydrostatique (cardiogénique) se traduisant par des images alvéolaires bilatérales à la radiographie de thorax. Il y a une altération en général sévère des échanges gazeux. La membrane alvéolo-capillaire est altérée que la cause soit pulmonaire (pneumopathie infectieuse, inhalation de liquide gastrique par exemple) ou extra-pulmonaire (pancréatite aiguë, transfusion massive par exemple).
- La compliance pulmonaire est abaissée, rendant la prise en charge ventilatoire parfois compliquée. L'utilisation de bas volumes de ventilation (6 ml/kg de poids idéal théorique), de positionnements du patient sur le ventre (décubitus ventral), l'utilisation initiale de curares et parfois le recours à une assistance extracorporelle d'oxygénation (ECMO) font partie des traitements symptomatiques possibles.

2.12. Autres causes

- **Atteinte des centres respiratoires :**
  - médicaments dépresseurs respiratoires : benzodiazépines, carbamates, barbituriques, morphiniques…
  - atteinte neurologique : accident vasculaire cérébral.

Dans le cas de l'atteinte des centres respiratoires, on va rencontrer une hypoventilation homogène avec hypercapnie.

- **Myasthénie**
  - Les anticorps anti-récepteurs à l'acétylcholine bloquent la plaque motrice des muscles striés, donnant un tableau d'aggravation musculaire à l'effort.
  - L'atteinte palpébrale (ptosis) souvent unilatérale est évocatrice. Il existe des formes respiratoires (atteinte du diaphragme) inaugurales.
  - Le traitement fera appel à des médicaments anticholinestérasiques.

- **Myopathie/sclérose latérale amyotrophique**

Il y a une atteinte en général connue car la détresse respiratoire survient après une certaine évolution de la maladie ou le diagnostic est évident à l'inspection du patient.

Références

1. Réanimation et Urgences Les référentiels des Collèges, Collège National des Enseignants de Réanimation, 4e édition Elsevier Masson.
2. Réanimation médicale, 2e édition Jean-Michel Boles, Fabienne Saulnier, Albert Jaeger, Georges Offenstadt, Pierre-Edouard Bollaert, Michel Wolff, Fabrice Zéni, Collège National des Enseignants de Réanimation, Masson.
3. Le manuel de Réanimation, Soins Intensifs et Médecine d'Urgence, Jean-Louis Vincent, 3e édition Springer.

+++ LE COUP DE POUCE DE L'ENSEIGNANT

1. La tolérance d'une détresse respiratoire est appréciée par l'examen clinique : inspection, palpation, percussion et le retentissement cardiovasculaire et neurologique.
2. Ne pas administrer trop d'oxygène à un patient BPCO au risque d'aggraver son hypercapnie.
3. Les causes de décompensation de la BPCO à rechercher sont : infection respiratoire, œdème aigu pulmonaire, embolie pulmonaire, pneumothorax, prise de médicaments sédatifs.
4. Un syndrome de pénétration faisant suspecter une inhalation de corps étranger doit faire réaliser une fibroscopie bronchique.
5. Il ne faut pas allonger un patient qui a une épiglottite ni utiliser un abaisse-langue.
6. La crise d'asthme aigu grave est traitée par aérosols de bronchodilatateurs tant que possible associés à une corticothérapie systémique.
7. Dans le traitement de l'embolie pulmonaire, l'anticoagulation évite la récidive, la thrombolyse est curative et améliore l'hémodynamique si besoin.
8. Le traitement de l'œdème de Quincke repose sur la corticothérapie plus ou moins l'administration d'antihistaminiques et d'adrénaline.

CHAPITRE 29

Insuffisance respiratoire aiguë

OBJECTIFS ECN

→ Diagnostiquer une insuffisance respiratoire aiguë.
→ Connaître les principes de la prise en charge en urgence.

Dr Séverine Gosselin*, Pr Patrick Ray**
*CCA, Centre régional universitaire des urgences, CHU Dijon, Université Bourgogne.
**PU-PH, Centre régional universitaire des urgences, CHU Dijon, Université Bourgogne.

MOTS-CLÉS : Insuffisance respiratoire aiguë, dyspnée, détresse respiratoire

1. Définition

- L'insuffisance respiratoire aiguë (IRA) se définit comme l'impossibilité pour un malade de maintenir une hématose normale. Elle traduit l'inadéquation entre les charges imposées à l'appareil respiratoire pour satisfaire au besoin ventilatoire à un instant donné, et les capacités qu'a ce même appareil de faire face à cette augmentation de charge.
- Le trouble de l'hématose s'accompagne de modification des gaz du sang avec une hypoxémie (définie par une $PaO_2 < 80$ mmHg), qui peut être associée ou non à une hypercapnie ($PaCO_2 > 45$ mmHg).
- L'hypercapnie n'est pas systématique, elle peut être absente ou remplacée par une hypocapnie en fonction de l'étiologie de l'IRA.
- Des signes cliniques de détresse respiratoire aiguë peuvent apparaitre ainsi que des signes de défaillance cardiaque (cœur pulmonaire aigu) et des troubles neuropsychiques.
- L'apparition de signes de détresse respiratoire aiguë témoigne de la gravité d'une affection respiratoire.

Il ne faut pas confondre IRA et syndrome de détresse respiratoire aiguë (SDRA) qui résulte d'un œdème lésionnel du poumon dont les causes sont multiples. Le syndrome de détresse respiratoire aiguë (SDRA) est défini par les critères de Berlin de 2012 :

- Apparition brutale (en moins d'une semaine)
- Hypoxémie sévère évaluée par le rapport PaO_2/FiO_2 en mmHg :
  - **SDRA minime :** PaO_2/FiO_2 comprise entre 200 et 300 avec PEEP ou CPAP ≥ 5 cmH_2O
  - **SDRA moyen :** PaO_2/FiO_2 comprise entre 100 et 200 avec PEEP ≥ 5 cmH_2O
  - **SDRA sévère :** PaO_2/FiO_2 ≤ 100 avec PEEP ≥ 5 cmH_2O
- Infiltrats pulmonaires bilatéraux sur l'imagerie thoracique.
- Absence d'insuffisance cardiaque gauche ou de surcharge volémique.

2. Physiopathologie

Une IRA est liée soit à la défaillance de la fonction hématose, soit à la défaillance de la fonction équilibre acido-basique du poumon. Cela est étroitement lié à l'échangeur alvéolo-capillaire, ou bien à l'insuffisance de la pompe ventilatoire.

2.1. Anomalies des échanges alvéolo-capillaires

La plupart des IRA comportent une atteinte de l'échangeur broncho-pulmonaire dans sa fonction d'apport d'O_2 et d'élimination de CO_2.

2.1.1. *Anomalies des rapports ventilation/perfusion*

- **Zone d'hypoventilation locale à perfusion conservée ou « *effet shunt* ».** Le sang veineux est insuffisamment oxygéné et ne se déleste pas de son CO_2, il en résulte une hypoxémie qui n'est pas ou partiellement corrigée par l'administration d'oxygène.

  $PaO_2 + PaCO_2 < 120$ mmHg

  Causes d'effet shunt: pneumopathies, œdème pulmonaire cardiogénique, ou SDRA atélectasies (et embolie pulmonaire, mais par la mise en jeu de mécanismes compensateurs)... Presque toutes les causes d'IRA s'accompagnent d'anomalies des apports ventilation/perfusion. Le cas extrême d'un shunt vrai se voit en cas de SDRA ou de réouverture d'un *foramen ovale* perméable.
- **Zone d'hypoperfusion locale à ventilation conservée ou « effet espace mort ».** Une partie de la ventilation ne participe pas aux échanges gazeux et vient s'ajouter à l'espace mort physiologique. L'effet espace mort est responsable d'une hypercapnie. Celle-ci peut être masquée par une hyperventilation réactionnelle à l'hypoxémie.

  Causes d'effet espace mort: Hypovolémie importante, insuffisance cardiaque.

2.1.2. *Troubles de diffusion par altération de la membrane alvéolo-capillaire*

- L'oxygène a du mal à diffuser à travers l'interstitium pulmonaire. On retrouve une hypoxémie (sans hypercapnie), qui est corrigible par l'administration d'oxygène.

  Causes: Œdème interstitiel, fibrose pulmonaire.

2.2. Insuffisance de la pompe ventilatoire

- **L'atteinte de la fonction pompe ventilatoire est dite primitive** lorsqu'elle est liée à une maladie neuromusculaire (ex: myopathies évolutives, myasthénie). Certains médicaments peuvent également diminuer la ventilation alvéolaire en agissant sur le système nerveux central (ex: intoxications aiguës aux opiacés avec souvent un contexte clinique évocateur: myosis, bradypnée...).
- **L'atteinte de la pompe ventilatoire peut être dite « secondaire »** dans les situations qui augmentent le travail respiratoire comme l'effort physique ou la fièvre. Toute situation engendrant une fatigue des muscles respiratoires via une augmentation du travail ventilatoire peut être source d'insuffisance respiratoire aiguë. La compliance du système respiratoire peut être diminuée dans l'obésité, les infections pulmonaires, les épanchements pleuraux. Les résistances des voies aériennes augmentent lors de l'encombrement bronchique ou du bronchospasme. La distension intra-thoracique (phénomène de « trapping » chez les insuffisants respiratoires chroniques) diminue la contraction du diaphragme par effet d'aplatissement.

Causes: décompensation sévère de BPCO, œdème pulmonaire cardiogénique hypercapnique, asthme aigu grave.

2.3. Perturbation des gaz du sang et équilibre acido-basique

- Le pH plasmatique varie entre 7,38 et 7,42 au repos.
- Dans les hypercapnies aiguës, le pH diminue de 0,05 et les bicarbonates augmentent de 1 mEq/L quand la PCO_2 augmente de 10 mmHg. Dans les hypercapnies chroniques, les bicarbonates augmentent de 3 à 5 mEq/L quand la PCO_2 augmente de 10 mmHg, le pH est normal.

- Pour détecter l'existence d'une acidose métabolique associée à une acidose hypercapnique aiguë, il est donc possible de calculer le pH respiratoire prévisible: si un patient présente une PCO_2 de 60 mmHg, soit un $\Delta PCO_2 = 20$ mmHg, il a un pH respiratoire prévisible de 7,40 – (0,05 x 2) = 7,30. Toute valeur de pH inférieure à 7,30 indique l'existence d'une acidose métabolique associée.

3. Diagnostic

3.1. Clinique

3.1.1. *Anamnèse*

- Analyse de la dyspnée, plainte fonctionnelle majeure. Quantification selon le stade NYHA (annexe) et distinction du caractère « aigu » (apparition brutale et/ou d'aggravation rapide) par rapport à une dyspnée chronique.
- Aggravation à la position couchée = Orthopnée (évocateur d'OAP si chronique, mais il faut savoir que tout patient en situation d'IRA préfère la position assise pour respirer et présente donc une orthopnée).
- Distinction de la dyspnée à prédominance inspiratoire (évoque une origine haute, cornage et tirage inspiratoire) ou expiratoire (évoque une origine bronchique).
- Enquête sur antécédents médicaux, chirurgicaux ou familiaux. Orientation possible sur étiologie (asthme connu ? BPCO ? insuffisance cardiaque ? antécédents thrombo-emboliques ?). Présence d'un tabagisme actif ou passif? Traitements en cours ? (notamment dépresseurs respiratoires) Profession actuelle ou antécédent de profession avec exposition à des toxiques inhalés (mineur, soudure, chaudronnerie...).
- Recherche d'un facteur déclenchant (fièvre, contage infectieux, modification du traitement de fond).

3.1.2. *Examen physique*

- **Évaluation des signes de gravité**
  - **Signes respiratoires**:
    - ➢ Mesure de la fréquence respiratoire: Bradypnée < 15/min (< 8/min souvent annonciateur d'un arrêt respiratoire imminent) et tachypnée/polypnée > 25/min. Penser à la dyspnée de Cheyne-Stokes (alternance périodique de respiration profonde et d'apnée) plutôt neurologique et à la dyspnée de Küssmaul (rythme lent, ample, avec pause aux 2 temps), qui est d'origine métabolique (acido-cétose diabétique).
    - ➢ Mise en jeu des muscles respiratoires accessoires: Tirage sus-claviculaire, creusement sus-sternal, tirage inter-costal, respiratoire abdominale paradoxale souvent associé à une hypercapnie à ce stade, et battement des ailes du nez (surtout visible chez l'enfant).
    - ➢ Impossibilité à parler.
    - ➢ Cyanose: coloration bleutée des téguments, traduit une hypoxémie profonde.
  - **Retentissement hémodynamique**: Tachycardie > 110/min, hypotension artérielle ou hypertension (hypercapnie), signes d'hypoperfusion périphérique avec marbrures, extrémités froides, signes d'insuffisance ventriculaire droite (TJ, RHJ, hépatalgie).
  - **Retentissement neurologique**: Troubles de la vigilance jusqu'au coma, astérixis ou « *flapping tremor* », qui sont évocateurs d'une hypercapnie. L'aggravation de troubles de la conscience est une indication à une intubation oro-trachéale.
- **Palpation**
  - Recherche d'une asymétrie des vibrations vocales ou d'une matité.
  - Recherche d'œdèmes des membres inférieurs.
- **Auscultation**
  - Cornage/Stridor: évoque une étiologie ORL.
  - Bronchique: Sibilants, frein expiratoire.

- Alvéolaire : Souffle tubaire, râles crépitants.
- Pleurale : Diminution ou abolition du murmure vésiculaire.

3.2. Biologique

3.2.1. Gaz du sang (GdS)

- **Les gaz du sang artériels ont une valeur pronostique et renseignent sur l'état respiratoire de base.** Ils permettent d'éliminer les causes métaboliques de dyspnée, mais surtout d'évaluer la sévérité de l'hypoxémie et l'état d'épuisement respiratoire du patient.
  - Recherche d'une hypoxie (PaO_2 < 60 mmHg est un facteur de gravité) et/ou d'une hypercapnie ($PaCO_2$ > 45 mmHg).
  - Recherche d'une acidose/alcalose : Le pH témoigne du retentissement métabolique, et donc des capacités d'adaptation de l'organisme.
  - Mesure des bicarbonates : renseignent sur l'état respiratoire de base.
  - Présence d'un effet shunt ? ($PaO_2 + PaCO_2 < 120$ mmHg).
  - Il est souvent utile de demander la lactacidémie sur les GdS.
- **Une hypercapnie avec bicarbonates élevés et pH normal ou bas** est en faveur d'une acidose respiratoire plus ou moins compensée (insuffisance respiratoire chronique pré-existante), alors que des bicarbonates normaux ou bas et un pH diminué seront en faveur d'une acidose respiratoire aiguë avec hypoventilation alvéolaire sur poumon antérieurement sain.
- **Une hypocapnie avec bicarbonates normaux et pH élevé** témoigne une alcalose respiratoire sur hyperventilation aiguë (secondaire à l'hypoxie).

3.2.2. Bilan sanguin

- **Numération sanguine** à la recherche d'une hyperleucocytose ou d'une anémie.
- **Ionogramme sanguin et urinaire, urée, créatinine, un bilan hépatique** (ASAT, ALAT) **et une hémostase** (TP et TCA), pour recherche l'existence d'une insuffisance rénale aiguë et d'un foie cardiaque aigu. L'existence d'un foie cardiaque est à évoquer devant des douleurs de l'hypochondre droit qui peuvent égarer le diagnostic et faussement évoquer un syndrome chirurgical. L'hépatalgie peut s'accompagner d'une augmentation importante des ASAT (> 2 000 UI) et moindre des ALAT, ainsi qu'une diminution du TP. Un dosage de BNP supérieur à 500 ng/mL est en faveur d'une décompensation cardiaque. L'intérêt de la procalcitonine dans les suspicions d'infections respiratoires basses reste débattu.
- **Dosage de la lactatémie** à la recherche d'une souffrance tissulaire secondaire à l'hypoxie (facteur de mauvais pronostic).
  - **Prélèvement d'hémocultures et prélèvement locaux** (ECBC) en cas de sepsis.
  - **Les D-dimères** ne sont pas de bons marqueurs biomarqueurs dans le cadre de l'IRA : en cas de forte suspicion d'embolie pulmonaire, un angioscanner sera réalisé en première intention.

3.3. Imageries et autres examens complémentaires

La clinique et les examens complémentaires de première intention (radiographie thoracique, gaz du sang) permettent une orientation diagnostique dans la plupart des situations, surtout chez le sujet jeune de moins de 50 ans, mais certains contextes plus difficiles nécessitent des examens plus poussés (échographie cardiaque, angioscanner…) en particulier chez la personne âgée ou avec comorbidités (obésité, BPCO sous-jacente).

3.3.1. ECG

- Recherche de signes d'ischémie (une des causes d'OAP), recherche de signes d'hypertrophie auriculaire (ECG 1) et ventriculaire droites. Recherche d'arguments électriques pour une embolie pulmonaire (ECG 2).

Figure 1. **ECG 1 montrant plusieurs signes d'insuffisance respiratoire chronique : Déviation axiale droite (+ 90°), augmentation de l'onde P dans les dérivations inférieures de plus de 2,5 mm. Rotation horaire. Microvoltage dans les dérivations gauches (DI, aVL, V5-V6).**

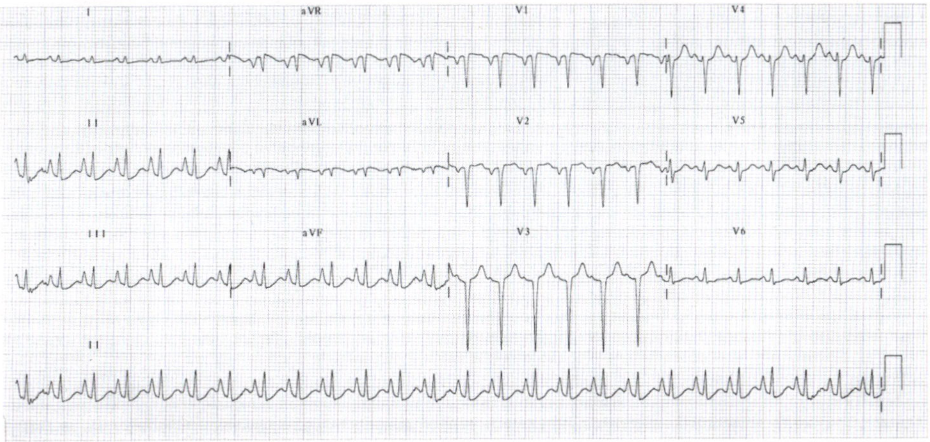

Figure 2. **ECG 2 évocateur d'embolie pulmonaire : Bloc de branche droit complet, dérivation axiale droite complète (+180°), aspect de S1Q3, inversion des ondes T de V1 à V4 et DIII, rotation horaire avec onde S persistante en V6.**

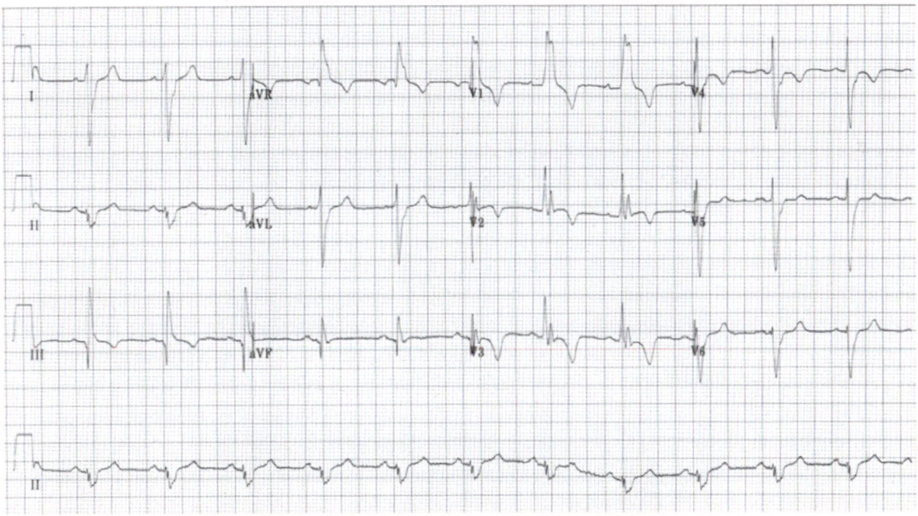

3.3.2. Radiographie thoracique

- Recherche de signes en rapport avec une pathologie pulmonaire pré-existante (distension thoracique en faveur d'une BPCO, séquelles de tuberculose, fibrose), ou d'opacités récentes (foyer localisé, images alvéolaires diffuses). Étude de la silhouette cardiaque (cardiomégalie ?).
- Recherche d'une pathologie pleurale (épanchement pleural ou pneumothorax).

Figure 3.
Cardiomégalie et gros hiles pulmonaires

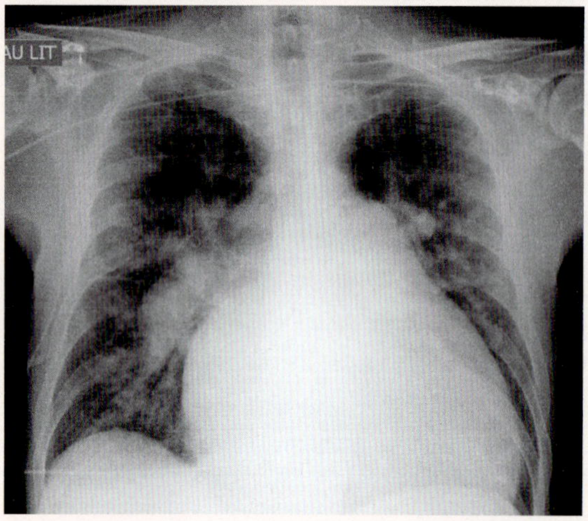

Figure 4. **Aspect typique d'OAPc (opacités alvéolaires bilatérales, pleurésie bilatérale)**

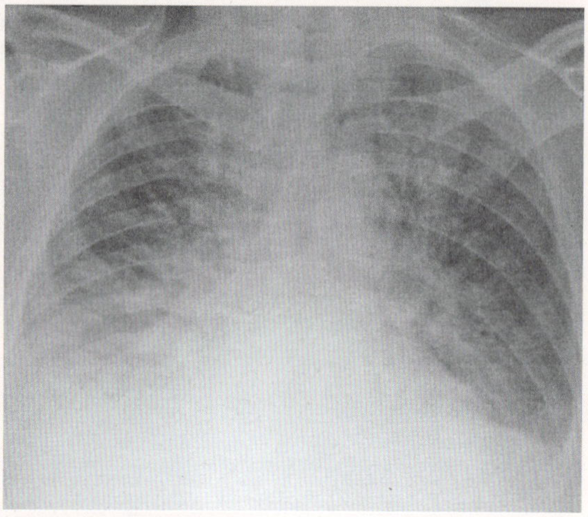

Figure 5. **Opacités systématisées évocatrices d'infection (pneumonie bactérienne ou dans ce cas une tuberculose)**

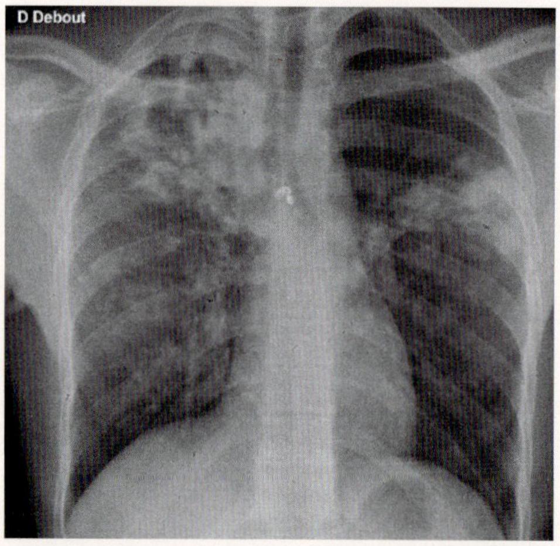

Figure 6. **Pneumothorax compressif gauche (déviation trachéale et médiastinale).**

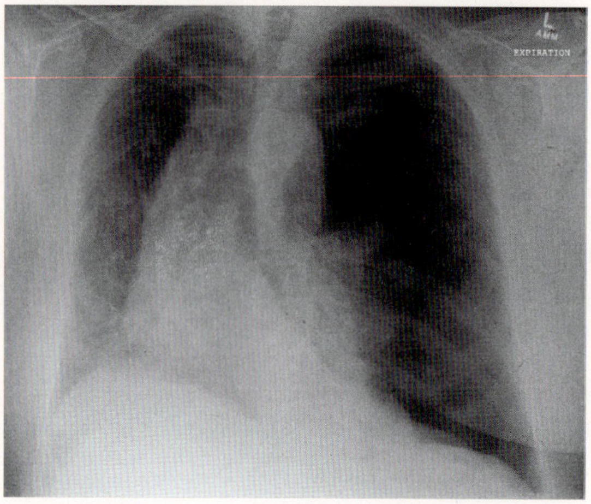

Figure 7. **Pneumothorax droit complet, non compressif.**

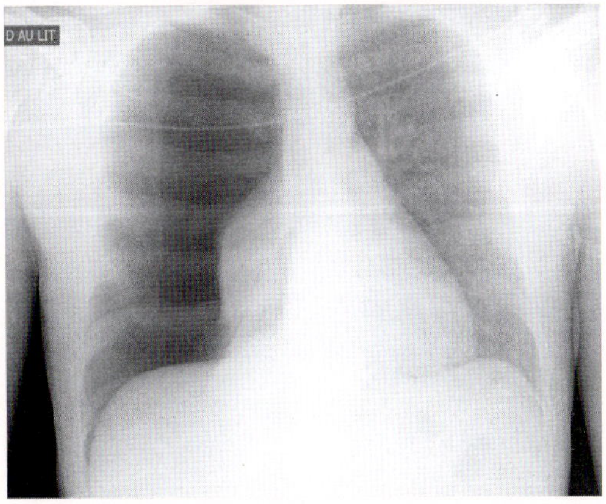

Figure 8. **Radiographie typique d'un insuffisant respiratoire chronique, distension thoracique, horizontalisation des espaces intercostaux, aplatissement du diaphragme, cœur en goutte**

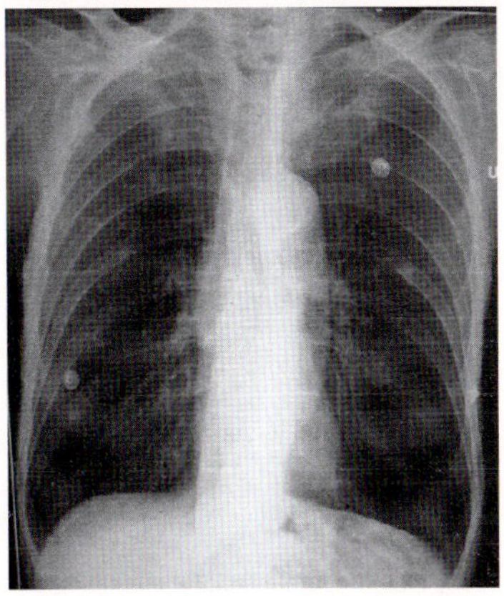

3.3.3. Scanner thoracique

L'angioscanner thoracique sera réalisé en première intention en cas de forte suspicion d'embolie pulmonaire avec état respiratoire précaire (sans attendre le résultat des D-dimères).

Figure 9. **Angioscanner thoracique typique d'une embolie pulmonaire bilatérale proximale**

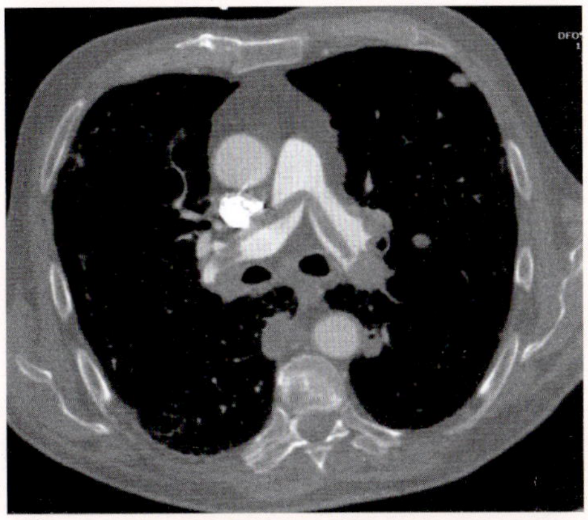

4. Étiologies des insuffisances respiratoires aiguës

Les causes d'IRA sont nombreuses et le tableau suivant n'évoque que les principales causes. L'enquête étiologique devra s'appuyer sur le contexte, les comorbidités, les symptômes et les examens complémentaires de première ligne.

Tableau I. ÉTIOLOGIES DES IRA

Étiologies	Commentaires
Obstruction des voies aériennes : – **Corps étranger** – **Œdème laryngé** – **Obstruction tumorale des voies aériennes supérieures** – **Épiglottite, laryngite aiguë**	• Corps étranger à évoquer en premier lieu devant une dyspnée d'allure inspiratoire • Un terrain alcoolo-tabagique fera évoquer l'origine tumorale d'une dyspnée inspiratoire
Crise d'asthme	• Fréquent • Débute volontiers en fin de nuit • Aerosols de béta2-mimétiques • Corticothérapie précoce
Exacerbation d'insuffisance respiratoire chronique	• Terrain : Insuffisance respiratoire connue • Recherche d'un facteur déclenchant • Intérêt des corticoïdes et antibiotiques toujours discutés • VNI en cas d'acidose ventilatoire (ph < 7.35)
Pneumopathies infectieuses	• Fréquentes, début brutal • Tableaux infectieux avec fièvre, toux, mais signes extra-respiratoires trompeurs (sujet âgé ++)
Embolie pulmonaire	• Terrain : alitement, cancer, post-partum, suites post-opératoires, insuffisance cardiaque, BPCO • Dosage D-dimères si faible suspicion • AngioTDM thoracique si forte suspicion
Pneumothorax	• Terrain : adulte jeune pour le pneumothorax spontané avec un morphotype longiligne • Contexte post-traumatique : chercher un volet thoracique, un hémothorax associé • Exsufflation en urgence si signes de gravité
Étiologie cardiaque – **insuffisance cardiaque aiguë (ICA)** – **péricardite** – **tamponnade** – **troubles du rythme**	• ICA= 1re cause de dyspnée aiguë du sujet âgé • Intérêt des dérivés nitrés et de la VNI/CPAP. • Intérêt du BNP comme biomarqueur
Toxiques ingérés ou inhalés	• Terrain : Dépression ou toxicomanie (dépression respiratoire liée à une ingestion volontaire) • Inhalation de fumée en espace confiné

5. Traitement

5.1. Symptomatique

La détresse respiratoire est une urgence thérapeutique. La crainte majeure est l'arrêt cardiaque hypoxique. Appel du réanimateur lors d'une prise en charge intra-hospitalière. Appel du SAMU lors d'une prise en charge extra-hospitalière.

5.1.1. *Conditionnement du patient*

- Mise en place d'une surveillance continue scopée (oxymétrie de pouls, fréquence cardiaque, pression artérielle, fréquence respiratoire).
- Position demi-assise.
- Pose d'une voie veineuse périphérique.
- Contre-indication de tout médicament dépresseur respiratoire.

5.1.2. *Oxygénothérapie*

- **Oxygénothérapie nasale** dès que $SpO_2 < 95$ %, masque facial d'emblée si < 90 % ou signes de gravité clinique. Les lunettes à oxygène sont utilisées pour des faibles débits d'oxygène (1-2 L/min), puis ensuite le masque à moyenne concentration (> 6-8 L/min) et éventuellement l'oxygénothérapie à haut débit (maque à réserve) si la SpO_2 reste inférieure à 90 %. Les objectifs sont une SpO_2 d'environ 95 % pour la plupart des cas, et 90 % chez l'insuffisant respiratoire chronique.
- Depuis peu, il existe un autre mode d'oxygénation : l'oxygénation nasale à haut débit, dont la principale indication reste les pneumonies hypoxémiantes en réanimation surtout.
- **Ventilation non invasive (VNI)** :
  - 2 principales indications : décompensation de BPCO avec acidose respiratoire (pH < 7,35) et OAP cardiogénique grave (hypoxémique ou hypercapnique).
  - Il n'y a actuellement pas d'autre indication consensuelle de VNI pour les autres causes de détresse respiratoire aiguë. Cette technique est réservée aux patients coopérants et vigiles. Les contre-indications principales de la VNI sont : le coma, le patient agité et opposant, les vomissements, les états de choc, la présence d'un obstacle des voies aériennes supérieures et la présence d'un traumatisme facial.
- **Ventilation invasive : Intubation oro-trachéale (IOT).**

L'IOT est indiquée si un seul des critères suivants est présent malgré un traitement étiologique initié :

- Trouble sévère de la conscience (score de Glasgow < 11).
- Épisodes d'apnée.
- Signes d'épuisement respiratoire (polypnée > 35/min, tirage, respiration abdominale paradoxale, bradypnée).
- État de choc associé ou venant compliquer l'insuffisance respiratoire aiguë.

Il faudra penser à un recours à l'IOT dans un second temps lors de l'échec d'une VNI bien conduite : aggravation de troubles de la conscience, persistance d'une acidose respiratoire (pH < 7,20) sur les gaz du sang, aggravation de l'hypoxémie ($paO_2 < 60$ mmHg sous O_2).

5.2. Étiologique

- Le traitement étiologique est abordé en détail dans les chapitres dédiés aux différentes pathologies.
- Le traitement d'un OAPc repose actuellement sur les diurétiques, les vasodilatateurs et la VNI (dont la CPAP) en cas de détresse respiratoire hypoxémique ou d'hypercapnie.
- L'antibiothérapie précoce est un des facteurs pronostiques les plus importants en cas de pneumonie et la bi-antibiothérapie (association d'une β-lactamine, souvent une céphalosporine par voie intra-veineuse et un macrolide ou unc fluoroquinolone de dernière génération) est indispensable dans les cas graves.

- Les aérosols de bronchodilatateurs (β2-mimétiques) et les corticoïdes par voie systémique doivent être proposés aux patients asthmatiques aux urgences. Pour les plus sévères d'entre eux (*Peak-flow* inférieur à 30 % de la théorique), on peut rajouter des anticholinergiques.
- Une décompensation de BPCO se traite par aérosols de β2-mimétiques et VNI en cas d'acidose hypercapnique. L'intérêt des corticoïdes et de l'antibiothérapie est toujours discuté et se fera au cas par cas.

Références

- Insuffisance respiratoire aiguë. Réanimation-Vol15-N7-8-p523_532.
- Acute respiratory distress syndrome: the Berlin Definition. JAMA. 2012 Jun 20;307(23):2526-33.
- Collège national des enseignants de réanimation.
- JB West. Pulmonary Physiopathology: the essentials. Ninth edition.
- Fanelli et al. Acute respiratory distress syndrome: new definition, current and future therapeutic options. J Thorac Dis. 2013 Jun;5(3):326-34.

ANNEXES

CLASSES FONCTIONNELLES DE LA NEW YORK HEART ASSOCIATION (NYHA)	
CLASSE 1	• Aucune limitation d'activité. Les patients ne souffrent d'aucun symptôme au cours des activités ordinaires. Des efforts physiques inhabituels peuvent cependant être responsables d'un essoufflement.
CLASSE 2	• Limitation d'activité légère à modérée. Pas de limitation au repos mais apparaissant pour des activités normales pour l'âge.
CLASSE 3	• Limitation d'activité marquée. Pas de limitation au repos mais apparaissant pour des activités inférieures à la normale pour l'âge.
CLASSE 4	• Limitation au moindre effort et/ou au repos.

POINT CLÉS

Prise en charge d'une insuffisance respiratoire aiguë

Affirmer le diagnostic

- **Urgence diagnostique et thérapeutique**
- **Reconnaître les signes de gravité**
  - **Respiratoire**
    - Signes de lutte respiratoire, polypnée
    - Signes d'hypoxémie (cyanose)
    - Signes d'hypercapnie (sueurs, astérixis, céphalées)
    - Signes d'épuisement (troubles de conscience, pauses respiratoires)
  - **Hémodynamique**
    - État de choc
    - Signes de cœur pulmonaire aigu
  - **Neurologique**
    Confusion, agitation, coma
  - **Examen étiologique ciblé**

Interrogatoire : (entourage ++)

- ATCD
- Allergies
- Traitements de fond
- Facteur déclenchant (contage, TT, fièvre)
- Mode de vie : profession, tabagisme

Mesures initiales

- Position ½ assise
- Libération voies aériennes
- Oxygénothérapie
- Scope cardiotensionnel
- Pose d'une voie veineuse, remplissage vasculaire selon hémodynamique
- Prélever : Gaz du sang, lactate, NFS, bilan hépatique, ionogramme sanguin
- ECG
- Radiographie pulmonaire

Éliminer une étiologie ORL (corps étranger ++)

INITIER LE TRAITEMENT
• **Traitement symptomatique** : – Arrêt des traitements dépresseurs respiratoires – Oxygénothérapie, objectif spO_2 d'environ 95 % (90-92 % si insuffisance respiratoire chronique)
• **VNI** – OAP ou décompensation de BPCO hypercapnique – Patient coopérant
• **Intubation** : – Échec ou contre-indication de la VNI – Troubles de conscience, état de choc
• **Traitement étiologique** – Bronchodilatateurs (béta2 mimétiques) et corticothérapie 1 mg/kg dans l'asthme aigu grave – Antibiothérapie probabiliste en cas d'infection pulmonaire – Traitement anticoagulant en cas d'embolie pulmonaire – Drainage ou exsufflation d'un pneumothorax

+++ LE COUP DE POUCE DE L'ENSEIGNANT

1. **Évaluation rapide des signes de gravité de l'IRA**
   - Polypnée > 30/min
   - Cyanose, sueurs
   - Tirage : utilisation des muscles respiratoires accessoires
   - Respiration paradoxale abdominale
   - Agitation, troubles de conscience, coma
   - Tachycardie > 110/min, marbrures, hypotension
   - SpO_2 < 85 % en air ambiant ou ne se corrigeant pas sous oxygène à fort débit
2. **Principales étiologies**
   - OAP cardiogénique : 30-50 %
   - Pneumonie : 30 %
   - IRA des IRCO : 20-30 %
   - Autres : EP, pneumothorax, asthme

3. **Ne pas rater la cause ORL**, notamment en cas de corps étranger des voies aériennes supérieures. **Ne pas rater le traitement qui sauve** (exsufflation d'un pneumothorax compressif, AAG, OAP, EP).

CHAPITRE 30

Pneumothorax

1. Définition, nosologie
2. Épidémiologie
3. Physiopathologie
4. Diagnostic
5. Traitement
6. Évolution, pronostic

OBJECTIFS ECN

→ Diagnostiquer un pneumothorax.

→ Identifier les situations d'urgence et planifier leur prise en charge.

→ Argumenter l'attitude thérapeutique et planifier le suivi du patient.

Pr Thibaut Desmettre*, Dr Elise Robeley**

*PU-PH, Service d'Accueil des Urgences/SAMU 25, CHRU de Besançon, Université de Bourgogne-Franche Comté

**Assistante Spécialiste, Service d'Accueil des Urgences/SAMU 25, CHRU de Besançon

MOTS-CLÉS : Pneumothorax, spontané, idiopathique, tabagisme, blebs, secondaire, BPCO, emphysème, traumatique, suffocant, compressif, exsufflation, ambulatoire, drainage, récidive, pleurodèse

1. Définition, nosologie

- Le pneumothorax (PNO) est défini par la présence d'air dans l'espace pleural, cavité virtuelle physiologiquement située entre les plèvres pariétale et viscérale.
- Les PNO peuvent être **spontanés** ou **traumatiques** :

1.1. Les PNO spontanés (non traumatiques)

- **Ils sont de deux types :**
  - PNO spontané primaire idiopathique bénin du sujet jeune, sans pathologie pulmonaire sous jacente connue.
  - PNO spontané secondaire chez le sujet de plus de 50 ans, survenant sur un poumon pathologique.

1.2. Les PNO traumatiques

- **Ils sont classés selon le mécanisme en deux catégories :**
  - PNO survenant à la suite d'un traumatisme thoracique direct ou indirect, avec plaie pénétrante ou à la suite d'un traumatisme fermé.
  - PNO iatrogène, conséquence d'une procédure ou d'un geste médical : ponction/biopsie pleurale ou pulmonaire, pose de cathéter veineux central, ventilation mécanique en pression positive.

2. Épidémiologie

2.1. L'incidence du PNO spontané (idiopathique et secondaire)

- Elle est estimée à 10-24/100 000 par an chez l'homme, et à 6-10/100 000 chez la femme.
- Le PNO spontané du sujet jeune :
  - touche plus fréquemment les **hommes** que les femmes (80 %) ;
  - les facteurs de risque sont : **tabagisme actif** et **morphotype longiligne** ;
  - il peut être révélateur d'une maladie rare du tissu élastique comme la maladie de Marfan ou de Ehlers Danlos.

2.2. Les PNO spontanés secondaires

- Ils sont la conséquence d'une pathologie pulmonaire et surviennent :
  - chez les patients BPCO (26/100 000) ;
  - plus rarement en cas d'autres pathologies respiratoires obstructives comme l'asthme ou la mucoviscidose ;
  - très rarement en cas de maladies pulmonaires infiltrantes, cancers pulmonaires ou infections du parenchyme pulmonaire (essentiellement BK, pneumocystose, staphylocoque, klebsielle).

3. Physiopathologie

3.1. Mécanismes conduisant à l'irruption d'air dans l'espace pleural

L'irruption d'air dans la cavité pleurale est la conséquence d'une brèche :

- **Soit au travers de la plèvre viscérale (PNO spontané, primitif ou secondaire)**

L'air des voies aériennes s'infiltre à travers une lésion parenchymateuse. L'entrée d'air dans l'espace pleural via la plèvre viscérale résulte soit de la rupture d'alvéoles périphériques, de blebs, ou de bulles d'emphysème. Plus rarement, il peut s'agir de la rupture d'un processus nécrosant du parenchyme pulmonaire (abcès, caverne tuberculeuse, ou cancer, ou de lésions par blast).

- **Soit au travers de la plèvre pariétale (PNO traumatique)**

L'entrée d'air dans l'espace pleural résulte soit d'une lésion directe (plaie par arme, ponction, biopsie, fracture costale), soit par un traumatisme non pénétrant (contusion thoracique). D'autres lésions thoraciques et/ou extra-thoraciques peuvent être associées.

Les PNO traumatiques sont iatrogènes ou provoqués par un traumatisme thoracique pénétrant ou non pénétrant. Le traumatisme thoracique peut être isolé ou associé à d'autres lésions (traumatisé sévère, polytraumatisé). La prise en charge d'un PNO dans le cadre d'un polytraumatisme/traumatisme sévère sort du cadre de ce chapitre, il est traité dans un chapitre spécifique.

- **Les PNO primitifs ou idiopathiques** surviennent en l'absence de maladie pulmonaire sous-jacente et sont en fait liés à des lésions bulleuses de petite taille appelées blebs, faisant irruption dans le feuillet viscéral de la plèvre et se rompant dans la cavité pleurale.
- **Les pneumothorax secondaires** sont la conséquence d'une maladie broncho-pulmonaire sous jacente comme l'asthme ou l'emphysème chez le BPCO.

3.2. Conséquences de l'irruption d'air dans l'espace pleural

- Plusieurs facteurs sont déterminants sur la tolérance du PNO et vont ainsi conditionner la stratégie thérapeutique adoptée. Ces facteurs sont :
  - le mécanisme du PNO ;
  - la taille du PNO (minime, partiel, complet) ;
  - le terrain sous jacent (pathologie respiratoire) ;
  - les lésions associées (traumatiques dans le cadre d'un traumatisme sévère).
- Les conséquences peuvent être la survenue d'un tableau d'insuffisance respiratoire aiguë ou de détresse respiratoire aiguë.
- L'hyperpression intra-thoracique générée par le PNO peut entraîner une compression des cavités cardiaques droites, responsable d'une gêne au retour veineux avec signes de cœur pulmonaire aigu avec retentissement hémodynamique et hypotension artérielle.

4. Diagnostic

4.1. Positif

- **Suspicion clinique**
  - La douleur thoracique : de type pleurale, constante, parfois violente en « coup de poignard », à type de point de côté, inhibant la respiration, irradiant à l'épaule, unilatérale. Elle survient le plus souvent au repos.
  - La dyspnée est souvent associée, d'intensité variable selon le terrain sous jacent.
  - Une toux sèche d'origine pleurale est fréquente.
  - À l'examen physique : tympanisme, abolition des vibrations vocales, diminution ou disparition du murmure vésiculaire du côté du PNO.
- **Radiographique**

La radiographie thoracique (RT) est l'examen clef. Le cliché est réalisé de face, en inspiration profonde et en position debout.

- Le diagnostic positif de certitude est radiologique : la RT permet de visualiser une ligne bordante ou ligne pleurale délimitant le parenchyme pulmonaire, parfois réduit à un moignon. En dehors de cette ligne il existe une hyper-clarté avec l'absence de trame vasculaire pulmonaire.
- La RT permet, de plus, de définir le caractère complet ou incomplet du PNO :
  - le PNO complet correspond au décollement du poumon sur toute la hauteur.
  - le PNO incomplet correspond au décollement partiel du poumon, très souvent au niveau du sommet (PNO apical), mais également possible au niveau de la base.
- La RT permet de mettre en évidence des signes de compression : déplacement controlatéral du médiastin. Elle permet aussi de rechercher un PNO bilatéral.
- La RT en expiration forcée (qui vise à aggraver le PNO) n'est à demander que dans un deuxième temps, lorsque le PNO n'est pas visible sur la radiographie en inspiration standard (en raison du risque d'aggravation en cas de PNO compressif ou bilatéral, du risque de rompre une bride).
- En cas de doute, quelques coupes tomo-densitométriques ou l'échographie pleurale permettent un diagnostic de certitude.
- Il n'y a pas d'indication à faire systématiquement une tomodensitométrie thoracique en coupes fines lors d'un premier pneumothorax spontané idiopathique.

- Rarement le tableau est celui d'une détresse respiratoire aiguë.
- L'appréciation du terrain est essentielle, notamment la reconnaissance précoce d'une maladie pulmonaire chronique dont on sait qu'elle peut se compliquer d'un PNO.
- Les circonstances peuvent être évidentes : traumatisme thoracique ou acte médical invasif (pose de voie veineuse centrale, ponction pleurale ou trans-thoracique).

Figure 1. Aspects radiologiques de pneumothorax (radiographie thoracique de face)

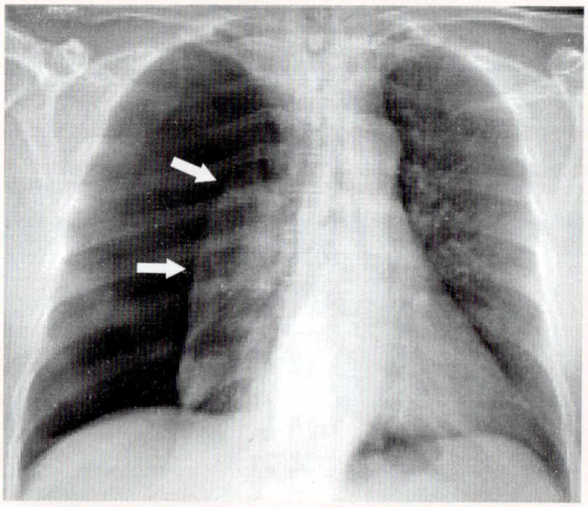

Figure 1a. Pneumothorax droit complet avec hyperclarté de hémithorax droit et ligne bordante

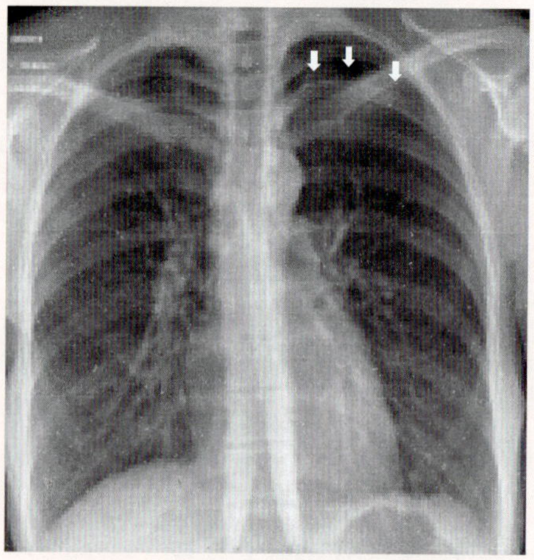

Figure 1b. Pneumothorax partiel apical gauche

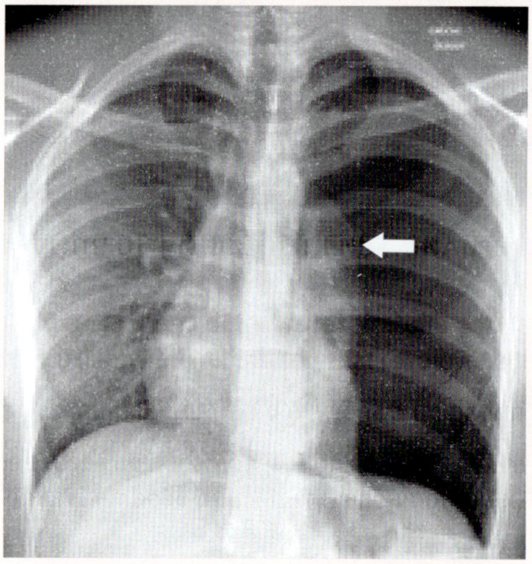

Figure 1c. Pneumothorax complet gauche compressif, avec rétractation du poumon gauche au hile et déviation du médiastin vers la droite

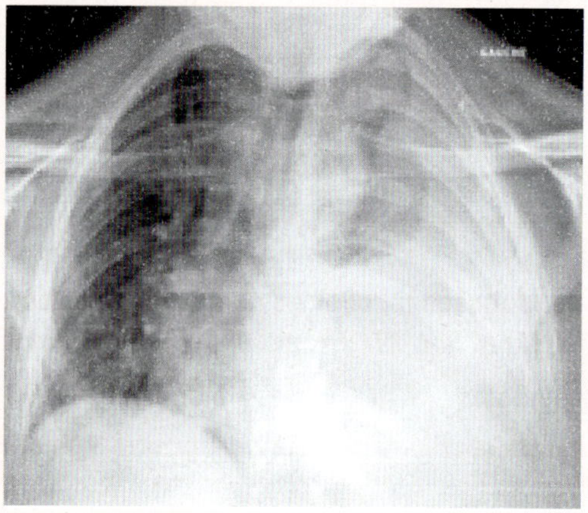

Figure 1d. Aspect d'hemopneumothorax gauche

Figure 2. **Aspects de bulles d'emphysème (coupes scannographiques thoraciques)**

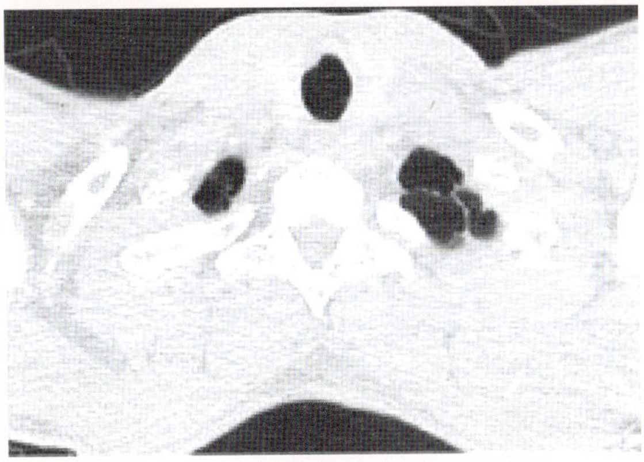

Figure 2a. **Bulles d'emphysème apicales**

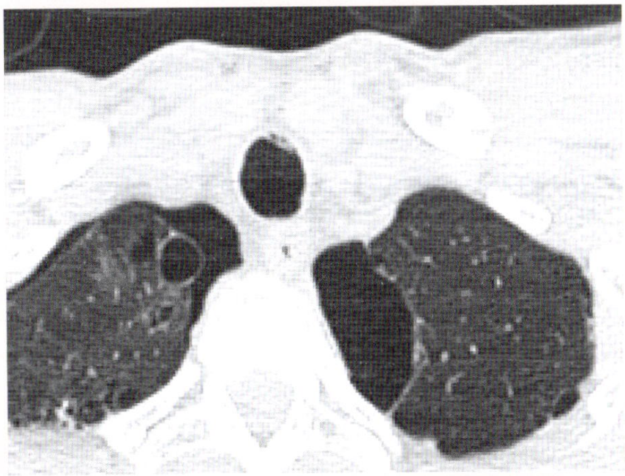

Figure 2b. **Bulles d'emphysème associées à un pneumothorax droit**

4.2. De gravité

- L'évaluation de la gravité est fondamentale : la mauvaise tolérance conduit à la réalisation immédiate d'un geste d'évacuation de l'air intra pleural : exsufflation à l'aiguille.
- La tolérance est évaluée sur : SpO_2, pouls, TA, recherche de signes d'insuffisance respiratoire aiguë ; de cœur pulmonaire aigu : turgescence des jugulaires, reflux hépato-jugulaire, hépatalgie.
- Signes de gravité : cyanose, difficultés à parler, mise en jeu des muscles respiratoires accessoires, troubles de la vigilance, fréquence respiratoire > 30/min, fréquence cardiaque > 130/min, hypotension.
- Une gazométrie peut être réalisée : confirme l'hypoxie associée ou non à une hypercapnie.

4.3. Différentiel

- **Clinique** :
  - Celui d'une douleur thoracique : éliminer un syndrome coronarien, une embolie pulmonaire, une dissection aortique, une pneumopathie devant une douleur thoracique de survenue brutale et spontanée.
  - Celui d'une dyspnée, insuffisance respiratoire aiguë, ou détresse respiratoire aiguë.
- **Radiologique** :
  - Bulle géante d'emphysème (image d'hyper-clarté).
  - Pneumomédiastin : épanchement d'air entre les feuillets de la plèvre médiastinale.

5. Traitement

Le traitement d'un pneumothorax spontané a deux objectifs :

- Évacuer l'air intra pleural (objectif à court terme) ;
- Éviter ou prévenir la récidive (objectif à moyen et long terme).

5.1. Symptomatique

L'exsufflation à l'aiguille est un geste qui est pratiqué en urgence en cas de PNO compressif et/ou mal toléré.

5.1.1. Conduite à tenir en cas de mauvaise tolérance clinique : gestes urgents

- O_2 nasal 6-8 L/min au masque à haute concentration ;
- voie d'abord veineuse, remplissage vasculaire ;
- exsufflation à l'aiguille au lit du patient ;
- secondairement, **drainage ;**
- en cas de signes de déglobulisation dans le cadre d'un hémopneumothorax, le remplissage vasculaire doit être massif.

En cas de PNO suffocant avec signes de compression : décompression à l'aiguille en urgence

- ponction au 2e espace intercostal, face antérieure, sur la ligne médioclaviculaire.
- avec une aiguille à Intra Musculaire, qu'on laisse en place en faisant communiquer cavité pleurale et air ambiant, ce qui lève la compression en ramenant la pression pleurale à la pression atmosphérique.
- ou avec un système de thoracentèse dédié, si disponible.

5.1.2. Conduite à tenir en cas de bonne tolérance clinique

- **Pneumothorax minime bien toléré :**

Le **repos strict** permet d'atteindre la réexpansion spontanée du poumon lorsque le PNO est de faible abondance. Un pneumothorax dont le décollement est uniquement apical et inférieur à 3 cm est considéré comme minime. La vitesse de résorption est estimée à 1,25 % du volume de l'hémithorax par 24 h. L'abstention doit, par conséquent, être réservée aux petits PNO avec décollements limités aux sommets.

- **PNO de moyenne importance ou complet sur poumon sain :**
  - **L'exsufflation**, alternative moins invasive que le drainage, peut être proposée en première intention lorsque le patient intègre certains critères (absence de signe de gravité, pneumothorax de petite taille, sujet de moins de 50 ans). Elle se fera au moyen d'un **dispositif de thoracentèse dédié** ou de mini drains. Après anesthésie locale, le système est introduit le plus souvent au deuxième espace intercostal sur la ligne médioclaviculaire, ou au 4e-5e espace intercostal sur la ligne axillaire moyenne. Le dispositif est relié à un système d'aspiration à -20 cm d'eau. L'efficacité doit être contrôlée par un cliché thoracique. Cette technique simple est efficace dans près de 70 % des PNO spontanés idiopathiques. Elle permet souvent d'éviter une hospitalisation et mérite ainsi d'être proposée comme mesure thérapeutique initiale dans la plupart des cas.
  - **Le drainage pleural est la méthode de référence :**
    - sous anesthésie locale, après antalgie et vérification des paramètres biologiques (hémostase, plaquettes) ;
    - voie axillaire (3e-5e espace intercostal sur la ligne médio-axillaire) ou antérieure (2e-3e espace intercostal sur la ligne médio-claviculaire) ;

- ➢ introduction d'un drain en haut et en avant ;
- ➢ aspiration douce à -20 cm d'eau avec système permettant de surveiller l'aspiration effective de l'air (bullage dans un bocal d'eau) ;
- ➢ vérification de la ré-expansion pulmonaire par l'auscultation et la radio thoracique au lit ;
- ➢ l'aspiration est stoppée dans les 24 h suivant l'arrêt du bullage. Puis vérification radiologique de l'absence de récidive dans les 6 à 12 h avant ablation du drain ;
- ➢ contrôle clinique et radiologique à 24-48 h.

Le drainage s'impose en cas :

- de mauvaise tolérance, après la réalisation de gestes immédiats (PNO compressif, PNO bilatéral) ;
- d'échec de l'exsufflation ;
- de signes radiologiques de gravité (en cas d'hémopneumothorax) ;
- en première intention en cas de poumon sous-jacent pathologique.

5.2. Traitement étiologique et prévention de la récidive

- La symphyse pleurale permet d'éviter les récidives.
- Elle consiste à réaliser une thoracoscopie pour symphyse par talcage ou abrasion chirurgicale.
- **Elle est indiquée :**
  - Lors d'un premier épisode de PNO spontané : en cas de persistance du bullage au-delà du 4e jour de drainage.
  - En cas de récidive controlatérale : la symphyse sera obligatoire dès la première récidive en raison du risque de voir survenir un PNO bilatéral.
  - En cas de récidive homolatérale : la symphyse sera indiquée après le 2e ou 3e PNO selon les équipes.
- **Techniques de thoracoscopie :**
  - Thoracoscopie médicale : par insufflation de talc sous anesthésie loco-régionale ou générale.
  - Thoracoscopie chirurgicale : vidéothoracoscopie ou thoracotomie par voie axillaire sous anesthésie générale. Elle consiste à un traitement local par électrocoagulation, laser, suture, ligature ou agraphage de la lésion responsable de la brèche. Une abrasion de la plèvre ou pleurectomie est réalisée, parfois une bullectomie.

5.3. Mesures associées

- Arrêt du tabac.
- Abstention des efforts à glotte fermée.
- Abstention de pratique sportive soumettant le poumon à des variations importantes de pression (plongée sous marine, aviation).

6. Évolution, pronostic

- Mortalité globale : très faible. 0,09 % chez l'homme et 0,06 % chez la femme pour le PNO primitif.
- Le risque de récidive en cas de pneumothorax spontané est d'environ 30 %, contre 40 à 80 % en cas de PNO secondaire.

6.1. Surveillance du drainage

- Clinique : température, douleur ; respiratoire (FR), hémodynamique (FC, TA, diurèse) ; état local.
- Bullage du bocal, dépression -20 cm H20.
- Radiologique : radiographie quotidienne.

6.2. Complications

- Décompensation d'une « tare », éthylisme, insuffisance cardiaque ou respiratoire.
- Œdème pulmonaire a vacuo : à craindre en cas de PNO complet datant de plusieurs jours. À prévenir par une évacuation lente, avec mise au bocal simple, sans aspiration dans un premier temps.
- Atélectasie pouvant imposer une fibroaspiration.
- Infection : locale, pneumopathie, pleurésie purulente avec risque de pyopneumothorax (toujours grave).

▶ Références

1. Prise en charge d'un pneumothorax non traumatique P. Ray, Y. Lefort. EMC 2007 Elsevier Masson SAS.
2. ***Traitement d'un premier pneumothorax spontané : drainage ou exsufflation ?*** Desmettre T, Meurice JC, Kepka S, Dalphin JC, Rev Mal Respir, 2011, 28 : 5-8.
3. Conservative versus interventional management for primary spontaneous pneumothorax in adults. Ashby M, Haug G, Mulcahy P, Ogden KJ, Jensen O, Walters JA, Cochrane Database Syst Rev, 2014 Dec 18, 12 : CD010565. doi : 10.1002/14651858.CD010565.pub2.
4. ***Spontaneous pneumothorax : epidemiology, pathophysiology and cause***, Noppen M.Eur Respir Rev, 2010, 19 : 217-9.
5. Conférence d'experts sur le traumatisme thoracique. http://www.sfar.org/article/1227/rfe-traumatisme-thoracique-prise-en-charge-des-48-premieres-heures. Consulté le 10/05/2015.

POINTS CLÉS

PRISE EN CHARGE D'UN PNEUMOTHORAX

AFFIRMER LE DIAGNOSTIC

- **Clinique :**
  - Douleur thoracique brutale, unilatérale
  - Dyspnée variable
  - Parfois toux sèche
  - Syndrome d'épanchement gazeux
- **Radiographie** de thorax de face, debout en inspiration +++

ÉLIMINER

- Embolie pulmonaire, syndrome coronarien
- Bulle géante d'emphysème
- Pneumomédiastin

MESURES INITIALES

- Position semi-assise
- Oxygène au masque à haute concentration (8-10 L/min) si besoin
- Pose d'une voie veineuse pérphérique
- Prélever : groupe, NFS, hémostase, ionogramme sanguin, créatininémie
- Radiographie de thorax de face, en inspiration, pour confirmer le diagnostic
- ECG
- Remplissage vasculaire selon le cas
- Antalgie : paracétamol (perfalgan) 1 g à perfuser en 15 min

ÉVALUER LA GRAVITÉ

- signes d'insuffisance respiratoire aiguë
- signes d'insuffisance cardiaque droite
- gravité liée au terrain et aux comorbidités BPCO, asthme
- Insuffisance respiratoire, cardiaque
- ATCD de pneumothorax, homo ou controlatéral ++
- Maladie du tissu élastique (rare)
- signes de pneumothorax « compressif » à la RT avec déviation du médiastin

EN CAS DE MAUVAISE TOLÉRANCE

Le geste de sauvetage est une **exsufflation à l'aiguille.**

Elle est pratiquée :
- au lit du patient
- position semi-assise + 45°
- avec une aiguille intramusculaire
- le plus souvent au 2e espace intercostal par voie thoracique antérieure, ou au 4e/5e espace ligne médio claviculaire

- **Pneumothorax spontané primitif :**
  - 1er épisode, bien toléré : exsufflation manuelle à l'aiguille ou avec un dispositif dédié (mini drain, kit dédié)
  - 1er récidive : drainage thoracique
- **Pneumothorax secondaire** : drainage en 1er intention
- **La pleurodèse** (symphyse des plèvres pariétale et viscérale) est indiquée :
  - en cas de persistance du bullage du drain au 4e, 5e jour
  - en cas de 2e ou 3e récidive homolatérale
  - en cas de 1er récidive controlatérale
- **Pneumothorax traumatique :**

  Indications en fonction : tolérance, taille, lésions associées :
  - exsufflation en urgence si mal toléré
  - abstention/surveillance si minime bien toléré
  - sinon drainage thoracique dans les autres cas

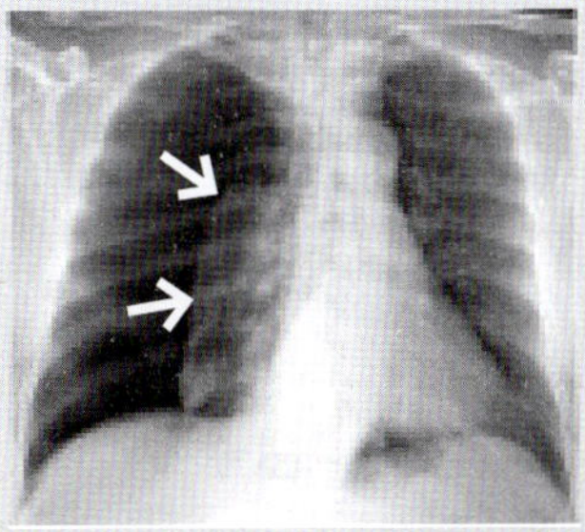

Radiographie thoracique de face : pneumothorax complet droit avec rétractation du poumon au hile

+++ COUP DE POUCE DE L'ENSEIGNANT

1. La RT doit toujours être demandée en inspiration seule dans un premier temps. Expiration = aggravation, donc pas de cliché en expiration en première intention.

2. Il faut rechercher les signes de gravité : signes de compression, PNO bilatéral, bride, présence d'un niveau liquide (hémo-PNO), anomalie du parenchyme sous-jacent.

3. Dans le cas d'un premier épisode de pneumothorax spontané idiopathique, l'exsufflation/aspiration à l'aiguille en première intention, semble aussi efficace à long terme que le drainage et raccourcit la durée d'hospitalisation. L'aspiration à l'aiguille au moyen d'un kit dédié doit être proposée chaque fois que possible en cas de premier PNO spontané idiopathique.

4. Un drainage thoracique classique doit être proposé en cas de pneumothorax compliquant une pathologie pulmonaire.

5. Informer le patient :

- du risque de récidive homolatéral de 30 % ;
- de la nécessité de consulter en urgence en cas de nouvel épisode douloureux ;
- des conditions favorisant la survenue d'un PNO (tabagisme, effort violent à glotte fermée, instrument à vent) ;
- des situations dangereuses à éviter (alpinisme de haute montagne, parachutisme, plongée) ;
- de l'éventualité d'une symphyse (pleurodèse = accolement pleural) par voie chirurgicale ou pleuroscopie en cas de récidive.

Pièges à éviter

1. PNO spontané = survient au repos.
2. Jamais de cliché thoracique en expiration en 1er intention !
3. Privilégier attitude conservatrice en 1re intention en cas de 1er PNO spontané du sujet jeune car pathologie bénigne (exsufflation en première intention).
4. Pas de scanner systématique en cas de 1er épisode de PNO du sujet jeune.
5. Un PNO est primitif idiopathique en l'absence de pathologie pulmonaire sous jacente connue ; mais parfois il s'agit du mode d'entrée et de révélation de cette maladie.

CHAPITRE 31

Lésions péri-articulaires et ligamentaires du genou, de la cheville et de l'épaule

1. Lésion péri-articulaire de l'épaule
2. Fracture bi-malléolaire de la cheville
3. Lésion ligamentaire et/ou méniscale du genou
4. Lésion ligamentaire de la cheville

OBJECTIFS ECN

➔ Diagnostiquer une lésion péri-articulaire de l'épaule.
➔ Diagnostiquer une lésion ligamentaire et/ou méniscale du genou.
➔ Diagnostiquer une lésion ligamentaire de la cheville.
➔ Diagnostiquer une fracture bi-malléolaire.

Pr Jeannot Schmidt*, Dr Farès Moustafa, Dr Jennifer Saint-Denis*****
* PU-PH, Chef de pôle SAMU/SMUR/Urgences CHU Clermont-Ferrand, Université d'Auvergne.
** PH, Service des Urgences adultes du CHU Clermont-Ferrand.
*** CCA, Service des Urgences adultes du CHU Clermont-Ferrand.

1. Lésion péri-articulaire de l'épaule

MOTS-CLÉS : Luxation gléno-humérale antéro interne, signe de l'épaulette, coup de hache externe, abduction-rotation externe irreductible, anesthésie du circonflexe, ttt orthopédique (réduction et immobilisation), contrôle radio post-réduction

1.1. Luxation d'épaule

1.1.1. *Luxation antéro-interne (99 % des cas)*

1.1.1.1. Épidémiologie

- Sujet jeune, accident sportif ou accident de la voie publique.

1.1.1.2. Mécanisme

- **Traumatisme indirect** avec chute sur la paume de la main ou le coude en abduction, rotation latérale et rétropulsion.
- **Traumatisme direct,** chute sur le moignon de l'épaule avec choc postéro-externe.

1.1.1.3. Examen clinique

- Mécanisme traumatique évocateur.
- Attitude des traumatisés du membre supérieur (attitude irréductible du bras en abduction et rotation externe = signe de Berger).
- Impotence fonctionnelle totale.
- **Déformation de face**:
  - Bras en abduction-rotation externe.
  - Saillie de l'acromion : **signe de l'épaulette.**

– **Coup de hache externe.**
– **Vide sous-acromial.**
– Comblement du sillon delto-pectoral.

- **Déformation de profil :**
  – Élargissement antéro-postérieur.
- **Recherche des complications :**
  – **Neurologique** : hypoesthésie du moignon de l'épaule (atteinte du nerf circonflexe par étirement).
  – **Vasculaire** : palpation des pouls distaux, temps de recoloration cutané (compression des vaisseaux axillaires).
  – **Osseuses** : fracture de la tête humérale.
  – **Musculo-tendineuses** : rupture du tendon du long biceps ou de la coiffe des rotateurs.

1.1.1.4. Examen paraclinique

- Radiographie **standard de face** et **faux profil de Lamy.**
  – **De face** : perte de la congruence articulaire, disparition de l'interligne gléno-huméral, tête humérale à la partie inférieure de la glène.
  – **De profil** : projection de la tête humérale en avant de la glène.
- **Recherche de complications osseuses** (lésions de passage) : encoche humérale de Malgaigne, éculement du bord antéro-inférieur de la glène, fracture du bord antéro-inférieur de la glène, fracture du tubercule majeur.

Figure 1. Luxation antérieure d'épaule

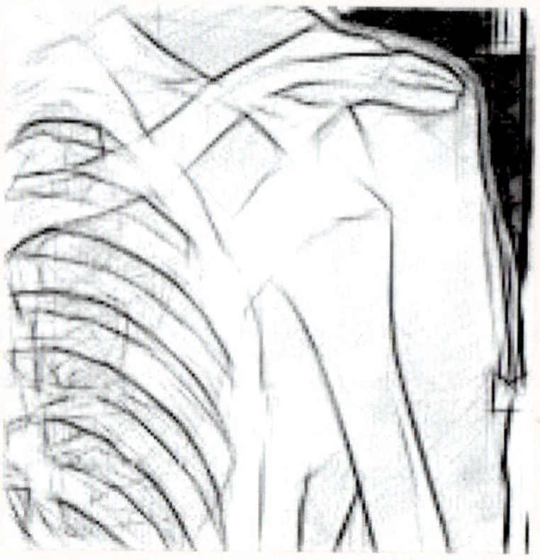

1.1.1.5. Prise en charge

- **Traitement ambulatoire, orthopédique** :
  – Après contrôle radiologique ;
  – Après élimination d'une complication immédiate ;
  – Après analgésie par antalgique palier III + protoxyde d'azote ;
  – Réduction par manœuvres externes = traction + rotation externe + abduction ;
    ➢ En cas d'échec : réduction sous AG,
    ➢ **Contrôle radiologique** et examen neurologique et vasculaire **post-réduction** systématique.
  – Décharge par immobilisation par coude au corps 3 semaines ;
  – Traitement antalgique palier OMS + AINS en l'absence de CI ;
  – Arrêt de travail, arrêt de sport ;

- Kinésithérapie en respectant la règle de la non-douleur avec rééducation précoce pour physiothérapie antalgique, proprioception et renforcement musculaire ;
- Éducation du patient : risque de récidive ;
- Surveillance clinique et paraclinique de l'efficacité et de la tolérance du traitement.

1.1.2. Luxation postérieure (1 % des cas)

1.1.2.1. Épidémiologie, mécanisme

- Sujet jeune.
- Traumatisme indirect = hyper contraction des rotateurs internes (épilepsie, électrocution).
- Trauma direct (AVP : choc direct antérieur).

1.1.2.2. Examen clinique

- Impotence fonctionnelle totale, douleur.
- Blocage en rotation interne : perte de rotation externe active et passive (pathognomonique).

1.1.2.3. Examens paracliniques

- **Imagerie**
  - Rx standard de l'épaule F/P + Incidence de profil de la scapula : perte de l'interligne articulaire gléno-humérale, fausse condensation de la glène avec double contour radio-opaque ; projection de la tête en arrière de la glène.
  - TDM d'épaule pour bilan des lésions associées.
- **Biologiques**
  - Bilan pré-opératoire.
  - CPK : rhabdomyolyse (convulsions, électrocutions).

1.1.2.4. Prise en charge thérapeutique

- Traitement orthopédique.
- Réduction en urgence ± sous anesthésie générale.
- Immobilisation (coude au corps 3 semaines).

1.2. Lésions ligamentaires de l'épaule

1.2.1. Généralités

- **Interrogatoire :**
  - ATCD de traumatisme d'épaule, instabilité.
  - Profession.
  - Main dominante.
  - Signes fonctionnels : Impotence fonctionnelle, douleur mécanique/inflammatoire, circonstances d'apparition.
- **Examen physique : EXAMEN BILATERAL ET COMPARATIF**
  - **Inspection** : déformation, tuméfaction, amyotrophie.
  - **Palpation** : chaleur, point exquis, amplitudes actives et passives.

1.2.2. Ruptures des tendons de la coiffe des rotateurs

1.2.2.1. Anatomie

- Tendon du muscle supra sus-épineux.
- Tendon du muscle sous-épineux.

- Tendon du muscle sous-scapulaire.
- Tendon du muscle petit rond.
- Tortion intra-articulaire du tendon du long biceps.

1.2.2.2. Physiopathologie

- **2 types de ruptures :**
  - Rupture sur tendon dégénératif chez un patient âgé sur un traumatisme minime chez un patient avec des antécédents de douleurs d'épaule (le plus fréquent).
  - Rupture sur tendon sain chez un patient jeune suite à un traumatisme avec mouvement contré contre contraction musculaire brutale chez un patient sans antécédents de douleur d'épaule.

1.2.2.3. Examen clinique

- **Étude des mobilités actives** dans tous les plans de l'espace : diminué en cas de rupture tendineuse.
- **Étude des mobilités passives** : en théorie conservées en l'absence de capsulite rétractile (épaule « gelée » si limitation des amplitudes passives).
- **Testing tendineux de la coiffe des rotateurs** :
  - Tendon du supra-épineux : manœuvre de Jobe (abduction + rotation interne).
  - Tendon du sous-scapulaire : manœuvre de Gerber (lift off test).
  - Tendon de l'infra-épineux : manœuvre de Patte (rotation externe, bras en abduction à 90°).
  - Tendon du long biceps : palm-up test.
- **Recherche instabilité ligamentaire :**
  - Gléno-humérale : laxité antérieure, postérieure, inférieure.
  - Acromio-claviculaire : tiroir antéro-postérieur, touche de piano.
- **Recherche de conflit sous-acromial (manœuvre de Neer) et antépulsion passive.**

1.2.2.4. Examen paraclinique

- **Radiographies de l'épaule Face/Profil :**
  - Diminution de l'espace acromio-huméral < 7 mm.
  - Ascension tête humérale.
- **Arthroscanner ou IRM de l'épaule :**
  - Confirmation diagnostique (précise le siège et l'étendue de la rupture par passage de produit de contraste à l'extérieur de l'articulation gléno-humérale).
  - Visualisation complète des lésions.

1.2.2.5. Prise en charge thérapeutique

- **Rupture traumatique chez un sujet jeune** : réinsertion chirurgicale sous arthroscopie.
- **Rupture dégénérative** : rééducation et traitement infiltratif ou réinsertion chirurgicale sous arthroscopie (fonction de la gêne fonctionnelle, de la rétraction tendineuse).

1.2.3. Disjonctions acromio-claviculaires

- Étirement ou rupture ligamentaire du complexe acromio-claviculaire comprenant : le ligament acromio-claviculaire et les ligaments coraco-claviculaires (ligaments trapézoïde et conoïde).

1.2.3.1. Épidémiologie

- Patient jeune, accident sportif.
- Mécanisme : chute sur le moignon de l'épaule.

1.2.3.2. Examen clinique

- Impotence fonctionele partielle.
- Douleur sur l'articulation acromio-claviculaire.
- Déformation acromio-claviculaire avec saillie de la clavicule (touche de piano).
- Tiroir antéro-postérieure de la clavicule.

1.2.3.3. Bilan para-clinique

- Radiographie standard de face centrée sur l'articulation acromio-claviculaire.

Figure 2. Disjonction acromio-claviculaire

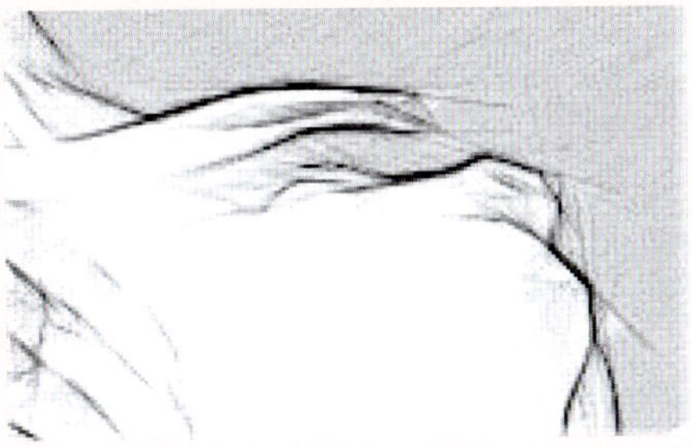

1.2.3.4 Classification de Julliard

- **Stade 1** : Radiographie normale, atteinte des ligaments acromio-claviculaires. L'articulation est stable.
- **Stade 2** : Radiographie montre un bâillement de l'articulation acromio-claviculaire avec un léger déplacement en arrière de la clavicule. Il y a une véritable rupture des ligaments acromio-claviculaires.
- **Stade 3** : Il existe une atteinte des ligaments coraco-claviculaires supplémentaire. L'articulation acromio-claviculaire est instable. On retrouve une « touche de piano » clinique et un tiroir d'avant en arrière de la clavicule. L'instabilité est majeure. La saillie de la clavicule sous la peau est majeure.

Figure 3. Classification de Juillard

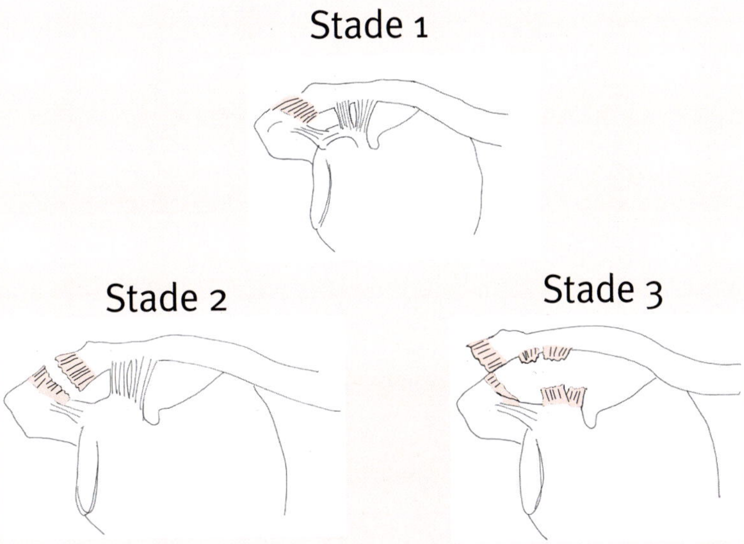

1.2.3.5. Prise en charge

- Traitement fonctionnel ou chirurgical en fonction du déplacement et du terrain.
  - **Stade 1 et 2** : traitement fonctionnel :
    - ➢ Bras en écharpe, repos, antalgiques (fonction de l'EVA).
    - ➢ Souvent douloureux pendant 2 à 3 mois.
  - **Stade 3** : traitement chirurgical :
    - ➢ En urgence ou dans les 7 jours post-traumatiques.
    - ➢ Stabilisation de l'articulation acromio-claviculaire par un hauban sur une broche laissée en place 2 mois.

1.2.3.6. Complications

- Souffrance cutanée en regard si déplacement important.

2. Fracture bi-malléolaire de la cheville

MOTS-CLÉS : Fracture bi-malléolaire, complications cutanées, fracture de Maisonneuve

2.1. Épidémiologie

- Les fractures malléolaires de l'adulte sont très fréquentes.
- 2 terrains particuliers :
  - Chute de sa hauteur chez un patient âgé de + de 60 ans avec un traumatisme en torsion.
  - Traumatisme à haute cinétique chez un sujet jeune : traumatisme sportif (ski +++), accident de la voie publique, chute d'un lieu en hauteur.

2.2. Types de fractures

- Les fractures bi-malléolaires sont classées en 3 types (classification de Duparc) selon la localisation du trait de fracture sur la malléole externe : variété sus-ligamentaire, inter-ligamentaire ou sous-ligamentaire.

Figure 4. Classification de Duparc des fractures bi-malléolaires

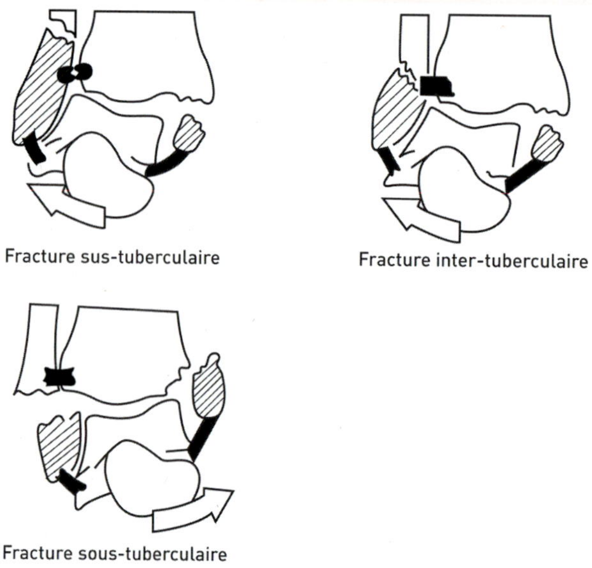

2.2.1. Fracture sus-ligamentaire

- Le trait peut être transversal, oblique court ou long, spiroïde avec ou sans fragment en aile de papillon. La syndesmose est toujours lésée.
- Mécanisme : valgus, rotation externe forcée.

Figure 5. Fracture sus-ligamentaire

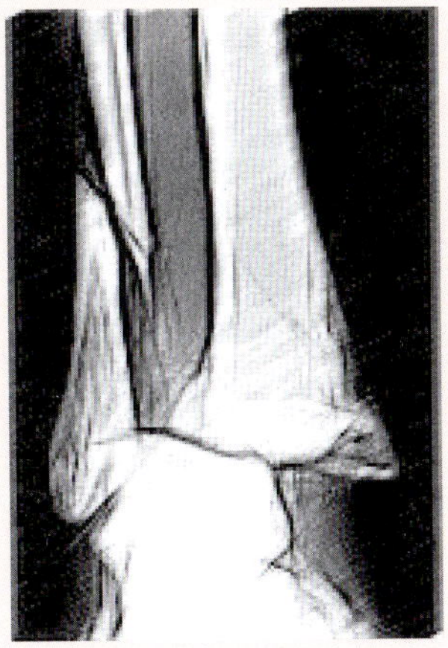

2.2.2. Fracture inter-ligamentaire

- Le trait est spiroïde et la syndesmose peut être lésée ou non.
- Mécanisme : rotation interne ou externe forcée.

Figure 6. Fracture inter-ligamentaire

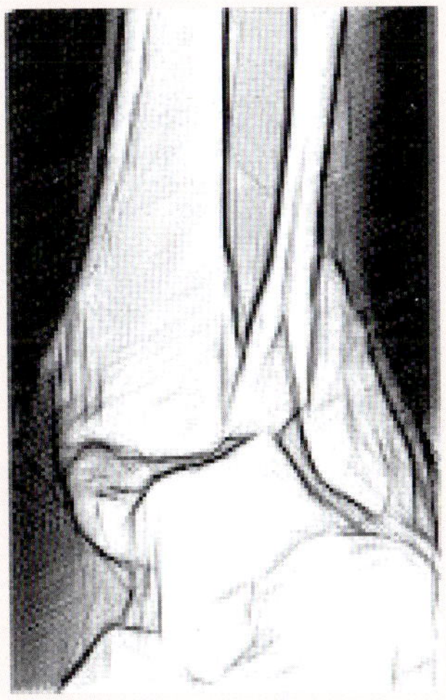

2.2.3. Fracture sous-ligamentaire

- Le trait est transversal, il n'y a jamais d'atteinte des ligaments tibio-péroniers inférieurs.
- Mécanisme : varus forcé.

Figure 7. Fracture sous-ligamentaire

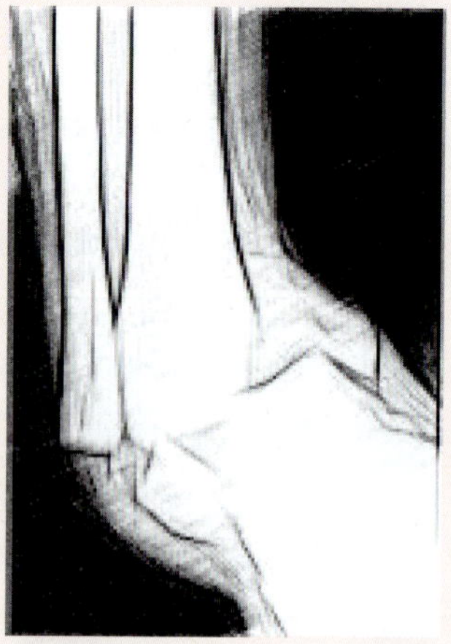

2.2.4. Cas particuliers

- **Fracture de Maisonneuve**: fracture de la malléole médiale et du col fibulaire (avec déchirure de la membrane inter-osseuse).
- **Fracture équivalent de bi-malléolaire**: fracture de la malléole latérale et diastasis médiale sans fracture.
- **Fracture tri-malléolaire**: fracture de la malléole latérale, malléole médiale et marginale postérieure.

Figure 8. Fracture équivalent de bi-malléolaire

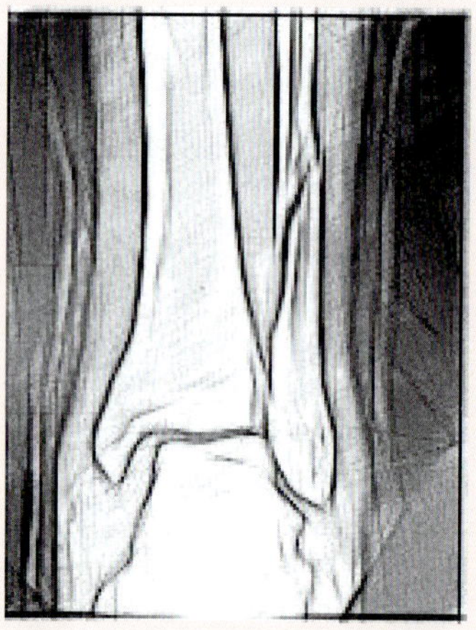

2.3. Examen clinique

2.3.1. Interrogatoire

- Craquement audible.
- Antécédents médicaux susceptibles de favoriser les complications cutanées: diabète, corticothérapie, insuffisance veineuse chronique, artériopathie oblitérante des membres inférieurs, tabagisme.
- Douleur importante et impotence fonctionnelle totale.

2.3.2. Examen physique

- **Analyse de la déformation:**
  - **De face**: élargissement du cou de pied, coup de hache latéral, pied en eversion, saillie médiale.
  - **De profil**: raccourcissement de l'avant-pied, saillie antérieure du tibia, pied en équin, aspect de concavité du tendon d'Achille.

- Palpation douloureuse des maléoles.
- Recherche systématique d'une douleur au niveau du col fibulaire (fracture de Maisonneuve).
- **Recherche de complications :**
  - **Cutanées** : phlyctènes, dermabrasions, ouverture cutanée.
  - **Neurologiques** : lésion du nerf fibulaire commun en cas de fracture de Maisonneuve.
  - **Vasculaires** : palpation des pouls distaux en systématique.

2.4. Bilan paraclinique

2.4.1. *Radiographies*

- Radiographie standard de cheville de face et de profil (+ jambe si doute sur fracture de Maisonneuve) : siège de la fracture, nombre de fragments, déplacement, déduction du mécanisme.

2.4.2. *Scanner de cheville*

- Pas d'indication en urgence, sauf si doute sur une fracture complexe.

2.4.3. *Bilan pré-opératoire si indiqué*

- Groupe, Rhésus, RAI.
- ECG et Radiographie pulmonaire.

2.5. Prise en charge thérapeutique

- Réduction en urgence par la manouvre dite d'arrache-botte et immobilisation plâtrée en cas de luxation ou de déplacement important (prévention des complications cutanées).
- Prise en charge chirurgicale en urgence (même si déplacement modéré) pour réduction et ostéosynthèse au bloc opératoire sous anesthésie générale ou loco-régionale.
- Immobilisation sans appui pendant 6 semaines post-opératoire.

3. Lésion ligamentaire et/ou méniscale du genou

3.1. Lésions ligamentaires du genou

MOTS-CLÉS : LCA, sujets jeunes, accident sportif, impotence fonctionnelle, hémarthrose, tiroir antérieur, lésions ligamentaires associées, radiographie standard, traitement fonctionnel

3.1.1. *Épidémiologie*

- Les lésions ligamentaires du genou sont de plus en plus fréquentes avec l'augmentation de la pratique des sports à risque, entraînant des entorses graves du genou avec les ruptures ligamentaires (LCA, LCP, LCL, LCM).

Ces lésions touchent principalement :
- Des **sujets jeunes** entre 20 et 30 ans.
- Lors **d'accident sportif** avec ou sans contact (sport de pivot : football, rugby, ski, judo...).
- Lors **d'accident de la voie publique** entraînant des lésions complexes du genou par atteinte de plusieurs plans ligamentaires.
- À noter le cas particulier de la luxation du genou suite à un traumatisme à haute cinétique.

3.1.2. Rappels anatomiques

- **Le pivot central** : constitué du ligament croisé antérieur **(LCA)** et ligament croisé postérieur **(LCP)** contrôlant respectivement le tiroir antérieur et postérieur du genou.
- **Plan périphérique capsulo-ligamentaire externe** : constitué du **ligament collatéral latéral** (**LCL** : oblique en bas et en arrière, tendu de l'épicondyle externe à la tête du péroné) contrôlant la laxité en varus et du **PAPE** (point d'angle postéro-externe ou **Renforts capsulo-ligamentaires postéro-latéraux** : tendon du poplité et ligament poplité arqué) participant au contrôle du varus et limitant la rotation externe.
- **Plan périphérique capsulo-ligamentaire interne** : le ligament collatéral médial (LCM : oblique en bas et en avant et s'insère sur la face interne du tibia) contrôlant la laxité en valgus et du **PAPI** (point d'angle postéro-interne ou **Renforts capsulo-ligamentaires postéro-médiaux,** qui est un nœud fibreux constitué par la capsule postéro-interne renforcée par la bifurcation du tendon semi-membraneux et en profondeur par la corne postérieure du ménisque interne) participant au contrôle du valgus et limitant la rotation interne.

Figure 9. Anatomie ligamentaire simplifiée du genou

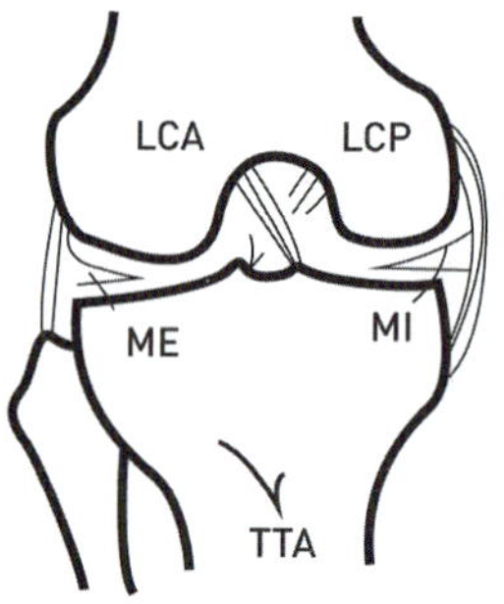

3.1.3. Mécanismes traumatiques

- Rupture isolée d'un plan périphérique : rupture du LCM en valgus et du LCL en varus (rare).
- Rupture du LCA : en hyperextension (frappe au foot sans ballon).
- Rupture du LCP : genou en flexion à 90° avec traumatisme antéro-postérieur (syndrome du tableau de bord).

3.1.4. Examen clinique

- Compte tenu de **l'importance fonctionnelle du LCA** et de sa fréquence d'atteinte, l'examen recherchera avant tout son atteinte traumatique.
- Examen toujours **comparatif bilatéral.**
- **Rechercher systématiquement des lésions ligamentaires associées.**

3.1.4.1. Lésion du LCA

- **Craquement** intra-articulaire parfois audible.

- Sensation du genou qui se déboîte.
- **Impotence fonctionnelle complète.**
- **Hémarthrose rapide** (75 à 90 % des hémarthroses post-traumatiques comportent une rupture partielle ou totale du LCA) avec présence du signe du choc rotulien.
- **Tiroir antérieur en légère flexion (Test de Lachman-Trillat)** : arrêt mou retardé, souvent difficile à rechercher du fait de la limitation des mobilités, pris en défaut en cas d'épanchement important ou du blocage du genou en flexum par anse de seau du ménisque interne.

Figure 10. Test de Lachman-Trillat

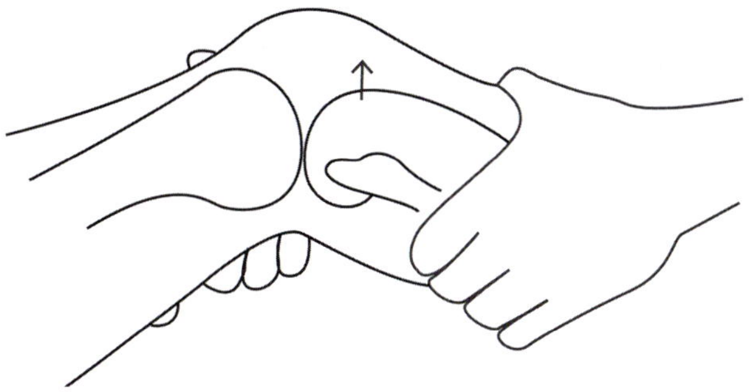

- Jerk test (ressort rotatoire) difficile du fait de la douleur.
- Laximètre comparatif.
- **Recherche de lésions ligamentaires périphériques associées :** douleur élective du LCM (trajet condylo-tibial) ou du LCL (trajet condylo-fibulaire), ecchymose latéro-condylienne, recherche tiroir postérieur ou lésion méniscale.

3.1.4.2. Lésion du LCP

- Plus volumineux des ligaments du genou, il est le stabilisateur principal du genou.
- Rupture **moins fréquente** et nécessitant un **traumatisme violent** avec choc direct.
- **Aspect de contusion simple** du genou si rupture isolée du LCP.
- **Aspect d'entorse grave** si lésions associées : craquement, impotence fonctionnelle totale, douleur, émarthrose voir recul du tibia sous le genou (tiroir permanent).
- **Tiroir postérieur en flexion à 90°** : difficile sur la douleur et l'épanchement.

Figure 11. Recherche d'un tiroir postérieur

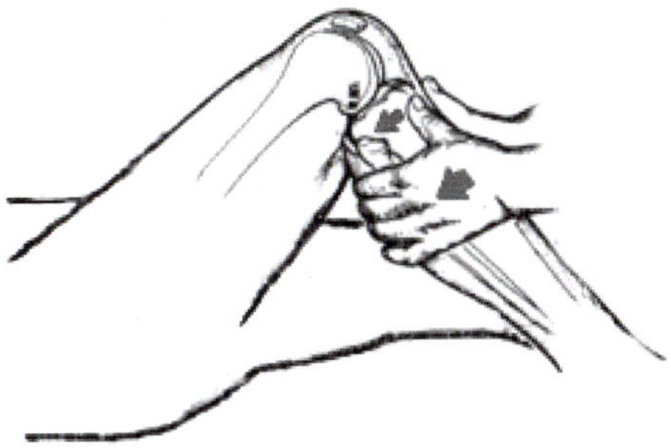

- Si laxité en valgus ou en varus importante en extension complète : témoins d'une rupture du LCP et des formations postérieures.

3.1.4.3. Diagnostics différentiels

- Extension de jambe possible : élimine une rupture du tendon patellaire ou quadricipital.
- Douleur exquise à la palpation des reliefs osseux : fracture plateau tibial, de l'extrémité distale du fémur ou de la patella.

3.1.5. Examens paracliniques

3.1.5.1. Radiographie standard du genou

- De face et de profil.
- **Élimine fracture** distale du fémur ou proximale du tibia.
- **Recherche signes indirects d'entorse** : translation spontanée du tibia/fémur, arrachement osseux des épines tibiales (rupture du LCP souvent désinsertion basse visible sur le profil), fracture de Segond, épanchement intra-articulaire.

3.1.5.2. IRM

- **Pas en urgence.**
- À 1 mois post-traumatisme.
- Après résorption hémarthrose.
- Rupture LCA (hyposignal T1 dans l'échancrure et hypersignal T2).
- Lésions associées : contusion osseuse, fracture ostéochondrale, lésions méniscales ou ligamentaires périphériques.

NB : Si luxation de genou : Angioscanner systématique (risque de lésions vasculaires).

3.1.6. Prise en charge thérapeutique

- **Pour le LCA** : ne **cicatrise pas, traitement fonctionnel** initialement (attelle, glaçage, repos, antalgique et rééducation) puis ligamentoplastie selon instabilité et terrain.
- **Pour le LCP** : potentiel de **cicatrisation**, traitement **orthopédique 6 semaines** (attelle) puis indication chirurgicale selon instabilité.
- **Luxation genou** : **réduction en urgence et testing ligamentaire** sous anesthésie générale, immobilisation puis ligamentoplastie selon les lésions dans un second temps.

3.2. Lésions méniscales du genou

MOTS CLÉS : Sujets jeunes, accident sportif, épanchement articulaire, radiographie standard, IRM, Ménisectomie

3.2.1. Épidémiologie

- **Origine traumatique** : plus fréquente
  - **Ménisque médial plus fréquemment** touché que le ménisque latéral ;
  - Avec ou sans lésion ligamentaire associé (surtout LCA) ;
  - Accident sportif en torsion, pied bloqué au sol ou en hyperflexion ;
  - Fissure verticale.
- **Origine dégénérative** :
  - Souffrance cartilagineuse de préarthrose ou d'arthrose ;
  - Patient **âgé de 50 ans** en moyenne ;
  - Sans traumatisme évident retrouvé ;

- Fissure complexe avec clivage horizontal ;
- Si absence de blocage : traitement de l'arthrose sous-jacente.

- **Origine malformative** :
  - Ménisque discoïde (atteinte surtout du ménisque latéral) ;
  - Rare (surtout patient **asiatique**) ;
  - Non traumatique ;
  - Patient jeune âgé en moyenne de **25 ans.**

3.2.2. *Rappels anatomiques*

- **Fibro-cartilages** souples et mobiles.
- Forme de **croissant** (concavité tournée vers l'axe du tibia) et triangulaire à la coupe.
- Face externe fixée à la capsule articulaire (sauf à la partie postéro-externe du ménisque externe).
- **Ménisque médial** : forme de C, insertion de sa corne antérieure sur la surface préspinale en avant du LCA et de sa corne postérieure sur le triangle rétrospinale.
- **Ménisque latéral** : forme de O, cornes situées entre celles du ménisque médial, présente à sa jonction segment moyen et segment postérieur le hiatus poplité (zone où le ménisque n'est pas fixé à la capsule).

3.2.3. *Mécanisme traumatique*

- Ménisques mobiles sur le plateau tibial, poussés par les condyles fémoraux.
- Lors des flexions-extensions et lors des rotations du genou.
- Mécanisme de flexion forcée, rotation axiale interne ou externe, position accroupie prolongée expliquent le nombre important de lésions méniscales.
- Exceptionnellement traumatisme direct.

3.2.4. *Examen clinique*

- Souvent adulte de 30 ans.

3.2.4.1. Interrogatoire :

- Recherche du mécanisme lésionnel.
- Notion d'**épanchement articulaire.**
- **Douleur** en regard de l'interligne articulaire (médial ou latéral).
- **Sensation de blocage** en flexion ou de ressaut intra-articulaire.
- **Sensation de fausse instabilité** si présence d'une anse de seau mobile.

3.2.4.2. Examen clinique bilatéral et comparatif :

- Recherche d'un choc rotulien.
- Explorer les mobilités articulaires : flessum « élastique » irréductible en cas de luxation d'une anse de seau.
- Présence d'une amyotrophie quadricipitale.
- Reproduction de la douleur à la palpation de l'interligne fémoro-tibial.
- **Manœuvre de Mc Murray** : reproduction d'un ressaut méniscal par extension progressive en flexion-valgus-rotation externe.
- **Signe de Oudard ou « cri méniscal »** : douleur à la palpation de l'interligne articulaire lors de l'extension du genou.
- **Grinding test ou manœuvre d'Appley** : patient en décubitus ventral genou fléchi à 90°, douleur lors de la pression axiale en imprimant des mouvements rotatoires.

Figure 12. **Grinding test ou manœuvre d'Appley**

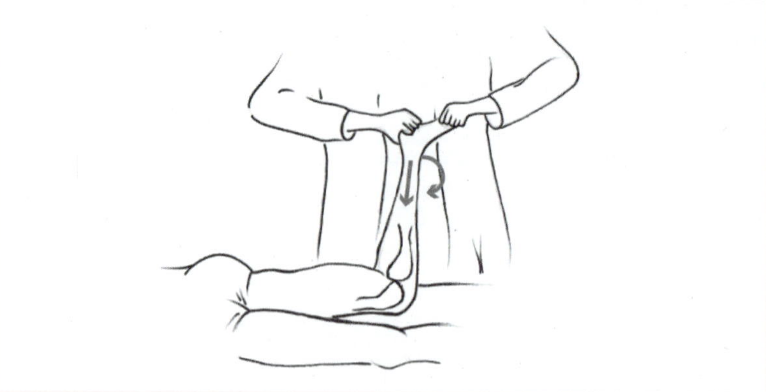

3.2.5. *Examens paracliniques*

3.2.5.1. Radiographie standard

- En charge bilatérale de face, en schuss, de profil et défilé fémoro-patellaire.
- Élimine une **fracture.**
- Recherche un **pincement articulaire** lors de lésions dégénératives.
- Recherche des **signes indirects** de lésion méniscale traumatique comme un épanchement intra-articulaire et un flessum antalgique ou luxation anse de seau.

3.2.5.2. Arthrographie

- Actuellement **moins utilisée.**
- **Injection intra-articulaire** donc asepsie stricte.
- Excellent moyen de **recherche de lésions méniscales.**

3.2.5.3. ArthroScanner

- Plus invasif que IRM.
- Aussi performant.
- **Intérêt chez les plus de 45 ans.**
- Met en évidence des lésions cartilagineuses lors de lésions dégénératives.

3.2.5.4. IRM

- **Examen de choix.**
- Chez l'adulte jeune.
- Précise le type de lésion.
- Permet le diagnostic des lésions ligamentaires associées.

3.2.6. *Prise en charge thérapeutique*

3.2.6.1. Lésions traumatiques

- Suture ou Méniscectomie partielle sous arthroscopie.
- Conservation méniscale est souhaitable pour éviter l'évolution arthrosique.

3.2.6.2. Anse de seau luxée

- Réduction sous 24/48 h sous arthroscopie.

3.2.6.3. Lésions dégénératives

- Traitement arthroscopique si blocage.
- Sinon Traitement médical de la pathologie cartilagineuse sous-jacente.

4. Lésion ligamentaire de la cheville

MOTS-CLÉS : 18-55 ans, accident sportif, Traumatique, ligament collatéral latéral, Critères d'Ottawa, radiographie standard, protocole RICE, attelle

4.1. Épidémiologie

- Lésion **traumatique** la plus fréquente.
- **Entre 18 et 55 ans.**
- Accident sportif ou de la vie quotidienne.
- 15 à 20 % des traumatismes sportifs.
- Majorité touche le **ligament collatéral latéral.**

4.2. Anatomie

Articulation talocrurale : forme de tenon et mortaise n'autorise que la flexion-extension

- **Ligament Collatéral Latéral (LCL)** anciennement appelé LLE : 3 faisceaux.
  - **Antérieur : ligament talofibulaire antérieur** (**LTFA**) va du bord antérieur et supérieur de la malléole latérale jusqu'au col du talus où il s'insère juste en avant de la surface articulaire.
  - **Moyen : ligament calcanéofibulaire** (LCF) va de la pointe de la malléole latérale à la face latérale du calcanéum.
  - **Et superficiel : ligament talofibulaire postérieur (LTFP)** va du bord postérieur de la malléole latérale à la partie postérieure de l'apophyse latérale du talus.
  - Avec rupture d'avant en arrière de ces 3 faisceaux lors d'une entorse.
- **Ligament Collatéral Médial (LCM)** anciennement appelé LLI : 2 plans (un profond et un superficiel).

4.3. Mécanisme traumatique

- Entorse externe : varus-équin forcé le plus fréquent.
- Entorse du LCM sont rares car moindres sollicitations du pied en éversion ou associés à une fracture malléolaire.

4.4. Examen clinique

- Bilatéral et comparatif.

4.4.1. Interrogatoire

- Mécanisme du traumatisme.
- **Craquement.**
- Impotence fonctionnelle initiale partielle puis totale.
- Œdème diffus.
- Hématome péri-malléolaire externe +/- interne.
- Une **hémarthrose** (gonflement antérieur de la cheville).

4.4.2. *Examen clinique*

- Souvent pris en défaut avec une entorse bénigne avec une impotence complète et une entorse grave avec une impotence fonctionnelle modérée.
- Douleur à la **palpation du LCL.**
- Rechercher une **douleur de la base du 5e métatarsien**, de l'os naviculaire, de la fibula et de la malléole médiale (recherche de diagnostic différentiel).
- Rechercher un **bâillement talo-crural** en varus forcé et en tiroir antérieur : souvent difficile à rechercher à la phase aiguë.
- Éliminer une **luxation des fibulaires** (mobilité anormale des tendons fibulaires lors de l'éversion contrariée).
- **Éliminer une rupture du tendon d'Achille.**

4.5. Examens paracliniques

4.5.1. *Radiographie standard*

- **Critères d'Ottawa** : permettent de rechercher des critères cliniques permettant d'orienter vers un diagnostic différentiel. Si un de ces critères est retrouvé, une radiographie de face et de profil de cheville doit être réalisée :
  - âge < 18 ans ou > 55 ans ;
  - douleur à la palpation des malléoles médiale et latérale sur 6 cm ;
  - douleur à la palpation de la base du 5e métatarsien ou de l'os naviculaire ;
  - impossibilité de faire 4 pas aux urgences.
- **Face/Profil/base 5e métatarsien**
  - Si entorse de cheville simple, la radiographie sera normale.

4.5.2. *Échographie de la cheville*

- Permet le diagnostic en visualisant la rupture ligamentaire et son étendu.

4.5.3. *IRM*

- **Pas d'indication en urgence.**
- Indiqué dans le cadre de la laxité chronique.

4.5.4. *Radiographie dynamique*

- **Pas d'indication en urgence.**
- Pour le bilan d'instabilité chronique à la recherche d'une laxité différentielle avec des clichés de face en varus forcé et de profil en tiroir antérieur (en cas de tiroir antérieur supérieur à 8 mm et/ou de bâillement latéral supérieur à 12° = **entorse grave).**

4.6. Prise en charge thérapeutique

- **Entorses bénignes** : Traitement fonctionnel par le **protocole « RICE »** : repos (Rest), Glaçage (Ice), contention par attelle amovible (Contention), surélévation du membre (Élevation).
- Antalgiques er réévaluation à 5 jours.
- Rééducation, physiothérapie et cryothérapie.
- Anticoagulation préventive si marche impossible.
- **Entorse grave** : immobiliser la cheville avec une attelle rigide ou plâtre de marche pendant 45 jours.
- **Penser à l'anticoagulation préventive.**

POINTS CLÉS

PRISE EN CHARGE D'UNE LUXATION ANTÉRO-INTERNE GLÉNO-HUMÉRALE

AFFIRMER LE DIAGNOSTIC

- **Inspection :**
  - **déformation de face** : attitude des traumas du MS, coup de hache externe, saillie de l'accromion, comblement du sillon delto-pectoral
  - **déformation de profil** : élargissement antéro-postérieur de l'épaule
- **Palpation :**
  - vacuité de la glène
  - vide sous acromial

MESURES INITIALES

- Pose de VVP
- Antalgiques IV palier III
- Utilisation du protoxyde d'azote si pas de CI

ÉVALUER LA GRAVITÉ

• **Rechercher les complications osseuses :** fracture de la tête humérale	**INTERROGATOIRE** • main dominante • profession • sport et niveau • ATCD/allergies • Heure du trauma • Heure du jeûne
• **Rechercher les complications vasculaires :** palpation du pouls radial pré et post-réduction	
• **Rechercher les complications nerveuses :** lésion du nerf circonflexe (anesthésie du moignon de l'épaule pré et post réduction	
• **Rechercher les complications musculo-tendineuses :** rupture du tendon du long biceps ou de la coiffe des rotateurs	

DIAGNOSTIC :

- radiographie standard de face et faux profil de Lamy

THÉRAPEUTIQUE :

- Réduction par manœuvre externe (traction + ROE + ABD)
- Puis immobilisation coude au corps 3 semaines
- Ttt antalgique PO
- Arrêt de travail, dispense de sport
- Kiné précoce
- Éducation : risque de récidive

→ **CONTRÔLE NEUROLOGIQUE ET RADIOLOGIQUE POST RÉDUCTION**

PRISE EN CHARGE D'UNE RUPTURE DES TENDONS DE LA COIFFE DES ROTATEURS

AFFIRMER LE DIAGNOSTIC

- **Étude des mobilités actives :** diminuées en cas de rupture tendineuse
- **Étude des mobilités passives :** conservées si pas de capsulite rétractile
- Testing tendineux de la coiffe des rotateurs
- Recherche instabilité ligamentaire
- Recherche de conflit sous-acromial (manœuvre de Neer) et antépulsion passive

MESURES INITIALES

- Antalgiques PO

EXAMEN PHYSIQUE

- Examen bilatéral et comparatif

TESTING TENDINEUX DE LA COIFFE DES ROTATEURS	
• **Tendon du supra-épineux :** manœuvre de Jobe (abduction + rotation interne)	**INTERROGATOIRE**
• **Tendon du sous-scapulaire :** manœuvre de Gerber (*lift off test*, rotation interne main sur ventre)	• ATCD de traumatisme d'épaule • Instabilité • Profession
• **Tendon de l'infra-épineux :** manœuvre de Patte (rotation externe, bras en abduction à 90°)	• Main dominante • Impotence fonctionnelle
• **Tendon du long biceps :** *palm-up test* (antépulsion bras, paume vers le haut)	

DIAGNOSTIC :

- Radiographies de l'épaule Face/Profil
- Arthroscanner ou IRM de l'épaule

THÉRAPEUTIQUE :

- Sujet jeune : réinsertion chirurgicale sous arthroscopie
- Rupture dégénérative : rééducation et traitement infiltratif ou réinsertion chirurgicale sous arthroscopie

→ **REPOS ET ANTALGIQUES**

PRISE EN CHARGE D'UNE DISJONCTION ACROMIO-CLAVICULAIRE

AFFIRMER LE DIAGNOSTIC

- Impotence fonctionnelle partielle
- Douleur sur l'articulation acromio-claviculaire
- Déformation acromio-claviculaire avec saillie de la clavicule (touche de piano)
- Tiroir antéro-postérieure de la clavicule

MESURES INITIALES

- Antalgiques PO

ÉLIMINER :

- Complication cutanée en regard si déplacement important

CLASSIFICATION DE JULLIARD	
• **Stade 1 :** Radiographie normale, atteinte des ligaments acromio-claviculaires. L'articulation est stable.	**INTERROGATOIRE :** • ATCD de traumatisme d'épaule instabilité • Profession • Main dominante • Impotence fonctionnelle
• **Stade 2 :** Radiographie montre un bâillement de l'articulation acromio-claviculaire. Véritable rupture des ligaments acromio-claviculaires.	
• **Stade 3 :** Atteinte des ligaments coraco-claviculaires supplémentaire. Instabilité de l'articulation acromio-claviculaire. « Touche de piano » et tiroir antéro-postérieur de la clavicule. Instabilité majeure.	

DIAGNOSTIC :

- Radiographie standard de face centrée sur l'articulation acromio-claviculaire

THÉRAPEUTIQUE :

- **Stade 1 et 2 :** traitement fonctionnel (bras en écharpe, repos, antalgiques)
- **Stade 3 :** traitement chirurgical (en urgence ou dans 7 jours post-trauma)

REPOS ET ANTALGIQUES

PRISE EN CHARGE D'UNE FRACTURE BI-MALLÉOLAIRE

AFFIRMER LE DIAGNOSTIC

- Craquement audible
- **Déformation de face :** élargissement du cou de pied, coup de hache latéral, pied en eversion, saillie médiale
- **Déformation de profil :** raccourcissement de l'avant-pied, saillie antérieure du tibia, pied en équin, aspect de concavité du tendon d'Achille
- Palpation douloureuse des malléoles

MESURES INITIALES

- Antalgiques +++
- Bilan pré-opératoire
- ATB et VAT si fracture ouverte

ÉLIMINER

- Fracture de Maisonneuve : douleur au niveau du col fibulaire

ÉVALUER LA GRAVITÉ

ÉVALUER LA GRAVITÉ	
• **Rechercher les complications cutanées** phlyctènes, dermabrasions, ouverture cutanée	**INTERROGATOIRE** • ATCD/allergies • Profession • Sport et niveau • VAT ? • Heure du trauma • Heure du jeûne
• **Rechercher les complications neurologiques** lésion du nerf fibulaire commun en cas de fracture de Maisonneuve	
• **Rechercher les complications vasculaires** palpation des pouls distaux en systématique	

DIAGNOSTIC :

- Radiographie standard de cheville (F+P)

THÉRAPEUTIQUE :

- Réduction en urgence (manœuvre d'arrache-botte)
- Immobilisation plâtrée si luxation ou de déplacement important
- Chirurgie en urgence : ostéosynthèse puis immobilisation sans appui pendant 6 semaines

→ **RÉDUCTION EN URGENCE SI LUXATION OU FRAGMENT SOUS-CUTANÉ**

LÉSIONS LIGAMENTAIRES DU GENOU

AFFIRMER LE DIAGNOSTIC

- Lésion du LCA :
  - craquement intra-articulaire
  - impotence fonctionnelle complète
  - hémarthrose rapide
  - tiroir antérieur en légère flexion (Test de Lachman-Trillat)
  - recherche de lésions ligamentaires périphériques associées
- Lésion du LCP :
  - rupture moins fréquente
  - traumatisme violent avec choc direct
  - tiroir postérieur en flexion à 90°

ÉPIDÉMIOLOGIE

- sujets jeunes entre 20 et 30 ans
- lors d'accident sportif
- lors d'accident de la voie publique

EXAMEN PHYSIQUE

- Bilatéral et comparatif

DIAGNOSTIC

- Radiographies standards du genou Face/Profil
- IRM sans urgence

THÉRAPEUTIQUE :

- LCA :
  - Cicatrise pas
  - Traitement fonctionnel
  - Ligamentoplastie selon instabilité
- LCP :
  - Peut cicatriser
  - Traitement orthopédique

→

REPOS
ATTELLE
ANTALGIQUE
RÉÉDUCATION
+/-
LIGAMENTOPLASTIE

LÉSIONS MÉNISCALES DU GENOU

AFFIRMER LE DIAGNOSTIC

- **Interrogatoire**
  - Épanchement articulaire
  - Douleur en regard de l'interligne
  - Sensation de blocage ou de fausse instabilité
- **Examen clinique**
  - Choc rotulien
  - Manœuvre de Mc Murray
  - Signe de Oudard ou cri méniscal
  - *Grinding test* ou manœuvre d'Appley

ÉPIDÉMIOLOGIE

- Origine Traumatique : Ménisque médial plus fréquemment touché.
- Accident sportif
- Origine Dégénérative :

Âge 50 ans
Sans traumatisme
Pré-arthrose

EXAMEN PHYSIQUE

- **Bilatéral et comparatif**

DIAGNOSTIC

- **Radiographies standards du genou**
  - En charge bilatéral de face
  - En schuss
  - De profil
  - Défilé fémoro-patellaire
- **Arthroscanner**

  Intérêt chez les plus de 45 ans
- **IRM** sans urgence

THÉRAPEUTIQUE :

- Traumatique :
  - Suture ou

  Ménisectomie partielle
- Dégénérative :
  - Traitement médical

REPOS
ATTELLE
ANTALGIQUE
+/- MÉNISECTOMIE

LÉSIONS LIGAMENTAIRES DE LA CHEVILLE

AFFIRMER LE DIAGNOSTIC

- **Interrogatoire**
  - Craquement
  - Hémarthrose
  - Impotence fonctionnelle partielle puis totale
  - Hématome péri-malléolaire
- **Examen clinique**
  - Souvent pris en défaut pour la gravité
  - Douleur palpation LCL
  - Douleur base du 5e métatarsien
  - Bâillement talo-crural
  - Luxation des fibulaires

ÉPIDÉMIOLOGIE

- Traumatique
- Entre 18 et 55 ans
- Ligament Collatéral Latéral souvent

EXAMEN PHYSIQUE

- **Éliminer une rupture du tendon d'Achille**

CRITÈRES D'OTTAWA
AU MOINS UN CRITÈRE PRÉSENT
Âge < 18 ans ou > 55 ans
Douleur à la palpation des malléoles médiale et latérale sur 6 cm
Douleur à la palpation de la base du 5e métatarsien ou de l'os naviculaire
Impossibilité de faire 4 pas aux urgences

DIAGNOSTIC

- **Radiographies standards de la cheville**
  - Face/Profil/base 5e métatarsien
- **Échographie cheville**
  - Rupture ligamentaire
- IRM sans urgence
- Radiographie dynamique
  - Sans urgence
  - Bilan d'instabilité chronique

THÉRAPEUTIQUE :

- Entorse Bénigne :
  - Protocole RICE
  - Antalgique
  - Réévaluation 5 jours
- Entorse grave :
  - Immobilisation

REPOS
GLACE
ATTELLE SOUPLE OU RIGIDE
ANTALGIQUE

CHAPITRE 32

Prothèses et ostéosynthèses

1. Prothèses et osétosynthèses
2. Consolidation osseuse normale et pathologique

OBJECTIFS ECN

➔ Connaître les principales complications et les principes du suivi des prothèses articulaires et des ostéosynthèses.

➔ Connaître la consolidation osseuse normale et pathologique.

Dr Adeline Cambon-Binder
CCA, Service de Chirurgie orthopédique et traumatologique, Hôpital Saint-Antoine, Sorbonne-Université

MOTS CLÉS : infection, pseudarthrose, phlébite, descellement, déplacement secondaire, cal vicieux

1. Prothèses et ostéosynthèses

1.1. Définition, nosologie

- Une **ostéosynthèse** est un procédé permettant de stabiliser deux segments osseux l'un par rapport à l'autre à l'aide de différents matériels (clou, plaque, vis, broches…) dans le but de faciliter leur consolidation. Le traitement chirurgical des fractures repose sur l'ostéosynthèse, qui peut être à foyer ouvert ou à foyer fermé.
- En cas d'**ostéosynthèse à foyer ouvert**, l'abord du foyer de fracture permet d'obtenir une réduction anatomique sous contrôle visuel, indispensable si la fracture touche une articulation. Le principal inconvénient est l'évacuation de l'hématome fracturaire riche en cellules ostéogéniques. Le principal exemple est l'ostéosynthèse par plaque.
- L'**ostéosynthèse à foyer fermé** au contraire ne nécessite pas d'abord direct de la fracture et respecte l'hématome ainsi que le périoste, stimulateurs de consolidation osseuse. La réduction est contrôlée radiographiquement à l'amplificateur de brillance. Les enclouages centromédullaires sont des exemples d'ostéosynthèse à foyer fermé.
- Une **arthroplastie** est un remplacement articulaire partiel ou total. Elle est indiquée en cas de destruction du cartilage articulaire consécutive à une arthrose primaire ou à un traumatisme, une infection, une maladie rhumatismale. Les deux articulations bénéficiant du plus grand nombre de remplacements prothétiques en France sont la hanche et le genou.
- Plusieurs matériaux et **couples de frottement** existent, avec chacun leurs caractéristiques mécaniques et leur résistance à l'usure. Lors du remplacement d'une surface articulaire par un implant, l'ancrage à l'os peut se faire soit par l'intermédiaire d'un ciment chirurgical (résine) soit par fixation de la prothèse par ostéointégration favorisée par un revêtement de surface poreux plus ou moins associé à une couche de matériau ostéoconducteur (hydroxyapatite).

1.2. Complications des arthroplasties (Tableau I)

1.2.1. *Infection*

- **Il s'agit de la complication la plus grave.** Elle doit toujours être suspectée en cas de douleurs. Il s'agit d'une urgence thérapeutique : c'est l'équivalent d'une arthrite septique associée à une infection de matériel.
- Par définition, toute infection du site opératoire survenant dans l'année suivant la mise en place d'une prothèse est considérée comme **nosocomiale**.

- L'infection **est considérée comme aiguë lorsqu'elle évolue depuis moins d'un mois**: dans les suites immédiates de la pose de la prothèse ou bien à distance de sa pose par contamination hématogène récente à partir d'une porte d'entrée dentaire, urinaire etc. Cependant, une **antibioprophylaxie n'est pas obligatoire chez un porteur de prothèse** en cas de soins dentaires invasifs (AFSSAPS 2011).
- Une infection aiguë sera suspectée devant:
  - des signes généraux (fièvre) ;
  - une **cicatrice inflammatoire** (érythémateuse avec retard de cicatrisation voire désunion, fistule et écoulement purulent) ;
  - des **douleurs** de rythme inflammatoire ;
  - un **syndrome inflammatoire biologique ;**
  - un épanchement intra-articulaire ou une collection des parties molles à l'imagerie ;
  - **c'est la ponction articulaire avec mise en évidence d'un germe pathogène qui affirme le diagnostic.**
- Il s'agit d'une urgence thérapeutique: au-delà d'un certain délai, les germes au contact des pièces **prothétiques sont recouverts par un biofilm empêchant la diffusion des antibiotiques**.
- Les principes du traitement sont:
  - La reprise chirurgicale de la cicatrice avec **lavage de l'articulation et excision des tissus infectés, changement des pièces modulaires ;**
  - Réalisation de multiples **prélèvements bactériologiques ;**
  - **L'antibiothérapie** probabiliste ***débutée après les prélèvements bactériologiques***, double, adaptée secondairement à l'antibiogramme du ou des germes identifiés. Elle associe des antibiotiques à bonne biodisponibilité osseuse par voie veineuse les deux premières semaines et pour une durée totale de 6 semaines à 3 mois.
  - La **surveillance prolongée** clinique, biologique et radiographique de l'infection, de la prothèse et de la tolérance de l'antibiothérapie.
- En cas d'**infection chronique** (au-delà de 1 mois), les signes d'infection peuvent être plus discrets: douleur chronique, syndrome inflammatoire biologique modéré. Des signes d'ostéolyse sont visibles sur les radiographies, avec possiblement une faillite de la fixation de la prothèse: le descellement. Une hyperfixation peut s'observer sur une scintigraphie aux leucocytes marqués. Le diagnostic de certitude repose sur des prélèvements de bonne qualité: ponction articulaire au bloc opératoire ou prélèvement chirurgical.
- Le traitement repose sur:
  - Au mieux, la prise en charge ou l'avis d'un **centre de référence des infections ostéo-articulaires.**
  - Le **remplacement de la prothèse** « en un temps » avec le changement de la prothèse infectée par une nouvelle au cours de la même intervention, ou « en deux temps » avec pose temporaire d'une entretoise en ciment à la place des implants retirés au premier temps.
  - **L'antibiothérapie** avec les mêmes principes que précédemment.
  - Une **surveillance prolongée.**

1.2.2. *Luxation* (Figure 1)

- Il s'agit d'une perte de congruence articulaire entre les pièces prothétiques.
- Le risque de luxation d'une prothèse de hanche est d'environ 3 %, loin devant les autres arthroplasties. Il dépend des caractéristiques des implants et de la voie d'abord utilisée par le chirurgien.
- Les luxations sont favorisées par:
  - Un mauvais positionnement des implants ;
  - L'**infection**, en raison de l'épanchement intra-articulaire ;
  - L'**usure** des implants, qui diminue leur congruence ;

- L'insuffisance musculaire chez les sujets ou dans les séquelles paralytiques ;
- Toute luxation doit être **réduite sous anesthésie générale en urgence** puis sa cause doit être identifiée et traitée ;
- La **prévention** des luxations de prothèses totales de hanche repose sur l'**éducation du patient** (apprentissage des postures à risque) ;
- Les prothèses de hanche posées par voie postéro-externe se luxent en adduction, flexion, rotation interne de hanche.

Figure 1. Luxation de prothèse totale de hanche droite : cliniquement (a) le membre est raccourci, en rotation externe et adduction, radiographiquement (b) il existe une perte de la congruence entre le cotyle prothétique et la cupule mobile restée solidaire de la tête prothétique.

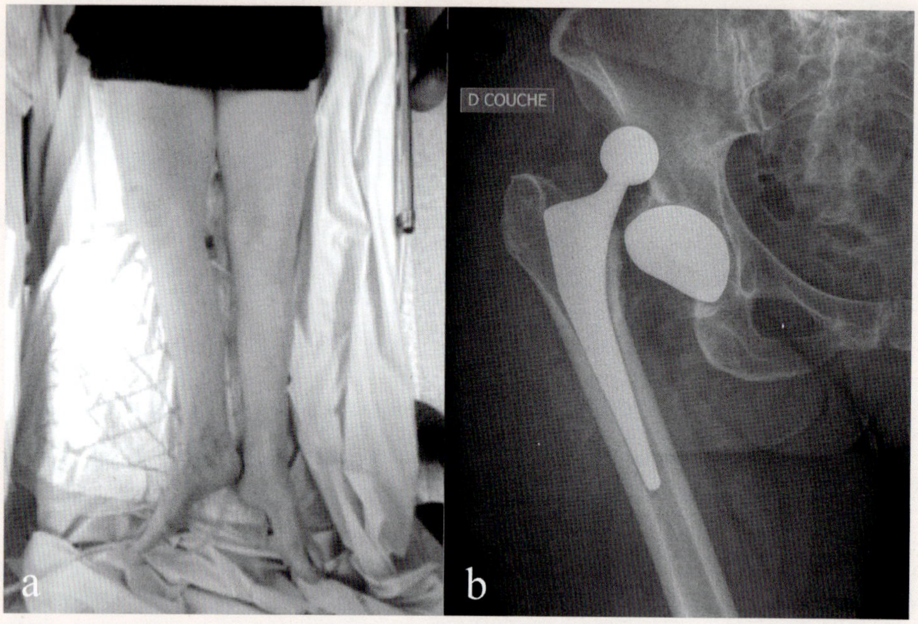

1.2.3. *Usure et descellement*

- Les contraintes entre les implants prothétiques engendrent une usure inévitable. Celle-ci dépend du couple de frottement, c'est-à-dire des caractéristiques mécaniques (tribologiques) des matériaux utilisés.
- La perte de congruence intra-prothétique consécutive à l'usure entraîne un **risque de luxation**.
- Les particules d'usure entraînent une réaction à corps étranger d'importance variable d'un individu à l'autre. Cet afflux de macrophages peut s'accompagner de la formation de **granulomes**, avec lyse osseuse de contiguïté. Cette destruction osseuse est visible sur des radiographies sous la forme d'un **liseré radiotransparent de plus de 2 mm** au contact des implants, qui s'élargit au fil du temps.
- Ses conséquences sont :
  - Le **descellement** : perte de la fixation avec mobilisation d'un implant cimenté ou non à l'os (Figure 2) ;
  - Une **perte du capital osseux** (ostéolyse périprothétique).
- **Une infection doit être suspectée devant tout descellement de prothèse, ce d'autant qu'il est anormalement précoce (< 10-15 ans).**
- Le traitement du descellement et de l'usure repose sur le **remplacement de la prothèse**, qui est rendu difficile par la perte osseuse locale, pouvant nécessiter des reconstructions osseuses.

Figure 2. Descellement de la tige fémorale de deux prothèses totales de hanche, avec ostéolyse fémorale. Le ciment est cassé en (a), en (b) la tige s'est enfoncée et le fémur s'est fracturé. À noter également l'usure du cotyle prothétique en (b) responsable d'une excentration de la tête prothétique.

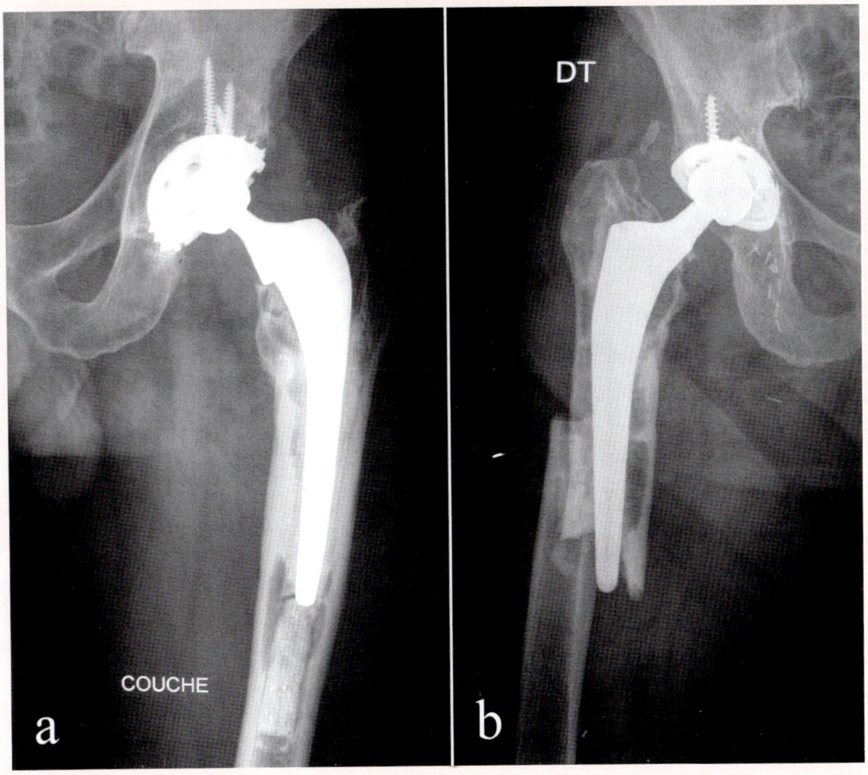

1.2.4. Autres complications mécaniques

- L'**inégalité de longueur des membres inférieurs** est une complication fréquente après une prothèse totale de hanche, le plus souvent asymptomatique. En cas de gêne, le port de semelles orthopédiques est conseillé.
- Des **tendinites** peuvent survenir en cas de conflit entre un implant réalisant une saillie et un tendon (psoas avec un cotyle prothétique). Leur traitement est médical.
- Une complication spécifique des prothèses sans ciment est l'**absence d'ostéointégration**. L'absence de repousse osseuse au contact de l'implant engendre une micromobilité de celui-ci responsable de douleurs mécaniques. Le diagnostic est difficile et le remplacement de l'implant est la seule possibilité thérapeutique.
- La **raideur** est une limitation des amplitudes articulaires passives traitée par rééducation et rarement par chirurgie. Elle peut être le fait d'ossifications périprothétiques.
- Les **fractures péri-prothétiques** posent des problèmes thérapeutiques complexes en particulier lorsqu'elles entraînent une perte de la fixation de l'implant à l'os (Figure 2b). Les principales options sont la réduction avec ostéosynthèse ou le remplacement de l'implant (par une pièce dont l'ancrage intramédullaire est plus long). Ces fractures surviennent généralement chez des patients âgés ostéoporotiques et engagent le pronostic vital et fonctionnel.

1.2.5. Événements thrombo-emboliques

- La prévention médicamenteuse des **thromboses veineuses profondes** est systématique après réalisation d'une arthroplastie de hanche ou de genou pendant plusieurs semaines.

Tableau I. MOYENS DE PRÉVENTION DES PRINCIPALES COMPLICATIONS DES ARTHROPLASTIES AU MEMBRE INFÉRIEUR	
Complication	**Moyen de prévention**
Infection précoce	– Précautions d'aseptie per-opératoire – Antibioprophylaxie péri-opératoire
Luxations	– Positionnement des implants – Éducation du patient pour les prothèses totales de hanche (apprentissage des mouvements et positions à risque) – Choix des implants
Thromboses veineuses profondes	– Thromboprophylaxie post-opératoire 5 semaines – Port de bas de contention
Infection tardive	– Hygiène buccale – Traitement précoce de toute infection

1.3. Principes de suivi des arthroplasties

- La surveillance doit être régulière et prolongée. Les recommandations sont une consultation par an pendant 5 ans puis tous les 2 ans.
- La surveillance clinique portera sur :
  - Le résultat fonctionnel : douleurs, amplitudes articulaires, périmètre de marche…
  - La recherche de signes d'infection.
- La surveillance radiographique portera sur :
  - L'usure des implants ;
  - La recherche de signes de descellement.

1.4. Complications des ostéosynthèses

1.4.1. *Infection*

- Par définition, toute infection du site opératoire survenant dans l'année suivant la mise en place d'un implant est considérée comme **nosocomiale**.
- Les **fractures ouvertes** sont particulièrement à risque d'infection.
- L'infection du site opératoire en cas d'ostéosynthèse est un important facteur de risque de **retard de consolidation et de pseudarthrose**.
- L'infection **est considérée comme aiguë lorsqu'elle évolue depuis moins d'un mois** depuis la pose du matériel d'ostéosynthèse.
- Elle sera suspectée devant :
  - des signes généraux (fièvre) ;
  - une **cicatrice inflammatoire** (érythémateuse avec retard de cicatrisation voire désunion et écoulement purulent) des **douleurs** de rythme inflammatoire ;
  - un **syndrome inflammatoire biologique ;**
  - une lyse osseuse avec appositions périostées à l'imagerie.
- Les principes du traitement sont :
  - La reprise chirurgicale de la cicatrice avec **lavage du site opératoire et excision des tissus infectés ;**
  - Le matériel peut être conservé si la fixation est stable ;

- Réalisation de multiples **prélèvements bactériologiques ;**
- **L'antibiothérapie** probabiliste ***débutée après les prélèvements bactériologiques***, double, adaptée secondairement à l'antibiogramme du ou des germe(s) identifié(s). Elle associe des antibiotiques à bonne biodisponibilité osseuse par voie veineuse les deux premières semaines et pour une durée totale d'au moins 6 semaines.
- La **surveillance prolongée** clinique, biologique et radiographique de l'infection, de l'évolution de la consolidation osseuse et de la tolérance de l'antibiothérapie.

- En cas **d'infection chronique** (au-delà de 6 semaines à 3 mois), les signes d'infection peuvent être plus discrets : douleur chronique, syndrome inflammatoire biologique modéré. Des signes d'ostéite sont visibles sur les radiographies, avec possiblement un retard de consolidation.
- Le traitement repose sur :
  - Le **retrait du matériel d'ostéosynthèse avec stabilisation alternative de la fracture si nécessaire.**
  - **L'antibiothérapie** avec les mêmes principes que précédemment.
  - Une **surveillance prolongée.**

1.4.2. *Déplacement secondaire*

- Un déplacement des fragments osseux l'un par rapport aux autres peut survenir dans les premières semaines après l'ostéosynthèse, tant que le cal d'ossification n'est pas suffisamment solide.
- Une **surveillance régulière post-opératoire à l'aide de radiographies** est indispensable.
- Le déplacement peut nécessiter une reprise chirurgicale avec réduction itérative et modification de la fixation.

1.4.3. *Cal vicieux* (Figure 3)

- En cas de **réduction imparfaite** ou de **déplacement secondaire passé inaperçu**, l'anatomie n'est pas restaurée et la consolidation osseuse se fait en cal vicieux.
- Le cal vicieux comprend en proportions variables un **raccourcissement du segment osseux, un trouble de rotation, une angulation dans le plan frontal ou sagittal.**

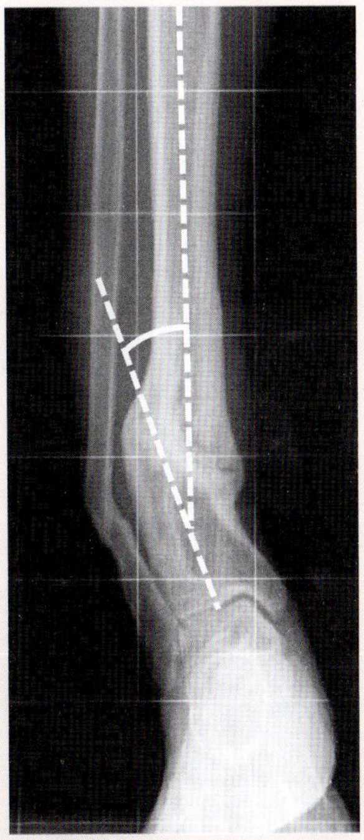

Figure 3. Cal vicieux séquellaire d'une fracture de l'extrémité inférieure de la diaphyse des deux os de la jambe droite, responsable d'une déformation inesthétique en varus de 30° dans le plan frontal et d'une importante gêne à la marche.

- Les conséquences sont une **gêne fonctionnelle** (variable en fonction de l'os considéré) et l'**arthrose** en cas de cal vicieux articulaire avec marche d'escalier et désaxation.
- Un traitement chirurgical avec **ostéotomie de correction** peut se discuter en fonction de la localisation, la demande fonctionnelle et l'importance du retentissement clinique.

1.4.4. *Retard de consolidation et pseudarthrose*

- Le délai de consolidation est variable en fonction du segment osseux considéré, du siège de la fracture sur l'os, de l'âge du patient.
- Au-delà du délai habituel de consolidation on parle de **retard de consolidation.**
- Une **pseudarthrose** est un retard de consolidation de **6 mois ou plus** (Figure 4).
- Les facteurs de risque de retard de consolidation sont :
  - Les **fractures ouvertes ;**
  - Le **tabac ;**
  - L'**infection ;**
  - L'insuffisance artérielle du membre ;
  - La paralysie du membre ;
  - Un **défaut d'ostéosynthèse** : stabilité insuffisante ou au contraire excès de rigidité (un minimum de contraintes mécaniques stimulant la consolidation osseuse) ;
  - Une mauvaise vascularisation des fragments osseux (anatomique ou post-traumatique).
- Une **infection associée** doit être dépistée et traitée en premier lieu. Ainsi on différencie les **pseudarthroses *septiques*** et les **pseudarthroses *aseptiques*.**
- Le **traitement d'une pseudarthrose est chirurgical** : résection du tissu fibreux d'interposition, greffe osseuse et ostéosynthèse solide. D'autres procédés : apport local de facteurs de croissance ostéogéniques et la stimulation externe par champs électromagnétiques ou ultrasons sont en cours d'évaluation. La consommation de **tabac doit être arrêtée.**

Figure 4. Pseudarthrose de tibia droit à huit mois d'un enclouage centromédullaire (a), et de la métaphyse proximale du tibia gauche ostéosynthésée initialement par plaque (b, c). Dans les deux cas, le foyer de fracture est élargi, les extrémités osseuses ont un aspect de condensation.

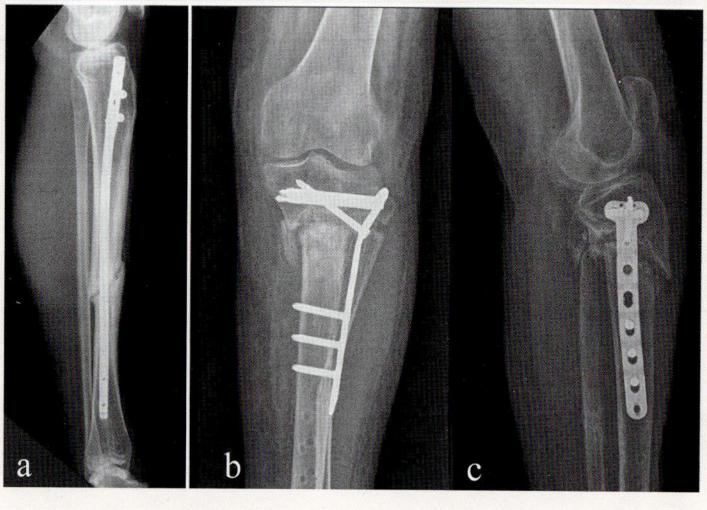

1.4.5. Événements thrombo-emboliques

- La prévention médicamenteuse des **thromboses veineuses profondes** est systématique après réalisation d'une ostéosynthèse au membre inférieur jusqu'à ce qu'une marche en appui complet soit possible.

1.5. Principes de suivi des ostéosynthèses

- La surveillance doit être régulière et prolongée : par exemple à 6 semaines, puis 3 mois, 6 mois et 1 an.
- La surveillance sera **clinique et radiographique**. Elle portera sur :
  - L'évolution de la **consolidation osseuse ;**
  - La **récupération fonctionnelle** : douleurs, raideur, reprise des activités professionnelles et sportives ;
  - La **recherche de complications** : infection.
- L'ablation du matériel d'ostéosynthèse peut être proposée à un an, en cas de gêne fonctionnelle.

2. Consolidation osseuse normale et pathologique

2.1. Consolidation normale

- Le **tissu osseux** est un tissu conjonctif spécialisé constitué à 95 % d'une matrice extra-cellulaire et à 10 % de cellules. Celles-ci appartiennent à deux lignées : ostéoformatrice (ostéoblastes) et ostéorésorbante (ostéoclastes). La matrice comporte une phase minérale constituée de cristaux d'hydroxyapatite de calcium (98 % du calcium de l'organisme) et d'une phase organique protéinique (collagène de type I essentiellement).
- Les **fonctions de l'os** sont :
  - Mécanique = locomotion, protection des organes ;
  - Métabolique = réservoir minéral et site d'échange ;
  - Hématopoïétique = renouvellement des cellules sanguines à partir des cellules souches hématopoïétiques présentes dans la médullaire osseuse.
- La **consolidation** est l'ensemble des mécanismes physiologiques permettant d'obtenir la cicatrisation de l'os et de restaurer les propriétés mécaniques de l'os. Cette régénération se fait « ad integrum ».
- La durée de consolidation varie en fonction du siège de la fracture sur l'os (Tableau II).
- **Elle évolue en cinq étapes (Figure 5) :**
  - **Étape 1** J1 : constitution de l'**hématome fracturaire**, provenant de la médullaire osseuse (riche en cellules souches mésenchymateuses), du périoste et des parties molles avoisinantes.
  - **Étape 2** de J3 à J7 : réaction **inflammatoire locale.**
    - ➢ Recrutement cellulaire (macrophages, fibroblastes, chondrocytes) ;
    - ➢ Résorption des débris et des extrémités osseuses ;
    - ➢ Néo-angiogénèse consécutive à la libération des cellules de la moelle et à l'activation des plaquettes ;
    - ➢ Transformation de l'hématome en un tissu de granulation.
  - **Étape 3** de J7 à J21 : formation du **cal mou ou cal primaire** constitué de tissu conjonctif non calcifié (matrice collagénique et chondrocytes).
    - ➢ Formation de cartilage à partir des chondrocytes ;
    - ➢ Puis ostéogenèse par les ostéoblastes différenciés à partir des chondrocytes.
  - **Étape 4** de J21 à J60 : formation du **cal dur**, constitué par la minéralisation du cal mou par les ostéoblastes en os lamellaire orienté selon les contraintes.
  - **Étape 5** de J60 à 18 mois : **remodelage** du cal c'est-à-dire réorganisation architecturale osseuse par les ostéoblastes et les ostéocytes, sous l'action des contraintes mécaniques.

Figure 5. Étapes de la consolidation osseuse normale.

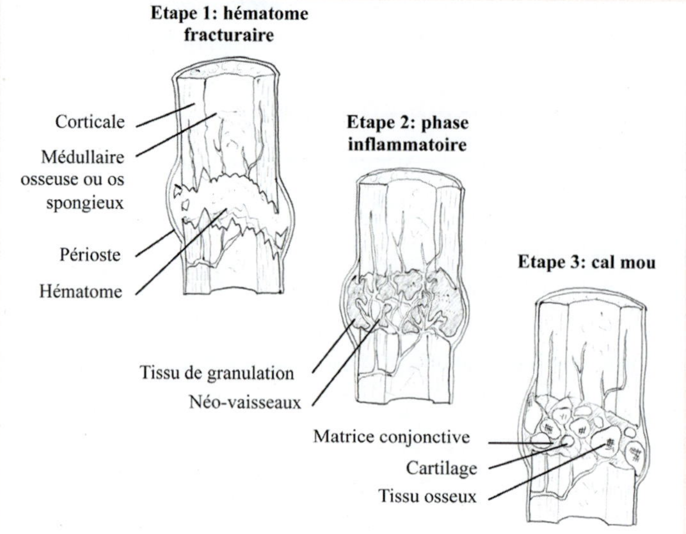

Figure 6. Durée de consolidation osseuse en fonction de la localisation de la fracture. À noter que ces durées varient également en fonction de l'âge, des caractéristiques du trait de fracture et des comorbidités (tabac).

Siège de la fracture	Durée moyenne de consolidation
Rachis	6 semaines à 3 mois
Épiphyses au membre supérieur : extrémité proximale de l'humérus, humérus distal, humérus proximal, olécrâne, tête radiale, radius distal	6 semaines
Diaphyse des os longs : humérus, os de l'avant-bras, fémur, os de la jambe ; et col fémoral	3 mois
Épiphyse distale fémur, épiphyse proximale tibia, épiphyse distale tibia	2 à 3 mois
Scaphoïde carpien, calcaneum, talus	3 mois
Épiphyse distale fibula et malléole interne	6 semaines

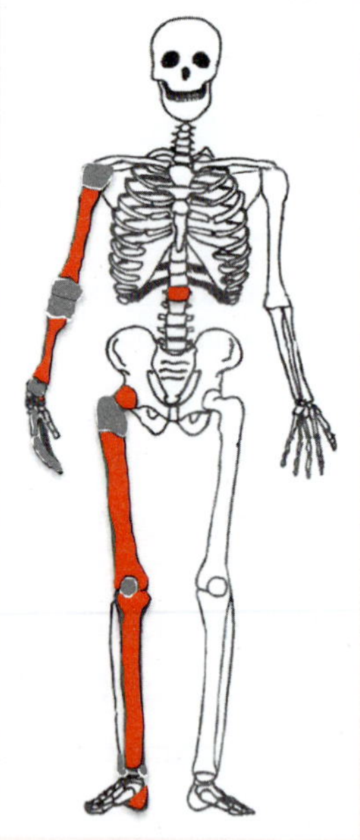

2.2. Consolidation pathologique

- Pseudarthrose septique
- Pseudarthrose aseptique
- Cal vicieux

Références

- HAS. Prothèse de hanche ou de genou : diagnostic et prise en charge de l'infection dans le mois suivant l'implantation. Mars 2014.
- Jenny JY, Gaudias J. *Principes du traitement de l'infection osseuse*. EMC (Elsevier Masson SAS, Paris), Techniques chirurgicales – Orthopédie-Traumatologie 2013 ; 44-080.

POINTS CLÉS

PROTHÈSES ET OSTÉOSYNTHÈSES		
	Prothèses	**Ostéosynthèses**
Complications aiguës	– Infection – Luxation – Malposition des implants avec inégalité de longueur des membres – Phlébite	– Infection – Déplacement secondaire
Complications tardives	– Infection – Descellement – Usure des implants – Absence d'ostéointégration des pièces non cimentées – Luxation – Tendinite	– Infection – Cal vicieux – Pseudarthrose

Signes de sepsis ostéo-articulaire aigu sur matériel

- Chirurgie < 1 mois ou porte d'entrée
- Fièvre inconstante
- Douleurs
- Cicatrice inflammatoire
- Syndrome inflammatoire biologique
- Radio normale le + souvent

Prise en charge de l'infection aiguë sur matériel d'ostéosynthèse

- Urgence
- Prélèvements bactériologiques multiples au bloc opératoire
- Reprise chirurgicale : lavage
- Antibiothérapie post-opératoire probabiliste bactéricide adaptée secondairement à l'antibiogramme du germe
- Durée antibiothérapie : 6 sem à 3 mois
- Surveillance prolongée clinique, biologique et radiographique (consolidation et tolérance antibiotiques)

+++ LE COUP DE POUCE DE L'ENSEIGNANT

1. L'**infection** est la complication à rechercher en premier devant une prothèse ou une ostéosynthèse avec douleurs de rythme inflammatoire ou signes inflammatoires cicatriciels.

2. Il est **interdit d'introduire une antibiothérapie probabiliste à l'aveugle** en cas de suspicion d'infection sur matériel.

3. Le diagnostic d'infection ostéo-articulaire sur matériel sera affirmé sur des **prélèvements profonds** : ponction articulaire au bloc opératoire ou prélèvements per-opératoires, et jamais sur la culture d'un simple écouvillon de surface.

4. **Diabète et surpoids** sont des facteurs de risque d'infection de prothèse.

5. Jusqu'à un mois, un lavage simple du matériel d'ostéosynthèse ou de la prothèse avec changements des pièces modulaires est suffisant. Au-delà, un changement total des implants est le plus souvent nécessaire.

6. Les germes responsables d'infection sur matériel sont par ordre de fréquence le **staphylocoque coagulase négative, le staphylocoque doré,** les bacilles gram négatif, les germes anaérobies et les entérocoques.

7. L'**arrêt du tabac** est préconisé après toute ostéosynthèse : c'est un facteur de risque de retard de consolidation osseuse.

CHAPITRE 33

Fractures fréquentes de l'adulte et du sujet âgé

1. Fractures de l'extrémité supérieure du fémur
2. Fractures de l'extrémité inférieure du radius

OBJECTIFS ECN

➔ Diagnostiquer une fracture de l'extrémité supérieure du fémur, en connaître les implications sur l'autonomie du patient.

➔ Diagnostiquer une fracture de l'extrémité inférieure du radius.

Dr Adeline Cambon-Binder
CCA, Service de Chirurgie orthopédique et traumatologique, Hôpital Saint-Antoine, Sorbonne-Université

MOTS CLÉS : 1. Hanche : col fémoral, fracture pertrochantérienne, comorbidité, pronostic vital, dépendance, complications de décubitus
2. Poignet : ostéoporose, plâtre, traitement orthopédique, réduction, ostéosynthèse, cal vicieux

1. Fractures de l'extrémité supérieure du fémur

1.1. Définition, nosologie

- Les fractures de l'extrémité supérieure du fémur sont fréquentes.
- Elles s'observent dans la grande majorité des cas chez le sujet âgé ostéoporotique à la suite d'un traumatisme minime.
- Elles engagent le pronostic fonctionnel et vital du patient.
- Elles comprennent **les fractures du col fémoral (40 %) ou fractures intra-capsulaires et les fractures du massif trochantérien (60 %) ou fractures extra-capsulaires.**

1.2. Anatomie du fémur proximal (Figure 1)

- Le **col du fémur** est intracapsulaire, en dehors de son tiers externe et postérieur. Il est incliné de 125° environ avec l'axe diaphysaire (**angle cervico-diaphysaire**) et de 15° en avant et en dedans (**antéversion** du col). La vascularisation de la tête fémorale provient en majeure partie de l'**artère circonflexe postérieure**, située à la face postérieure du col. Cette artère peut être lésée dans les fractures cervicales vraies, ce qui peut engendrer une nécrose aseptique de la tête fémorale.
- Le **massif trochantérien** uni le col fémoral à la diaphyse. Il comprend le **grand trochanter**, situé en dehors dans le prolongement de la diaphyse, lieu d'insertions musculaires multiples (moyen fessier = abducteur de la hanche), et le **petit trochanter**, en dedans et en arrière sur lequel s'insère le tendon du psoas-iliaque (fléchisseur de la hanche). À ce niveau la vascularisation est riche et le risque de pseudarthrose faible.

Figure 1. Anatomie radiologique du fémur proximal

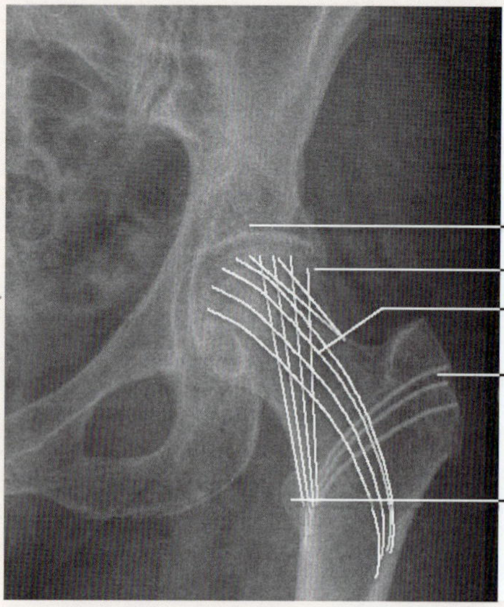

1.3. Épidémiologie et mécanisme

- Dans 80 % des cas, les fractures du fémur proximal surviennent chez des **patients âgés** (80 ans en moyenne). Il s'agit essentiellement de **femmes ménopausées ostéoporotiques** (environ 75 % de femmes) (1).
- Le principal mécanisme est une **chute de la hauteur** du patient, d'origine mécanique ou organique (accident vasculaire cérébral, trouble de l'équilibre, syncope, etc).
- Chez le sujet jeune, ces fractures sont consécutives à un **traumatisme à haute énergie** (accident de la voie publique).
- Enfin, il peut s'agir d'une fracture pathologique, au niveau d'une lésion ostéolytique d'origine tumorale primaire ou métastatique.

1.4. Fractures du col fémoral (intra-capsulaires) dites « cervicales vraies »

1.4.1. *Diagnostic clinique*

- **À l'interrogatoire** on recherchera à déterminer le **degré d'autonomie** et le contexte médical du patient :
  - Âge ;
  - **Mode de vie** : activités, présence familiale, type de logement (escaliers), aides (soignants, ménage) ;
  - **Type de déambulation** avant l'accident : extérieure ou intérieure ? avec ou sans aide technique (canne, déambulateur) ? périmètre de marche ?
  - **État cognitif** : évaluation du score MMS (mini-mental status) ;
  - État de la hanche avant l'accident : douleurs en rapport avec une coxarthrose ?
  - Antécédents médicaux et chirurgicaux ;
  - Traitements médicamenteux ;
  - **Mécanisme de la chute** : malaise, traumatisme crânien associé, station au sol prolongée ?
- **Les signes fonctionnels sont :**
  - Une **douleur** vive au niveau de l'aine ;
  - Une **impotence fonctionnelle** totale ;
  - Un **syndrome clinostatique** : le patient est incapable de soulever le pied au-dessus du plan du lit .

- **À l'inspection** on observe une **déformation du membre**, caractéristique des fractures déplacées en coxa vara mais absente en cas de fracture non déplacée, associant un **raccourcissement, une rotation externe et une adduction.**
- **La palpation** déclenche une douleur dans la région de l'aine.
- **Les complications immédiates** à rechercher sont:
  - Déshydratation et escarres en cas de station au sol prolongée.
  - Lésions associées en cas de polytraumatisme du sujet jeune.

1.4.2. *Diagnostic radiologique*

- Il sera effectué **après traitement de la douleur.**
- Il comporte des radiographies du **bassin de face**, et de la **hanche: face** (à 30° de rotation interne) et **profil chirurgical** d'Arcelin (pas de mobilisation de la hanche lésée: rayons horizontaux, membre controlatéral en flexion de hanche).
- La radiographie du bassin est de bonne qualité si le coccyx est aligné sur la ligne joignant l'apophyse épineuse de L5 à la symphyse pubienne.
- On analysera le **siège** de la fracture:
  - **Sous-capital**: le trait passe à la jonction tête/col ;
  - Transcervical ou fracture « **cervicale vraie** »: à la partie moyenne du col ;
  - **Basicervical**: à la base du col.
- On évaluera le **déplacement dans le plan frontal à l'aide de la classification de Garden** sur la radiographie de face. Celle-ci a un intérêt pronostique majeur car le risque de nécrose aseptique de la tête fémorale augmente avec le grade.
  - **Fractures en coxa valga, Garden I** (20 %): bascule de la tête vers le dehors, verticalisation des travées osseuses spongieuses céphaliques par rapport à celles du col (Figure 2).
  - **Fractures non déplacées, Garden II** (5 %): les travées osseuses de la tête sont alignées avec celles du col.
  - **Fractures en coxa vara, Garden III** (45 %): bascule de la tête en dedans, horizontalisation des travées céphaliques par rapport à celles du col. Il existe un aspect de fermeture de l'angle cervico-diaphysaire. La **fracture** est engrenée, les fragments restent solidaires par une charnière postérieure (Figure 3).
  - **Fractures Garden IV** (30 %): la fracture est désengrenée avec une perte de contact des fragments du col et de la tête. La tête libre retrouve sa position initiale, de sorte que les travées osseuses céphaliques apparaissent parallèles à celles du col et les travées de la tête sont en continuité avec celles du cotyle (Figure 4).
  - **Au terme de cette classification, deux groupes sont à distinguer:** les fractures peu ou non déplacées (Garden I et II) et les fractures déplacées (Garden III et IV). Pour ces deux dernières, la distinction entre les deux types n'est pas toujours facile.
- On évaluera le **déplacement dans le plan sagittal** sur la radiographie de profil: degré de rétroversion de la tête en rapport avec la comminution postérieure.
- On étudiera le **degré de stabilité de la fracture** grâce à la **classification de Pauwels** (Figure 5), qui a un intérêt pronostique (risque de pseudarthrose proportionnel au grade) :
  - Type I: trait de fracture faisant un angle ≤ 30° avec l'horizontale ;
  - Type II: angle compris entre 30 et 50° ;
  - Type III: angle > 50°.
- Enfin on étudiera la trame osseuse à la recherche d'une ostéolyse.

Figure 2. **Fracture sous-capitale du col fémoral gauche Garden I (a) avec verticalisation des travées spongieuses de la tête fémorale (b), sans rétroversion de la tête (c), autorisant une ostéosynthèse par vissage en place sans réduction**

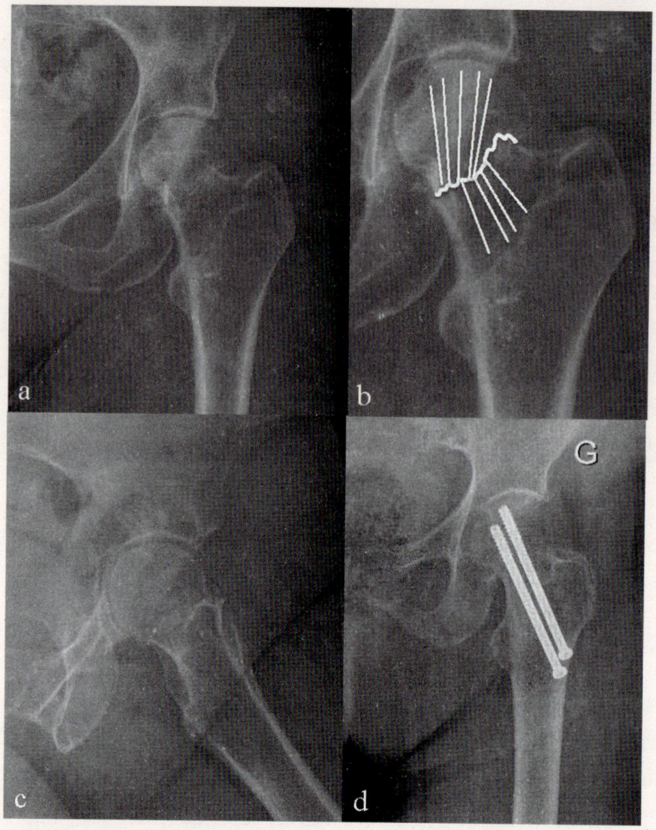

Figure 3. **Fracture Garden III du col fémoral (a) avec horizontalisation des travées osseuses et charnière corticale inférieure (b)**

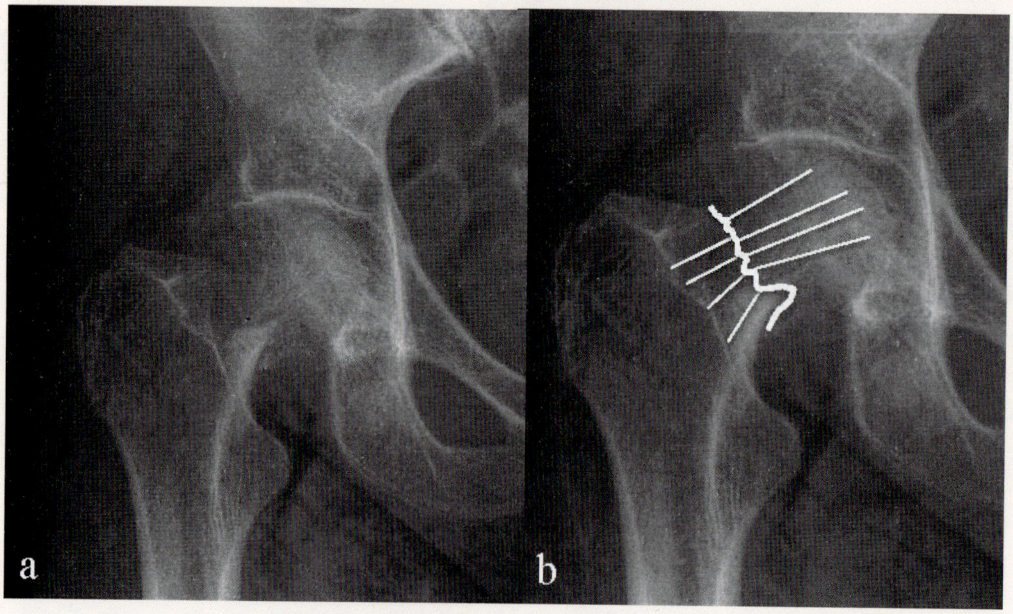

Figure 4. **Fracture Garden IV du col fémoral (a) avec désengrènement complet du foyer de fracture, translation supérieure du fémur par rapport à la tête et travées osseuses normalement orientées (b)**

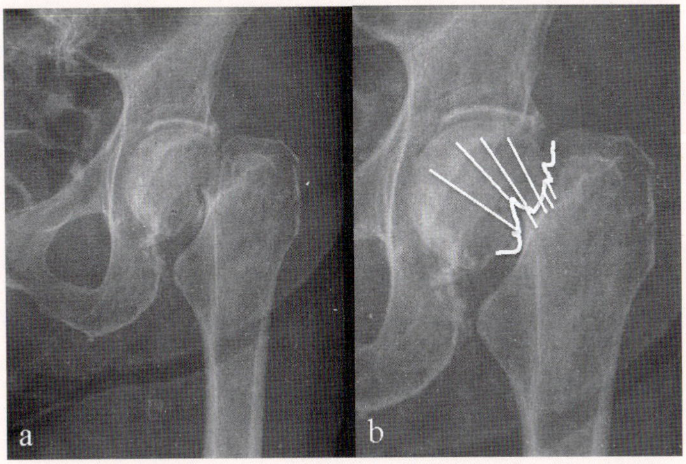

Figure 5. **Classification de Pauwels des fractures du col fémoral. Basée sur l'angle formé entre le trait de fracture et l'horizontale sur la radiographie du bassin de face, elle reflète le degré de stabilité de la fracture dans le plan frontal.**

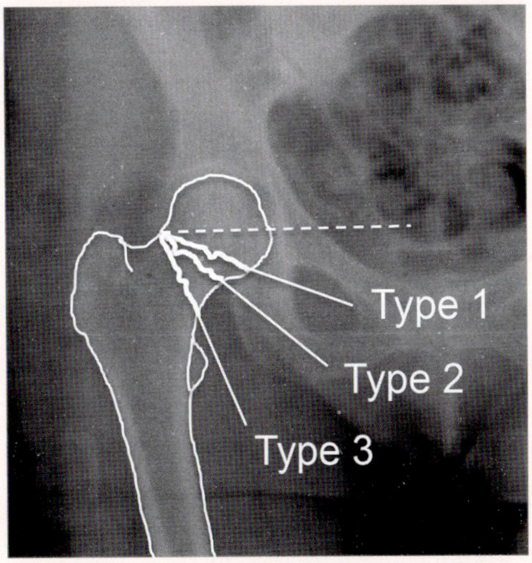

1.4.3. *Pronostic*

- Il est **fonctionnel** : nombre de patients âgés ne reprendront jamais la marche et deviendront dépendants. Le maintien à domicile ne sera plus possible et ils devront être institutionnalisés.
- Il est **vital** : le risque de complications précoces engageant le pronostic vital est important. De plus la perte d'autonomie conduit à la grabatisation.
- Environ 30 % de tous les patients de plus de 70 ans victimes d'une fracture du col fémoral décéderont dans l'année suivant le traumatisme (2).
- Au plan régional, le **risque de nécrose aseptique de la tête fémorale** est corrélé à l'importance du déplacement et donc au risque de lésion de l'artère circonflexe postérieure : il est proportionnel au grade de la classification de Garden.
- Les fractures Garden I et II peuvent passer inaperçues ; le patient reprend la marche et un déplacement secondaire en coxa vara peut se produire.

1.4.4. *Principes thérapeutiques*

- L'objectif principal est de **permettre aux patients âgés de marcher à nouveau**, afin de diminuer au maximum le risque de complications de décubitus, et de les faire **rentrer à domicile en état de dépendance minimale.**
- Le traitement dépendra également du risque d'ostéonécrose de la tête fémorale.
- **Chez les patients jeunes** (âge physiologique inférieur à 65 ans environ), le traitement sera **conservateur**:
  - Fractures **Garden I** sans rétroversion excessive de la tête, et fractures Garden II: **ostéosynthèse en place** sans réduction (vissage multiple à foyer fermé) avec reprise immédiate de l'appui complet (se discute dans les Garden II).
  - Fractures **Garden III et IV: réduction et ostéosynthèse** (par vissage multiple ou vis-plaque), sans appui complet avant consolidation (3 mois minimum).
  - C'est une **urgence** thérapeutique: au-delà de 6 h de délai, le risque d'ostéonécrose serait plus important.
  - **Surveillance** prolongée clinique et radiologique: consolidation, déplacement secondaire, ostéonécrose tête fémorale?
- **Chez les patients âgés**, le traitement varie en fonction du type de déplacement mais **l'appui complet est le plus souvent autorisé** en post-opératoire:
  - Fractures **Garden I** sans rétroversion excessive de la tête, et Garden II: **ostéosynthèse en place** sans réduction (vissage à foyer fermé ou vis-plaque à foyer ouvert) avec reprise immédiate de l'appui complet.
  - Fractures **Garden III et IV**: remplacement prothétique par **hémi-arthroplastie** (remplacement uniquement du versant fémoral de l'articulation) chez les patients peu autonomes, déambulant peu, dont l'espérance de vie n'excède pas 5 ans; remplacement prothétique par **arthroplastie totale** (remplacement du versant fémoral et du versant cotyloïdien de l'articulation) chez les patients actifs, dont l'espérance de vie est supérieure 5 ans, ou en cas de coxarthrose préexistante (Figure 6).
  - Il s'agit d'une semi-urgence: l'intervention doit avoir lieu au mieux dans les 48 h après prise en charge des éventuelles décompensations de comorbidités.
- Une **anticoagulation préventive** (HBPM) sera administrée jusqu'à la reprise d'un appui complet.
- La **rééducation** repose sur la mobilisation immédiate et une reprise de la marche chez le patient âgé, un entretien de la force musculaire et un apprentissage du béquillage sans appui chez les jeunes, le cas échéant.

Figure 6. Arthroplastie totale de hanche pour une fracture du col fémoral droit Garden IV

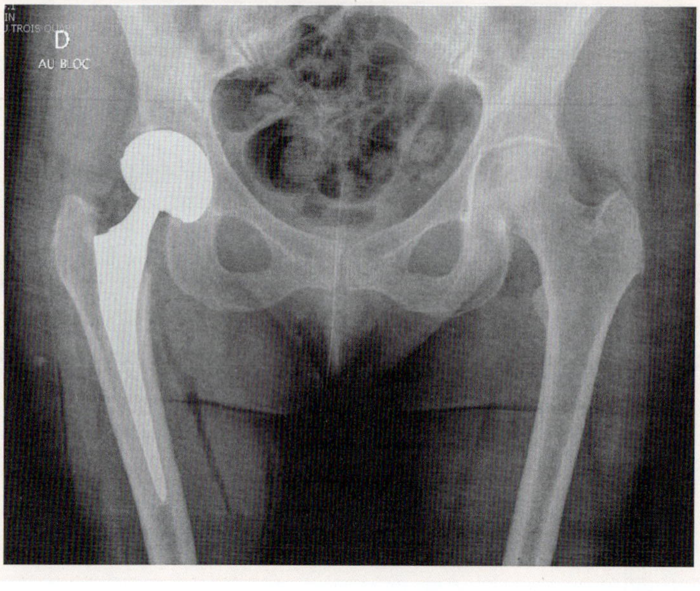

1.4.5. Complications

- **L'ostéonécrose aseptique de la tête fémorale** survient entre 6 mois et 2 ans après l'ostéosynthèse. **Ses facteurs de risque sont :**
  - L'importance du déplacement initial ;
  - La comminution postérieure ;
  - La qualité de la réduction.
- Elle se manifeste par des douleurs de hanche plutôt de type inflammatoire, d'apparition progressive ou brutale (un tiers des cas), une boiterie, une raideur (perte de la rotation interne, la flexion et l'abduction). Sur les radiographies standards, des anomalies de la trame osseuse vont apparaître (stade 2 de la classification de Ficat et Arlet), puis un effondrement du foyer de nécrose entraînant une perte de sphéricité de la tête (stade 3) et enfin une arthrose secondaire (stade 4). L'IRM est l'examen de référence car plus sensible, plus précoce.
- Les ostéosynthèses comportent un risque de **déplacement secondaire** et de pseudarthrose. Le traitement de la **pseudarthrose** du col fémoral peut être conservateur (ostéotomie de valgisation de l'extrémité supérieure du fémur) ou non (arthroplastie).
- Les **complications générale**s chez le sujet âgé sont liées au **décubitus**, au contexte post-opératoire et à l'hospitalisation prolongée :
  - Cutanées : **escarres ;**
  - **Thrombo-emboliques ;**
  - Urologiques : **infections urinaires ;**
  - Digestives : fécalome, occlusion ;
  - **Neuro-psychologiques** : épisode confusionnel, dégradation de l'état cognitif, dépression ;
  - Pulmonaires : encombrement, pneumopathie ;
  - **Décompensation de comorbidités préexistantes** : insuffisance cardiaque ou respiratoire, diabète.
- Les moyens de prévenir ces complications sont : la rapidité de mise en œuvre de la chirurgie, le nursing, une kinésithérapie et un appui précoces.
- Chez le sujet jeune, les complications générales sont celles du polytraumatisme.
- Les complications liées aux prothèses : *cf.* Item 358.

1.5. Fractures du massif trochantérien

- Elles sont fréquentes. Extra-articulaires, elles ne menacent pas la vascularisation de la tête fémorale et leur risque de pseudarthrose est faible.

1.5.1. Diagnostic clinique

- Il est similaire à celui des fractures du col fémoral. Cependant la douleur siègera en regard du grand trochanter et non à l'aine.

1.5.2. Diagnostic radiologique

- Il sera effectué **après traitement de la douleur.**
- Il comporte des radiographies du **bassin de face**, et de **la hanche : face** (à 30° de rotation interne) et **profil chirurgical** d'Arcelin (pas de mobilisation de la hanche lésée : rayons horizontaux, membre controlatéral en flexion de hanche).
- **Le siège de la fracture peut être, par ordre de fréquence (Figure 7) :**
  - **Per-trochantérien** (55 % des cas) : simple, oblique en bas et dedans, allant du grand trochanter au petit trochanter (qui peut être détaché), ou bien complexe avec plusieurs fragments (Figure 8).

- **Cervico-trochantérien** : à l'union du col et du massif trochantérien (la distinction avec les fractures basi-cervicales n'est pas toujours évidente).
- **Inter-trochantérien** : horizontal, étendu de la partie inférieure du grand trochanter à la limite supérieure du petit trochanter.
- **Sous-trochantérien** : passant sous le massif trochantérien, horizontalement.
- **Trochantéro-diaphysaire** : étendu du massif trochantérien à la diaphyse.

- On analysera le **déplacement**, souvent important. Il se fait préférentiellement en rotation externe du fragment distal.
- On recherchera des éléments **d'instabilité** : atteinte de l'éperon de Merkel (éperon osseux cortical médial entre le petit trochanter et le col), comminution, fracture du petit trochanter.

Figure 7. Les différents types de fractures du massif trochantérien

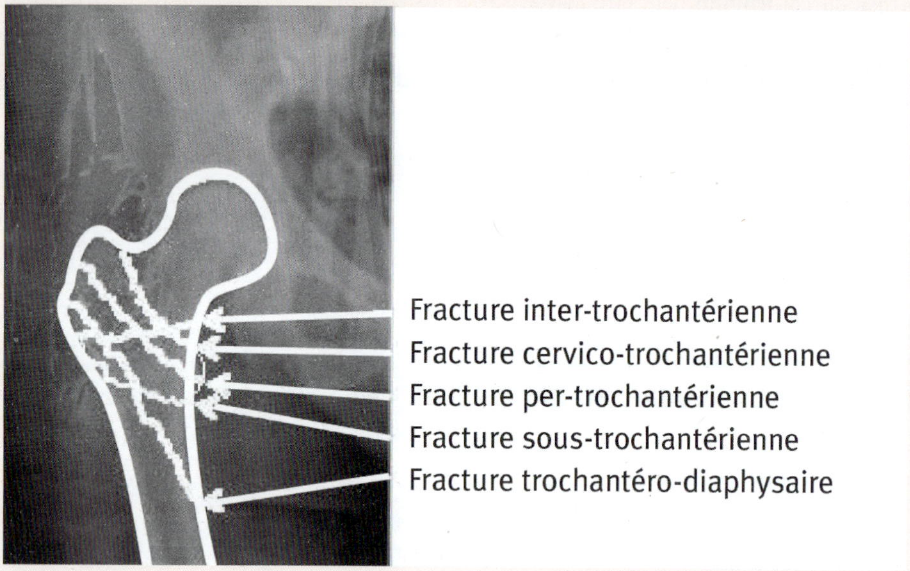

1.5.3. *Principes thérapeutiques*

- Il s'agit d'une **semi-urgence** : l'intervention doit avoir lieu au mieux dans les 48 h après prise en charge des éventuelles décompensations de comorbidités.
- L'objectif est de reverticaliser le patient agé au plus tôt, afin de limiter la perte d'autonomie et le risque de complications de décubitus.
- La fracture est réduite sur table orthopédique sous anesthésie générale, puis **ostéosynthésée** à foyer fermé par clou centromédullaire de type gamma, ou à foyer ouvert par lame-plaque ou vis-plaque.
- L'**appui** sera autorisé complètement dans les suites opératoires, exception faite des fractures très instables si on juge la stabilité du montage insuffisante. Dans ce cas il sera autorisé à 6 semaines.
- La **prévention des complications** de décubitus est primordiale : nursing, rééducation, thromboprophylaxie veineuse.
- La **surveillance** sera clinique et radiologique.

1.5.4. *Complications*

- Les complications générales sont celles des fractures du col.
- Les complications locales sont le déplacement secondaire et le cal vicieux en raccourcissement et varus.

Figure 8. Fracture pertrochantérienne droite, avec un fragment comportant le col fémoral, la tête et une partie du grand trochanter, un autre fragment constitué de la diaphyse et du reste du grand trochanter et enfin du petit trochanter (a), traitée par réduction sur table orthopédique et ostéosynthèse à foyer fermé par clou gamma (b).

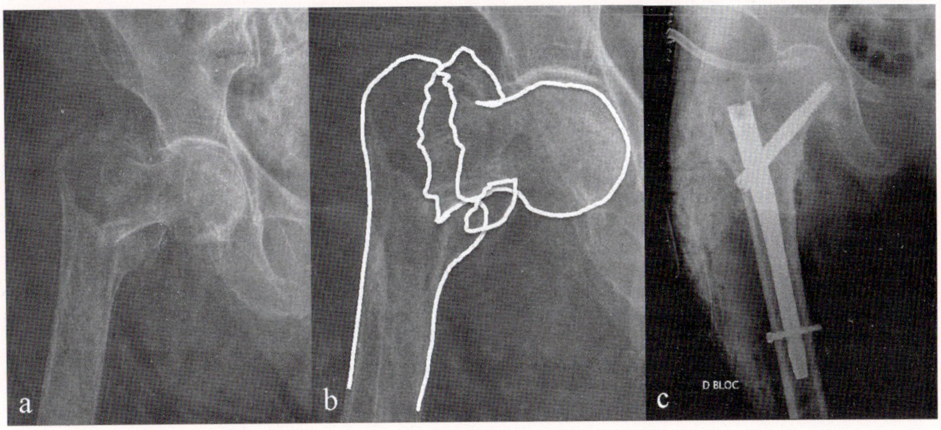

2. Fractures de l'extrémité inférieure du radius

2.1. Définition et épidémiologie

- L'épiphyse radiale s'articule avec la première rangée des os du carpe et en particulier le scaphoïde et le lunatum, et avec la tête ulnaire.
- Les fractures de l'extrémité inférieure du radius sont les fractures les plus fréquentes du membre supérieur.
- **Elles touchent deux populations distinctes :**
  - Les patients âgés ostéoporotiques, donc les **femmes ménopausées** en majorité, à la suite d'un traumatisme à basse énergie, une chute de leur hauteur le plus souvent.
  - Les sujets **jeunes, après un traumatisme à haute énergie** (accident de la voie publique, chute d'un lieu élevé).

2.2. Mécanisme

- Il s'agit d'un **mécanisme indirect** avec chute sur la main (3).
- Dans les fractures par **compression-extension**, le poignet est en hyperextension lors de l'impact, ce qui entraîne un déplacement en arrière et une ascension de l'épiphyse radiale.
- Dans les fractures en **compression-flexion** (moins de 15 % des cas), le poignet est fléchi lors de l'impact et l'épiphyse se déplace en avant et en haut.

2.3. Diagnostic clinique

2.3.1. *Interrogatoire*

- Les données suivantes devront être renseignées :
  - Âge ;
  - **Côté dominant ;**
  - **Profession ou activités** (retraités), loisirs et sports, tabagisme ;
  - **Circonstances du traumatisme et mécanisme** : accident de travail, domestique ou de la voie publique, traumatisme crânien associé ?
  - Antécédents médicaux, chirurgicaux et allergies médicamenteuses ;
  - Horaire du traumatisme et du dernier repas.

2.3.2. Signes fonctionnels

- Le patient se plaint d'une vive douleur du poignet.
- Il se présente dans **l'attitude des traumatisés du membre supérieur** : la main est soutenue par le membre controlatéral.

2.3.3. Examen physique

- À l'inspection d'une fracture à déplacement postérieur on va observer (Figure 9) :
  - Aspect de **main bote radiale** de face : translation externe de la main, l'axe du 3e métacarpien ne passant plus par l'axe de l'avant-bras et la tête ulnaire faisant saillie en dedans ;
  - Déformation en **dos de fourchette** de profil : translation postérieure de l'épiphyse radiale et de la main par rapport à l'axe de l'avant-bras ;
  - Œdème du poignet.
- À la palpation des reliefs osseux, on observe une douleur exquise en regard du foyer de fracture.
- On recherche des **complications immédiates** locales, rares, qui s'observent en cas de fracture à fort déplacement :
  - **Ouverture cutanée** de dehors en dedans ou de dedans en dehors (s'assurer du statut vaccinal contre le tétanos le cas échéant) ;
  - Ischémie de la main (rarissime) : **palpation des pouls**, chaleur de la main, couleur et temps de recoloration capillaire ;
  - **Lésions neurologiques** : sensibilité de la main, paresthésies dans le territoire du nerf médian en rapport avec sa compression en regard du foyer de fracture (faces palmaires du pouce, de l'index, du majeur, de l'hémipulpe radiale de l'annulaire, et faces dorsales de la deuxième phalange du pouce, de la troisième phalange des 3 premiers doigts longs).
- On recherchera enfin des lésions associées : cause de la chute chez le patient âgé (syncope, accident vasculaire cérébral), polytraumatisme.

Figure 9. Fracture de l'extrémité inférieure du radius gauche à bascule postérieure avec déformation en dos de fourchette (a) et déviation radiale de la main en « main bote radiale » (b).

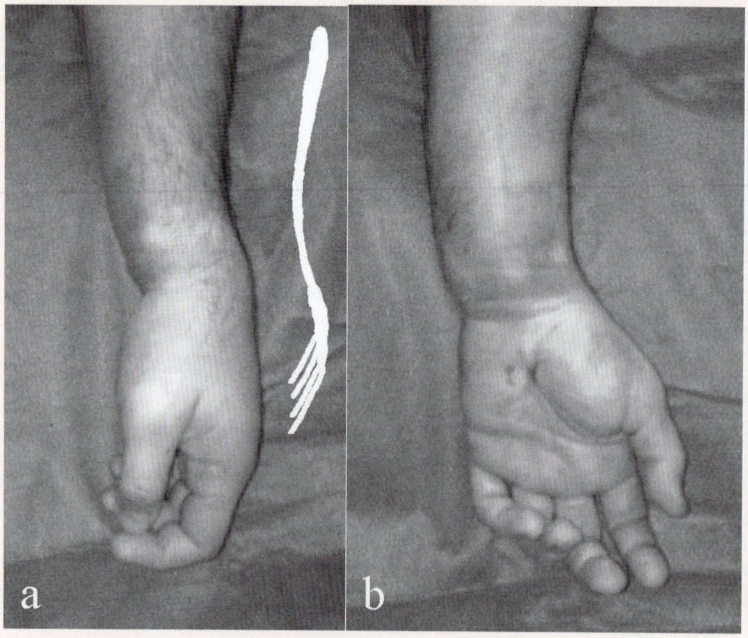

2.4. Diagnostic radiologique

2.4.1. Technique

- Il sera effectué **après traitement de la douleur, immobilisation temporaire par attelle et retrait des bagues** pour éviter une ischémie digitale liée à l'œdème.
- Il comporte des **radiographies du poignet de face et de profil**, et de l'avant-bras au moindre doute sur la présence d'un second trait de fracture plus haut situé.

2.4.2. Radiographies normales (Figure 10)

- La radiographie de face est de bonne qualité si on visualise le carpe, les bases des métacarpiens et les épiphyses distales radiale et ulnaire. Celle de profil doit montrer une superposition des diaphyses radiale et ulnaire, et une superposition des bases des métacarpiens des doigts longs.
- De face, la surface articulaire du radius distal est naturellement inclinée en bas et en dehors d'environ 25° par rapport à l'horizontale (définie par la perpendiculaire à l'axe du radius). La **ligne bistyloïdienne**, tangente au styloïdes radiale et ulnaire, fait un angle de 15° avec l'axe de la diaphyse du radius.
- **L'index radio-ulnaire distal** est la différence de hauteur entre l'horizontale passant par la surface articulaire du radius sur son versant interne et celle passant par la surface articulaire de l'ulna sur un cliché de face. Il est normalement situé entre -4 mm (ulna plus courte que le radius) et +2 mm (ulna plus longue).
- Sur les radiographies de profil, **l'orientation de la glène radiale est en bas et en avant** d'environ 10°.

Figure 10. Radiographies normales de poignet de face (a) et de profil (b). IRUD : index radio-ulnaire distal

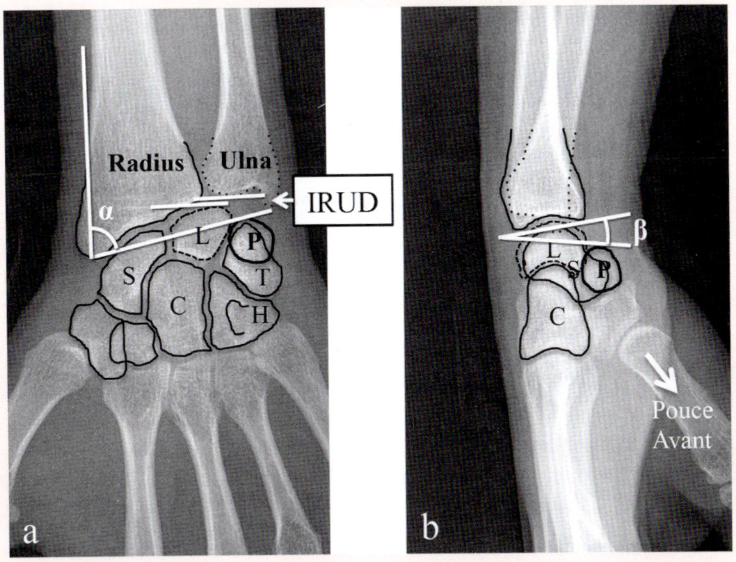

2.4.3. Description lésionnelle

- L'analyse comporte :
  - La description du trait de fracture : **sus-articulaire pur** transversal, **sus-articulaire avec refends articulaires, ou parcellaire articulaire.**
  - Un **trait articulaire** est situé dans le plan frontal s'il est visible sur la radiographie de profil, dans le plan sagittal s'il est visible sur la face.
  - Le déplacement de l'épiphyse sur la radiographie de face : **horizontalisation de la ligne bistyloïdienne** (par traction du muscle brachioradialis sur la styloïde radiale), inversion de l'index radio-ulnaire distal (par impaction de l'épiphyse radiale provoquant son raccourcissement par rapport à l'ulna).

- Le déplacement de l'épiphyse sur la radiographie de profil : **bascule postérieure ou antérieure de la glène radiale.**
- **L'analyse de l'ulna** : trait de fracture associé de la styloïde ou du col.
- La recherche de lésions ligamentaires associées : ligament triangulaire du poignet en cas d'élargissement de l'articulation radio-ulnaire distale sur la radiographie de face et de luxation postérieure de l'épiphyse ulnaire de profil ; ligament scapho-lunaire avec élargissement de l'espace entre le scaphoïde et le lunatum sur la face, à suspecter chaque fois qu'un trait de fracture articulaire se termine au niveau de l'interligne scapho-lunaire (fractures cunéennes externes).

2.5. Formes cliniques

2.5.1. Fractures sus-articulaires pures

- Les **fractures à bascule postérieure** de la glène comprennent la fracture de **Pouteau-Colles** (ulna intacte) et la fracture de Gérard Marchant (fracture associée de l'épiphyse ulnaire). Elles s'accompagnent souvent d'une comminution postérieure chez les patients ostéoporotiques.
- La fracture de Goyrand Smith correspond à une fracture extra-articulaire du radius à **bascule antérieure.**

2.5.2. Fractures sus-articulaires avec refends articulaires (Figure 11)

- On distingue les refends frontaux, sagittaux ou mixtes (fracture en croix épiphysaire).

2.5.3. Fractures articulaires parcellaires

- Dans la **fracture cunéenne externe** (Figure 12), le trait sépare la styloïde radiale du reste de l'épiphyse et se termine sur la radiographie de face généralement en regard de l'interligne scapho-lunaire.
- La **fracture marginale antérieure** est visible sur le profil : elle détache la berge antérieure du radius, qui s'ascensionne.

2.5.4. Lésions associées

- Par ordre de fréquence, les lésions osseuses associées sont la styloïde ulnaire, la tête ou le col de l'ulna (fractures instables), les os du carpe (scaphoïde), d'autres fractures étagées sur le même membre (traumatismes à haute énergie).
- Les lésions ligamentaires potentiellement associées sont le ligament triangulaire (communément appelé TFCC pour Triangular FibroCartilaginous Complex) – principal ligament stabilisateur de l'articulation radio-ulnaire inférieure – et le ligament scapho-lunaire.

Figure 11. Fracture de l'extrémité inférieure du radius droit et de la pointe de la styloïde ulnaire (a). Trait de fracture du radius sus-articulaire avec refend articulaire dans le plan sagittal (b), horizontalisation de la ligne bi-styloïdienne (b) et bascule postérieure de la glène radiale (c, d).

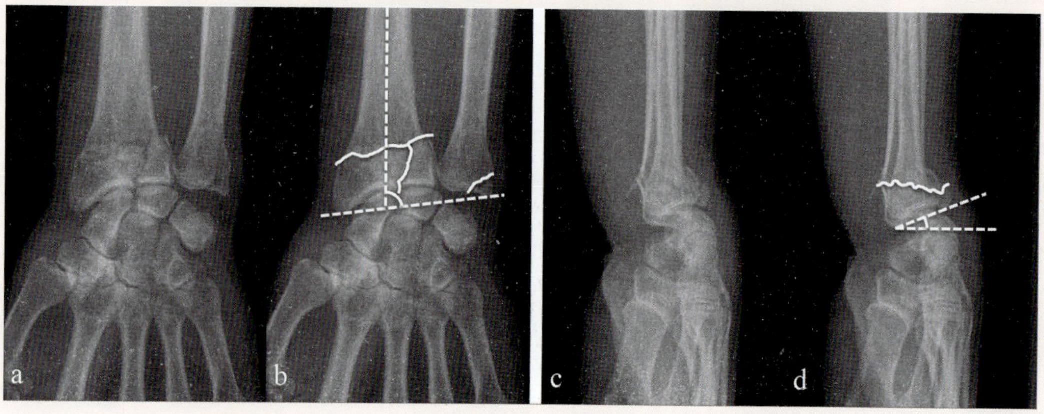

Figure 12. Fracture cunéenne externe de l'extrémité inférieure du radius. Dans ce cas, le trait se termine à distance du ligament scapho-lunaire.

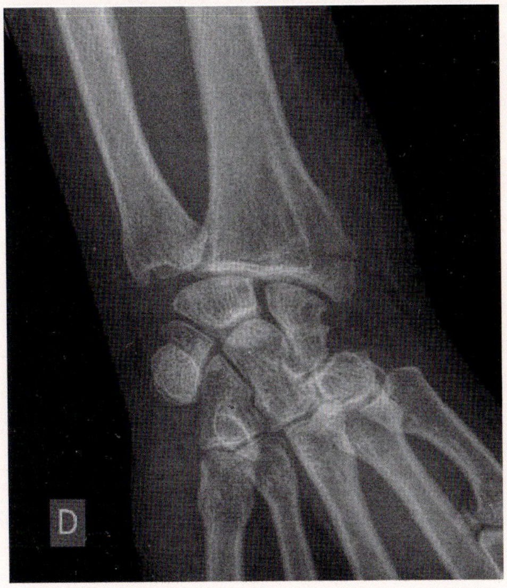

2.6. Complications

2.6.1. *Immédiates*

- Les lésions associées nerveuses ou vasculaires sont rares.
- L'ouverture cutanée s'observe dans les fractures à haute énergie ou à fort déplacement.
- Des signes de compression du nerf médian peuvent advenir dans les fractures marginales antérieures.
- Des ruptures tendineuses par incarcération dans le foyer de fracture peuvent également s'observer.

2.6.2. *Précoces*

- **Les complications liées au traitement sont:**
  - Le **syndrome des loges** de l'avant-bras consécutif à un plâtre trop serré. Il se manifeste par de vives douleurs de l'avant-bras, une douleur à l'extension passive des doigts et plus tardivement par des troubles sensitifs à la main. Les pouls sont palpés normalement. Il s'agit d'une urgence thérapeutique: ouverture du plâtre, et fasciotomie des loges antébrachiales en cas de diagnostic positif (loges tendues à la palpation, pression excessive dans les loges). En cas de traitement insuffisamment rapide il risque de se développer une complication redoutable, le syndrome de Volkmann, rétraction ischémique des muscles de l'avant-bras.
  - Le **déplacement secondaire**: en particulier sous plâtre, qui survient au cours des premières semaines, et qui peut aboutir à un cal vicieux.
  - Une infection du site opératoire.

2.6.3. *Tardives*

- Le **cal vicieux** peut être extra-articulaire ou toucher les articulations radio-carpienne et radio-ulnaire distale. Il reproduit généralement la déformation initiale. Ses conséquences sont des douleurs à la mobilisation, une raideur, une déformation inesthétique du poignet, une perte de force et l'arthrose en cas de marche d'escalier intra-articulaire.
- La **raideur** du poignet en prono-supination ou en flexion-extension survient en cas d'index radio-ulnaire distal non restauré, celle des doigts est liée à l'œdème post-traumatique et aux troubles vaso-moteurs associés.
- Des tendinites voire des **ruptures tendineuses** (long extenseur du pouce) peuvent se produire au contact du matériel d'ostéosynthèse ou du cal osseux.

- Le **syndrome douloureux régional complexe** (ou syndrome algo-neuro-dystrophique) peut survenir quel que soit le traitement. Il associe des douleurs, des troubles trophiques et vaso-moteurs et une raideur. Il dure généralement entre 6 et 18 mois, et peut laisser des séquelles à type de raideur.
- L'**arthrose radio-carpienne** avec douleurs mécaniques, raideur et perte de force.
- Les pseudarthroses sont rares.

2.7. Principes thérapeutiques

2.7.1. *Traitement orthopédique*

- Il repose sur la réduction de la fracture et une **immobilisation par un plâtre pendant une durée de 6 semaines**, durée de consolidation de l'extrémité inférieure du radius. Il s'agit d'un plâtre antébrachio-palmaire laissant les articulations métacarpo-phalangiennes des doigts et la colonne du pouce libres, ou d'un plâtre brachio-antébrachio-palmaire en cas de fracture associée de la tête ou du col de l'ulna nécessitant de bloquer la prono-supination.
- Ce traitement nécessite une **surveillance clinique et radiologique** à J7, J15, J45 afin de s'assurer de la bonne tolérance du plâtre, et de rechercher un déplacement secondaire.
- Au retrait du plâtre, une **rééducation** du poignet sera entreprise afin de récupérer les amplitudes articulaires et la force musculaire.

Conseils à un malade sous plâtre :

- Surélever le membre au moins 48 h.
- Mobilisation quotidienne des articulations laissées libres.
- Ne pas glisser un objet entre le plâtre et la peau en cas de prurit.
- Ne pas mouiller le plâtre, même s'il est en résine, au risque de provoquer de la macération.
- Consulter au plus vite en cas d'apparition d'un œdème important des doigts, d'une modification importante et brutale de la coloration des doigts, d'engourdissement de la main, de douleurs vives sous le plâtre.

2.7.2. *Traitement chirurgical*

- **Il s'agit d'une urgence.**
- **Les points clés de la prise en charge sont :**
  - **L'hospitalisation** en milieu chirurgical du patient **à jeun ;**
  - La consultation d'anesthésie avec éventuellement un bilan pré-opératoire ;
  - Une **réduction de la fracture au bloc opératoire** sous contrôle scopique à l'amplificateur de brillance, sous anesthésie générale ou loco-régionale. Manuelle, elle consiste pour les fractures à bascule postérieure en une traction dans l'axe associée à une flexion et une inclinaison ulnaire.
  - Une **ostéosynthèse** à foyer fermé par broches, à foyer ouvert par plaque mise par abord antérieur (Figure 13) ou par fixateur externe en cas de fracture ouverte ou de comminution majeure.
  - Le traitement des lésions associées : parage d'une ouverture cutanée ;
  - Une **immobilisation** complémentaire de durée variable selon le type d'ostéosynthèse ;
  - Une **surveillance** clinique et radiologique.

2.7.3. *Indications*

- Les fractures non déplacées bénéficieront d'une immobilisation par plâtre.
- Chez un patient jeune, toute fracture déplacée nécessite une réduction avec ostéosynthèse, en particulier en cas de trait de fracture articulaire, au risque de voir se développer une arthrose radio-carpienne.
- En cas de fracture déplacée chez un sujet de plus de 75 ans, le choix entre ostéosynthèse et traitement orthopédique se discutera en fonction de la demande fonctionnelle, de l'état cognitif et de l'importance du déplacement.

En effet, le risque de déplacement secondaire après ostéosynthèse n'est pas négligeable en raison de la mauvaise tenue du matériel d'ostéosynthèse dans un os très porotique. De plus la réduction simple suivie d'une immobilisation plâtrée sans ostéosynthèse conduit fréquemment à un déplacement secondaire. D'un autre côté, la tolérance clinique des cals vicieux est souvent excellente.

- La fracture du poignet est souvent l'accident révélateur **d'ostéoporose**. Cette fracture dite « sentinelle » doit faire évoquer le diagnostic de fragilité osseuse et déclencher l'évaluation et le traitement éventuel d'une ostéoporose afin de prévenir le risque de voir d'autres fractures plus graves pour le pronostic fonctionnel et vital de l'individu (fractures vertébrales, fracture du col fémoral).

Figure 13. Réduction et ostéosynthèse par plaque de la fracture de l'extrémité inférieure du radius vue en figure 8. Restauration de la pente radiale sur la face et de la pente de la glène radiale sur le profil.

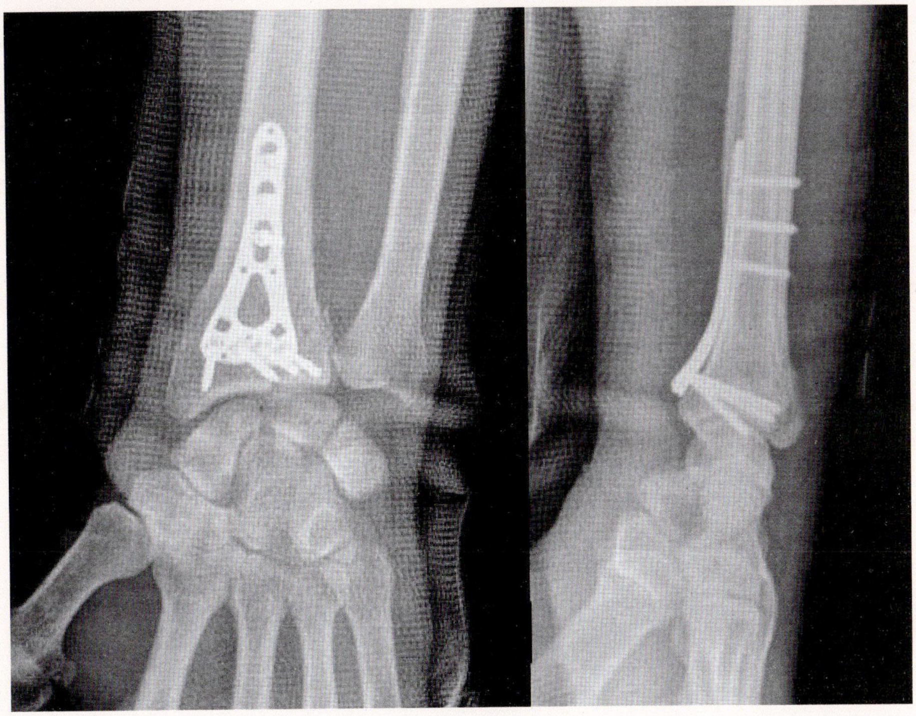

Références

1. Ehlinger M, Ducrot G, Adam P, Bonnomet F. Fracture de l'extrémité supérieure du fémur de l'adulte. In : Encyclopédie médico-chirurgicale (Elsevier Masson SAS, Paris), Techniques chirurgicales, orthopédie, traumatologie 2013.

2. Roberts SE, Goldacre MJ. Time trends and demography of mortality after fractured neck of femur in an English population, 1968-98 : database study. BMJ. 2003 Oct 4;327(7418):771-775.

3. Laulan J, Obert L. Fractures de l'extrémité distale des deux os de l'avant-bras chez l'adulte. Encyclopédie médico-chirurgicale (Elsevier Masson SAS, Paris), Appareil locomoteur 2009.

POINT CLÉS

FRACTURES DE L'EXTRÉMITÉ SUPÉRIEURE DU FÉMUR

DIAGNOSTIC CLINIQUE

- Contexte social
  - Autonomie
  - Utilisation d'aide technique à la marche
- Antécédents et comorbidités
- Cause de la chute ?
  - Intrinsèque (Parkinson, AVC, syncrope)
  - Extrinsèque (port des lunettes, tapis)

BILAN RADIOGRAPHIQUE

- Radios standards du bassin de face et hanche traumatisée face et profil
- Siège de la fracture ?
- Fracture du col :
  - Siège du trait
  - Oblicuité frontale (Pauwels)
  - Classification de Garden
- Fracture du massif trochantérien :
  - Siège du trait
  - Importance du déplacement

SCORE DE PARKER

Peut marcher à l'intérieur ? Peut sortir de la maison ? Peut faire ses courses ? **TOTAL / 9 points**	Oui sans difficulté et sans aide = 3 points Oui, avec une aide technique = 2 points Oui, mais avec un tiers = 1 point Non = 0 point

TRAITER UNE FRACTURE DU COL FÉMORAL

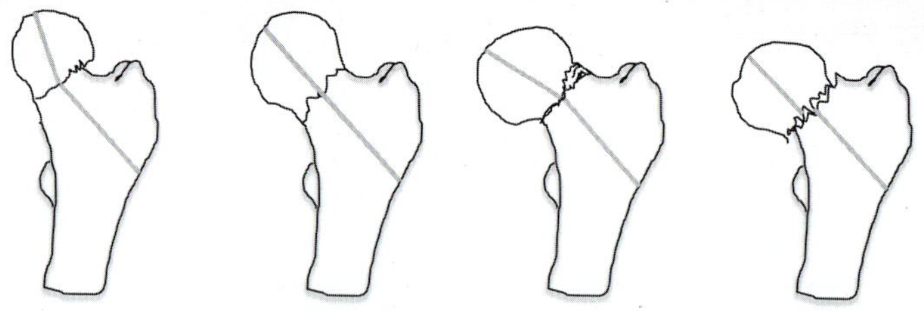

	Garden 1	Garden 2	Garden 3	Garden 4
Risque de nécrose de la tête fémorale	< 10 %	20 %	50 %	70 %
Traitement	Vissage en place sans réduction Appui autorisé	Ostéosynthèse sans appui si < 65 ans Prothèse de hanche et appui total si > 65 ans	Ostéosynthèse sans appui si < 65 ans Prothèse de hanche et appui total si > 65 ans	Prothèse de hanche et appui total

Prévention complications de décubitus
Reprise rapide de la marche avec kinésithérapeute
Objectif = maintenir l'autonomie à la déambulation
Pronostic fonctionnel et VITAL

FRACTURES DE L'EXTRÉMITÉ INFÉRIEURE DU RADIUS

DIAGNOSTIC CLINIQUE

- Côté dominant / profession ?
- Mécanisme indirect
- Impotence fonctionnelle
- Douleur exquise
- Déformation dos de fourchette ou ventre de fourchette
- Main bote radiale
- Complications immédiates ?
  - Ouverture cutanée
  - Compression du nerf médian
  - Troubles vasculaires

ANALYSE DES RADIOGRAPHIES STANDARD DE POIGNET

- Face :
  - Trait sus-articulaire / refends articulaires dans le plan sagittal / cunéen externe
  - Horizontalisation de la ligne bistyloïdienne
  - Fracture styloïde ulnaire ?
- Profil :
  - Bascule antérieure ou postérieure de la glène radiale
  - Refends articulaires dans le plan frontal

COMPLICATIONS PRÉCOCES	COMPLICATIONS TARDIVES
Déplacement secondaire Syndrome des loges	Cal vicieux Raideur Ruptures tendineuses Arthrose radio-carpienne Syndrome douloureux régional complexe

TRAITEMENT

- Orthopédique = 6 semaines manchette plâtrée
- Chirurgical = réduction et ostéosynthèse par brochage percutané / plaque / fixateur externe
- Rééducation complémentaire : 12 séances
  - Récupération des amplitudes articulaires
  - Récupération de la force musculaire
- Surveillance clinique et radiographique régulière

TRAITEMENT DE L'OSTÉOPOROSE

+++ LE COUP DE POUCE DE L'ENSEIGNANT

1. La fracture du poignet chez le patient âgé signe **l'ostéoporose** : celle-ci doit être recherchée par ostéodensitométrie. Si le T-score est inférieur à 2, chez une patiente ménopausée avec au moins un autre facteur de risque, un traitement médicamenteux doit être instauré.

2. Il faut toujours se poser la question de la **cause de la chute chez le patient âgé** (malaise, syncope, accident vasculaire cérébral, maladie de Parkinson non traitée ?) et prévenir ses récidives.

3. **L'arrêt du tabac** est préconisé après toute ostéosynthèse : c'est un facteur de risque de retard de consolidation osseuse.

4. La colonne du pouce est antérieure et donc permet de s'orienter sur une radiographie de profil.

5. Les items du programme de l'ECN 2016 à connaître en complément sont :

- N° 116. Complications de l'immobilité et du décubitus
- N° 118. Principales techniques de rééducation et de réadaptation
- N° 128. Troubles de la marche et de l'équilibre
- N° 195. Syndrome douloureux régional complexe
- N° 358. Prothèses et ostéosynthèses
- N° 361. Surveillance d'un malade sous plâtre
- N° 124. Ostéopathies fragilisantes

Pièges à éviter :

1. Toute fracture ouverte implique une mise à jour de la vaccination anti-tétanique et une antibioprophylaxie.

2. Les bagues doivent être retirées en cas de traumatisme du membre supérieur.

3. Seules des radiographies de l'avant-bras de face et de profil permettent de s'assurer de l'absence de lésion associée proximale du radius ou de l'ulna. En pratique clinique cependant, on privilégie des radiographies centrées sur le poignet.

CHAPITRE 34

Fractures chez l'enfant

Particularités épidémiologiques, diagnostiques et thérapeutiques

OBJECTIFS ECN

➔ Connaître le diagnostic, les complications et les principes du traitement des fractures de l'enfant.

➔ Connaître le caractère spécifique et les complications des fractures du coude et de la cheville de l'enfant et de l'adolescent.

Pr Benoit de Billy

PU-PH, Chef de service de chirurgie infantile, Hôpital Jean Minjoz, CHU de Besançon, Université de Franche-Comté

1. Épidémiologie

1.1. Généralités

- Les traumatismes de l'enfant sont le **premier motif de consultation** urgences chirurgicales.
- La traumatologie est la première cause de mortalité entre l'âge de 1 et 19 ans.
- Le sexe ratio est de deux garçons pour une fille.

1.2. Âge

Le type d'accident varie en fonction de l'âge :

– **Avant deux ans tout traumatisme avec facture doit toujours faire évoquer une maltraitance.**
– 3-7 ans (maîtrise de la marche-âge de raison) : Traumatismes de la main (doigt de porte), accidents piétons-voiture.
– À l'adolescence : Accidents sportifs (gymnastique, équitation, sports à haute énergie), comportements à risque (scooter, VTT...).

2. Particularités des traumatismes de l'enfant

2.1. Généralités

- L'os de l'enfant a une souplesse différente de celle de l'adulte (densité hydrique) et présente quelques **fractures spécifiques** : Bois vert (2 os avant bras), motte de beurre (quart inférieur du radius) (Figure 1), incurvation traumatique (ulna, fibula), fracture sous périostée.

Figure 1. Fracture en motte de beurre du radius distal

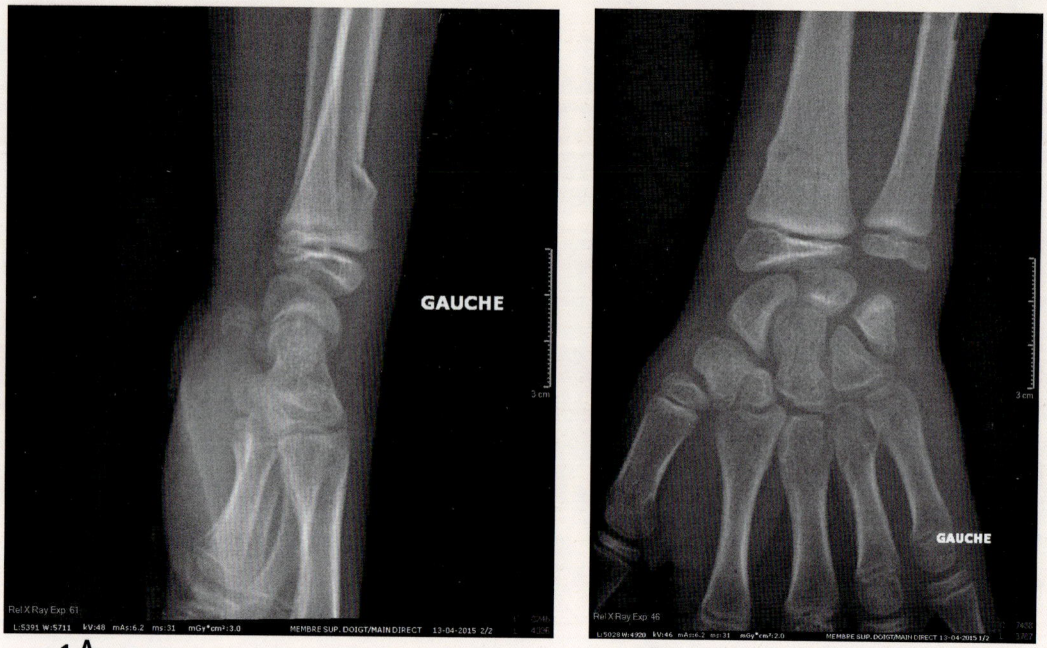

1.A **1.B**

- **Toute discordance entre le mécanisme traumatique (énergie) et la lésion constatée, ou une image radiologique inhabituelle, doivent faire évoquer une fracture pathologique** (Ostéogénèse imparfaite, Kyste osseux solitaire ou anévrismal, Tumeur maligne primitive ou secondaire (Ewing, ostéosarcome, métastase de neuroblaste ou de néphroblastome)).
- Les structures ligamentaires et capsulaires sont plus résistantes que les zones de croissance ou les métaphyses. Les entorses vraies et les luxations isolées sont beaucoup plus rares que les fractures.

2.2. Traumatismes du cartilage de croissance

2.2.1. *Classification*

- Le cartilage de croissance est plus fragile que l'os et sera facilement lésé aux extrémités des os longs.
- La classification de Salter et Harris tient compte du dessin du trait de fracture. Elle est indépendante du déplacement (Tableau I).

Tableau I. CLASSIFICATION DE SALTER ET HARRIS			
CLASSIFICATION DES DÉCOLLEMENTS ÉPIPHYSAIRES SELON SALTER ET HARRIS	DÉFINITION	RISQUE DE D'ÉPIPHYSIODÈSE	EXEMPLE DE LOCALISATION FRACTURAIRE
1	Trait passant exclusivement par la zone de croissance	Exceptionnel	Malléole latérale
2	Trait passant par la zone de croissance et par la métaphyse	Faible	Extrémité distale du radius
3	Trait passant par la zone de croissance et par l'épiphyse	Important	Fracture de tillaux
4	Trait passant par la zone de croissance et par la métaphyse et par l'épiphyse	Majeur	Malléole médiale, fracture triplane
5	Traumatisme en compression	Épiphysiodèse systématique	N'existe pas isolée mais composante dans les fractures à grand déplacement

- Elle est précieuse pour l'indication thérapeutique (orthopédique type 1 et 2, chirurgical 3 et 4) et pour le risque de complication (progressif de 1 à 5).

2.2.2. *Épiphysiodèse*

- C'est le risque principal des décollements épiphysaires.
- Elle entraîne un **arrêt de croissance** en créant un pont osseux définitif.
- La conséquence est un raccourcissement associé le plus souvent à un défaut d'axe.
- Sa prise en charge ultérieure dépend de la localisation et de l'âge de survenue.
- Elle peut être iatrogène en cas de franchissement ou de mise en compression par une ostéosynthèse.

2.2.3. *Rôle du périoste*

- Il est responsable de la croissance en épaisseur de l'os.
- Il assure la consolidation des fractures des os longs.
- Il assure le remodelage des cals osseux (passage du cal périosté à un os cortical haversien) et corrige certains défauts axiaux chez le jeune enfant (< 7 ans).
- Tout traitement chirurgical doit le respecter pour éviter un hyper allongement secondaire de dépériostage ou un retard de consolidation voire une pseudarthrose.

3. Prise en charge initiale

3.1. Interrogatoire

- **Le recueil des circonstances traumatiques dirige l'examen clinique.**
- **Le détail du mécanisme est fondamental.** Toute discordance renvoie à la suspicion de fracture pathologique ou de mécanisme suspect évoquant une maltraitance.
- Prévoir une éventuelle anesthésie générale (heure du dernier repas), se renseigner sur les autres victimes (parents) en cas d'accident grave à haute énergie.

3.2. Examen clinique

- Succinct mais complet.
- Attitude antalgique, points douloureux, déformations osseuses ou articulaires.
- Toujours rechercher une lésion cutanée en regard des déformations.
- Chercher les complications vasculo nerveuses.
- Toute suspicion de fracture impose **une immobilisation transitoire *a priori*,** première étape du traitement antalgique.
- Penser aux anesthésies loco-régionales (bloc fémoral) réalisables au service d'accueil.
- Préparation à une éventuelle anesthésie générale (jeûne, information et accord parental, allergies, etc.).

3.3. Imagerie

- Pas de cliché comparatif.
- Le bilan d'imagerie radiographique doit être complet, englobe systématiquement les **articulations sus et sous-jacentes.** Il s'efforce de donner des incidences orthogonales.
- Les traumatismes du cartilage de croissance sont radio transparents. Il faut faire attention à l'épaississement des parties molles (œdème).
- L'échographie, rare en urgence, peut être utile pour les lésions des parties molles.
- L'IRM est encore difficile à obtenir en urgence. Elle est importante pour les lésions ligamentaires.

4. Traitements

4.1. Traitement orthopédique

4.1.1. *Traitement orthopédique*

- **La priorité est donnée au traitement orthopédique immobilisation avec ou sans réduction.**
- L'immobilisation prolongée n'est dangereuse chez l'enfant qu'en cas de fracture articulaire. Il est possible dans tous les autres cas de « bloquer » une articulation plusieurs mois sans risque d'enraidissement. Les complications thrombo-emboliques sont exceptionnelles. Le traitement anticoagulant n'est discuté que chez l'enfant pubère.

4.1.2. *Réalisation et surveillance*

- La règle est simple : immobiliser l'articulation sus et sous jacente.
- Le plâtre circulaire est une meilleure immobilisation des fractures. Les attelles ne sont qu'une solution d'attente, ont un moins bon pouvoir antalgique, ne sont pas assez solides pour un traitement au long cours.
- Le plâtre de Paris est plus facile à poser, et plus confortable. Il n'a pas de mémoire de forme et peut être écarté après avoir été fendu sur toute sa longueur en cas d'œdème majeur. Une circularisation secondaire est nécessaire.

- Les résines cotonnées sont plutôt réservées aux immobilisations des contusions ou en complément d'une ostéosynthèse.
- La surveillance combine mobilité des doigts, temps de recoloration pulpaire et évaluation de la douleur. Toute modification d'une des trois composantes doit faire évoquer le syndrome de loge et conduire à l'ablation du plâtre pour mesure de pression des loges musculaires.

4.1.3. Durée d'immobilisation

- La consolidation des fractures est plus rapide chez le petit enfant.
- La durée moyenne est plus courte pour les décollements épiphysaires et les lésions métaphysaires (motte de beurre).
- La consolidation des fractures diaphysaires est équivalente à celle de l'adulte. Les fractures de jambes ou des 2 os de l'avant-bras doivent être immobilisées 90 jours…

4.2. Traitement chirurgical

4.2.1. Indications

- Est discuté dès lors que le traitement orthopédique est « dépassé » par chute des capacités de remodelage.
- Peut être systématique chez le poly traumatisé ou pour certaines fractures pathologiques (fragilité osseuse ou lésions kystiques).
- Les indications principales sont les fractures diaphysaires fémorales au-delà de l'âge de 5-7 ans, les fractures articulaires qui nécessitent une restitution anatomique (coude), les fractures dont la réduction orthopédique est instable (avant-bras).

4.2.2. Principes d'ostéosynthèse

- Les impératifs biologiques de l'enfant doivent être respectés, respect des cartilages de croissance, du périoste et de l'hématome fracturaire.
- Maintien d'une certaine élasticité qui favorise la stimulation de la consolidation périostée.
- Les deux principaux moyens sont l'embrochage centro médullaire élastique stable (ECMES) des fractures diaphysaires (Figure 2) et l'ostéosynthèse par broches fines des fractures articulaires (voir chapitre coude).

Figure 2. Embrochage centro médullaire élastique stable du fémur

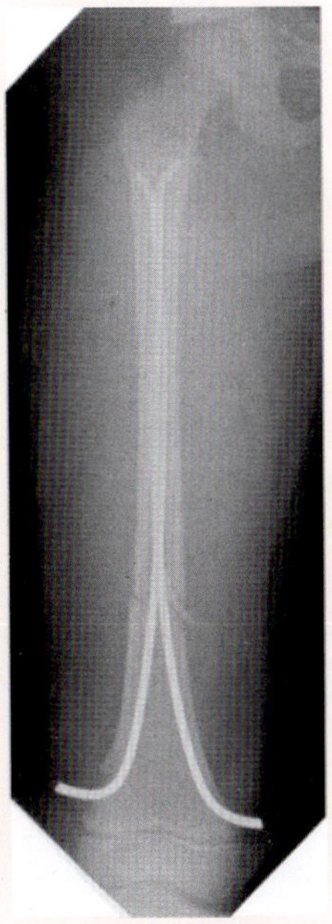

- L'apport des vis canulées a permis le développement de la chirurgie per cutanée (voir chapitre cheville).
- L'utilisation des moyens d'ostéosynthèse d'adulte est possible chez l'adolescent dès lors que les cartilages de croissance arrivent à maturité.
- La fixation externe est précieuse pour les fractures ouvertes ou avec perte de substance.

5. Particularités des fractures du coude

- Les fractures du coude arrivent en deuxième position après les fractures du poignet pour le membre supérieur.
- Elles touchent de nombreuses zones de croissance, dont le potentiel de remodelage est faible.
- Elles sont dominées par les **fractures supra condyliennes** (extra-articulaires) suivies des fractures des condyles (articulaires).
- La rééducation de ces fractures est dangereuse et peut conduire à l'enraidissement du coude.

5.1. Fractures supra condyliennes

- Leur grande fréquence s'explique par la zone de fragilité que constituent les deux colonnes de la palette humérale.
- Le mécanisme principal est une chute sur le membre supérieur coude en flexion.
- Le déplacement est en grande majorité (95 %) postérieur.
- Les complications vasculo nerveuses et le **risque majeur de syndrome de loges** en font une fracture à risque.

5.1.1. Examen à l'admission

- Célèbre position du patient traumatisé du membre supérieur.
- Examen de la déformation qui est souvent prise à tort pour une luxation du coude rare chez l'enfant.
- Examen de la mobilité des doigts, recherche d'une paralysie radiale, d'une paralysie du médian et plus rarement du nerf ulnaire. La branche nerveuse la plus sensible est la branche antérieure du nerf médian (impossibilité de former la pince 1-2).
- Chercher le pouls radial et mesurer le temps de re-coloration pulpaire.
- Confirmer le diagnostic par un examen radiographique.

5.1.2. Classification (Figure 3)

Figure 3. Classification des fractures supra condyliennes du coude de l'enfant

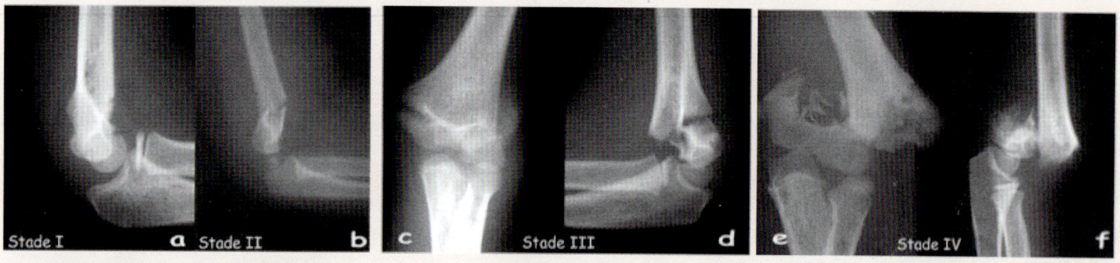

Stade 1 — Stade 2 — Stade 3 — Stade 4

Elle est basée sur le déplacement fracturaire en 4 stades.

- **Stade 1 :** rupture de la corticale antérieure.
- **Stade 2 :** rupture bicorticale avec déplacement minime (bascule postérieure).
- **Stade 3 :** déplacement important avec persistance d'un contact entre les fragments.
- **Stade 4 :** absence de contact entre les fragments.

- Cette classification ne tient pas compte des différents déplacements.
- Elle est utile pour l'indication thérapeutique.

5.1.3. *Principes du traitement*

- Le risque de complications en fait une urgence thérapeutique.
- La réduction doit être anatomique en raison du faible potentiel de remodelage.
- Tout défaut de réduction en décalage (trouble rotatoire) expose au risque de déformation définitive en cubitus valgus ou varus.
- À l'exception des déplacements stade 1, prévoir une anesthésie générale avec tous les impératifs liés à l'âge (jeûne, information et accord parental, etc.).
- Le traitement repose sur la réduction anatomique de la fracture et l'immobilisation, selon Blount en flexion (Figure 4), ou par une ostéosynthèse et immobilisation plâtrée.

Figure 4. Immobilisation selon Blount d'une fracture supra condylienne

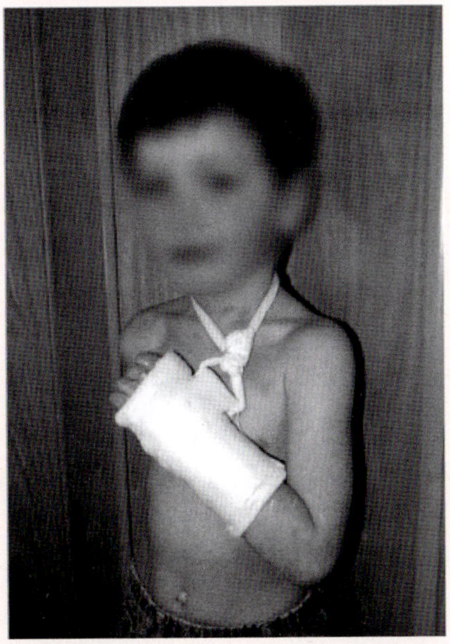

5.2. Fractures des condyles

- Il s'agit de fractures articulaires, décollements épiphysaires Salter 4.
- Le risque majeur de complication est la nécrose ou la pseudarthrose du condyle.
- Le déplacement et la stabilité des fragments peuvent être testés sous AG.
- La prise en charge est en grande majorité chirurgicale (Figure 5).
- C'est la sous-estimation de la lésion qui est la principale source de complication.

Figure 5. **Fracture du condyle et son ostéosynthèse typiquement pédiatrique par broches fines**

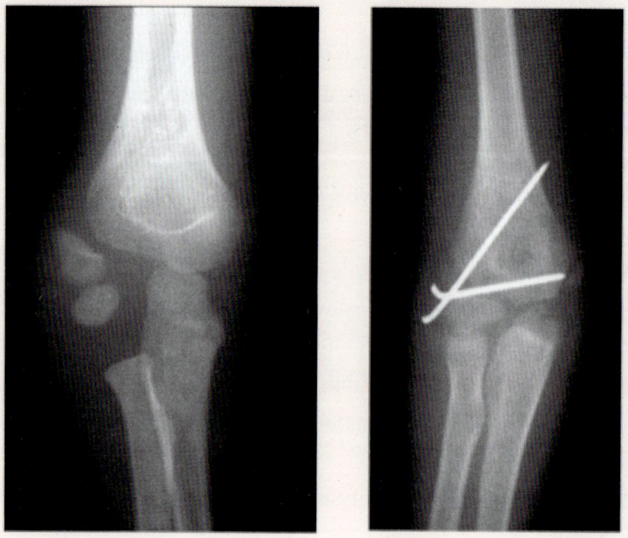

5.2.1. Cas particulier de l'épicondyle

- C'est un arrachement apophysaire.
- Il survient en valgus forcé.
- Il fragilise la stabilité du coude et favorise la survenue de la luxation.
- Toute luxation du coude doit faire rechercher une fracture de l'épicondyle médial. Le fragment peut être incarcéré dans l'articulation en cas de luxation réduite.
- La prise en charge restaure la stabilité du coude. Elle est le plus souvent chirurgicale.

6. Particularités des fractures de cheville

Les traumatismes de cheville sont fréquents et conduisent à des lésions particulières en fonction de l'âge (enfant ou adolescent).

6.1. Enfant

- Les cartilages de croissance de l'extrémité distale du tibia et de la fibula sont plus fragiles que les ligaments de cheville.
- Les traumatismes sont en réception (pathologie d'amortissement), le plus souvent au cours d'activité sportive. Le mécanisme principal est le varus forcé.
- Les entorses sont exceptionnelles. Il existe de rares arrachements ligamentaires avec fragment osseux visible sur les clichés de face et de trois-quart de cheville.

La grande majorité des lésions est constituée de décollements épiphysaires :

- Malléole latérale non déplacée Salter 1. L'examen clinique confirme la douleur en regard du cartilage de croissance avec œdème en regard sur la radio de face.
- Fracture métaphyso-épiphysaire Salter 2 de tibia avec fracture distale de fibula (Figure 6). La réduction et l'immobilisation sont la règle. Le risque de composante Salter 5 par écrasement partiel lors de l'accident impose une surveillance de la croissance à distance.
- Les autres fractures sont des fractures articulaires de malléole médiale. Ce sont des décollements épiphysaires Salter 4. Leur risque de complication par épiphysiodèse et raccourcissement-désaxation progressif (Figure 7). Leur traitement est largement chirurgical.

Figure 6. Fracture Salter 2

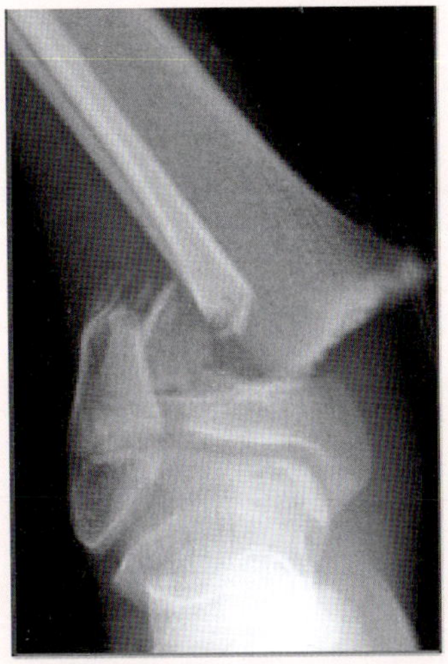

Figure 7. Fracture Salter 4 de malléole médiale et séquelle avec épiphysiodèse. Déviation de cheville.

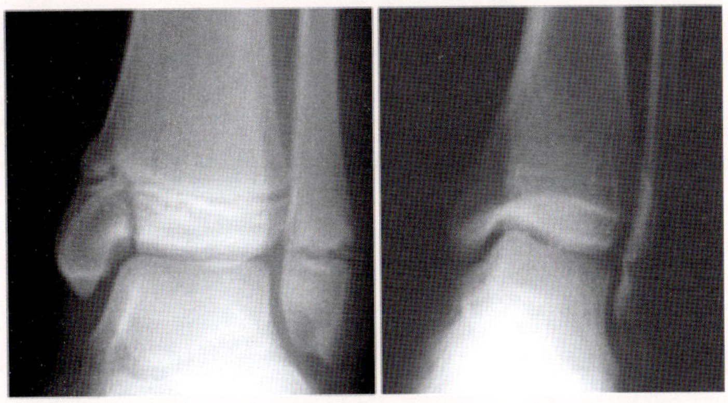

6.2. Adolescent

- La stérilisation du cartilage de croissance du tibia discal est centrifuge. Il se créé un pont osseux solide central au milieu de la plaque de croissance avec des zones de fragilité périphériques.
- Les traumatismes en torsion peuvent donner deux lésions spécifiques, la fracture de Tillaux et la fracture triplane.
- Le bilan initial doit comporter une imagerie par TDM pour préciser les traits de fracture et les déplacements.
- Le traitement chirurgical peut être fait par une ostéosynthèse a minima percutanée associée à une immobilisation plâtrée.

6.2.1. Fracture de Tillaux

- C'est un décollement épiphysaire articulaire de l'extrémité distale du tibia Salter 3.
- L'arrachement du fragment latéral est dû à la traction par le ligament tibio-fibulaire.
- L'indication chirurgicale dépend du déplacement.

6.2.2. *Fracture triplane*

- Le mécanisme en torsion impose une fracture qui est dessinée autour du pont osseux central solide.
- La TDM de cheville est indispensable (Figure 8).

Figure 8. Fracture triplane de cheville. Les traits fracturaires sont mieux vus et compris avec une TDM complémentaire.

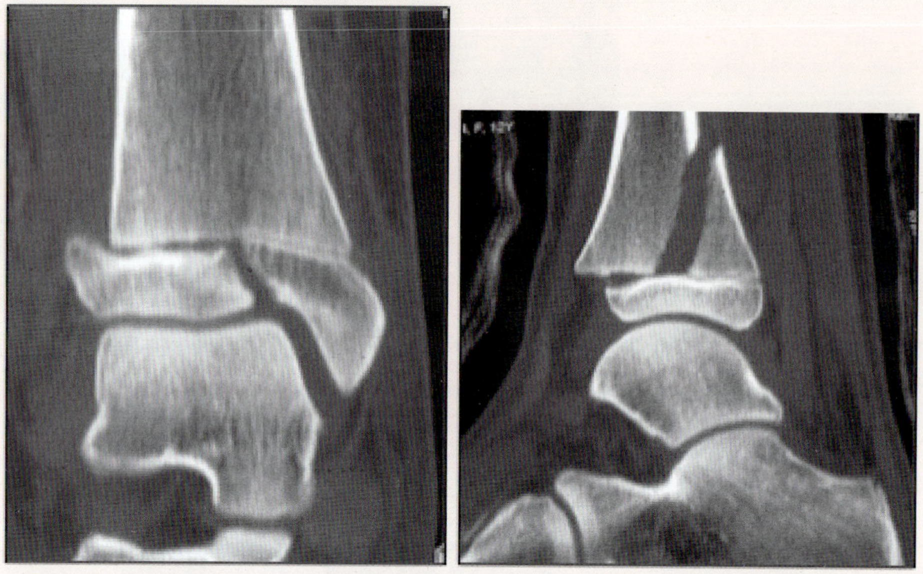

- Il s'agit d'un décollement épiphysaire Salter 4.
- L'indication thérapeutique dépend de l'âge et du déplacement. Plus l'enfant est jeune avec un déplacement significatif, plus la chirurgie est indiquée. La chirurgie mini invasive per cutanée est maintenant la règle.

POINTS CLÉS

1. Se méfier de la maltraitance.
2. Se méfier des discordances entre le mécanisme et la lésion constatée.
3. Connaître les spécificités du cartilage de croissance et du périoste.
4. Tout traumatisme du coude avec déformation est une fracture supra condylienne jusqu'à preuve du contraire.
5. Toute fracture supra condylienne déplacée est à risque majeur de complication.
6. Les fractures de cheville doivent avoir une exploration complémentaire par TDM.

CHAPITRE 35

Surveillance d'un malade sous plâtre

OBJECTIFS ECN

➔ Diagnostiquer une complication.

➔ Identifier les situations d'urgence et planifier leur prise en charge.

Dr Damien Viglino
PHU, Service d'accueil des Urgences médicales et traumatologiques, CHU Grenoble-Alpes, Université de Grenoble

MOTS-CLÉS : Compression, thrombose, œdème, syndrome des loges, algoneurodystrophie

- Il existe de nombreuses pathologies nécessitant la mise en place d'une contention de membre (fractures, entorses, pied-bot, luxations articulaires...).
- Cette immobilisation parfois plâtrée ou synthétique (matériel léger mais encore plus « rigide ») réalise un espace confiné peu extensible pouvant être responsable de pathologies cutanées, vasculaires, neurologiques ou articulaires.
- Tout patient doit donc être averti des complications potentielles et bénéficier de conseils de surveillance et d'une surveillance clinique, radiologique et parfois biologique.
- Le but est de dépister les complications liées soit à la mauvaise évolution de la pathologie sous-jacente, soit aux conséquences néfastes de l'immobilisation.

1. Complications immédiates

1.1. Défaillance d'ostéosynthèse

Toujours s'assurer de la bonne fonction de contention après mise en place du plâtre.

On vérifie que :

- les angles articulaires souhaités sont respectés,
- le membre est bien maintenu (éviter les plâtres trop larges),
- la stabilité du foyer de fracture après séchage n'a pas été modifiée.

La **radiographie de contrôle** est systématique après mise en place, avec sanction médico-légale possible en cas de non réalisation.

1.2. Ischémie

- Chez un patient atteint d'**artériopathie** parfois méconnue, la moindre compression peut créer une ischémie de membre.
- Cette ischémie est quasiment immédiate, visible par un membre :
  - froid,
  - livide ou marbré,
  - douloureux,
  - avec temps de recoloration cutanée des extrémités allongé,
  - l'examen comparatif du membre controlatéral est évocateur.
- Elle peut être également la conséquence d'une **compression vasculaire directe** par le plâtre, des artères **humérale** ou **poplité** par exemple. La **prise des pouls** artériels avant mise en place permet de suspecter une artériopathie.

1.3. Œdème, syndrome des loges et syndrome de Volkmann

- L'œdème est fréquent après traumatisme de membre. Le **premier plâtre doit toujours être fendu** ce qui permet une petite marge d'extension. Sous plâtre, cet œdème ne doit pas être compressif (extrémités colorées, sensibilité conservée, temps de recoloration inférieur à 3 secondes). Au moindre doute il faut enlever le plâtre et le refaire.
- Le **syndrome des loges** est lié à une augmentation de volume du tissu musculaire dans des loges aponévrotiques, créant une ischémie musculaire par baisse de vascularisation artériolaire et capillaire. La **mobilisation des masses musculaires est douloureuse** (faire bouger les extrémités), avec crampes, troubles neurologiques (paresthésies et troubles sensitifs, jusqu'au déficit moteur partiel ou total). **C'est une urgence thérapeutique !**
- On appelle **syndrome de Volkmann** la séquelle rétractile d'un syndrome des loges. On décrit de manière particulière les séquelles des fléchisseurs de la loge antérieure de l'avant-bras. Le poignet est alors en flexion, le pouce en flexion-adduction. Les doigts se déforment en « griffe » (Figure 1). Poignet en position d'extension, le patient ne peut étendre les doigts.

- Le **syndrome des loges** est la plus grave complication sous plâtre.
  - Chercher une mobilisation douloureuse ou des troubles neurologiques.
  - Faire enlever le plâtre, mesurer les pressions musculaires.
  - Demander l'avis chirurgical en urgence.
- La conséquence est le **syndrome de Volkmann.**

Figure 1. Attitude en griffe du syndrome de Volkmann des fléchisseurs de la loge antérieure de l'avant-bras

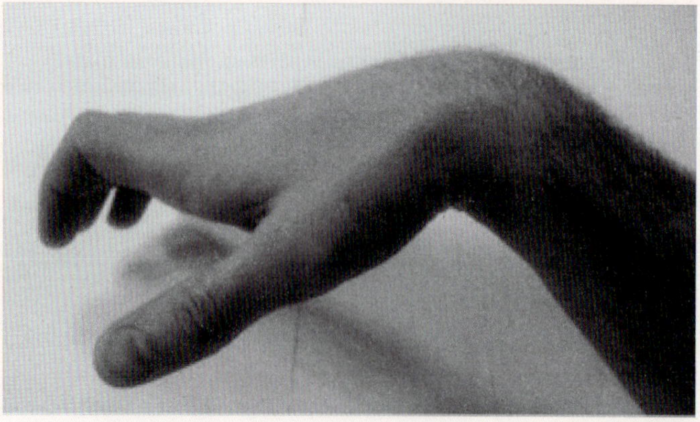

2. Complications à moyen terme

2.1. Lésions neurologiques

- Certains nerfs périphériques risquent d'être comprimés entre plâtre et structure osseuse sous-jacente. C'est particulièrement le cas :
  - du **sciatique poplité externe** (col fibulaire, Figure 2) ;
  - du **nerf ulnaire** (gouttière épitrochléo-olécrânienne, Figure 3).
- Cette compression peut créer une **neuroapraxie** (perte de la conductibilité sans dégénérescence) qui récupère en quelques semaines, ou un **axonotmésis** (dégénérescence distale) qui récupère très lentement (1 millimètre par jour) avec risque de séquelle.

Figure 2. Espace sous plâtre respectant le col fibulaire

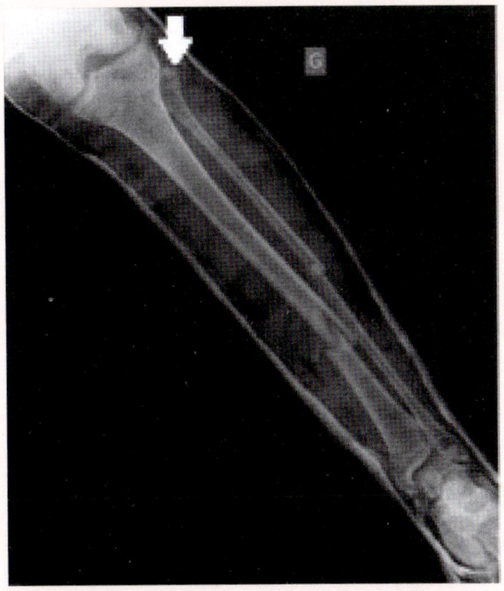

Figure 3. Espace sous plâtre respectant la gouttière épitrochléo-olécrânienne

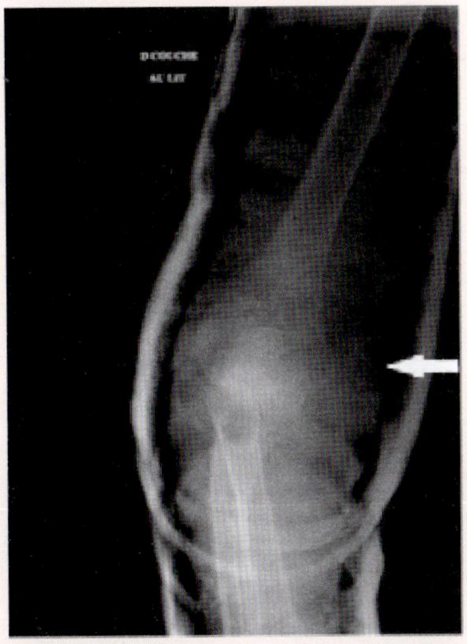

2.2. Compressions et infections cutanées

- La compression liée au plâtre ou à l'œdème créé une ischémie cutanée favorisée par un terrain vasculaire (insuffisance veineuse ou artériopathie). La conséquence est l'apparition d'escarres, initialement douloureux puis devenant indolores (piège !). Sur un site opératoire cette ischémie peut créer une nécrose de la cicatrice et des phlyctènes. Ces lésions sont indétectables sous le plâtre si le patient est incapable de se plaindre ou présente des troubles sensitifs (paraplégie, compression neurologique).
- Le milieu chaud et humide du plâtre favorise la macération et l'infection de la peau lésée, et peut créer des tâches sur l'orthèse et une mauvaise odeur.

2.3. Thrombose veineuse

- L'immobilisation plâtrée du membre inférieur **ralentit le flux sanguin veineux** par abolition de l'effet pompe plantaire et de compression-relaxation des muscles du mollet et de la cuisse ainsi que par la diminution du flux global dû au repos musculaire.
- **Les signes cliniques sont classiques :**
  - douleur musculaire et des trajets veineux profonds ;
  - œdème ;
  - fièvre inexpliquée ;
  - signe de Homans positif (dorsiflexion de cheville douloureuse au mollet),
  - voire augmentation de la circulation veineuse collatérale du membre.
- Elle peut entraîner une **embolie pulmonaire** avec douleur thoracique, dyspnée malaise, au premier plan, sans signe de thrombose veineuse périphérique.
- Le diagnostic fait appel au schéma habituel : dosage des **D-Dimères** si Score de probabilité faible ou intermédiaire (**score de WELLS, tableau I).** Si D-Dimères positifs ou non indiqués, **échographie doppler veineuse** (Figure 4).

> Notez que chez un patient plâtré, il suffit de 2 signes cliniques (douleur et œdème par exemple) pour être en risque fort et devoir faire le doppler d'emblée.

Tableau I. SCORE DE WELLS

Variable à prendre en compte		Points
Facteurs de risque	Parésie / paralysie ou immobilisation plâtrée récente	1
	Chirurgie < 4 semaines ou alitement > 3 jours récents	1
	Cancer évolutif connu (< 6 mois ou traitement en cours)	1
Signes cliniques	Sensibilité du trajet veineux profond	1
	Œdème généralisé du membre	1
	Circonférence du mollet > 3 cm au controlatéral (mesure 10 cm sous la tubérosité tibiale)	1
	Œdème prenant le godet	1
	Circulation veineuse collatérale	1
	Diagnostic différentiel au moins aussi probable que la TVP	-2
Probabilité clinique		**TOTAL**
Faible		≤0
Intermédiaire		1 ou 2
Forte		≥3

Figure 4. Stratégie diagnostique d'une thrombose veineuse périphérique*

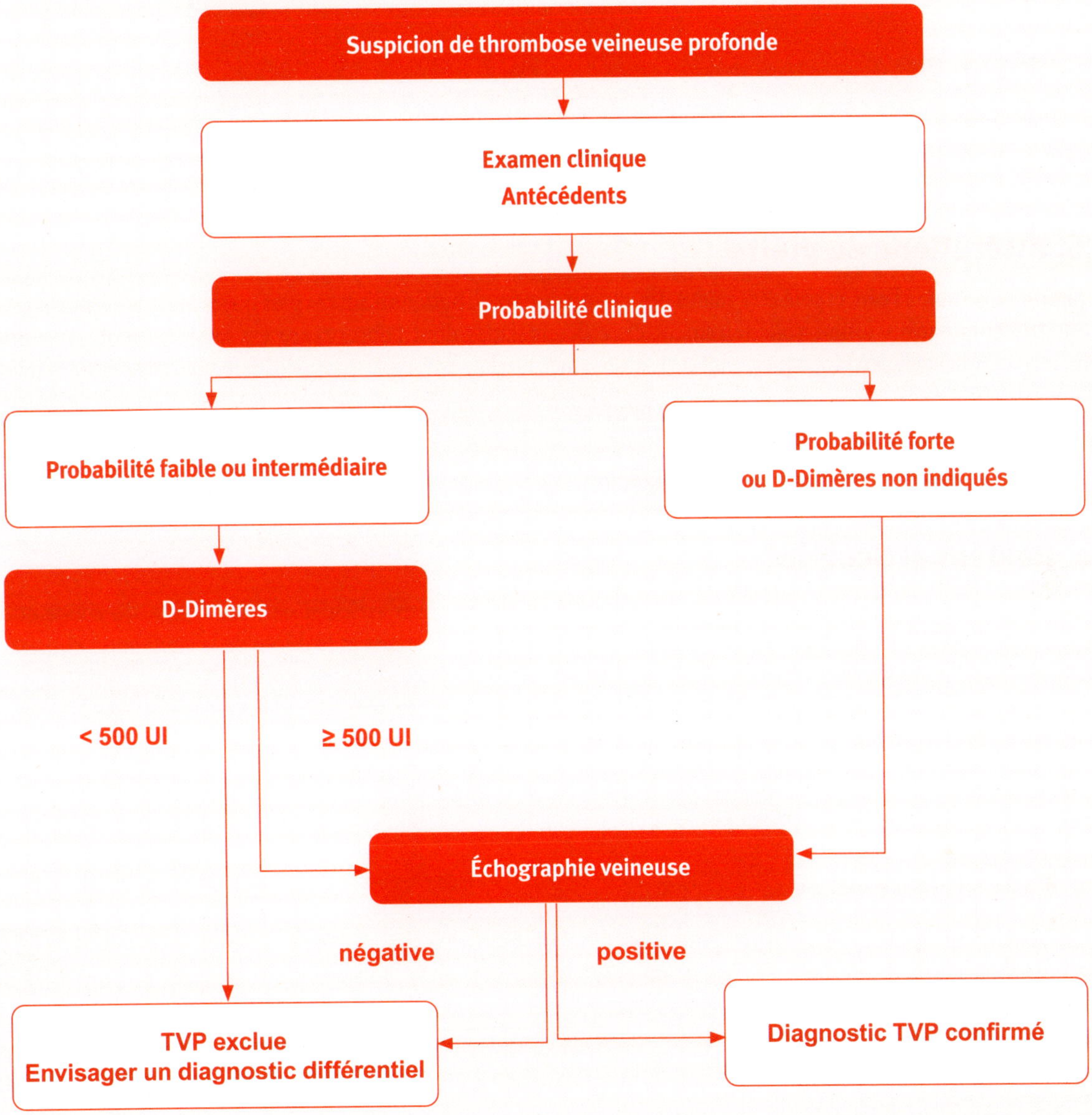

*d'après Collège des Enseignants de Médecine Vasculaire (CEMV) et Collège Français de Chirurgie Vasculaire (CFCV).

2.4. Thrombopénie sous héparine

- L'héparine (non fractionnée ou de bas poids moléculaire) est couramment utilisée dans la prévention des thromboses veineuses sous plâtre. Comme chez tous les autres patients, il faut dépister cette complication iatrogène par une **numération plaquettaire régulière.**
- **La Thrombopénie induite par l'héparine** (TIH) est d'origine immunologique, et peut être suspectée :
  - si la numération devient < **100 000/mm³;**
  - ou une baisse > **40 %** du taux sous traitement, classiquement à partir du 5-8e jour (1).
- Elle peut également être responsable d'une résistance à l'héparine et de la survenue de **thromboses** malgré le traitement.

- Chez les patients traités par héparine non fractionnée, sa fréquence varie de 1 % en milieu médical à 3 % en milieu chirurgical. Chez les patients traités par héparine de bas poids moléculaire, la survenue de la TIH est possible, mais plus rare et inférieure à 1 %. Le diagnostic est fait par détection **d'anticorps anti F4P.**

2.5. Déplacement secondaire

Le déplacement d'un foyer fracturaire peut intervenir secondairement par altération de la fonction du plâtre ou par fonte de l'œdème initial. Il est visible à la **radiographie de contrôle** et nécessite une nouvelle réduction et une nouvelle contention.

2.6. Altérations du plâtre

Le plâtre est sensible à l'**eau**, et peut être sujet à des cassures ou fragilisations d'autant plus que le malade est négligeant. Il est d'ailleurs parfois utilisé volontairement chez des malades dont l'observance est faible (enfant, personnes démentes ou malades psychiatriques) plutôt que certaines attelles amovibles qui pourraient être indiquées. Il faut alors refaire le plâtre sans tenter de le réparer, et contrôler sa bonne fonction par radiographie.

3. Complications tardives

3.1. Raideur articulaire

L'immobilisation d'une articulation expose toujours à sa raideur. Les articulations des doigts, du coude et de l'épaule y sont particulièrement sensibles. Il faut donc limiter les indications et la durée de la contention et prévoir une kinésithérapie systématique (sauf parfois chez l'enfant) après ablation de la contention.

3.2. Amyotrophie

La fonte musculaire due à l'inactivité peut être prévenue par la kinésithérapie pendant le port du plâtre. Elle repose sur des contractions isométriques (sans mouvement articulaire) ou le travail des muscles insérés sur des os non lésés.

3.3. Cals vicieux et pseudarthroses

- **Une pseudarthrose** est définie par une non consolidation de foyer de fracture ou mobilité anormale après 6 mois d'immobilisation. Elle est favorisée par la mobilisation du foyer (défaillance de l'orthèse). On parle de retard de consolidation avant 6 mois.
- À l'inverse, une consolidation peut survenir hors de l'axe attendu et créer une angulation ou une torsion osseuse (**cals vicieux**). Souvent tolérés chez l'enfant (si non rotatoires) grâce aux propriétés de réaxation des cartilages de croissance, ils peuvent nécessiter une reprise chirurgicale (ostéotomie de correction) pour éviter une arthrose accélérée de l'articulation proche, ou une limitation de ses amplitudes.

3.4. Algoneurodystrophie

- C'est un syndrome douloureux régional caractérisé par des anomalies neurovasculaires le plus souvent limité à un membre. **Il est d'évolution habituellement favorable.**

Trois stades chronologiques ont été individualisés :

– **Stade pseudo-inflammatoire** (2 à 3 mois) : douleur de la région traumatisée, augmentation du flux sanguin (rougeur, hyperthermie locale, œdèmes), ostéoporose débutante visible à la radiographie au foyer de fracture.
– **Stade dysthrophique** (3 à 9 mois) : la douleur s'aggrave avec hyperactivité sympathique (sudation) et diminution du flux vasculaire (cyanose, peau froide). L'ostéoporose devient plus marquée à la radiographie.
– **Stade athrophique** : ce stade peut durer deux ans ou plus, la douleur peut rester importante , avec raideur et impotence partielle.

- Le diagnostic peut être aidé par la scintigraphie au Technétium 99 (hyperfixation à la phase pseudo-inflammatoire).

4. Prévention des complications

4.1. À la mise en place du plâtre

- Enlever les bagues, bijoux, patch et pansements présents sur le membre.
- La protection de la peau et des zones de compression est essentielle. Elle se fait grâce à une **bande ouatée** permettant une marge d'extension.
- On veille à ne pas faire de plis avec les bandes de plâtre qui ne doivent pas serrer.
- L'épaisseur sera régulière avec renforcement externe des zones de fragilité (hauban sur un plâtre brachio-antébrachial) sans alourdir le plâtre avec plusieurs couches successives.
- Veiller à l'état de la peau avant mise en place, qui doit être propre et non lésée. En cas de plaie, dermabrasion ou cicatrice d'intervention, il faut si possible **fenêtrer le plâtre** pour permettre le suivi de la cicatrisation.
- Le plâtre doit toujours être **fendu** sur toute sa longueur avec soin en contrôlant sa possibilité d'écartement.
- **La radiographie de contrôle face et profil est obligatoire**. Elle permet de vérifier la bonne réduction d'une fracture, le bon angle des articulations, l'absence de plis ou de compression des structures fragiles (espace de sécurité au col fibulaire, aux malléoles et trochlées). C'est une preuve médicolégale (en conserver une copie) en cas de complication ultérieure.
- **Une prévention des thromboses par anticoagulation** préventive peut être prescrite au cas par cas et selon les recommandations (2), qui la préconisent en cas de décharge complète de membre inférieur ou de facteurs de risques supplémentaires de thrombose (antécédent de maladie thromboembolique, association tabac-pilule oestro-progestative chez la femme). Pour les HBPM, il est recommandé de doser les plaquettes avant traitement ou au plus tard 24 h après le début du traitement.
- Enfin on doit **informer** le patient des complications potentielles, de « l'entretien » du plâtre (surélever le membre pour limiter l'œdème, protection pour la douche, ne pas insérer d'objets en cas de prurit…). Remettre un **document d'information** (avec le contact du service des urgences en cas de problème) est le meilleur moyen de ne rien oublier (4).

4.2. Suivi à 48 h

- Une visite à 48 h permet de réaliser des radiographies sous plâtre pour vérifier tout déplacement ou compression. L'examen permet de dépister un plâtre devenu trop grand ou une complication précoce (sensibilité distale, pouls, coloration, fièvre, douleurs, atteintes neurologiques).

4.3. Suivi à moyen terme

- Il permet de :
  - **changer le plâtre** si nécessaire, surveiller l'apparition des complications par radiographies de contrôle (consolidation normale ou cals vicieux, pseudarthrose, algoneurodystrophie) ;
  - vérifier le **taux de thrombocytes** (dépistage d'une thrombopénie à l'héparine), sous HBPM **2 fois par semaine pendant 1 mois** si contexte traumatique ou chirurgical, sinon en cas de manifestation clinique évocatrice de thrombopénie (3) ;
  - envisager une **rééducation**, avec ou sans plâtre.

5. Prise en charge en urgence des complications

Dans tous les cas, une symptomatologie anormale doit faire enlever le plâtre pour permettre un examen complet du membre et de sa peau.

5.1. Ischémie de membre

- Après ablation du plâtre, vérifier les points de compressions vasculaires.
- Réaliser un **doppler artériel** de dépistage d'une artériopathie oblitérante méconnue. Il pourra être envisagé de changer le traitement orthopédique pour un traitement chirurgical si la contention plâtrée est contre-indiquée.
- En cas de non-retour rapide à une coloration/chaleur normale avec pouls périphériques après ablation du plâtre, traitement par Héparine non fractionnée à doses curatives et **avis chirurgical vasculaire** en urgence.

5.2. Œdème compressif et syndrome des loges

- Un œdème modéré sans douleur, avec bonne vascularisation périphérique (couleur, chaleur, saturation en O_2) et sans déficit neurologique peut être respecté sous plâtre, avec surélévation du membre et surveillance. Au moindre doute, ablation pour examen et confection d'un nouveau plâtre adapté.
- En cas de syndrome des loges, la non récupération immédiate des troubles sensitifs et moteurs après ablation du plâtre doit faire demander une mesure des **pressions musculaires**. La biologie et les CPK ne doivent pas faire retarder la prise en charge chirurgicale. **L'aponévrotomie de décharge** (incision chirurgicale) est le traitement salvateur en cas de symptomatologie persistante ou de pressions élevées.

5.3. Thrombose veineuse

- La contention plâtrée peut être reconduite.
- Traitement par anticoagulation à doses curatives selon le terrain du patient (Héparine de bas-poids moléculaire, Héparine non fractionnée en cas d'insuffisance rénale, anticoagulants oraux directs).
- Réévaluation du traitement à 3 mois avec échographie doppler du membre qui peut être plus précoce.

5.4. Thrombopénie induite par l'héparine

- Si les critères diagnostics sont réunis (plaquettes <100 000/mm^3 ou une baisse > 30 % du taux sous traitement), recherche :
  - d'anticorps anti PF4,
  - de coagulation intravasculaire disséminée (dosage du Fibrinogène),
  - arrêt de l'héparinothérapie,
  - un traitement anticoagulant de substitution par le **danaparoïde sodique** est possible (1).

5.5. Algoneurodystrophie

- **Rassurer** le patient sur l'évolution habituellement favorable.
- À la phase précoce pseudo-inflammatoire : **Calcitonine** (100 UI/jour) efficace sur les douleurs et la durée de l'algoneurodystrophie.
- Éventuellement corticothérapie orale (20 à 30 mg par jour d'équivalent prednisone) pendant un mois puis décroissance.

Références

1. Société française d'Anesthésie et de Réanimation. Thrombopénie induite par l'Héparine. Conférence d'experts. 2002.

2. Société Française de Médecine d'Urgence. Traumatologie des membres inférieurs : prévention de la maladie veineuse thromboembolique. Congrès Urgences 2012 ; 2012.

3. AFSSAPS. Modification des recommandations sur la surveillance plaquettaire d'un traitement par héparine de Bas Poids Moléculaire. 2011. Disponible sur : http://ansm.sante.fr/var/ansm_site/storage/original/application/58af9a851799004cfc1317baf34a70c9.pdf

4. Exemple de fiche conseil de sortie sur le site de la http://portail-web.aphp.fr/urgencesmondor/IMG/pdf/CONSEILS_AUX_PATIENTS_PORTEUR_DE_PLATRE_MEMBRE_SUP.pdf

POINTS CLÉS

Un plâtre est une situation à risque maximale :

1. Protection des compressions vasculaires neurologiques et cutanées à la mise en place++.
2. **Radiographie** de contrôle systématique après séchage.
3. Un plâtre doit être **fendu** pour limiter les risques compressifs.
4. Si la peau est lésée le plâtre doit être évité ou fenêtré pour permettre la surveillance.
5. Contrôle clinique à 48 h systématique.
6. À chaque contrôle : pouls, couleur, chaleur, sensibilité, mobilité des extrémités.
7. Toute douleur ou symptôme est anormal : enlever le plâtre.
8. Les risques à redouter sont la **thrombose** veineuse, le **syndrome des loges**, l'**ischémie**, la **compression nerveuse.**
9. Les risques à long terme sont la **pseudarthrose**, l'**algoneurodystrophie** et les **cals vicieux.**
10. Surveillance des **plaquettes** sous traitement anticoagulant préventif.
11. L'information du patient est médicolégale, avec document récapitulatif et contact en cas d'urgence.

Chapitre 36

Exposition accidentelle aux liquides biologiques : conduite à tenir

OBJECTIFS ECN

➔ Décrire la prise en charge immédiate d'une personne victime d'une exposition sexuelle ou d'une exposition accidentelle au sang.

➔ Connaître la conduite à tenir et les principes du suivi face à un accident exposant aux risques de transmission du VIH, du VHB et du VHC.

Dr Anthony Chauvin*, Pr Yonathan Freund, Pr Pierre Hausfater*****
* PHC, Service des Urgences de l'Hôpital Lariboisière, AP-HP, Université Paris 7
** PU-PH, Service des Urgences de l'Hôpital Pitié-Salpêtrière, AP-HP, Sorbonne université, Sorbonne-Université
*** PU-PH, Service des Urgences de l'Hôpital Pitié-Salpêtrière, AP-HP, Sorbonne université, Sorbonne-Université

MOTS CLÉS : éducation, évaluation du risque de transmission, prise en charge psychologique, Prophylaxie Post Exposition (PPE), prévention, sérologies répétées, CDAG

1. Définition, nosologie

- L'arrêté du 10 juillet 2013 définit l'Accident d'Exposition au Sang (AES) comme étant « tout contact avec du sang ou un liquide biologique contenant du sang et comportant soit une effraction cutanée (piqûre, coupure) soit une projection sur une muqueuse (œil...) ou sur une peau lésée. Sont assimilés à des AES les accidents survenus dans les mêmes circonstances avec d'autres liquides biologiques (tels que liquide céphalorachidien, liquide pleural, secrétions génitales...) considérés comme potentiellement contaminants même s'ils ne sont pas visiblement souillés de sang ».
- En pratique, il est redouté la transmission du virus de l'hépatite B (VHB), hépatite C (VHC) et du virus de l'immunodéficience humaine (VIH). Bien entendu, l'AES peut exposer à la transmission de tous autres types d'agents pathogènes (bactérien, parasitaire).
- Surveillance nationale des contaminations professionnelles par l'Institut Nationale de Veille Sanitaire (InVS).
- Risque inhérent à la pratique courante de soins : injection, suture, projection...

2. Physiopathologie, histoire naturelle

2.1. VIH

2.1.1. *Mode de transmission du VIH*

Il existe trois modes principaux de transmission :

- **Par voie sanguine** :
  - **suite à un AES** : le taux moyen de transmission, calculé avant l'utilisation des traitements antiviraux efficaces permettant d'abaisser la charge virale chez les patients traités est de 0,3 % après une piqûre et de 0,04 % après exposition cutanée sur peau lésée ou sur muqueuse. Aucun cas de contamination n'a été rapporté au contact d'un patient infecté dont la charge virale plasmatique était indétectable.
  - **par partage de matériel** d'injection chez les usagers de drogues intraveineuses.

- **Par voie sexuelle** :
  - **Principal mode de transmission au niveau mondial (90 %).**
  - Le taux de transmission est de 0,03 à 3 % selon le type de rapport sexuel.
- **Materno-fœtale** :
  - Taux de transmission de 15 à 20 %, réduit à 1 à 2 % en cas de traitement préventif antirétroviral de la mère pendant la grossesse.
  - Éventuellement associé à une césarienne si la charge virale de la mère est détectable.

2.1.2. *Facteurs de risque de transmission lors d'un AES*

- **Les facteurs de risque de transmission par voie sanguine sont :**
  - La charge virale élevée du patient source ;
  - Utilisation d'une aiguille creuse ;
  - Piqûre profonde ;
  - Présence de sang sur l'objet contaminé et/ou plaie active ;
  - Absence d'utilisation de gants ;
  - Temps de contact prolongé.
- **Les facteurs de risque de transmission par voie sexuelle sont :**
  - Une infection génitale associée ;
  - Le type de rapport sexuel. Du plus risqué au moins risqué : anal réceptif, vaginal réceptif ou insertif, oral réceptif ou insertif avec ou sans éjaculation ;
  - Partenaires multiples.

2.2. VHB

2.2.1. *Mode de transmission du VHB*

Il existe trois modes principaux de transmission :

- **Par voie sanguine** :
  - Suite à un AES : **le taux moyen de transmission par piqûre est de 6 à 30 %.**
  - Par partage de matériel d'injection chez les patients toxicomanes.
- **Par voie sexuelle** :
  - Taux de transmission élevé : 30 à 80 %.
- **Materno-fœtale** :
  - Taux de transmission entre 25 et 90 %.

2.2.2. *Facteur de risque de transmission du VHB*

- Les facteurs de risque de transmission par voie sanguine sont :
  - Le taux de réplication virale.
  - Contact avec une muqueuse ou une peau lésée.
  - Et les facteurs liés au geste et au matériel en cause (cf. 2.1.2).

2.3. VHC

2.3.1. Mode de transmission du VHC

Il existe trois modes principaux de transmission :

- **Par voie sanguine**:
  - Suite à un AES: le taux de transmission est estimé à environ 1 à 3 %.
  - Par partage de matériel d'injection chez les usagers de drogues IV. L'usage de drogues par voie nasale (partage de la paille) ou par voie fumée (blessures aux mains lors de la préparation du crack) est aussi une pratique à risque de transmission du VHC.
- **Les transmissions nosocomiales** sont également un facteur de risque important dans les unités de soins à risques (hémodialyse par exemple), mais sont en nette diminution du fait de l'amélioration du respect des précautions standard.
- **Par voie sexuelle**:
  - Semble exceptionnelle et peu documentée.
- **Materno-fœtale**:
  - Le risque de transmission mère-enfant est estimé à 4-5 % en France.
- **Post-transfusionnel en France**:
  - 1 pour 7,7 millions de dons pour le VHC, soit environ un don infecté tous les trois ans.

2.3.2. Facteur de transmission du VHC

- **Les facteurs de risque de transmission par voie sanguine sont**:
  - Le taux de réplication virale.
  - Contact avec une muqueuse ou une peau lésée.
  - Et les facteurs liés au geste et au matériel en cause (cf. 2.1.2).

3. Prise en charge initiale

3.1. Réalisation de soins locaux immédiats

- **En cas de piqûre, coupure ou contact direct sur une peau lésée**:
  - **Nettoyage initial** de la plaie avec de l'eau et du savon.
  - **Rinçage abondant** (effet de détersion et de réduction mécanique de l'inoculat éventuel).
  - Puis **désinfection** pendant au moins cinq minutes avec un antiseptique (Dakin, eau de Javel à 2.6 % diluée au 1/5 de préférence, par défaut: alcool à 70°).
- **En cas de projection sur les muqueuses**:
  - Rinçage abondant pendant au moins cinq minutes au sérum physiologique ou eau.
  - Retirer les lentilles an cas de projection oculaire.
- **En cas d'AES de type sexuel**:
  - Il n'existe pas de soins locaux immédiats en dehors d'un nettoyage et rinçage abondant.

3.2. Déclaration de l'AES en cas d'accident de travail

- Déclaration immédiate dans le cahier des accidents de travail au sein du service pour les AES du personnel soignant. Pour les salariés prendre contact avec la médecine du travail de l'entreprise.
- AES rentrant dans le cadre d'un accident de travail: déclarer l'accident dans les 24 heures à la Caisse Primaire d'Assurance Maladie. Certificat médical initial descriptif à rédiger par le médecin ayant pris en charge l'AES.

3.3. Évaluation du risque (Tableau I)

Tableau I. EVALUATION DU RISQUE DE TRANSMISSION VIRAL LORS D'UN AES		
Risque faible	**Risque intermédiaire**	**Risque important**
– Contact muqueuse ou peau lésée < 15 minutes – Morsures/griffures	– Contact muqueuse ou peau lésée > 15 minutes – Coupure au bistouri – Aiguille creuse de petit calibre (Sous cutanée, intramusculaire)	– Aiguille creuse de gros calibre – Dispositif intravasculaire – Piqûre profonde

- L'évaluation du risque est un acte médical.
- Rassurer le patient.
- S'assurer que les mesures de la réalisation des soins locaux immédiats ont été réalisées.
- Consigner dans le dossier : la date et l'heure de l'exposition.
- Recherche de facteur de risque :
  - **Statuts sérologiques du patient source**. En cas de statut inconnu : il faut demander l'accord du patient. Celui-ci ne peut être prélevé sans son accord sauf situation d'exception (Coma, patient sous protection juridique). Si le patient est d'accord : sérologie VIH, VHB et VHC. Si le patient est VHB et/ou VHC + : demander une charge virale.
  - Si patient source traité pour VHB, VHC ou VIH chronique : type de traitement et dernière charge virale connue.
  - Type d'exposition :
    - ➢ Sexuelle :
      - Type de rapport,
      - Évaluation de la prévalence théorique des virus dans la population source.
    - ➢ Sang.
- Profondeur de la blessure.
- **Type d'aiguille.**
- Port de gants lors de l'exposition. Si oui, notifier le nombre de paire.
- Évaluer le délai avant le nettoyage.

4. Prophylaxie Post Exposition (PPE)

4.1. VIH (Tableaux II et III)

Tableau II. INDICATION DE LA PROPHYLAXIE POST EXPOSITION AU VIH LORS D'UN ACCIDENT D'EXPOSITION AU SANG		
	Patient source	
Risque de l'exposition	**Statut VIH positif connu**	**Statut sérologique inconnu**
Faible	Non recommandée	Non recommandée
Intermédiaire	Recommandée	Non recommandée
Important	Recommandée	Recommandé que si sujet source provient d'une population à risque*

Tableau III. INDICATION DE LA PROPHYLAXIE POST EXPOSITION DU VIH LORS D'UN ACCIDENT D'EXPOSITION AU SEXE				
	Patient source			
	Statut VIH positif		Statut sérologique inconnu	
Type de rapport	Charge virale détectable	Charge virale indétectable	Groupe à prévalence élevée	Groupe à prévalence faible
Fellation	Recommandé	Non recommandé	Recommandé	Non recommandé
Rapport vaginal réceptif	Recommandé	Non recommandé	Recommandé	Non recommandé
Rapport vaginal insertif	Recommandé	Non recommandé	Recommandé	Non recommandé
Rapport anal réceptif	Recommandé	Recommandé	Recommandé	Non recommandé
Rapport anal insertif	Recommandé	Non recommandé	Recommandé	Non recommandé

- La stratification du risque est présentée dans les tableaux 1 et 2.
- **Trois cas de figures**:
  - Sujet source infecté par le VIH et AES considéré à risque intermédiaire ou important: indication à une PPE en urgence.
  - Sujet source de sérologie VIH inconnue, pouvant être prélevé rapidement.
    - ➢ Après accord du patient.
    - ➢ Prélèvement en urgence des sérologies VIH, VHB et VHC avec réalisation d'un test de diagnostic rapide VIH.
    - ➢ Si le test rapide est négatif alors on peut surseoir à une PPE. Sauf si risque de primo-infection chez le patient source ou risque d'exposition considéré comme important avec un patient source appartenant à une population à risque.
  - Sujet source de sérologie inconnue, non joignable.
    - ➢ Délivrance d'une PPE selon un faisceau d'argument.
- La prescription aux urgences d'une PPE se fait pour une durée initiale de 3 à 4 jours, réévaluée secondairement après consultation spécialisée. Prescription d'un traitement standardisé, sous forme de kit, accessible 24h/24.
- Plusieurs trithérapies sont utilisables dans ce contexte, l'une des plus prescrite comportant:
  - 2 inhibiteurs nucléosidiques de la transcriptase inverse (INTI) (exemple: Emtricitabine + Ténofovir) ;
  - 1 inhibiteur de la protéase boosté par du Ritonavir (exemple: Kaletra®= Lopinavir + Ritonavir).
- Éviter les inhibiteurs non nucléosidiques et l'Abacavir.

4.2. VHB

- La PPE au VHB dépend du statut sérologique du patient.
- Un sujet victime d'un AES ayant répondu à la vaccination au VHB (taux d'anticorps protecteur) n'a aucun risque de transmission du VHB.
- En cas de sujet accidenté non vacciné ou n'ayant pas répondu à la vaccination et patient source VHB+ :
  - **Faire dans les 48h une injection IM de 500 UI d'immunoglobulines humaines anti hépatite B.**
  - Débuter la vaccination selon le tableau vaccinal.

4.3. VHC

- La PPE au VHC dépend du statut sérologique du sujet source.
- Il n'y a pas d'indication à prescrire en urgence une PPE.
- La prescription d'un traitement antirétroviral se fera dans un second temps si une séroconversion est observée chez l'accidenté.

5. Suivi

- Réévaluation systématique de l'indication et des effets secondaires de la prophylaxie par un médecin référent à 48-72 heures.
- Éducation du patient aux signes de primo-infection VIH ou d'hépatite aiguë.
- Proposer un suivi psychologique.
- Suivi biologique:
  - Bilan initial: sérologie VIH, sérologie VHC, Ag HBs et Ac HBs si nécessaire (vaccination préalable). À faire dans les 7 jours suivant l'accident (pas d'indication en urgence).
  - Si prescription d'une PPE: NFS plaquettes, transaminases, amylase, créatinine à J0, J14, J28.
  - Sérologie VIH à M1, M3, M6 après l'AES si non traité, et sérologie + charge virale à M1 et M4 après la fin du traitement si PPE.
  - Sérologie VHC et dosage des transaminases à M1, M3, M6. Si risque élevé: séroconversion, cytolyse hépatique: demander une charge virale VHC.
- Rapports protégés jusqu'à la première sérologie négative.

6. Prévention

- Vaccination VHB obligatoire des personnels soignants.
- Vérifier la réponse des patients à la vaccination VHB (taux d'anticorps spécifique).
- **Éducation des personnels soignants:**
  - Port de gants, tablier, lunettes lors des soins.
  - Lors de l'utilisation de matériel piquant: ne pas recapuchonner, utiliser des conteneurs pour matériels à risques.
  - Décontamination des surfaces souillées.
  - Changement de gant fréquent au bloc opératoire.
- Éducation de la population sur les comportements à risques.
- Éducation des populations à risques:
  - Toxicomanes: ne pas partager les seringues. Préférer les kits stériles gratuits.
  - Patients contaminés: rapports sexuels protégés.

► Références

- Lot F, Abiteboul D. *Surveillance des contaminations professionnelles par le VIH, le VHC et le VHB chez le personnel de santé.* Situation au 31 décembre 2009. Rapport InVS. (http://www.invs.sante.fr/publications/2010/vih_vhc_vhb_personnel_sante_2009/rapport_vih_vhc_vhb_personnel_sante_2009.pdf).
- Circulaire interministérielle N°DGS/R12/DHOS/DGT/DSS/2008/91 du 13 mars 2008 relative aux recommandations de prise en charge des personnes exposées à un risque de transmission du virus de l'immunodéficience humaine (VIH).
- Rouveix E, Bouvet E, Vernat F, Chansombat M, Hamet G *et al. Management of accidental exposure to HIV: the COREVIH 2011 activity report.* Med Mal Infect. 2014 Mar; 44(3):112-6.
- Ministère de la Santé. *Prise en charge médicale des personnes vivant avec le VIH: Recommandations du groupe d'experts – Rapport Morlat 2013*, (http://www.sante.gouv.fr/rapport-2013-sur-la-prise-en-charge-medicale-des-personnes-vivant-avec-le-vih.html).
- Ministère de la santé. *Prise en charge des situations d'exposition au risque viral*, (http://www.sante.gouv.fr/IMG/pdf/18_Prise_en_charge_des_situations_d_exposition_au_risque_viral.pdf).

POINTS CLÉS

1. Le risque de transmission du VIH lors d'une piqûre est de **0.3 %, 3 %** pour le VHC et **30 %** pour le VHB.
2. Prévoir une prise en charge **psychologique.**
3. **Évaluation du risque** de transmission.
4. Prescription en urgence d'une **Prophylaxie Post Exposition** (PPE) pour 48 à 72h.
5. Rediriger le patient pour le suivi vers un service des maladies infectieuses ou **Centre Dépistage Anonyme et Gratuit** (CDAG)
6. **Éducation** du patient sur les risques liés à la primo-infection.
7. **Information** du patient sur la **iatrogénie** liée à la Prophylaxie Post Exposition (PPE).

+++ LE COUP DE POUCE DE L'ENSEIGNANT

1. Indication d'une PPE après AES par piqûre si patient source VIH positif et risque intermédiaire ou important. À discuter si sérologie inconnue, sur faisceau d'argument reprenant le risque du patient source et le risque de l'AES + avis spécialisé.
2. Indication d'une PPE après AES sexuel si patient source VIH positif hors rapport oral. Si rapport oral ou patient source de statut inconnu : décision sur faisceau d'argument reprenant le risque du patient source et le risque de l'AES + avis spécialisé.

HAPITRE 37

Exposition Nucléaire-Radiologique-Chimique (NRC)

OBJECTIFS

→ Connaitre les différents risques et pathologies liées aux expositions NRC (Nucléaire Radiologique Chimique) ainsi que la conduite à tenir en urgence.

Pr Frédéric Adnet
Urgences Samu 93, Hôpital Avicenne, Bobigny, Université Paris 13

MOTS CLÉS : irradiations, décontamination, rayonnements ionisants, risque chimique, vésicant, suffocant, neurotoxique

1. Exposition Nucléaire-Radiologique

1.1. Historique

Le monde a pris conscience du risque nucléaire et radiologique lors de la course à l'armement qui a suivit la deuxième guerre mondiale. La bombe atomique à fission de Nagasaki a été responsable de 140 000 morts et celle d'Hiroshima de 70 000. Ce bilan – effroyable – n'est pas la conséquence d'une exposition aux radiations, mais l'essentiel de la mortalité était consécutif aux effets de souffle (blast), brûlures et polytraumatismes. En effet, seul 15 % de l'énergie d'une bombe atomique est dispersée sous forme de radiations ionisantes. Néanmoins, pour le grand public, c'est l'effet de ces radiations qui frappe les esprits.

1.2. Origine des rayonnements ionisants

- Les rayonnements ionisants sont des rayonnements capables d'arracher un électron aux atomes, ce sont donc des rayonnements qui sont capables de transférer de l'énergie à la matière et en particulier aux tissus vivants.
- Les rayonnements ionisants ont deux sources physiques distinctes : les rayonnements issus du noyau des atomes (radioactivité) et ceux issus de la collision des électrons accélérés par une haute tension avec la matière (générateurs électriques). Ce type de rayonnement est classé comme un rayonnement électromagnétique, tandis que pour la radioactivité, seuls les rayons gamma appartiennent à cette classe.
- L'exposition à des rayonnements créés par des générateurs électriques est définie comme une « exposition radiologique » tandis que celle liée à la radioactivité est nommée « exposition nucléaire ».
- La radioactivité est produite par la désintégration des noyaux des atomes. La radioactivité est caractérisée par des rayonnements de trois types : les rayonnement gamma, bêta et alpha.
  - **le rayonnement gamma** est un rayonnement à fort pouvoir de pénétration (il traverse le corps humain sans problème) mais qui ne transfère que peu d'énergie ;
  - à l'inverse, **le rayonnement alfa** est à très faible pénétration (une feuille de papier l'arrête) mais ce rayonnement transfère beaucoup d'énergie ;
  - en position intermédiaire, **le rayonnement bêta** ne pénètre que quelques centimètres de tissus avec un transfert important d'énergie.

- La radioactivité peut être naturelle, liée a un emploi civil (curiethérapie, scintigraphie, réacteurs nucléaires) mais aussi militaire (bombes nucléaires à fission ou à fusion).
- Les rayonnements issus de générateurs électriques sont des rayonnements X liés en général au fonctionnement d'appareils d'imagerie (scanner et radiologie classique).

1.3. Typologie des accidents d'irradiation

- **Il existe une multitude de circonstances théoriques** conduisant à une irradiation par rayonnements ionisants. On distingue couramment les accidents consécutifs à des actes malveillants (terrorisme compris). Néanmoins ces accidents sont très rares.
- **Nous pouvons énumérer grossièrement ces différentes circonstances :**
  - accidents lors de la manipulation d'une source radioactive (médicale, industrielle) ;
  - accidents dus au non-respect des procédures de confinement ou d'étalonnage de sources radioactives (industries, centrales nucléaires, services de radiothérapie) ;
  - accidents liés au démantèlement de sources (par exemple des sources utilisées dans des hôpitaux) ;
  - accident de centrale nucléaire (Tchernobyl, Fukushima) ;
  - vols ou pertes de sources radioactives sans avoir connaissance des dangers potentiels ;
  - acte de terrorisme (hypothétique) : notion de « bombes sales », c'est l'utilisation d'une source radioactive non militaire dispersée avec des explosifs conventionnels ;
  - explosion nucléaire liée à un conflit.

1.4. Exposition aux rayonnements

- **On distingue plusieurs types d'exposition aux rayonnements ionisants** :
  - **l'irradiation externe :** la source de rayonnement est à l'extérieur et à distance du patient. Les tissus sont traversés par ce rayonnement de dehors en dedans. Les rayonnements alpha et bêta sont dans ce type d'irradiation, quasiment inoffensifs (arrêtés par les vêtements et/ou par l'air).
  - **la contamination externe :** la source de rayonnement se trouve sur le patient (vêtement, peau, muqueuses) et les tissus biologiques sont traversés à partir de la surface corporelle du patient. La contamination externe comporte le risque d'une contamination interne secondaire par ingestion ou inhalation de particules sources. Le rayonnement bêta représente un réel danger dans ce cas car il va libérer son énergie dans les centimètres d'épaisseur de tissus en face de lui.
  - **la contamination interne** : la source de rayonnement a été ingérée ou inhalée, et en tous les cas absorbée dans l'organisme. Le rayonnement traverse ainsi les tissus de dedans en dehors. On comprend alors très bien que dans ce cas le rayonnement alpha soit extrêmement dangereux car son rayon d'action est très court, mais diffusé à l'intérieur de l'organisme, il libère toute son énergie au sein des différents organes.

1.5. Effets biologiques des rayonnements

1.5.1. *Effets à seuil de dose*

- L'énergie transférée par le rayonnement dans les tissus (ou dose absorbée) est à l'origine des effets biologiques. Pour quantifier ce dépôt d'énergie dans la masse biologique, l'unité employée est le Gray (Gy). Un Gy correspond à l'absorption de 1 joule pour 1 kilogramme de tissu biologique.
- Les conséquences biologiques peuvent apparaître à partir d'un certain seuil d'énergie transférée et sont donc dose-dépendants. À chaque seuil apparaît un effet dont la gravité dépend de cette valeur. Ces effets apparaissent en général rapidement, de l'ordre de quelques heures après l'exposition. Il peut s'agir d'une brûlure cutanée qui évolue généralement en quelques jours vers des zones de nécrose très importantes, volontiers mutilantes. Le cris-

tallin est aussi une structure sensible avec l'apparition d'une cataracte pour une dose supérieure à 8 Gy (seuil). La parotidite aiguë est un bon marqueur de la gravité de l'irradiation avec l'apparition de cette inflammation en moins de 12 heures pour un seuil supérieur à 5 Gy.

- Le **syndrome d'irradiation aiguë** correspond à une irradiation aiguë du corps entier. Dans ce cas, la nature des signes cliniques est fonction de la dose et du délai séparant le temps de l'irradiation. L'ensemble de ces signes est résumé dans la Figure 1. Il est à noter que le signe le plus précoce et le plus fiable est l'apparition d'une lymphopénie, véritable marqueur de l'irradiation corps entier.

Figure 1. **Syndrome d'irradiation aiguë : description des signes cliniques.** D'après Buisson Y, Cavallo JD, Kowalski JJ, Renaudeau C, Tréguier JY. Les risques NRBC, savoir pour agir. Xavier Montauban Edition. Paris. 2004.

Dose (Gy)	Phase initiale	Phase de latence	Phase d'état	Évolution	Signes biologiques	Prise en charge
0,5 à 1					Lymphopénie transitoire	Médecin traitant
1 à 2	Nausées Vomissements Céphalées < 3 h (25 % des sujets)			Guérison spontanée	Lymphopénie puis pancytopénie modérée et transitoire	Hospitalisation médecine interne
2 à 5	Nausées Vomissements Céphalées Diarrhées < 3 h	15 jours	Manifestation d'aplasie médullaire	Guérison sous traitement	Lymphopénie profonde puis aplasie médullaire	Hospitalisation service hématologie
5 à 10	Nausées Vomissements Diarrhées (Fièvre) < 1 h	< à la semaine	Syndrome digestif puis hématologique possible défaillance multiviscérale	Guérison sous traitement ?	Lymphopénie profonde puis aplasie médullaire troubles hydroélectrolytiques	Réanimation hématologique ou service des brûlés
10 à 15	Nausées Vomissements Diarrhées Fièvre syncope-obnubilation en qq minutes	Transitoire et incomplète	Syndrome pulmonaire digestif...	Issue fatale probable	Lymphopénie profonde troubles hydroélectrolytiques	Service hématologique ou service de brûlés
> 15	Nausées Vomissements Diarrhées Fièvre syncope-obnubilation Coma rapide	Absence	Syndrome neurologique central rapidement fatal	Issue fatale	Lymphopénie profonde	Réanimation

1.5.2. *Effets aléatoires ou stochastiques*

- Les effets biologiques de type aléatoire (ou stochastique) ne sont pas strictement dose-dépendants (donc pas de notion de seuil de dose absorbée) mais concernent des processus biologiques qui ne sont pas prévisibles. Ils sont associés, en général, à un long délai de latence. Ce sont principalement les effets cancérigènes (leucémie, cancer de la thyroïde). Le deuxième effet stochastique est une une action mutagène par atteinte des lignées germinales. Ce risque est démontré chez l'animal.

1.6. Prise en charge

1.6.1. Décontamination

- Après détection par des équipes spécialisées de la nature du rayonnement, le premier élément de prise en charge réside dans la décontamination du sujet irradié afin de limiter l'irradiation cutanée et d'éviter la contamination interne.
- L'étape initiale réside dans le déshabillage complet de la victime et la mise à l'abri de ses effets personnels dans un endroit dédié. On considère que 90 % de la contamination externe est ainsi éliminée avec cette technique.
- Le reste de la contamination externe est enlevé grâce à un lavage corporel (douche).
- On tentera de réduire la contamination interne par l'emploi de substance au pouvoir d'adsorption (alginates, hydroxyde d'aluminium) ou en utilisant un échangeur de cations (utile pour la contamination au Césium). L'emploi d'agent chélateur peut être utile (DTPA).
- Les décontaminations des plaies sont initiées dans un second temps.

1.6.2. Plans de secours

- Un plan de secours spécialisé dédié au terrorisme nucléaire et/ou radiologique est prévu en cas d'évènement majeur (plan Piratome). Ce plan a pour objet de contrer « l'emploi malveillant ou la menace d'emploi malveillant de matières radioactives ou nucléaires contre les personnes, l'environnement ou les biens ».
- La circulaire 800 coordonne les actions immédiates en cas d'accidents nucléaires (et/ou radiologiques). À l'échelon local, les plans de secours classiques sont déployés, plan rouge pour l'organisation des secours sur site et plan blanc pour l'organisation hospitalière en cas d'afflux de victime.

1.6.3. Traitement

- Le traitement est largement non spécifique et vise à maintenir les fonctions vitales.
- **En cas d'irradiation globale,** le patient est pris en charge de façon similaire à des patients en aplasie médullaire. La prévention des infections, les poly-transfusions et la réanimation hydro-électrolytiques constituent les bases de la prise en charge.
- **Lors des irradiations partielles,** le traitement s'apparente à la prise en charge des grands brûlés car le patient présente en général une extension rapide des zones nécrosées. Les cas de contamination interne relèvent d'un traitement très spécialisé en fonction de l'agent causal (dilution, chélation, saturation).

2. Exposition Chimique

1.2. Historique

- Depuis l'antiquité, l'arme chimique a pu être utilisée en polluant volontairement des cours d'eau. Des pots puants (fumées) ont été employés au XVIIe siècle. Au cours du XVIIIe siècle, un mélange d'arsenic, de cuivre, de plomb et de belladone a été utilisé pour neutraliser des ennemis. La première guerre mondiale a vu l'utilisation de l'arme chimique avec une grande ampleur. Dans ce conflit, l'utilisation du chlore et de l'ypérite (gaz moutarde) a été largement répandue. La deuxième guerre mondiale a été l'occasion d'utilisation ponctuelle d'ypérite et de gaz sarin. Enfin un usage terroriste de gaz sarin a eu lieu en 1994 dans le métro de Tokyo.

2.2. Définitions

- Le risque chimique concerne aussi bien des expositions accidentelles liées à un accident industriel que l'utilisation chimique à des fins terroristes ou lors d'un conflit armé.
- En ce qui concerne les agents chimiques à vocation militaire, la convention de Paris sur l'interdiction des armes chimiques (CIAC), ratifiée en 1993 par 150 pays, interdit le stockage et la production d'armes chimiques. Il est pourtant à peu près sûr que ces agents sont toujours stockés dans divers pays et qu'ils représentent un danger potentiel d'utilisation terroriste.
- Les toxiques chimiques industriels constituent un autre danger du fait de la concentration de ces agents dans les sites industriels.

2.3. Agents chimiques de guerre

2.3.1. *Classifications*

- La CIAC a défini trois catégories de produits chimiques ayant un impact en terme de santé publique (voir Tableau 1). Ces agents sont classifiés en létaux (provoque la mort ou conduisent à des états morbides graves) et non létaux.

Tableau 1 : CLASSIFICATION DES PRODUITS CHIMIQUES SELON LA CONVENTION DE PARIS SUR L'INTERDICTION DES ARMES CHIMIQUES*

Tableau	Nom de l'agent	Mécanisme d'action	Effet
1	Tabun (agents G)	Neurotoxique organophosphoré	Létal
	Sarin (GB, GF)	Neurotoxique organophosphoré	Létal
	Soman (GD)	Neurotoxique organophosphoré	Létal
	Yperite (gaz moutarde)	Vésicant	Létal
	Lewisites	Vésicant	Létal
2	Amitons (gaz VX , A4)	Neurotoxique organophosphoré	Létal
	Trichlorure d'arsenic	Hémolysant	Létal
	Perfluoroisobutylène	Suffocant	Létal
	Benzyate de quinuclidinyle	Stimulant du SNC	Incapacitant
3	Oxime de Phosgène (CX)	Vésicant	Létal
	Phosgène	Suffocant	Létal
	Acide cyanhydrique	Toxique cellulaire	Létal
	Chlorure de cyanogène	Toxique cellulaire	Létal
	Chloropicrine	Suffocant	Létal

* D'après Buisson Y, Cavallo JD, Kowalski JJ, Renaudeau C, Tréguier JY. *Les risques NRBC, savoir pour agir.* Xavier Montauban Edition. Paris. 2001. 290 pages.

2.3.2. *Exposition chimique*

- L'exposition chimique est le plus souvent une exposition par inhalation de particules en suspension dans un gaz. Certains diffusent par la voie transcutanée et plus rarement par voie buccale.
- Pour quantifier le toxique inhalé et sa toxicité on définit le CtLX, C représente la concentration du produit dans l'air, t = la durée de l'exposition et LX les effets létaux sur X % de sujets exposés. Pour les toxiques sous formes liquides, on définit la DLx qui est la dose entraînant la mort de X % de sujets exposés.

2.3.3. Mécanisme d'action

- **On distingue plusieurs mécanismes d'action en fonction de l'organe cible** (voir Tableau 1) :
  - **Neurotoxiques organophosphorés (sarin, tabun, soma, agent V)** : ce sont des toxiques létaux qui agissent par inhibition des cholinestérases tissulaires. Ils provoquent une paralysie, des convulsions, une mydriase et une détresse respiratoire sous forme d'un bronchospasme majeur.
  - **Vésicants (ypérite)** : ces agents provoquent brûlures, nécroses et possèdent une toxicité générale. La contamination se fait par voie transcutanée, provoquant brûlure locale et une symptomatologie générale : détresse respiratoire, diarrhée et atteinte oculaire.
  - **Suffocants (chlore, phosgène, chloropicrine, isocyanate de méthyle, surpalite)** : ils agissent sur l'arbre respiratoire en provoquant un oedème pulmonaire de type lésionnel qui peut être retardé (jusqu'à 36 heures). La toux, l'irritation oculaire, des vomissements précèdent la détresse respiratoire qui survient dans un second temps.
  - **Toxiques cellulaires (dérivés cyanés)** : la libération du cyanure (CN-) provoque une inhibition de la chaîne respiratoire intracellulaire entraînant une anoxie cellulaire. Il provoque une détresse respiratoire, un coma, un collapsus et un décès rapide.
  - **Stimulant du système nerveux central ou incapacitants (LSD 25, gaz lacrymogène, benzilate de quinuclidinyle)** : ils agissent au niveau du système nerveux central en inhibant toutes réponses adaptées du sujet exposé et ceci de façon transitoire.

2.4. Agents chimiques industriels

- Il existe une liste de 21 toxiques industriels ayant un danger potentiel pour les populations. Comme pour les agents militarisés on peut les classer en fonction de leur mécanisme d'action : suffocants, toxiques cellulaires, etc. Certains produits sont mixtes, intéressants à la fois les militaires et l'industrie, comme les dérivés cyanés.

2.5. Prise en charge

- La détection fait appel à des services spécialisés équipés de moyens de détection physique ou chimique (papier détecteur, tubes colorimétriques, trousse de détection, chromatographie en phase gazeuse) permettant l'identification de la famille chimique du toxique.
- L'identification du risque chimique impose des mesures de protection individuelles et collectives.
- Le traitement des intoxications chimiques comprend successivement la protection des intervenants, le retrait des victimes de la zone dangereuse, le maintien des fonctions vitales de la victime, la décontamination et enfin le recours éventuel aux antidotes quand ils sont disponibles.
- Le plus important réside dans la mise à disposition d'appareils respiratoires filtrant et d'une tenue de protection. L'armée française possède des masques munis de cartouches filtrantes spécifiques pour la plupart des toxiques et d'autres à large spectre. Le masque permet une relative protection des lèvres et des yeux. Les services de secours (Samu, pompiers) possèdent aussi en dotation des masques filtrants, largement distribués dans les ambulances depuis les attentats de novembre 2013. Les filtres fonctionnent sur le principe de l'adsorption. Ils sont composés d'un filtre en charbon actif, de sels métalliques. Ils sont capables de fixer les toxiques gazeux. Les tenues de protection permettent d'éviter tout contact avec l'agent chimique. Il en existe de plusieurs types.

2.5.1. Décontamination d'une population exposée

- La décontamination des victimes se déroule en zone protégée, si possible à l'extérieur des établissements de santé. Un module de décontamination est ainsi érigé à proximité immédiate du lieu de contamination ou à l'entrée de l'hôpital. Les patients sont déshabillés puis une décontamination sèche est pratiquée à l'aide de gant poudreur (terre de Foulon, très adsorbante). Cette décontamination sèche n'est efficace que si elle est pratiquée dans les minutes qui suivent l'exposition cutanée.

2.6. Traitement

- Le traitement est largement symptomatique ; l'emploi de certains antidotes ne se conçoit qu'après avoir stabilisé les fonctions vitales.
- Après soustraction des patients de la zone contaminée (zone chaude), on procède à une décontamination. À la suite de cette procédure, le maintien d'une ventilation efficace fait recourir à l'oxygénothérapie et une intubation trachéale peut être pratiquée dans les cas extrêmes.
- Les soignants sont évidemment équipés de tenue de protection.
- Il existe une prise en charge spécifique en fonction de la nature de l'agent chimique :
  - les effets des neurotoxiques organophosphorés pourront être antagonisés par la pralidoxime, l'atropine et le diazepam ;
  - les troubles respiratoires provoqués par les vésicants seront combattus par l'inhalation de beta2 mimétiques ;
  - les lésions cutanées feront appel à des soins spécialisés identiques aux grands brûlés (réanimation hydro-électrolytiques, prévention des infections) ;
  - l'intoxication par le cyanure doit être combattue par l'emploi de l'hydroxocobalamine qui est l'antidote de première intention ;
  - l'antidote de la Lewisite est le BAL® (British Anti Lewisite) qui est un chélateur de métaux lourds ;
  - en ce qui concerne les suffocants, une réanimation respiratoire est entreprise (oxygénothérapie, nébulisation, ventilation mécanique), il n'existe pas d'antidote. Le danger de contamination secondaire des personnels soignants est minime dans ce cas. Les incapacitants peuvent être traités par l'utilisation de benzodiazépines.

2.7. Plans de secours

- Un plan de secours spécialisé concernant le risque chimique est prévu en cas d'événement majeur de nature chimique (plan Piratox). Ce plan a pour objet de contrer des actes de terrorisme chimique.
- Depuis 1987, la France a mis en place un dispositif préhospitalier original, le plan Piratox qui comprend une partie opérationnelle précisant les premières mesures à prendre au niveau gouvernemental et une seconde partie contenant des fiches décrivant les principaux dispositifs interministériels permettant de répondre à une menace ou à un attentat avéré de nature chimique. Ces fiches recensent les connaissances médicales et scientifiques nécessaires à la prise en charge des victimes sur les principaux toxiques. Les mesures immédiates sont coordonnées par la circulaire 700. À l'échelon local, les plans de secours classiques sont déployés, plan rouge pour l'organisation des secours sur site et plan blanc avec ses annexes NRBC pour l'organisation hospitalière en cas d'afflux de victimes.

▸ Références

1. Buisson Y, Cavallo JD, Kowalski JJ, Renaudeau C, Tréguier JY. Les risques NRBC , savoir pour agir. Xavier Montauban Edition. Paris. 2001. 253 pages.

2. De Revel T, Gourmelon P, Vidal D, Renaudeau C. Menace terroriste : approche médicale. John Libbey Edition. Paris. 2005. 420 pages.

3. Baker DJ, Telion C, Carli P. Organisation médicale face au terrorisme toxique. MAPAR 2004. 387-397.

Chapitre 38

Pandémie ou épidémie de virus émergent

OBJECTIFS

➔ Connaître les mesures de protection et les procédures à mettre en œuvre en établissement en cas d'une pandémie ou d'une épidémie de virus émergent.

➔ Connaître les agents bactériens actuellement reconnus comme candidats potentiels à une attaque bactériologique.

Dr Hélène Coignard,

Mission nationale COREB (Coordination Opérationnelle du Risque Epidémique et Biologique) – AP-HP Paris – SAMU 69, Hospices Civils de Lyon, Hôpital Edouard Herriot, Lyon

MOTS CLÉS : virus émergents, épidémie, pandémie, bioterrorisme, plan ORSAN

Introduction

- **Les alertes de maladies infectieuses émergentes,** qu'elles soient naturelles ou provoquées, **peuvent être regroupées sous le terme d'infections à Risque Épidémique et biologique (REB).**
- **L'avenir d'une épidémie dépend en grande partie d'une réponse initiale adaptée, la prise en charge précoce des premiers patients suspects étant déterminante pour l'évolution de cette épidémie.**
- Cette réponse est basée sur des plans gouvernementaux et des acteurs de terrain spécialisés multidisciplinaires.
- La mission nationale COREB, sous l'égide du Ministère de la Santé, a pour objectif la collecte et la mise en commun des expériences acquises lors d'alertes REB passées, afin d'enrichir la formation des personnels médicaux et soignants.
- Les procédures qu'elle rédige, et notamment la procédure générique pour la prise en charge des patients suspects REB par les premiers soignants qu'ils rencontrent, est une des sources importantes du présent document.

1. Définition, nosologie

1.1. Une épidémie

- Une **épidémie** est définie comme le développement et la propagation rapide d'une maladie contagieuse, le plus souvent d'origine infectieuse, dans une population (Larousse). En fonction de sa taille, on pourra parler de « pandémie » pour une épidémie mondialisée.

1.2. L'émergence d'une maladie infectieuse

- **L'émergence d'une maladie infectieuse** est un phénomène dynamique et complexe résultant de l'interaction entre 3 facteurs : l'hôte (c'est-à-dire la personne susceptible d'être infectée), l'agent infectieux et l'environnement.

1.3. Un agent infectieux REB

- Un **agent infectieux REB** est défini comme un agent pathogène naturel ou modifié (bactérie, virus, champignon, parasite) susceptible de provoquer une pathologie infectieuse possiblement grave, avec une capacité épidémique (risque communautaire ou nosocomial) nécessitant des mesures spécifiques.
- La possible contagiosité, la gravité des pathologies entraînées, et l'absence fréquente de traitement spécifique efficace et validé en font tout l'enjeu. En fonction de ces critères, des différents modes de transmission (aérienne, contact, sanguine, gouttelettes, etc.) mais aussi des nécessités induites pour le diagnostic, la surveillance, la protection, et des mesures psycho-sociales qu'ils entraînent, ces agents REB sont classés en diverses catégories.
- Les principales sont la classification du *Centers for Disease Control and Prevention* aux États-Unis (Document 1), et l'article R. 231-61-1 du code du travail (lien en annexe), présenté ci-après. Ces classifications d'agents REB vont guider le niveau de préparation et de réponse.

Document 1. CLASSIFICATION CDC D'ATLANTA, MISE À JOUR LE 6 FÉVRIER 2015

Agents de catégorie A

Micro-organismes entraînant un risque pour la sécurité nationale, en raison de la dissémination facile ou interhumaine, des taux de mortalité élevés et de l'impact potentiel majeur sur la santé publique, des possibles paniques du public et désorganisations sociales entraînées, et nécessitant des actions spécifiques des autorités de santé en termes de préparation.

- *Bacillus anthracis*
- Toxine de *Clostridium botulinium*
- *Yersinia pestis*
- *Variola major*
- *Francisella tularensis*
- Fièvres hémorragiques virales comme les filovirus (Ebola, Marburg) et les arénavirus (Lassa, Machupo)

Agents de catégorie B

Ils sont modérément faciles à disséminer, ont une morbidité modérée et un taux de mortalité bas, et nécessitent des actions spécifiques du CDC en termes de capacité diagnostique et de surveillance de pathologie.

Agents de catégorie C

Ce sont les pathogènes émergents qui pourraient être à l'origine d'une dissémination de masse dans l'avenir, à cause de leur disponibilité, de leur facilité de dissémination et de production, et de potentiels hauts taux de mortalité et de morbidité avec impact majeur de santé publique.

1.4. Les établissements / institutions impliqués dans la prise en charge d'un patient REB

1.4.1. Santé publique France – SpF

- Créée par le décret n° 2016-523 du 27 avril 2016, SpF fait partie de la loi de modernisation du système de santé (loi n°2016-41 du 26 janvier 2016) et est un centre de référence et d'expertise en santé publique qui a pour mission de **protéger efficacement la santé des populations :**
  - veille et surveillance épidémiologiques ;
  - dispositifs de prévention et de préparation à l'urgence sanitaire ;
  - mesure de l'état de santé en population.
- Dans le cas d'une épidémie à un agent REB, une investigation épidémiologique sera menée : l'objectif sera d'identifier la source et le véhicule de l'épidémie, caractériser les modes de transmission de l'agent infectieux ainsi que les facteurs favorisant sa survenue, et en premier lieu ceux sur lesquels on peut agir.

1.4.2. Organisation régionale : les Agences Régionales de Santé - ARS

- Elles contribuent à l'organisation de la réponse aux urgences sanitaires et à la gestion des crises sanitaires (art. L1431-2 du CSP). Il s'agit de 26 établissements publics autonomes, couvrant l'ensemble du champ de la santé :
  - organisation de l'offre de soins hospitaliers et ambulatoires, du secteur médico-social ;
  - actions de prévention/promotion en santé publique ;
  - veille et sécurité sanitaire : recueil et traitement des signalements d'évènements sanitaires, contribution à l'organisation de la réponse aux urgences sanitaires et à la gestion des situations de crise sanitaire.

1.4.3. Établissement de santé de référence – ESR

- Il existe en France 7 zones de défense civile en métropole et 3 zones de défense outre-mer. Au sein de ces zones, 12 établissements de santé sont désignés « ESR » pour la gestion des risques nucléaires, radiologiques, biologiques, et chimiques, ou autre événement sanitaire de type « situation sanitaire exceptionnelle ».

Document 2 . Carte des zones de défense civile en métropole et outre-mer

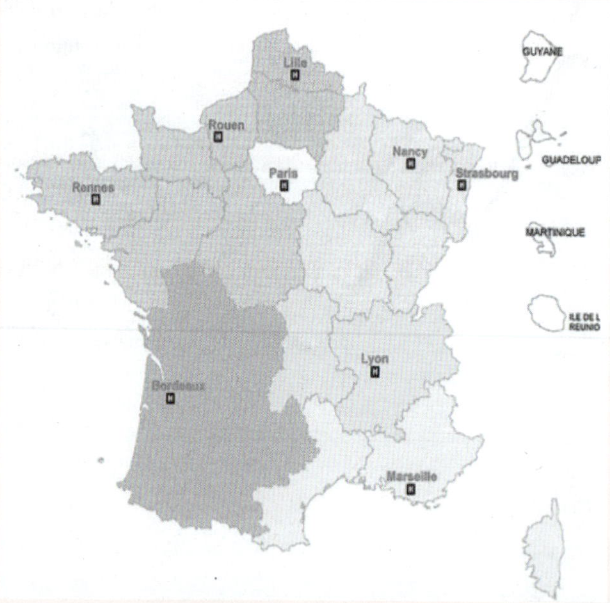

- Journal Officiel octobre 2016 : « Art. R. 3131-7. – I. – Un arrêté du ministre chargé de la santé désigne, sur proposition de l'agence régionale de santé de zone, pour chaque zone de défense et de sécurité, un ou plusieurs établissements de santé de référence pour les situations sanitaires exceptionnelles mentionnées à l'article L. 3131-9.
« II. – Ces établissements disposent de capacités et d'obligations de prise en charge et de diagnostic définies par l'arrêté mentionné au premier alinéa, notamment d'un service d'aide médicale urgente. (…)

- « Art. R. 3131-8. – Dans la zone de défense, les établissements de santé de référence sont chargés :
  - D'apporter une assistance technique à l'agence régionale de santé de zone ;
  - D'apporter une expertise technique aux établissements de santé sur toute question relative à la préparation et à la gestion des situations sanitaires exceptionnelles ;
  - De conduire des actions de formation du personnel des établissements de santé à la gestion des situations sanitaires exceptionnelles ;
  - De proposer à l'agence régionale de santé de zone **une organisation de la prise en charge médicale des patients** et des examens biologiques, radiologiques ou toxicologiques par les établissements de santé de la zone de défense et de sécurité ;
  - D'assurer le diagnostic et la prise en charge thérapeutique des patients. »

1.4.4. Ministère des Solidarités et de la Santé

- **Le dispositif gouvernemental ORSAN** – Journal Officiel octobre 2016 : « Art. R. 3131-10. – I. – Le dispositif "ORSAN" mentionné à l'article L. 3131-11 comprend notamment un schéma régional organisant, en fonction des risques identifiés, les **parcours de soin et les modalités de coordination des différents acteurs du système de santé pour répondre aux situations sanitaires exceptionnelles**. Ce schéma précise, par parcours de soin, les missions et les objectifs opérationnels confiés aux acteurs du système de santé notamment les services d'aide médicale urgente (SAMU), les structures mobiles d'urgence et de réanimation (SMUR), les établissements de santé, les établissements médico-sociaux et les professionnels de santé (…) »
- Des plans dédiés à des pathogènes spécifiques dans un contexte de bioterrorisme existent : le plan gouvernemental Peste, Charbon, Tularémie (avril 2007) et le plan gouvernemental Variole (août 2006, en cours de révision). Par ailleurs, un plan gouvernemental Pandémie Grippale est remis à jour régulièrement (dernière version octobre 2011).

2. Épidémiologie, histoire naturelle

- Du fait des progrès de l'hygiène et des thérapeutiques anti-infectieuses préventives et curatives, on a noté **ces dernières décennies la quasi-disparition dans de nombreux pays industrialisés de nombreuses maladies infectieuses** (poliomyélite, rhumatisme articulaire aigu, fièvre typhoïde, tétanos, scarlatine, rougeole, rubéole, oreillons, diphtérie), dont la variole, qui est officiellement déclarée éradiquée de la planète par l'OMS en 1978.
- **Cependant, de nouvelles épidémies apparaissent, comme le VIH, isolé en 1983, le virus de l'hépatite C en 1989, le virus de l'hépatite E en 1988**. Par ailleurs, les fièvres hémorragiques virales (FHV) dont certaines à arbovirus, tiennent une place particulière : épidémies de virus Lassa, Ebola, Chikungunya, dengue, ou Zika, dans diverse régions du Monde. La grippe, par sa potentielle ampleur de diffusion et contagiosité, est également très surveillée.

Focus - Épidémies de fièvres hémorragiques à virus Ebola

- Médiatisée de façon extrême, faisant resurgir la peur des fléaux épidémiques, le virus Ebola est responsable de fortes fièvres et d'hémorragies internes souvent mortelles (taux de létalité entre 30 et 90 % selon les épidémies).
- Ce virus, découvert en 1976 lors de deux flambées épidémiques au Soudan et en République démocratique du Congo, a été responsable d'une vingtaine de flambées épidémiques en Afrique Centrale.
- En décembre 2013, le virus a atteint l'Afrique de l'Ouest, et a en 2014, provoqué la plus grande épidémie connue jusqu'à présent. Selon l'OMS, avec plus de 11 000 décès officiels en Guinée, Libéria, et Sierra Leone, l'épidémie 2014-2016 a fait 25 fois plus de victimes que les précédents épisodes observés depuis 40 ans.

Focus – Épidémies / pandémies à virus grippaux

- **Les virus grippaux, dont il existe 3 types, A, B, et C,** sont responsables d'épidémies saisonnières, avec des virus A et/ou B dont les souches diffèrent légèrement chaque année par glissement antigénique. En cas de cassure antigénique d'un virus de type A, un nouveau sous-type radicalement différent peut émerger, et être responsable d'un phénomène pandémique en touchant une population par définition non-immune.

Document 3. Modélisation des mécanismes immuno-virologiques d'apparition des épidémies / pandémies grippales

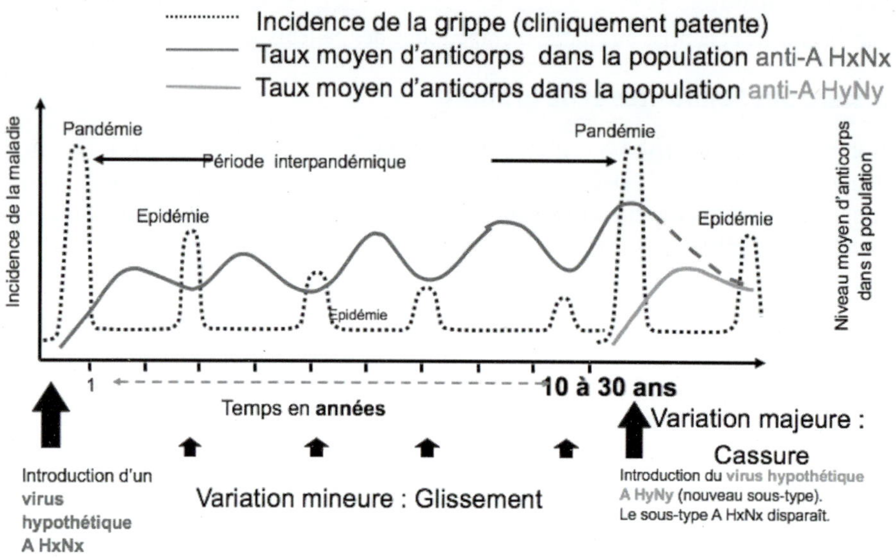

Mandell, Douglas and Bennett's Principles and Practice of Infectious Diseases, 5 th ed. 2000 : 1829. Modified from Kilbourne ED. *Influenza*. 1987 : 274, avec autorisation F. Bricaire.

- **Virus grippaux d'origine aviaire (= véhiculés par des oiseaux domestiques et/ou sauvages) :**
  - Selon l'OMS, depuis son émergence en 2013 et au 7 août 2017, un total de 1557 cas humains d'infection à un nouveau virus grippal aviaire A(H7N9) a été rapporté en Chine, avec une létalité observée d'environ 38 %. À ce jour, aucune transmission interhumaine soutenue n'a été formellement mise en évidence, mais devant la gravité des formes cliniques observées, la surveillance de ce virus grippal émergent est réalisée à l'échelle mondiale. Concernant l'épizootie due à un virus A(H5N1) avec passages à l'homme réguliers, depuis 2003, 858 cas ont été rapportés dans 16 pays, dont 453 décès (létalité de 53 %). D'autres virus grippaux aviaires sont responsables d'infections humaines : la Chine a récemment rapporté 16 cas d'infection à virus H5N6, et 3 cas à virus H10N8.
  - Le possible réassortiment de virus grippaux animaux, principalement aviaire à forte létalité quand ils touchent sporadiquement l'homme, avec un virus grippal humain saisonnier dont la transmission inter-humaine est importante, pourrait être responsable d'une pandémie grippale à forte létalité. Cela a été le mécanisme des pandémies grippales de 1918-19 (A(H1N1), grippe espagnole), 1957-58 (A(H2N2), grippe asiatique), 1968-69 (A(H3N2), grippe de Hong Kong), 1977 (A(H1N1), grippe russe), 2009-10 A(H1N1).

- **La prise en charge d'un patient suspect d'infection REB doit suivre une démarche rigoureuse et systématique axée sur 5 étapes hiérarchisées (Document 4) :**

Document 4 : Les 5 axes majeurs de la prise en charge REB

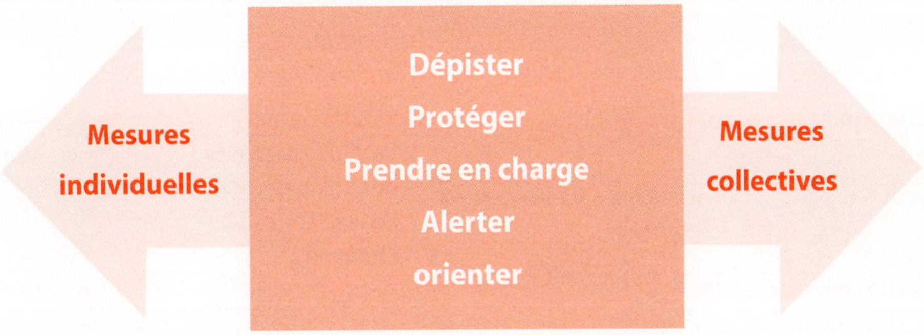

1. une première étape de **dépistage,**
2. **puis la mise en place rapide des** mesures de protection,
3. le **traitement** du patient dès que possible en lien avec un médecin infectiologue référent,
4. l'alerte des correspondants appropriés,
5. et **l'orientation** du patient dans la filière de soins adaptée.

- **Cette démarche doit faire l'objet d'une analyse et d'une évaluation permanente, à l'origine d'une réponse graduée.**

6. Diagnostic

6.1. Clinique : anamnèse et examen clinique

Patient suspect = Symptomatologie compatible + Exposition compatible (critères épidémiologiques d'exposition, délai d'incubation)

- Le dépistage sera établi par la **conjonction de symptômes et d'une exposition compatibles** avec le diagnostic évoqué. Il pourra être aidé de correspondants – référents REB qualifiés : comme l'infectiologue de l'établissement de santé, l'infectiologue référent de l'ESR, le médecin épidémiologiste de la CIRE, émanation de Santé publique France en région au sein de l'ARS, et/ou le médecin régulateur du SAMU-Centre 15.
- La sensibilisation préalable des soignants au risque épidémique et biologique est un pré-requis indispensable. Par exemple, un médecin prenant en charge une patiente fébrile de retour de Guinée Conakry, devra à coté des principaux diagnostics de fièvre au retour d'une zone tropicale, paludisme, arbovirose, etc., considérer également la possibilité de fièvre hémorragique virale, selon l'épidémiologie locale actualisée.
- Concernant les risques infectieux bactériens à agents de classe A du CDC, dans un contexte de bioterrorisme, les principales caractéristiques cliniques sont présentées dans le document 5 :

Document 5. TABLEAU DES PRINCIPAUX SYNDROMES CLINIQUES DES AGENTS DE BIOTERRORISME			
Variole (transmission contact et respiratoire)	**Charbon, forme pulmonaire (si inhalation de spores)**	**Botulisme (si dissémination aérosol)**	**Peste pulmonaire (si inhalation)**
Tout cas suspect est une suspicion d'acte de bioterrorisme **Incubation 12 j** **Phase prééruptive, très contagieuse :** Syndrome grippal Prostration Faciès vultueux Injection conjonctivale **Phase éruptive :** Énanthème Éruption généralisée, lésions du même âge	**Durée d'incubation : 1 à 6 jours,** jusqu'à 60 jours après inhalation Pas de transmission interhumaine **Médiastinite hémorragique, hémoptysie** **95 % de mortalité**	Infection neuro-paralysante Syndrome anticholinergique avec atteinte neuro-motrice **La plus puissante des toxines connues, doses létales chez l'homme :** IV / IM : 0,09 à 0,15 g **Inhalée : 0,7 à 0,9 g** Per os : 70 g	Primitive ou secondaire à une bactériémie Contagieuse **Pneumopathie d'apparition brutale** Décès fréquent

- Dès qu'un patient suspect a été identifié, **l'urgence est de mettre en place des mesures barrières afin de protéger le soignant et la collectivité en général,** (cf. § 8.1.)
- **Une fois l'environnement du patient (personnels et local) protégé, il est urgent de caractériser le tableau clinico-épidémiologique par :**
  - un interrogatoire minutieux reprenant la description précise des symptômes et la recherche de comorbidités (immunodépression ou pathologie chronique sous-jacentes). Pour cela, une standardisation du recueil de données peut être utile.
  - un examen clinique, notamment à la recherche de signes de gravité : un sepsis grave, un choc septique, une défaillance d'organe relevant de mesures thérapeutiques urgentes et nécessitant l'admission dans un service de réanimation.

6.2. Biologie

- La confirmation ou l'infirmation microbiologique du diagnostic suspecté repose sur la recherche de l'agent infectieux causal, tout en conduisant sans retard la recherche de diagnostic alternatif.
- Selon les phases de l'épidémie, les prélèvements pour le diagnostic étiologique microbiologique seront envoyés, après accord préalable, au Centre National de Référence du pathogène (CNR), ou vers les laboratoires P2 ou P3 des ES / ESR correspondants.
- Le conditionnement en triple emballage, le circuit dédié (pas de pneumatique par exemple) et le transporteur agréé auront été définis au préalable dans des procédures écrites connues et disponibles par les soignants. Ces transports sont soumis à une règlementation spécifique dépendante de la catégorie de l'agent pathogène, qui aura été anticipée.
- Pour limiter l'exposition des soignants de première ligne, il est en général admis qu'aucun autre prélèvement ne sera fait au patient avant qu'il ne soit dans la structure adaptée. Dans le cas contraire, le laboratoire local aura été prévenu de la possible présence d'un agent REB dans les prélèvements, acheminés et pris en charge dans le circuit dédié.

6.3. Imagerie ou autre recours à un plateau technique spécialisé pour le diagnostic

- L'accès à un plateau technique peut être nécessaire pour affiner le diagnostic, comme l'atteinte parenchymateuse pulmonaire qui sera mise en évidence sur une radiographie thoracique dans le cas d'une suspicion d'infection à MERS-Coronavirus.
- Ces différents recours seront anticipés en analysant le bénéfice pour la prise en charge du patient, et les possibles risques encourus de transmission nosocomiale du pathogène.

7. Diagnostic différentiel

- Il est en effet majeur de ne pas méconnaître un diagnostic alternatif, en général plus probable, dont le retard de traitement pourrait nuire au patient.
- Les pathologies à évoquer seront les pathologies infectieuses retrouvées lors du voyage en zone d'exposition, variables en fonction de la région géographique.
- Le **paludisme** notamment tient une place importante et peut nécessiter la mise en route urgente de son traitement spécifique. Sont présentés ici un exemple de diagnostics différentiels chez un patient fébrile au retour d'Afrique de l'Ouest.

Document 6. Note d'information aux praticiens prenant en charge un patient de retour d'Afrique de l'Ouest

Note d'information aux praticiens des SAMU, SMUR et SAU,
Fièvre au retour de voyage : vigilance !

<u>De retour d'Afrique de l'Ouest, les étiologies infectieuses à évoquer devant un syndrome fébrile / infectieux sont</u> :

- Paludisme, en priorité
- Typhoïde (et paratyphoïde)
- Diarrhées infectieuses
- Méningite bactérienne (en particulier en période d'épidémie de méningite à méningocoque, entre décembre et juin)
- Bactériémie
- Leptospirose, rickettsioses, borrélioses
- Grippe et syndromes grippaux (phase initiale)
- Hépatite virale
- Arbovirose (dengue, fièvre jaune)
- Autre virose cosmopolite (primo-infection à EBV, CMV, VIH, rougeole)
- Et rarement , mais potentiellement graves et hautement contagieuses, fièvres hémorragiques virales (Ebola, Lassa, Crimée-Congo...)

<u>Focus sur les Fièvres hémorragiques virales Ebola et Lassa :</u>

Persistance de cas sporadiques de maladie à virus Ebola, et fièvre de Lassa endémique dans certains pays d' Afrique de l'Ouest. Possibilité de rares cas importés : *en mars 2016 un médecin américain diagnostiqué Lassa en Allemagne, après évacuation sanitaire depuis le Togo, avec 1 cas secondaire ; en avril 2016, une touriste suédoise diagnostiquée Lassa à son retour de voyage.*

Rappels : période d'incubation maximale de **21 jours**. Pour l'infection à virus Lassa, traitement antiviral spécifique par ribavirine IV à débuter dès que possible une fois le diagnostic posé.

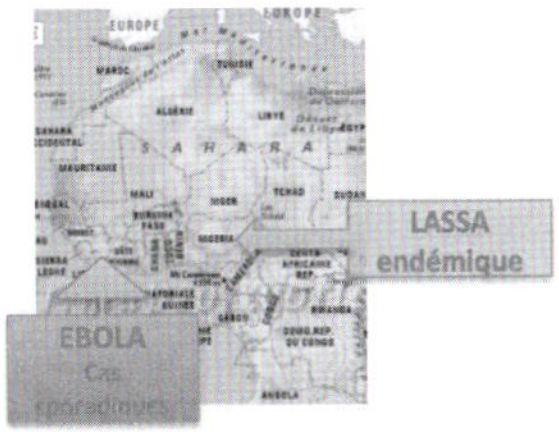

▪ En cas de doute, infectiologue de votre ES référent disponible :

Dr. : .... ; Tél. : ....

Note d'information COREB / SAMU - SAU
27 avril 2016
Document susceptible d'évoluer en fonction d'autres travaux en cours sur ce sujet.

8. Traitement – Prise en charge

8.1. Mesures de protection

- Dès qu'un patient suspect a été identifié, l'urgence est de mettre en place des mesures barrières afin de protéger le soignant et la collectivité en général.
- Il ne doit pas y avoir de contact physique, de geste médical, avant l'application des mesures de protection, en l'absence d'urgence vitale.
- Ces mesures d'hygiène seront déclinées en fonction des modalités de transmission de l'agent pathogène suspecté. En l'absence de certitude sur les modalités de transmission de l'agent pathogène, elles seront maximales puis secondairement adaptées au fil des connaissances sur ce dernier.

Mesures barrières AIR et CONTACT dans l'hypothèse d'une infection à virus respiratoire émergent

- Une vidéo pédagogique élaborée par la Société Française d'Hygiène Hospitalière (SF2H) permet de visualiser la chronologie d'habillage et déshabillage des équipements de protection individuelle : http://www.youtube.com/watch?v=LW3I5wiMFV0
- **Mesures de protection individuelle :**
  - port d'un appareil de protection respiratoire (APR) de type FFP2 avant d'entrer dans la chambre et à ne retirer qu'à l'extérieur de la chambre, suivi de la réalisation d'une hygiène des mains par produit hydro-alcoolique (PHA) ;
  - port de surblouse à usage unique, avec un tablier plastique en cas de soins à risque d'être mouillant ou souillant ;
  - hygiène des mains par désinfection avec PHA avant et après les soins ;
  - port de lunettes de protection lors des gestes à risque de projection (intubation, prélèvements naso-pharyngés...) ;
  - port systématique de gants à usage unique.
- **Isolement du patient :**
  - Isolement géographique du malade en box ou chambre individuelle, avec un renouvellement d'air correct (6-12 volumes/h, non recyclé), si possible, avec sas (pour l'habillage et le déshabillage des intervenants auprès du patient). Une chambre à pression négative sera utilisée si un tel équipement est disponible.
  - S'il est indispensable pour le malade de quitter sa chambre, lui faire porter un masque chirurgical et réaliser une friction des mains avec le PHA et limiter la durée du déplacement au strict nécessaire en organisant le déplacement (pas d'attente sur le site des investigations complémentaires).

Mesures de protection suspicion de fièvre hémorragique virale contagieuse (type Ebola / Lassa)

- S'assurer de la mise en place effective des mesures barrières autour du patient suspect (isolement géographique, port d'un masque chirurgical par le patient).
- Limiter le nombre d'intervenants au strict nécessaire à la prise en charge.
- Assurer la protection des intervenants par les équipements à usage unique suivants :
  - APR de type FFP2 ;
  - lunettes largement couvrantes ;
  - 2 paires de gants en nitrile ;
  - surblouse imperméable à manches longues, charlotte et sur-bottes imperméables ou combinaison intégrale.

8.2. Traitement symptomatique + /- spécifique

- La prise en charge thérapeutique précoce du patient, au moins symptomatique, avec mesures de réanimation si nécessaire est débutée sans délai.
- Le traitement curatif étiologique selon l'agent REB n'est pas toujours disponible ou validé, et des traitements expérimentaux peuvent avoir leur place. De plus, la gravité du malade peut justifier de débuter des traitements anti-infectieux d'épreuve pour assurer la prise en charge des diagnostics alternatifs (antibiotiques à large spectre, oseltamivir, artésunate par exemple). Dans ces cas, une concertation pluridisciplinaire pourra être nécessaire, impliquant infectiologues et réanimateurs en charge du patient, pharmaciens, autorités de santé, etc.

9. Organisation sanitaire - Mesures associées

- L'organisation sanitaire française en cas de situation sanitaire exceptionnelle comme peut le représenter une alerte REB, s'appuie sur l'articulation entre les SAMU-Centre 15 avec les 12 Etablissements de Santé de Référence des zones de défense civiles, les ARS et la Direction Générale de la Santé.

Document 7. Articulation entre les autorités de santé et les acteurs de santé dans la prise en charge d'un patient suspect REB

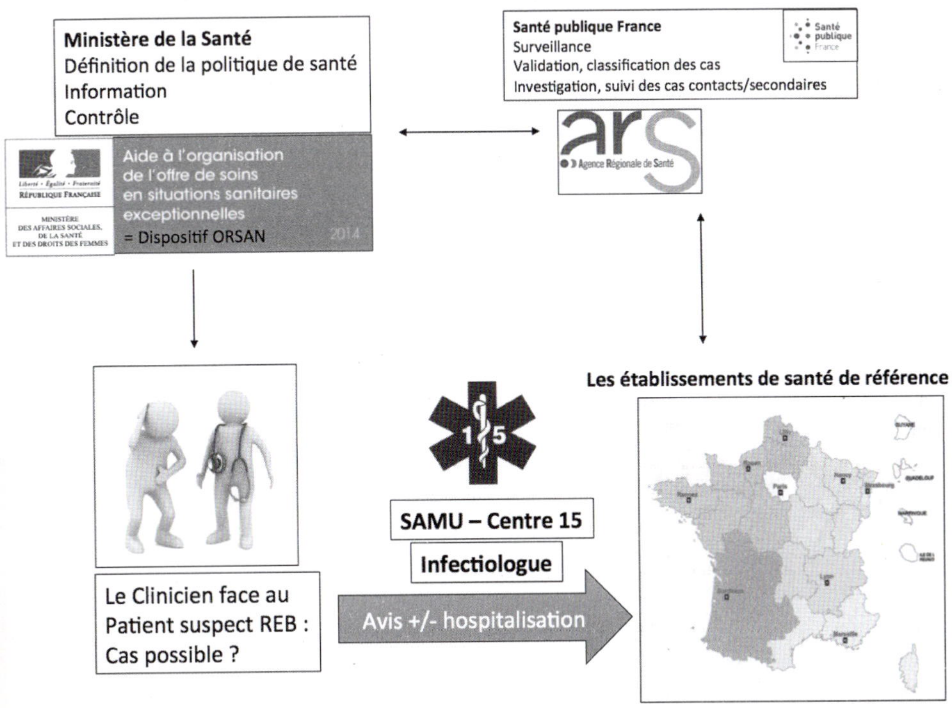

9.1. Classement

- L'étape de classement du patient suspect est réalisée en concertation entre le médecin de première ligne, le médecin régulateur du SAMU-Centre 15, l'infectiologue référent de l'établissement ou de l'ESR, et si besoin avec le recours à l'épidémiologiste de SpF. Elle conditionne l'organisation du parcours de soins du patient et des moyens à mettre en œuvre.
- Cette concertation pluridisciplinaire vise à classer le patient suspect en cas possible ou cas exclu. Le classement doit être fait au plus vite, pour limiter le risque de perte de chance en cas de diagnostic alternatif méconnu et non pris en charge de par une situation « en attente ».

- Au terme de cette première concertation :
  - **Patient « cas exclu »,** et la prise en charge médicale du patient peut donc continuer avec les mesures de précautions d'hygiène habituelles, dans le circuit de soins classique.
  - **« Patient restant suspect REB » temporairement.** Le patient peut alors rester temporairement « patient suspect REB », avec la poursuite de la prise en charge médicale adaptée ; par précaution, l'application des mesures d'hygiène proposées à un « cas possible » restant en vigueur jusqu'à la levée de doute.
  - **Patient « cas possible »** et il convient alors d'organiser son transport et sa prise en charge dans un ESR ou autre ES habilité, si besoin par un transport sécurisé organisé par le SAMU territorialement compétent, avec vecteur adapté et personnel protégé.

Document 8. Schéma « Du patient suspect au cas possible »

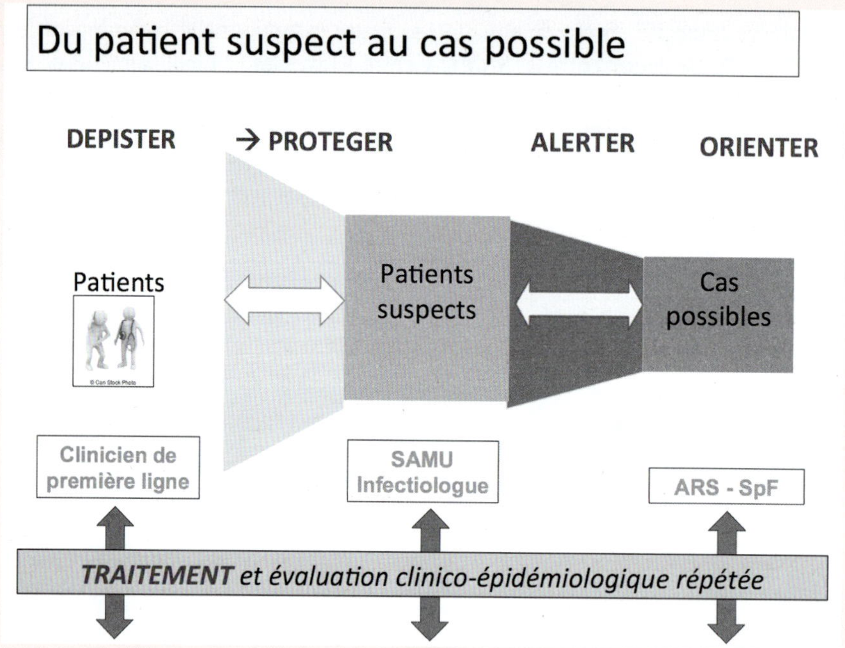

9.2. Orientation – Transfert

- Avec le SAMU Centre 15, et si besoin l'ARS, le patient classé sera orienté vers la structure de soins appropriée en lien avec l'infectiologue de l'établissement receveur.
- Il est nécessaire d'informer les autres acteurs de l'établissement d'accueil : microbiologiste, hygiéniste, directeur de l'établissement. En fonction de l'agent infectieux, de l'état clinique ou d'un terrain identifié à risque du patient, celui-ci sera orienté dans le **service clinique dédié adapté** (SMIT, réanimation, pédiatrie) de l'ES, après contact préalable avec un médecin responsable du service. Il suit pour cela un **circuit d'admission direct** dédié évitant le contact avec d'autres patients, visiteurs ou personnels de l'établissement.
- Concernant le patient « restant suspect », son orientation devra être discutée entre les différents intervenants.

Tout doit être fait pour éviter qu'un patient « suspect » n'arrive dans un service d'accueil des urgences.

9.3. Traçabilité des personnels soignants

- La traçabilité de tous les personnels au contact du patient doit être assurée dès le début de sa prise en charge, sous la responsabilité de médecins de santé publique (ARS, médecine du travail).
- L'équipe soignante dédiée à ce patient devra être limitée, formée et entraînée, et travailler en binôme. Les personnels intérimaires ou stagiaires, prestataires de service extérieurs, ne devront pas prendre en charge le patient ni être au contact de son environnement.

- Un éventuel Accident d'Exposition au Sang et/ou autres fluides biologiques sera pris en charge en urgence avec les mesures applicables au pathogène en question.

Bibliographie et sources d'information

- Procédure standardisée de prise en charge par les urgences et SMUR des patients suspects d'infections à risque épidémique et biologique (REB) en Ile de France, décembre 2010

  http://www.infectiologie.com/UserFiles/File/medias/coreb/procedure-coreb-urgences-infectieuses-pour-sau-et-smur-2010.pdf

  https://sf2h.net/wp-content/uploads/2013/05/SF2H_information-sur-les-mesures-grippe-coronavirus-HCSP_05-2013.pdf

  « Infections virales aiguës, importées, hautement contagieuses et leur prise en charge », Rapport validé par le HCSP en séance plénière du 18 septembre 2001 et rendu public le 18 décembre 2001

  www.hcsp.fr/Explore.cgi/Telecharger?NomFichier=hc001138.pdf
- Micro-organismes et toxines hautement pathogènes :

  http://ansm.sante.fr/Dossiers/Micro-organismes-et-toxines-hautement-pathogenes-MOT/Micro-organismes-et-toxines-hautement-pathogenes-MOT/(offset)/0
- *DGS urgent :* https://dgs-urgent.sante.gouv.fr, *tout professionnel de santé peut s'abonner à cette liste de diffusion et bénéficier d'information ministérielle en cas d'alerte REB*
- *Plan national de réponse de prévention et de lutte « Pandémie grippale », 2011,* www.sante.gouv.fr/plan-national-de-prevention-et-de-lutte-pandemie-grippale-2011
- *OMS :* http://www.who.int
- *European Centers for Diseases Control :* http://www.ecdc.europa.eu
- *Centers for Diseases Control and Prevention (USA) :* www.cdc.gov
- *Institut de Veille Sanitaire / Santé publique France :* http://invs.santepubliquefrance.fr/Dossiers-thematiques/Maladies-infectieuses

POINTS CLÉS

1. La prise en charge d'un patient suspect d'infection REB fait intervenir de nombreux partenaires, de disciplines variées, dont les actions et interactions doivent être **anticipées** et connues de tous.

Document 9. Intervenants dans la prise en charge du patient REB

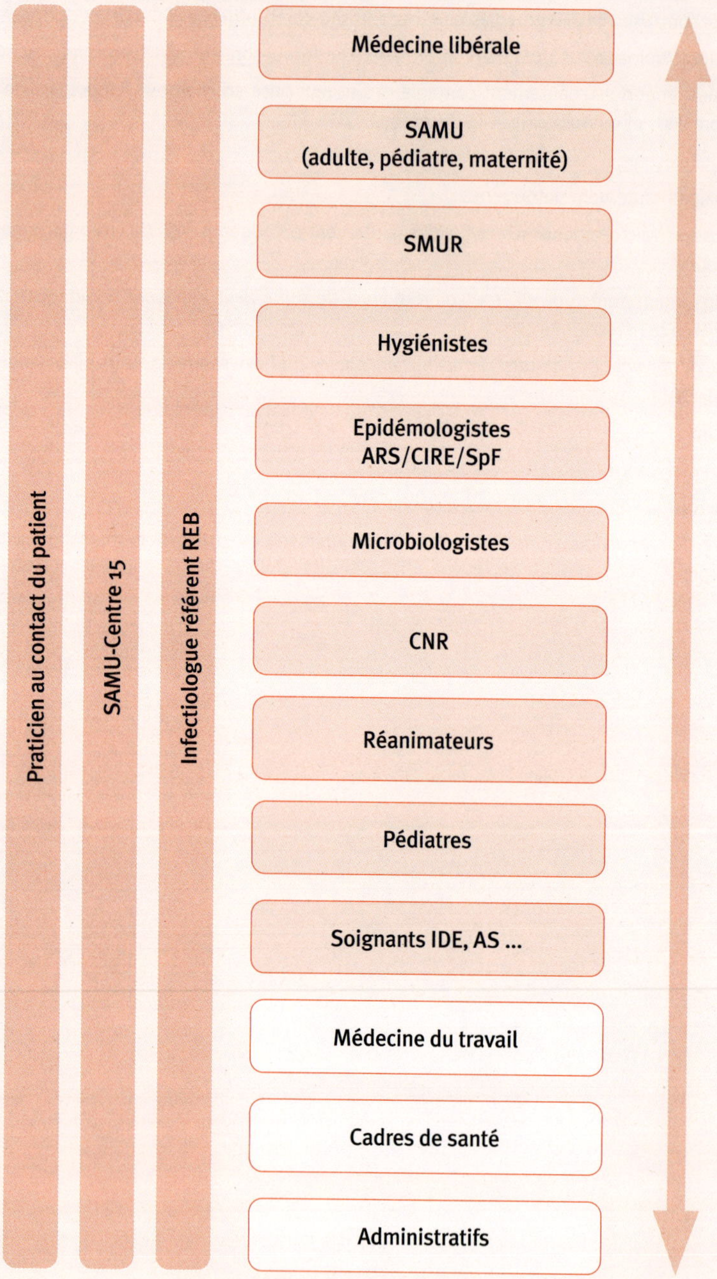

2. Le **respect des précautions standard d'hygiène** et selon besoin des précautions complémentaires est majeur pour éviter la transmission nosocomiale ou communautaire d'un agent REB.

Les étapes majeures de prise en charge d'un tel patient sont pointées ici : Document 4 : Les 5 axes majeurs de la prise en charge REB

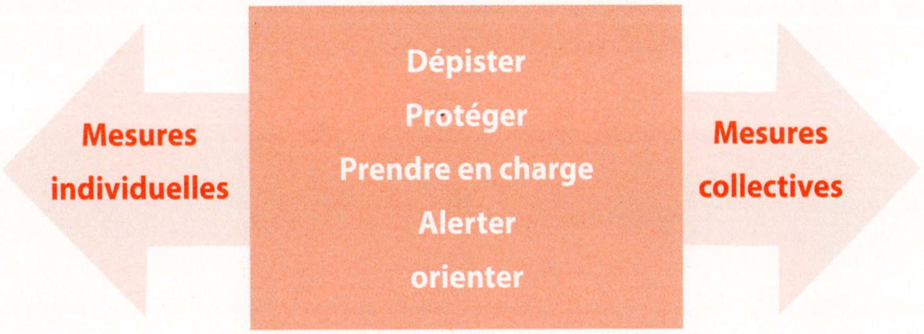

La **connaissance par tous les soignants des référents à contacter** ou des circuits d'information valides à consulter est essentielle, pour organiser le **classement** du patient et son **orientation dans la filière de soins adaptée**.

+++ LE COUP DE POUCE DE L'ENSEIGNANT

1. L'application systématique des précautions standards d'hygiène dans toute démarche de soins est un premier rempart à la diffusion d'un agent infectieux REB.

2. Avoir en permanence à l'esprit la curiosité de questionner son patient, surtout un patient présentant des symptômes de nature probablement infectieuse. Ses voyages, y compris des escales, les lieux et personnes qu'il a fréquentés, sont autant d'indices qui peuvent avoir une importance majeure. Ceci entre dans cette démarche d'anamnèse pertinente que tout soignant devrait prendre le temps de conduire, dans l'intérêt du patient.

3. Ne pas oublier dans cette démarche de prise en charge de patient suspect REB, qu'il est souvent utile de se faire guider par des spécialistes : contacter l'infectiologue de l'établissement de santé (référent ou non), le médecin régulateur du SAMU-Centre 15, et les médecins épidémiologistes et spécialistes de santé publique de l'ARS / CIRE si besoin.

Lexique

AGENT REB : agent infectieux à risque épidémique et biologique

ARS : Agence Régionale de Santé

CAS POSSIBLE : patient présentant un syndrome clinique évocateur ou une forme d'emblée grave avec critères d'exposition certaine, répondant à une définition de cas en vigueur (SpF)

CAS CONFIRMÉ : patient répondant à la définition de cas possible avec confirmation biologique ou d'imagerie

CIRE : Cellule d'Intervention de l'InVS en REgion, au sein des ARS

CNR : Centre Nationale de Référence. Leurs principales missions sont l'expertise concernant la microbiologie, la pathologie des agents infectieux et leur sensibilité aux agents anti-infectieux ; la contribution à la surveillance épidémiologique ; l'alerte par l'information immédiate de l'Institut de Veille Sanitaire et du Ministre chargé de la

Santé de toute constatation pouvant avoir des répercussions sur l'état sanitaire de la population ; le conseil des pouvoirs publics, des agences de sécurité sanitaire et des professionnels de santé.

ESR : Établissement de Santé de Référence

LABORATOIRE P3. Le laboratoire est soumis à l'arrêté du 13 août 1996 fixant les mesures techniques de prévention, notamment de confinement, à mettre en œuvre dans les industries et les laboratoires de recherche et d'enseignement où les travailleurs sont susceptibles d'être exposés à des agents biologiques pathogènes. La classification des agents biologiques pathogènes définit le niveau de confinement nécessaire (L3) et le classement du laboratoire (P3).

PATIENT SUSPECT : patient présentant un syndrome clinique compatible avec des caractéristiques d'exposition et de délai d'incubation

PERSONNE CONTACT : personne asymptomatique et en contact étroit avec un cas possible ou confirmé d'infection à REB.

PERSONNE CO-EXPOSEE : personne asymptomatique ayant subi les mêmes critères d'exposition à l'agent infectieux REB que le cas possible ou confirmé.

SAMU : Service d'Aide Médicale Urgente

SMIT : Service des Maladies Infectieuses et Tropicales

SMUR : Structure Mobile d'Urgences et de Réanimation

SpF : Santé Publique France, agence nationale regroupant InVS, EPRUS et INPES

CHAPITRE 39

Prise en charge de blessés multiples dans le cadre d'un accident collectif ou d'un attentat terroriste

OBJECTIFS

➔ Connaître les techniques de soins, (relevage, geste d'hémostase, immobilisation et triage médical), nécessaires à la prise en charge de blessés multiples dans le cadre d'un accident collectif ou d'un attentat terroriste et les principes de l'aide médico-psychologique

Pr Benoît Vivien
PU-PH, SAMU de Paris, Service d'Anesthésie Réanimation, Hopital universitaire Necker - Enfants Malades, Université Paris Descartes.

MOTS CLÉS : catastrophe, explosion, fusillade, victimes multiples, *damage control*, plan NOVI, plan AMAVI, CUMP.

1. Définitions - Épidémiologie

- La médecine de catastrophe est caractérisée par un grand nombre de victimes simultanées avec une inadéquation, du moins initiale, entre le nombre d'équipes secouristes et médicales et le nombre de victimes devant être prises en charge.
- Un **Accident Catastrophique à Effets Limités (ACEL)** est un événement à l'origine d'un nombre important mais limité de victimes, habituellement de l'ordre d'une vingtaine : incendie d'habitation, accident de la voie publique impliquant plusieurs véhicules ou un moyen de transport collectif…
- Une **Catastrophe à Moyens Dépassés (CMD)** se caractérise par une destruction des structures de soins du territoire de la région atteinte, qui de ce fait ne peuvent plus répondre à la demande ou au besoin sanitaire créé par la catastrophe.
- Une **Situation Sanitaire Exceptionnelle (SSE)** est un événement émergent inhabituel ou exceptionnel de par sa nature, son ampleur, son origine et/ou sa dynamique, qui dépasse le cadre du fonctionnement quotidien normal du système de santé : catastrophe industrielle type explosion de l'usine AZF, pandémie de grippe AH1N1, canicule, attentats multisites…
- Les principes de la médecine de catastrophe sont basés sur des concepts simples issus de la médecine militaire, mais transposés dans le domaine civil.
- Le système français du SAMU-SMUR fondé sur la médicalisation pré-hospitalière permet, lors d'un ACEL ou d'une catastrophe, de disposer d'équipes médicales compétentes entraînées à intervenir sur le site même de l'événement.
- La médecine de catastrophe concerne tout autant les services pré-hospitaliers que intra-hospitaliers.
- **La prise en charge pré-hospitalière des victimes est basée sur le Plan Rouge**, aujourd'hui décliné sous le nom de plan NOVI (NOmbreuses VIctimes).
- **La prise en charge intra-hospitalière des victimes est basée sur le Plan Blanc**, décliné sous le nom de Plan AMAVI (Accueil MAssif de Victimes non contaminées) ou AMAVI-PED (victimes PEDiatriques) dans le cadre des attentats terroristes.

- Lorsqu'un même phénomène (accident, attentat, événement climatique…) est à l'origine de nombreuses victimes, il existe classiquement une unicité du mécanisme lésionnel (fusillade). En conséquence, les victimes présentent des lésions de même nature, mais d'une gravité différente selon leur exposition à l'agent vulnérant.
- Quels que soient le type et l'ampleur de la catastrophe, on peut généralement distinguer **4 phases successives** : sidération immédiate, intervention d'urgence, stabilisation, et enfin récupération ou résilience.

2. Chaîne Médicale de l'Avant

- L'organisation des secours lors d'une catastrophe, ou même simplement d'un ACEL, est généralement difficile en raison d'une confusion extrême régnant habituellement dans les premiers instants.
- La zone de « l'avant » ou « chantier » correspond à la zone sinistrée où interviennent à la fois des secouristes et des personnels médicaux et paramédicaux.
- Le dispositif de secours qui est progressivement mis en place est sous les ordres du Commandant des Opérations de Secours (COS), lui même sous les ordres du Directeur des Opérations de Secours (Préfet ou son représentant).
- Deux structures fonctionnelles complémentaires sont mises en place au sein du dispositif de secours : la Chaîne de Secours Incendie et Sauvetage, sous le commandement du Directeur Secours Incendie et Sauvetage (DSIS) ; et la Chaîne Médicale de l'Avant, sous le commandement du Directeur des Secours Médicaux (DSM).
- **La Chaîne Médicale de l'Avant comporte 3 étapes successives** (Figure 1) :
  - l'« avant » ou « chantier » ou zone de ramassage ;
  - le Poste Médical Avancé (PMA) où sont effectués le triage, la catégorisation et la mise en condition des victimes ;
  - la zone d'évacuation à partir de laquelle chaque victime est orientée vers une structure hospitalière d'accueil adaptée à son état.

Figure 1. **Chaîne Médicale de l'Avant « conventionnelle » (hors attentat et application des principes du *damage control*).**

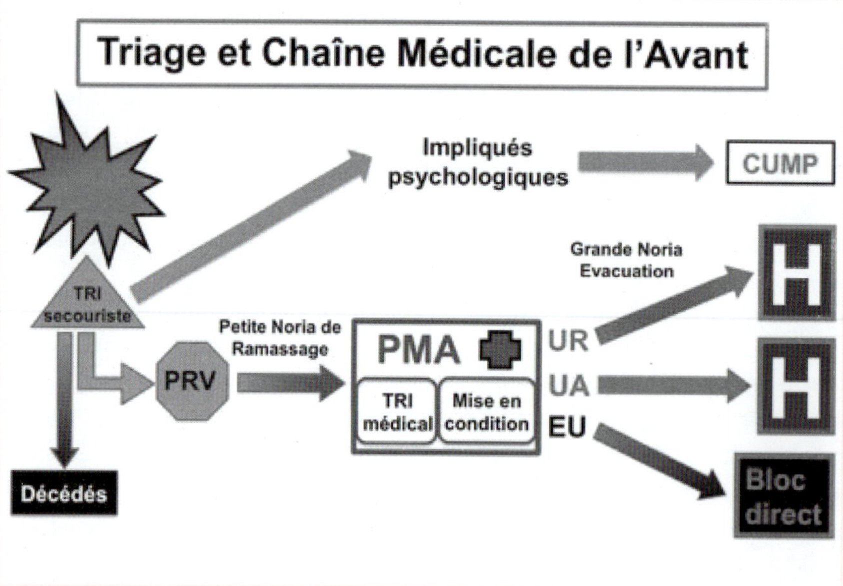

- Selon les circonstances, d'autres étapes intermédiaires facultatives peuvent s'intercaler au sein de cette Chaîne Médicale de l'Avant, telle qu'un Point de Rassemblement des Victimes (PRV), et/ou un Centre Médical d'Évacuation (CME).
- L'ensemble du dossier médical du patient est représenté par la Fiche Médicale de l'Avant (FMA), attachée autour du cou du patient, qui ne le quittera plus et sera complétée par les différents intervenants le prenant successivement en charge tout au long de sa progression dans la Chaîne Médicale de l'Avant.

2.1. La zone de l'avant ou chantier

- Le ramassage correspond à plusieurs séquences : recherche et localisation des victimes, pré-triage secouriste (valide, non valide, décédé), relevage, regroupement éventuel en dehors de la zone à risque (dans un point de rassemblement des victimes ou un « nid de blessés ») et transfert vers le PMA.
- Le ramassage est habituellement une fonction secouriste, pendant laquelle seul est assuré le maintien des fonctions vitales.
- Dans certaines circonstances (désincarcération...), cette phase de ramassage peut être médicalisée, voire chirurgicale dans certains cas exceptionnels (amputation de dégagement...).
- Le transfert des patients depuis le site de la catastrophe jusqu'au PMA, appelé « Petite Noria de Ramassage », est habituellement effectué par brancardage pédestre.

2.2. Point de Rassemblement des Victimes (PRV)

- Le PRV représente un élement facultatif de la Chaîne Médicale de l'Avant, organisé ou non selon le type et la cinétique de la catastrophe.
- Le PRV est une zone temporaire, habituellement non médicalisée, qui permet de rassembler et recenser en un lieu sûr, proche du sinistre et accessible, les victimes valides ou invalides dégagées de la zone du sinistre.

2.3. Poste Médical Avancé (PMA)

- Le PMA est une zone où sont effectués la catégorisation, le triage, l'identification, le traitement des victimes, et leur mise en condition en vue de leur évacuation.
- La zone choisie pour l'implantation du PMA doit être sûre tout en étant proche du sinistre, facilement accessible en termes d'entrée et de sortie des victimes, ergonomique et avec un minimum de confort si nécessaire (éclairage, chauffage...).
- Le fonctionnement du PMA est supervisé par un « Médecin Chef PMA », désigné par le DSM, et qui est par là même le véritable directeur des soins au niveau du PMA.
- À l'entrée du PMA, les victimes sont catégorisées par un « médecin trieur » de manière binaire selon **2 grandes catégories** :
  - « **Urgences Absolues** » (UA) qui sont les blessés graves nécessitant des soins de réanimation ;
  - « **Urgences Relatives** » (UR) qui sont des victimes ne présentant pas de gravité immédiate et dont la médicalisation peut être différée.
- Le PMA est habituellement divisé en 2 zones de soins distinctes correspondant aux UA (brancards, matériel de réanimation) et aux UR (patients couchés ou assis).
- Le PMA est une zone où sont effectués un bilan lésionnel, les soins et actes thérapeutiques immédiats indispensables en particulier pour les UA, et la mise en condition des victimes en vue de leur évacuation.
- Chaque patient voit sa FMA complétée par les différents intervenants amenés à le prendre en charge successivement au sein du PMA.

2.4. Zone des Évacuations

- La phase d'évacuation des victimes depuis leur sortie du PMA vers les destinations hospitalières, ou « Grande Noria d'Évacuation », est conditionnée par la recherche des places disponibles, opération dévolue au Médecin Régulateur du SAMU.
- Aucune victime UA ou UR ne doit quitter le PMA sans avoir de destination hospitalière régulée et enregistrée au niveau du secrétariat de sortie du PMA.
- La régulation des destinations hospitalières doit tenir compte de plusieurs impératifs :
  - le plateau médico-technique nécessaire à chaque victime ;
  - la capacité d'accueil de chaque établissement de soins, public ou privé, mis en pré-alerte par la régulation médicale ;

– les vecteurs d'évacuation disponibles, en particulier héliportés ;
– le regroupement des victimes issues d'une même famille.

- Les UA sont évacuées par des vecteurs médicalisés ou paramédicalisés, alors que les UR sont évacuées par des vecteurs non médicalisés regroupant éventuellement plusieurs victimes.
- Les UA les plus instables (choc hémorragique) sont évacuées en priorité vers les hôpitaux les plus proches, alors que les UR peuvent être évacuées dans un deuxième temps et vers des hôpitaux si nécessaire plus éloignés.

2.5. Centre Médical d'Évacuation (CME)

- Lorsque les ressources hospitalières locales sont complètement saturées et que les évacuations doivent se faire à distance par voie aérienne, un CME peut être mis en place (exemple : catastrophe du stade de Furiani en Corse en 1992).
- Le CME est généralement mis en place au niveau de l'aéroport d'évacuation lui-même, et par conséquent à distance du PMA.

2.6. Accueil hospitalier

- L'accueil hospitalier représente par définition la dernière étape de la Chaîne Médicale de l'Avant.
- Pour éviter tout retard préjudiciable lors de la prise en charge hospitalière des victimes, les différents services receveurs potentiels de l'hôpital doivent avoir été prévenus de la catastrophe par le médecin régulateur du SAMU.

2.7. Autres structures mises en œuvre parallèlement à la Chaîne Médicale de l'Avant

- La Cellule d'Urgence Médico-Psychologique (CUMP, *cf.* infra) met en général en place un **Poste d'Urgence Médico-Psychologique** (PUMP) à proximité du PMA, et destiné à accueillir les victimes ayant subi un traumatisme psychologique.
- Un **Centre d'Accueil des Impliqués** (CAI) est installé à distance du PMA afin de prendre en charge les impliqués qui sont les sujets ayant été soumis à la catastrophe, de manière matérielle ou affective, mais ne présentant aucune lésion somatique ou psychologique (passager du train accidenté…).
- Une zone doit être réservée au **dépôt mortuaire**, sous la responsabilité des autorités de Police ou de Gendarmerie. Cette zone est préférentiellement située à distance de la Chaîne Médicale de l'Avant, loin de la vue des victimes conscientes.
- Les moyens de commandement des différents responsables (secours, SAMU, Police, secouristes) sont normalement regroupés dans une **zone de commandement** à proximité du PMA, dans des (véhicules) postes de commandement (VPC/PC) dédiés.

3. Triage et catégorisation

- La pratique du triage est née pendant les guerres et est, de ce fait, étroitement liée à la médecine militaire.
- Le triage constitue un acte médical à part entière, qui a une importance fondamentale dès lors qu'il y a une inadéquation entre les besoins (nombre de victimes) et les ressources humaines et matérielles disponibles, ce qui est la définition même de la catastrophe.
- Le but du triage est de permettre l'utilisation la plus efficace de l'ensemble de ces moyens, au benéfice du plus grand nombre de victimes, selon leurs gravités et leurs degrés d'urgence respectifs.
- Le triage permet en particulier d'identifier les victimes les plus graves qui nécessitent des soins urgents pour leur attribuer les ressources disponibles les plus appropriées.
- Le triage doit être rapide, répété et évolutif pour s'adapter à l'évolution de la gravité des victimes, et d'autant plus précis que la victime est prise en charge tout au long de la chaîne médicale.

- Le triage nécessite des personnes qualifiées et entraînées à sa réalisation.
- L'**algorithme START** (« *Single Triage And Rapid Treatement* »), est l'une méthodes les plus utilisées pour effectuer le triage préhospitalier dans les pays anglo-saxons (pour plus de précision voir : https://chemm.nlm.nih.gov/startadult.htm).
- La catégorisation, acte différent et préalable au triage, consiste à définir un niveau de gravité pour chacune des victimes, indépendamment des autres victimes.
- La classification française habituellement utilisée est celle de Noto, Larcan et Huguenard, qui distingue les UA des UR, avec des sous-catégories respectives :
  - **Urgences absolues** (UA) :
    - **Extrêmes Urgences** (EU) : détresse respiratoire ou circulatoire ; nécessité d'une prise en charge et d'une évacuation immédiates ;
    - **Premières Urgences** (U1) : coma sans détresse respiratoire, traumatisme majeur sans détresse circulatoire ou respiratoire ; prise en charge < 6 h.
  - **Urgences Relatives** (UR) :
    - **Deuxièmes Urgences** (U2) : traumatismes périphériques ; prise en charge < 18 h ;
    - **Troisièmes Urgences** (U3) : blessés légers, « éclopés » ; retour au domicile possible.
- Les **Urgences Dépassées** (UD) ou « morituri » sont des patients présentant des lésions gravissimes sans aucune chance de survie, qui relèvent de soins et traitements de confort.
- Les **Impliqués** sont des personnes ne présentant aucune lésion somatique mais ayant été présents sur le lieu de l'événement (passagers d'un train accidenté…).
- Les **Urgences Médico-Psychologiques** sont des personnes qui présentent un traumatisme psychologique suite à l'événement, qu'ils soient victimes de lésions somatiques, ou uniquement impliqués, ou simplement proches de victimes et venues secondairement sur les lieux de l'événement.
- L'**identification** d'une victime consiste à lui attribuer un code (numérique ou alphanumérique) unique, même en l'absence de documents d'identité, permettant d'accéder à l'ensemble des informations administratives et médicales la concernant. Cette identification fait généralement appel à des codes barre et des bracelets individuels.
- La **traçabilité** permet de connaître l'ensemble du parcours d'une victime au sein de la chaîne médicale, depuis son ramassage à l'avant jusqu'à son admission hospitalière.

4. Principes du *Damage Control*

- Le *Damage Control* (DC) est un terme issu de la marine militaire définissant l'ensemble des mesures mises en œuvre à bord d'un bâtiment pour « absorber les dégâts et maintenir l'intégrité de la mission afin de le ramener au port ».
- Le *Damage Control* est un concept chirurgical définissant une chirurgie limitée suivie d'une seconde intervention planifiée après un intervalle de stabilisation en réanimation.
- Le *Damage Control* vise essentiellement à lutter contre la triade létale coagulopathie-acidose-hypothermie et ses conséquences.
- Le *Damage Control Ground Zero* définit l'ensemble des mesures permettant de prendre en charge en préhospitalier des blessés en choc hémorragique d'origine traumatique.
- Le décès par hémorragie constitue la principale cause de « mort évitable » en médecine militaire.
- La mise en place précoce d'un garrot tourniquet interrompant le flux artériel est la mesure thérapeutique indispensable en cas d'hémorragie traumatique non contrôlée au niveau d'un membre.
- La mise en place d'un pansement compressif, éventuellement pré-imprégné d'agent hémostatique, doit être effectuée en cas d'hémorragie non contrôlée au niveau d'une zone « non garrotable » (tronc et racines des membres).
- La survenue de la coagulopathie post-traumatique peut être limitée voire prévenue par l'administration d'acide tranexamique (1 g d'acide tranexamique IVL).

- La stratégie dite « d'hypotension permissive » vise à concilier deux impératifs :
  - assurer une perfusion tissulaire suffisante tout en limitant le volume de remplissage pour minimiser la dilution des facteurs de coagulation ;
  - ne pas majorer le saignement avant l'hémostase qui sera effectuée en milieu hospitalier, le plus souvent chirurgicale mais parfois également par radiologie interventionnelle.
- L'objectif d'une pression artérielle systolique de 80 à 90 mmHg (en l'absence de traumatisme crânien associé) est atteint par un remplissage adapté et le recours précoce à la noradrénaline au pousse-seringue électrique. En l'absence de dispositif de mesure de la pression artérielle, l'objectif est le maintien du pouls radial et de la conscience de la victime.
- L'hypothermie chez le patient traumatisé est un facteur indépendant de mortalité dès 36°C, qui doit être prévenue par des gestes et mesures thérapeutiques simples en pré-hospitalier (envelopper et isoler le patient du sol à l'aide d'une couverture isotherme).

5. Prise en charge des victimes médico-psychologiques

- Les victimes, les impliqués, voire de simples témoins, ainsi que les proches de victimes d'une catastrophe, sont exposés au risque de syndrome de stress post-traumatique (« *Post Traumatic Stress Disorder* », PTSD).
- L'apparition d'un PTSD chez des personnes exposées n'est pas aléatoire mais dépend fortement des conditions environnementales et des mesures prises immédiatement après la catastrophe.
- Une prise en charge précoce de ces personnes exposées par la Cellule d'Urgence Médico-Psychologique (CUMP), au mieux sur le site même de la catastrophe (Poste d'Urgence Médico-Psychologique, PUMP), permet de débuter le soutien psychologique visant à limiter ou au mieux éviter la survenue d'un PTSD.
- La prise en charge psychologique précoce non médicamenteuse repose sur les techniques de « *debrieffing* » et de « *defusing* », permettant une mobilisation active des ressources physiques et psychiques de la victime médico-psychologique.
- Les thérapeutiques médicamenteuses font appel à l'hydroxyzine et aux inhibiteurs de recapture de la sérotonine. Les benzodiazépines ne sont plus indiquées à l'heure actuelle.

6. Plan Blanc – Plan AMAVI

- Lors d'une catastrophe, les établissements de santé de proximité doivent s'attendre à un premier flux spontané de victimes valides, plus ou moins sévèrement atteintes, et à un deuxième flux de victimes régulées par le SAMU.
- Le Plan Blanc hospitalier est destiné à configurer l'établissement de santé pour lui permettre de faire face à l'accueil de nombreuses victimes. C'est une obligation pour tous les établissements de santé, qui fait l'objet d'une circulaire et donne lieu à l'élaboration d'un guide pratique.
- Le Plan Blanc est complémentaire de l'organisation pré-hospitalière (Plan NOVI, remplaçant le Plan Rouge), lorsque celui-ci est insuffisant pour fragmenter le flux de victimes et le répartir entre plusieurs hôpitaux, ou lorsque cette organisation est inapplicable.
- Le but du Plan Blanc hospitalier est de reconfigurer rapidement l'établissement de santé pour la prise en charge des victimes d'un même événement, aux dépens des activités quotidiennes et programmées qui doivent être interrompues ou limitées.
- C'est le directeur de l'établissement de santé qui est responsable du Plan Blanc et qui décide de son déclenchement.
- Le déclenchement du Plan Blanc implique de nombreuses mesures :
  - l'activation immédiate d'une cellule de crise assurant la gestion de toutes les grandes fonctions de l'établissement (de la pharmacie à la crèche…) ;
  - la mobilisation, le maintien et le rappel de personnel ;
  - la mobilisation et le renfort en ressources matérielles, pharmaceutiques, logistiques ;

- la libération des lits d'hospitalisation (transferts, sorties anticipées) et le report des activitées programmées ;
- l'organisation de l'accueil des victimes mobilisant en particulier toutes les structures d'urgences, les réanimations, les salles de réveil, les blocs opératoires ;
- l'organisation de l'hospitalisation des victimes dans tous les lits disponibles de l'établissement, quelles que soient les spécialités ;
- la gestion précise de la liste des victimes hospitalisées.

- La levée du Plan Blanc et le retour au fonctionnement normal de l'hôpital doivent être envisagés dès lors que la situation de crise est passée.
- Le Plan Blanc comporte des annexes NRBC corespondant respectivement aux risques nucléaire, radiologique, biologique et chimique.
- Des exercices Plan Blanc doivent être organisés régulièrement par les établissements de santé, au moins annuellement. Cette formation doit être intégrée au plan de formation de l'établissement.
- Le Plan AMAVI (Accueil MAssif de VIctimes non contaminées) et sa déclinaison pédiatrique AMAVI-PED représentent des versions du Plan Blanc spécifiquement adaptées à la prise en charge au sein d'un établissement de santé d'un grand nombre de victimes traumatisées, en particulier dans le cadre d'un d'attentat terroriste.

7. Spécificité des attentats terroristes

- Dans le contexte d'un attentat avec utilisation d'armes de guerre, l'intervention d'équipes de secours et médicales pré-hospitalières « sous le feu » doit être évitée. Les extractions des blessés sont effectuées sous la protection des forces de l'ordre primo-intervenantes, voire uniquement par ces dernières en présence d'une menace persistante.
- Si la situation le permet, les gestes élémentaires de survie pratiqués à l'avant se limitent au dégagement des voies aériennes supérieures ou à un geste d'hémostase externe simple. Dans ce cadre, la pose systématique d'un garrot de manière « tactique » est indiquée de principe en présence d'une plaie hémorragique d'un membre.
- La stratégie globale de prise en charge de victimes multiples dans le cadre d'un attentat terroriste est quelque peu différente de celle classiquement décrite en médecine de catastrophe, l'objectif étant ici de diminuer au strict minimum le temps de prise en charge sur le terrain afin d'assurer une évacuation rapide vers les structures hospitalières.
- L'élément clé du dispositif n'est plus le PMA, mais est représenté par le PRV qui est le premier lieu dégagé de la menace de l'agression, où certaines victimes se seront déjà spontanément regroupées, et qui devra dès que possible être protégé par les forces de l'ordre.
- Les éléments permettant de réduire au strict minimum le temps de prise en charge pré-hospitalière des blessés dans un contexte d'attentat terroriste sont :
  - la recherche par anticipation des disponibilités hospitalières par la régulation du SAMU dès la confirmation de l'attaque terroriste avec la notion de nombreuses victimes ;
  - la médicalisation *in situ* du PRV plutôt que la mise en place d'un véritable PMA « conventionnel » ;
  - l'application des principes du *damage control* visant à contrôler les hémorragies d'origine traumatique et permettre au patient d'arriver vivant à l'hôpital ;
  - la simplification à l'extrême des règles du triage : les blessés UA présentant une hémorragie active qui n'a pas pu être stoppée sur le terrain doivent bénéficier d'une hémostase chirurgicale et sont donc évacuées en priorité ;
  - la transmission synthétique des bilans des victimes entre médecins de terrain, régulation et services hospitaliers receveurs (régulation de « lots de victimes ») ;
  - le regroupement de plusieurs patients UA et/ou UR à destination du même hôpital dans un vecteur unique (1 patient couché + 1 à 2 autres assis).
- Dans le contexte d'une intervention pré-hospitalière en zone non sécurisée, les évacuations peuvent être effectuées en convois encadrés par des véhicules de forces de sécurité (police, armée…).

Références

1. Rotondo MF, Schwab CW, McGonigal MD, et al. 'Damage control': an approach for improved survival in exsanguinating penetrating abdominal injury. J Trauma 1993;35:375-82; discussion 382-3.

2. Holcomb JB1, Jenkins D, Rhee P, et al. Damage control resuscitation: directly addressing the early coagulopathy of trauma. J Trauma 2007;62:307-10.

3. Eastridge BJ, Mabry RL, Seguin P, Cantrell J, Tops T, Uribe P et al. Death on the battlefield (2001-2011): implications for the future of combat casualty care. J Trauma Acute Care Surg 2012;73:431-437.

4. Tourtier JP, Palmier B, Tazarourte K, Raux M, Meaudre E, Ausset S et al. Le concept de damage control : extension pré-hospitalière du paradigme. Ann Fr Anesth Reanim 2013;32:520-6.

5. Société Française d'Anesthésie Réanimation. Recommandations sur la réanimation du choc hémorragique. Décembre 2014. http://www.sfar.org/article/1210/rfe-recommandations-sur-la-reanimation-du-choc-hemorragique.

6. Médecine de Catastrophe. Journal Européen des Urgences et de Réanimation 2016;28 (2-3). 57-138.

POINTS CLÉS

1. La médecine de catastrophe concerne tout autant les services pré-hospitaliers que les services hospitaliers.

2. Un événement catastrophique comporte généralement un seul mécanisme lésionnel, à l'origine d'une unicité des lésions qui ne différeront alors que par leur sévérité respective.

3. L'organisation de la prise en charge pré-hospitalière des victimes est basée sur la Chaîne Médicale de l'Avant.

4. Le Poste Médical Avancé (PMA) est l'élément clé du dispositif.

5. Les 2 grandes catégories de victimes sont les Urgences Absolues (UA, prise en charge < 6 heures) et les Urgences Relatives (UR).

6. Le triage a pour but d'identifier les victimes les plus graves pour leur donner la priorité en terme de soins et d'évacuation.

7. Le *damage control* a pour objectif le contrôler des hémorragies d'origine traumatique afin d'acheminer le blessé vivant à l'hôpital.

8. Le garrot tourniquet, les pansements compressifs hémostatiques et l'acide tranexamique sont les éléments fondamentaux permettant de contrôler les hémorragies d'origine traumatique.

9. La prise en charge précoce des victimes médico-psychologiques est essentielle afin de limiter/éviter l'apparition d'un syndrome de stress post-traumatique (PTSD).

10. Le Plan Blanc et le Plan AMAVI pemettent de concentrer l'ensemble du fonctionnement de l'hôpital sur la prise en charge des victimes de la catastrophe.

LE COUP DE POUCE DE L'ENSEIGNANT

1. La catastrophe est à l'origine dans ses premiers instants d'une confusion extrême, et l'absence de chaîne de commandement unique hiérarchisée est source de désorganisation supplémentaire.

2. Les principes de gestion d'une catastrophe en préhospitalier sont simples, rustiques, et assez similaires quel que soit le type d'événement.

3. L'anticipation est la règle à toutes les étapes de la prise en charge des victimes.

4. Catégorisation et triage représentent deux notions distinctes mais complémentaires.

5. La répartition des victimes de manière fragmentée au sein de différents hôpitaux permet d'éviter la saturation de chacun d'entre eux, et peut même leur éviter d'avoir à déclencher leur Plan Blanc/AMAVI.

6. Aucune victime ne doit quitter le PMA sans avoir de destination préalablement identifiée par la régulation médicale : c'est ce qui définit la médicalisation préhospitalière française, par opposition au *scoop and run* anglo-saxon.

7. La Chaîne Médicale de l'Avant est un plan d'évacuation, qui comme tout plan doit être adapté au contexte de l'événement de la manière la plus pragmatique et la plus efficiente possible.

8. Le choc hémorragique représente la première cause de décès d'origine traumatique, et la première cause de mort évitable en médecine militaire.

9. Un deuxième garrot tourniquet peut être mis en place sur le même membre si le premier ne suffit pas à contrôler complètement l'hémorragie sous-jacente.

10. Des victimes graves (UA) peuvent être suffisamment valides dans les premières minutes suivant une catatrophe pour se rendre spontanément dans l'établissement de santé de proximité.

11. Même si le déclenchement du Plan Blanc est sous la responsabilité du Directeur de l'établissement de santé, celui-ci est généralement effectué sur avis du médecin des urgences et/ou du SAMU.

12. Dans le contexte d'un attentat terroriste, la mise en sécurité des blessés et des personnels soignants doit être une priorité.

Chapitre 40

Situations sanitaires exceptionnelles
Afflux de victimes

OBJECTIFS

- ➔ Connaître la définition d'une situation sanitaire exceptionnelle (SSE)
- ➔ Connaître les principes de l'organisation médicale face à une SSE et un afflux de victimes : ORSAN/ORSEC et leurs déclinaisons
- ➔ Connaître les principes
- ➔ Savoir se protéger

Collège des Enseignants en Médecine Intensive Réanimation
Collège National des Universitaires de Médecine d'Urgence
Collège National des Enseignants d'Anesthésie Réanimation

MOTS CLÉS : situations sanitaires exceptionnelles, afflux, catastrophe, plan blanc.

1. Introduction

- Tout médecin pourra être confronté à la gestion d'une situation sanitaire exceptionnelle (SSE). Cette dernière s'entend comme la survenue d'un évènement émergent, inhabituel et/ou méconnu qui dépasse le cadre de la gestion courante des alertes, au regard de son ampleur, de sa gravité (en terme notamment d'impact sur la santé des populations ou de fonctionnement du système de santé) ou de son caractère médiatique (avéré ou potentiel) et pouvant évoluer jusqu'à la crise.
- La catastrophe industrielle de l'usine AZF à Toulouse en 2001, la canicule de 2003, la pandémie grippale H1N1 en 2009, les attentats terroristes de novembre 2015, de Nice en 2016 en sont autant d'exemples. Ces SSE se caractérisent par une mise en tension du système de soins, soit du fait d'une augmentation des besoins (afflux de victimes sur une période plus ou moins longue), soit d'une diminution des moyens de soins disponibles (crise dans l'hôpital). Quelle que soit sa spécialité, au cours d'une SSE, le médecin sera amené à jouer un rôle clé dans la résolution de la crise.
- L'objectif de ce chapitre est d'identifier les mesures de protection individuelle et collective permettant de garantir la sécurité du soignant, le fonctionnement du système de soins, de présenter les principes de l'organisation préhospitalière et intra-hospitalière mise en œuvre en réponse à une SSE, d'expliquer les principes de triage et de prise en charge médicale des victimes.

2. Savoir se protéger

- Un soignant blessé ou mort ne peut soigner. Ce truisme introduit l'absolue nécessité de préserver les acteurs et les moyens du système de soins, seuls à être en capacité de réparer les dégâts que la crise a occasionné aux victimes. Cette protection est facile à concevoir lorsque le danger est visible (immeuble en feu, fumées, effondrement). Il en est tout autrement lorsque le danger ne l'est pas (menace terroriste, chimique, biologique, radiologique ou nucléaire). L'impératif de protection peut conduire à éloigner, dans un premier temps, le soignant des victimes, tant que l'environnement n'est pas propice à la réalisation de soins en toute sécurité. Ainsi la priorité est donnée au contrôle de la menace (par les forces de l'ordre en cas de menace terroriste ou par les pompiers en cas d'incendie ou d'évènement NRBC : nucléaire, radiologique, biologique, chimique). Il s'agit d'un changement de logique majeur par rapport aux soins usuels où la rapidité du contact soigné/soignant est primordiale !

- La mise en sécurité du médecin consiste à se soustraire du danger en se confinant dans ou en s'échappant vers une zone sécurisée. Le médecin pourra y emmener et confiner des patients et d'autres soignants. En aucun cas, il ne faudra revenir en arrière pour procéder à l'extraction des victimes ou patients. Cette mission d'extraction relève de services spécialisés, disposant de matériels de protection (voir plus loin).
- Il se peut que des victimes viennent se protéger au sein de la zone de confinement. Dans ce cas, cette zone devient un « nid de blessés », au sein de laquelle des soins sommaires pourront être délivrés en attendant les équipes de secours et de soins pré hospitaliers. La sortie de la zone de confinement ne pourra se faire que sur ordre des autorités compétentes (forces de l'ordre, pompiers). Il est important de chercher à contacter le commandant des opérations de secours (COS) qui conduit la manœuvre tactique.

3. Savoir apporter son aide en pré hospitalier

3.1. Principes d'organisation

- Tout médecin peut se trouver à proximité des lieux d'une catastrophe. Une fois le danger maîtrisé, il peut apporter son concours aux équipes médicales pré-hospitalières, en fonction de ses compétences. Pour cela, il convient de connaître les principes de l'organisation des secours et soins pré hospitaliers sur site définie par le dispositif d'Organisation de la Réponse de Sécurité Civile (dit ORSEC). Ce dispositif prévoit, dans le cadre de sa déclinaison ORSEC NOVI (pour NOmbreuses VIctimes), un plan de prise en charge de nombreuses victimes. Tout médecin qui apportera son concours le fera sous les ordres du Directeur des Secours Médicaux (DSM), qui est le « bras droit » du COS (Figure 1).

Figure 1 : Chaîne hiérarchique au cours d'une crise conduisant au déclenchement d'un plan ORSEC NOVI. DOS : Directeur des Opérations de Secours (Maire ou Préfet, en général) ; COS : Commandant des Opérations de Secours (officier pompier) ; DSI : Directeur des Services d'Incendie (Pompier) ; DSM : Directeur des Secours Médicaux (Médecin) ; Chef PC : officier pompier responsable du poste de commandement ; PMA : poste médical avancé.

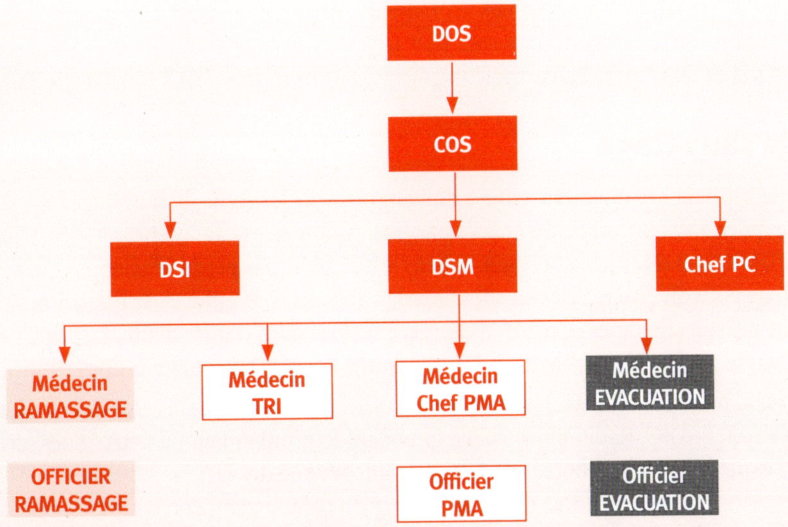

- Selon la typologie du sinistre, les lieux peuvent faire l'objet d'un zonage, à l'accès limité à des fins de sécurité, y compris aux équipes soignantes. Cette zone peut être visible, par exemple en cas d'accident chimique, au moyen de dispositifs de séparation matériels (rubalise, barrières). Elle peut ne pas être visible, particulièrement au cours des évènements terroristes, caractérisés par une évolution spatiale et temporelle de la zone d'accès interdit (dite zone d'exclusion). La délimitation de ces zones dépendra de la capacité de rayonnement de la menace. Ainsi en cas d'acte terroriste, la zone sécuritaire se trouvera dans une rue ou un local accessible après avoir tourné à deux reprises à angle droit, protégeant ainsi des projectiles ou tirs. En cas d'accident chimique, elle dépendra du vent impactant la zone de dispersion du produit utilisé.
- Les victimes extraites des lieux du sinistre par des équipes spécialisées dans le ramassage, seront conduites à un point de regroupement des victimes (PRV) ou directement au poste médical avancé (PMA). En cas d'accident de type NRBC, les victimes sont décontaminées en amont du PMA par des équipes spécialisées, afin d'éliminer au plus vite l'agent vulnérant, limitant ses effets sur les victimes et évitant une contamination du personnel soignant. Elles bénéficient au PMA d'une catégorisation en niveaux de priorité et sont orientées, en son sein, en fonction de ce tri. Les soins indispensables à leur survie leur sont prodigués par des équipes soignantes, avant évacuation rapide vers des hôpitaux en capacité de les recevoir.
- L'orientation des victimes vers ces hôpitaux est assurée par le médecin régulateur du SAMU. L'objectif est d'orienter rapidement les victimes au bon endroit en séquençant leur évacuation dans le temps et dans l'espace. La régulation des patients permet d'éviter les transferts ou transports secondaires vers d'autres structures, d'autant plus catastrophiques au plan pronostique que les victimes sont dans un état grave, et de prévenir un afflux massif de victimes dans le même hôpital au même moment, ce qui rendrait impossible leur bonne prise en charge. Dans ce type d'événement, il faut prendre en compte un certain nombre de victimes se présentant spontanément, de manière non régulée, vers les hôpitaux — notamment de proximité — du sinistre.

3.2. Tri des patients

- Le triage des victimes est un maillon fondamental de leur prise en charge. Cette action découle du principe que le « mieux doit être fait pour le plus grand nombre » *(Do the most for the most)*. Il demande au médecin de changer sa manière de soigner puisque les capacités de soins sont saturées ou dépassées. Il ne s'agit nullement de « choisir » arbitrairement qui sera soigné en priorité, mais d'évaluer le niveau de gravité des blessures, d'en déduire le degré d'urgence à les soigner et donc de catégoriser chaque victime en fonction de ce degré d'urgence, afin de prioriser les soins. L'objectif est donc double : individuel (garantir que le patient reçoive les bons soins au bon moment) et collectif (en tenant compte des besoins des autres victimes).
- En pré hospitalier, le tri répartit les victimes en Urgence Absolue (UA) et Urgence Relative (UR). Différents algorithmes permettent cette catégorisation, qui doit se faire d'autant plus rapidement qu'il y a de nombreuses victimes (idéalement en 30 secondes). Parmi les algorithmes, citons le « START-ABC » (Figure 2).

3.3. Gestes de sauvetage

- Une fois le tri préhospitalier réalisé, les victimes doivent recevoir les soins de sauvetage leur permettant de rester en vie jusqu'à ce qu'elles soient prises en charge par une équipe médicale préhospitalière[1]. Les gestes thérapeutiques doivent se limiter au minimum nécessaire, dans le but de ne pas perdre de temps et de traiter un maximum de victimes. Afin de pouvoir être réalisés en situation de stress, ils sont guidés par l'algorithme MARCHE (Figure 3). Cet algorithme prévoit six étapes de prise en charge, à réaliser dans l'ordre défini. Le principe est qu'on ne passe pas à la lettre suivante tant que le problème correspondant à la lettre en cours n'est pas contrôlé.
- Si le soignant est seul pour prendre en charge plusieurs victimes, il applique la règle des 3R : Reconnaissance avec la réalisation du START-ABC, Radio pour passer son bilan, Regroupement en deux zones (celles des blessés UA et les autres). A l'issue des 3R, on débute le MARCHE dans la zone des UA.

1. La prise en charge médicale pré hospitalière, réalisée au PMA, ne sera pas traitée dans ce chapitre.

Figure 2 : Algorithme de triage START-ABC (Simple Triage And Rapid Treatment-Airway, Bleeding and blanching, Cognition). VAS : voies aériennes supérieures ; DCD : décédé ; UA : Urgence Absolue ; UR : Urgence Relative. TRC : temps de recoloration cutanée

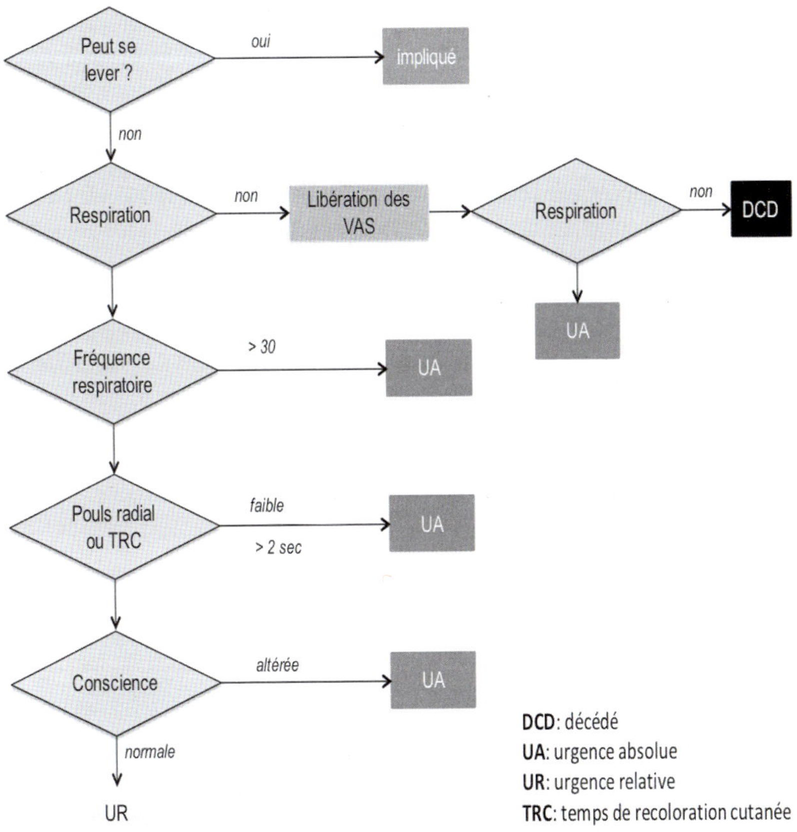

Figure 3 : Algorithme MARCHE de traitement des victimes

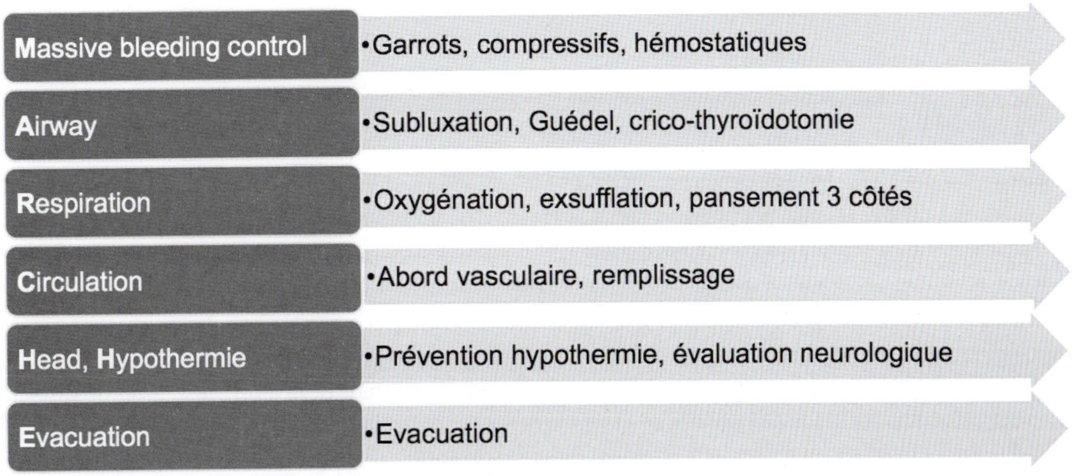

- **La lettre « M »** définit la stratégie permettant d'arrêter une hémorragie massive. Elle prévoit la recherche de saignement actif. Le cas échéant, elle conduit à la mise en place d'un garrot en cas de saignement au niveau d'un membre, la réalisation d'une compression manuelle directe lorsqu'un garrot n'est pas envisageable (tête, cou, tronc), l'utilisation de pansements hémostatiques et l'immobilisation du bassin en cas de suspicion d'instabilité pelvienne.
- **La lettre « A »** définit la stratégie permettant de libérer les voies aériennes. Elle prévoit la recherche d'une obstruction des voies aériennes. Le cas échéant, elle impose le positionnement du blessé en position assise, la subluxation mandibulaire et la mise en place d'une canule de Guédel. En cas d'échec, en présence de matériel *ad hoc*, il est recommandé de procéder à une crico-thyroïdotomie.
- **La lettre « R »** définit la stratégie permettant de traiter une détresse respiratoire. Elle prévoit la recherche d'un trouble de la ventilation. Le cas échéant, elle conduit à permettre une ventilation suffisante. La première des étapes consiste, si l'état neurologique le permet, de mettre le patient en position assise ou demi-assise. S'en suivra l'administration d'oxygène si celui-ci est disponible. La présence d'une plaie soufflante conduira à la mise en place d'un pansement constitué d'un emballage de compresse, fixé au thorax au moyen de sparadrap fixé sur trois des quatre côtés de l'emballage (le côté laissé libre est vers le bas). Ce « pansement trois côtés » (Figure 4) permet de laisser sortir le sang et l'air sous pression, tout en empêchant l'air de rentrer, via la plaie, dans la cavité pleurale. En cas de suspicion de pneumothorax sous-tension ou suffoquant, il faut le décomprimer au moyen d'un cathéter introduit sur la ligne médioclaviculaire (décompression à l'aiguille), au niveau du 2ème espace intercostal, en rasant le bord supérieur de la côte inférieure. La persistance d'une détresse respiratoire malgré ces gestes conduira à la ventilation mécanique invasive du blessé après intubation oro-trachéale si celle-ci est réalisable.

Figure 4. Pansement trois côtés

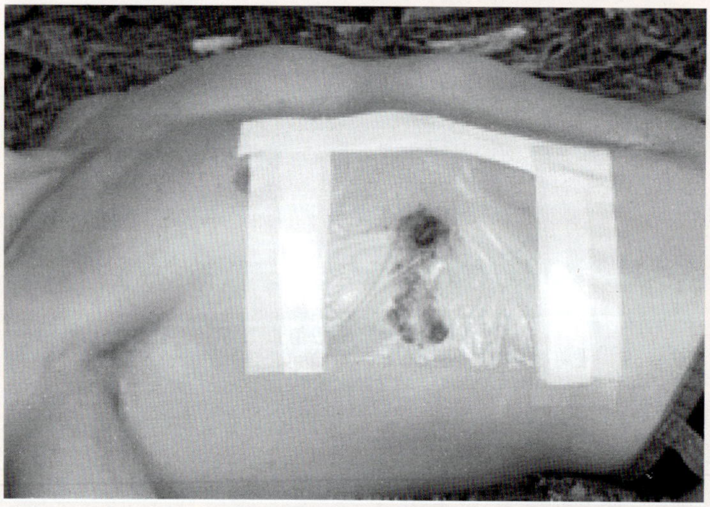

- **La lettre « C »** définit la stratégie permettant d'assurer le maintien de l'hémodynamique. Elle prévoit la recherche d'un collapsus, défini par l'absence de pouls radial, le matériel de monitorage n'étant que très rarement disponible. L'absence de pouls conduit à mettre en place d'une voie d'abord permettant un remplissage vasculaire (voie intraveineuse, ou intra-osseuse après deux échecs d'intra-veineuse).
- **La lettre « H »** définit la stratégie permettant de lutter contre l'hypothermie et de prendre en charge les détresses neurologiques. Cette étape prévoit la recherche d'une lésion neurologique centrale par l'évaluation du niveau de conscience et d'une lésion neurologique rachidienne par un examen rapide de la motricité. En cas de suspicion de lésion médullaire, la rectitude de l'axe tête cou tronc sera respectée. La lutte contre l'hypothermie consiste à isoler la victime du sol froid, de lui retirer tout vêtement mouillé susceptible de majorer la perte de température, et de la couvrir, au mieux avec une couverture de survie et des vêtements chauds.
- **La lettre « E »** définit la stratégie d'évacuation de la victime. Elle sera assurée par les équipes de secours ou de soins médicaux préhospitaliers.

4. Savoir apporter son aide à l'hôpital

4.1. Principes d'organisation

- A l'hôpital, les modalités de réponse à la crise sont définies par le volet spécifique à la SSE du schéma de l'ORganisation de la réponse du système SANitaire (ORSAN) : ORSAN-AMAVI pour l'afflux massif de victimes, ORSAN-CLIM en cas de conséquences climatiques majeures (canicule ou froid intense), ORSAN-EPI-VAC en cas d'épidémie, ORSAN-BIO en cas d'évènement biologique et ORSAN-NRC en cas d'évènement nucléaire, radiologique ou chimique. La crise conduit le Directeur de l'établissement de santé à déclencher le plan blanc. Ce dernier prévoit une réorganisation de l'hôpital au profit de la gestion de la crise, tout en maintenant l'activité d'urgence courante. Les activités de soin non urgentes sont déprogrammées. Les personnels non présents sont rappelés de manière graduelle. L'organisation pratique du site (circulation dans l'établissement, parking, crèche, zone d'accueil des familles, point presse...) est sous la responsabilité d'une cellule de crise réunie par la direction de l'hôpital. Le Directeur Médical de Crise (DMC) prend ses fonctions. Ce « DMC » définit et coordonne la stratégie médicale permettant de prendre en charge les victimes de la SSE. Il a pour correspondants les responsables des services de soins impliqués dans les soins aux victimes (service d'urgence, bloc opératoire, réanimation, chirurgie, psychiatrie, banque du sang,...). Il est le correspondant médical unique du médecin régulateur du SAMU centre 15 et de la cellule de crise hospitalière.
- L'impératif sécuritaire s'impose quelle que soit la crise. L'hôpital doit se protéger de tout acte terroriste interne, de l'intrusion de curieux, de journalistes (fermeture et contrôle des accès). Les soignants appelés en renfort doivent pouvoir justifier de leur appartenance à l'établissement de santé (carte professionnelle, carte d'identité, feuille de salaire). La menace sur la sécurité peut être liée à la nature de la SSE, par exemple lorsque cette dernière est de type NRBC. Dans ce cas, cette menace peut être la survenue d'un mouvement de panique ou d'une contamination du personnel soignant. Pour s'en prémunir, seules les victimes décontaminées peuvent rentrer dans l'hôpital. Leur décontamination est réalisée sur les lieux, au moyen d'une chaine de décontamination projetée, ou à l'entrée de l'hôpital, au moyen d'une chaîne de décontamination propre. L'expérience montre qu'en cas d'attentat terroriste chimique, de nombreuses victimes affluent dans les hôpitaux par leurs propres moyens et contaminent le personnel. La réaction est de se protéger : il faut fermer les portes de l'hôpital pour empêcher les victimes de rentrer, se réorganiser en séparant les flux (contaminés et décontaminés), et mettre en place à l'entrée de l'hôpital les moyens de décontamination.

4.2. Tri des victimes

- Un nouveau tri s'impose à l'entrée de l'hôpital, lors de l'enregistrement des victimes. D'une part de nombreuses victimes affluent dans les hôpitaux par leurs propres moyens et n'ont pas fait l'objet d'un premier tri. D'autre part, l'état de santé des victimes peut avoir évolué au cours de la prise en charge préhospitalière. Ce tri est réalisé par un binôme médecin-chirurgien. Le premier évalue les réserves physiologiques de la victime, le second évalue les besoins chirurgicaux. Ce nouveau tri est plus précis que celui réalisé en préhospitalier. Ainsi chaque catégorie UA et UR est sub-divisée, tel que présenté dans le Tableau 1. Cette nouvelle catégorisation tient compte du délai maximum avant soins tolérable par la victime. Elle permet par ailleurs leur orientation dans l'hôpital. Les UA (EU et U1) sont orientées le plus tôt possible vers les réanimations, les salles de déchocage, les salles de réveil ou les blocs opératoires (si la chirurgie est indiquée d'emblée). Les UR (U2 et U3) sont prises en charge dans des salles d'attente organisées à cet effet ou dans les halls.

Tableau I : CATÉGORISATION DES VICTIMES À L'ENTRÉE DE L'HÔPITAL.				
Catégorisation intrahospitalière	**Priorité de prise en charge**	**Délai de prise en charge**	**Commentaire**	**Exemple**
UA	EU	< 1 h	Pronostic vital engagé en l'absence de prise en charge **immédiate**	Choc hémorragique non contrôlé
	U1	< 6 h	Pronostic vital engagé en l'absence de prise en charge **rapide**	Membre garroté
UR	U2	< 18 h	Traitement urgent mais pouvant être différé sans mettre en jeu le pronostic vital	Plaie non hémorragique
	U3	< 36 h	Traitement sans urgence ou absence d'indication chirurgicale	Fracture fermée immobilisée
UD		-	Lésion grave nécessitant un traitement lourd et long avec probabilité limitée de survie	Plaie cranio cérébrale

UA : Urgence absolue ; EU : Extrême urgence ; UR : Urgence relative ; UD : Urgence dépassée.

4.3. Gestion médicale des victimes

- Les soins sont délivrés dans le calme et le silence, pour ne pas aggraver l'état de stress des victimes. A chaque étape, le patient doit bénéficier de soutien psychologique. Le recours aux examens biologiques et d'imagerie est limité au strict nécessaire et est priorisé selon la catégorie de tri de chaque victime (priorité est donnée aux UA). Les patients les plus graves doivent bénéficier d'une stratégie de chirurgie écourtée (ou *damage control*) associée à une réanimation intensive. Cette stratégie consiste à n'assurer que les gestes chirurgicaux d'hémostase ainsi que ceux visant à empêcher la contamination de la cavité péritonéale (coprostase), afin de rétablir la physiologie, reportant les gestes de réparation anatomique, une fois l'homéostasie restaurée. En cas d'afflux massif de victimes, le DMC peut décider d'imposer une prise en charge chirurgicale écourtée pour tous les patients, de manière à réduire le temps d'occupation des salles d'opération et ainsi réduire le délai d'accès au bloc opératoire.
- Chaque victime doit faire l'objet, au cours de sa prise en charge, d'une évaluation psychologique, voire psychiatrique en cas de signe de stress aigu.

5. Savoir s'entrainer et débriefer

- Des exercices « plan blanc / gestion de SSE » doivent être mis en place dans tous les hôpitaux et faire participer, avec une mise en situation, tous les personnels. La préparation des équipes soignantes et l'anticipation d'éventuels dysfonctionnements sont fondamentales pour gérer les inévitables situations sanitaires exceptionnelles qui nous attendent à l'avenir. Ces exercices de simulation ont pour objectif d'acquérir/entretenir les compétences techniques spécifiques à ces prises en charge inhabituelles (connaissances procédurales), mais aussi les compétences relatives au travail en équipe en situation de stress et d'incertitude *(Crisis Resource Management).*
- Une fois ce genre de situation vécue en réel, le débriefing structuré des acteurs impliqués et le retour d'expérience (Retex) sont absolument indispensables.